日间
手术管理

主编 ◎ 刘蔚东

MANAGEMENT OF
DAY SURGERY

人民卫生出版社

·北 京·

图书在版编目（CIP）数据

日间手术管理 / 刘蔚东主编 . —北京：人民卫生出版社，2023.5

ISBN 978-7-117-34788-4

Ⅰ. ①日… Ⅱ. ①刘… Ⅲ. ①外科手术 Ⅳ. ①R61

中国国家版本馆 CIP 数据核字（2023）第 083791 号

人卫智网	www.ipmph.com	医学教育、学术、考试、健康，购书智慧智能综合服务平台
人卫官网	www.pmph.com	人卫官方资讯发布平台

日间手术管理
Rijian Shoushu Guanli

主　　编：刘蔚东
出版发行：人民卫生出版社（中继线 010-59780011）
地　　址：北京市朝阳区潘家园南里 19 号
邮　　编：100021
E - mail：pmph @ pmph.com
购书热线：010-59787592　010-59787584　010-65264830
印　　刷：人卫印务（北京）有限公司
经　　销：新华书店
开　　本：787 × 1092　1/16　　印张：23
字　　数：560 千字
版　　次：2023 年 5 月第 1 版
印　　次：2023 年 6 月第 1 次印刷
标准书号：ISBN 978-7-117-34788-4
定　　价：139.00 元

打击盗版举报电话：**010-59787491**　E-mail：**WQ @ pmph.com**
质量问题联系电话：**010-59787234**　E-mail：**zhiliang @ pmph.com**
数字融合服务电话：**4001118166**　E-mail：**zengzhi @ pmph.com**

编 者 (以姓氏笔画为序)

王 彦　中南大学湘雅医院

王庆红　中南大学湘雅医院

卢应青　中南大学湘雅医院

冯 艳　大连医科大学附属第一医院

刘广美　中南大学湘雅医院

刘蔚东　中南大学湘雅医院

刘露霖　同济大学附属东方医院

许 琼　中南大学湘雅医院

孙德峰　大连医科大学附属第一医院

李 宁　中南大学湘雅医院

李 萍　中南大学湘雅医院

肖映平　中南大学湘雅医院

张 宇　中南大学湘雅医院

张 珂　中南大学湘雅医院

张 洁　中南大学湘雅医院

张颖帆　中南大学湘雅医院

陈 杰　中南大学湘雅医院

陈 艳　中南大学湘雅医院

陈亚玲　中南大学湘雅医院

陈彩芳　中南大学湘雅医院

林 莉　中南大学湘雅医院

屈 展　中南大学湘雅医院

赵焕东　中南大学湘雅医院

莫 洋　中南大学湘雅医院

陶 燃　中南大学湘雅医院

黄 惠　上海百汇医院

黄晓萱　中南大学湘雅医院

程智刚　中南大学湘雅医院

曾宇峰　中南大学湘雅医院

谭 亮　中南大学湘雅医院

瞿宏颖　中南大学湘雅医院

MANAGEMENT OF
DAY SURGERY

主编简介

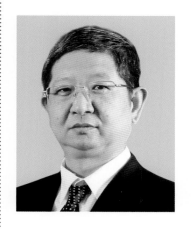

刘蔚东，医学博士，主任医师，教授，中南大学湘雅医院日间手术中心主任、基本外科主任，国家内镜微创技术装备与标准国际联合研究中心常务副主任。

从事日间手术管理，牵头制定了《直肠肛门日间手术临床实践指南》，组织制定了《日间手术病历书写规范专家共识》《综合医院日间手术室运行和管理中国专家共识(2022版)》等专家共识7部，参与翻译出版《日间手术手册》《日间手术发展与实践》，作为执笔人之一参与制定中国医院协会《日间手术》团体标准。作为国家卫生健康委医院管理研究所"日间医疗发展模式与管理评价体系研究项目"的核心执笔专家，参加《医疗机构日间医疗质量管理暂行规定》(国卫办医政发〔2022〕16号)的前期研究。

主要从事结直肠与肛门疾病的腹腔镜手术和结直肠肿瘤的综合治疗，完成结直肠外科腹腔镜手术超过5 000例。率领中南大学湘雅医院肛肠与盆底疾病多学科诊疗团队，连续8年每周二开展复杂疑难疾病的多学科讨论350余次，3 000余名患者获益，创新了腹直肌带蒂肌皮瓣修复巨大直肠肛管肿瘤切除后盆底缺损等术式。致力于腹腔镜手术的医师培训，主办培训班110余期，培训了来自30个省(自治区、直辖市)的胃肠外科主任和学术带头人800余人；承担科技部科技伙伴计划项目"中国-巴西微创技术创新与外科医师培训联合研究中心"，承办"一带一路"国家胃肠外科腹腔镜技术国际培训班，培训了来自亚洲、欧洲、非洲和南美洲19个国家的60余位外科医生。承担中南大学湘雅临床大数据"结直肠肿瘤"项目并开发了结直肠肿瘤患者全病程管理系统。

MANAGEMENT OF
DAY SURGERY

前　言

筑梦前行　扬帆远航

2014年春天，中南大学湘雅医院从提升外科医疗资源服务效率的战略高度提出建立日间手术中心，骤然进入了一个崭新的领域。日间手术中心作为医院的"一把手工程"，快速建立了专门的日间手术医疗区，其中日间手术病房拥有42张正式床位及手术等候区的8张座椅、日间手术室拥有7个手术室及配套的麻醉后监测治疗室。就规模而言，中南大学湘雅医院日间手术中心一度成为全国同行的标杆。

他山之石，可以攻玉。在副院长唐北沙教授的带领下，医务部、运营管理部、医疗保险办公室、手术室等部门领导共同考察学习了国内多家日间手术先行医院的经验。在各部门的支持下，中南大学湘雅医院日间手术医护团队迅速成立，各种硬件设备快速到位，各项工作有条不紊地开展。

非知之艰，行之惟艰。虽然医院提出了奋斗目标，但开展日间手术要改变医务人员和患者既已成规的传统住院手术模式，很难一蹴而就。让外科医师愿意做日间手术成为我们日间手术中心起步之初的头等大事。寻求合作专科和专家，逐个拜访和宣讲日间手术，一度成为我们团队主要的工作任务。在争取医院绩效支持的背景下，我们提出了提供优质服务的理念，将日间手术中心建设成为手术医师满意的公共平台。我们聘请礼仪讲师培训全体医务人员，提高日间手术病房的服务水平；同时将服务好手术医师作为日间手术病房和日间手术室的共同任务。日间手术室肖映平护士长秉承着"追求精确，来不得半点含糊"的工作风格，践行着"求真求确，必邃必专"的湘雅院训。在日间手术中心创立之初，她坚持与我们在手术室门口以迎接新朋友之姿欢迎已并肩共事多年但首次来日间手术室的外科专家，并设置温馨的茶室，从多个维度动员手术医师选择日间手术模式。

协力同心，精进不休。日间手术中心收治的病种广、术式多，至2019年年底，中南大学湘雅医院已有34个亚专科开展日间手术，术式超过350个。日间手术中心护理团队的成员来自外科、内科和重症监护病房等专科病房，知识层次和积累不平衡，提升团队成员的专业水平以保障医疗质量和安全也是创立早期的艰巨任务。我们坚持每周在固定时间、固定地点开展业务学习，围绕日间手术运行过程中各个环节的难点、痛点，采用"人人发言，群策群力"的方式提出问题并讨论解决方案。日间手术中心病房莫洋护士长尽心竭力，编写并适时更新各专科日间手术病种和术式口袋书，护理团队成员人手一册，以条目格式说明各专科手术的常见并发症、不良事件，以及相应的应急处置措施，简单明了，便于快速检索查阅。在日间手术的运营过程中,我们逐步制定了日间手术流程的各重要节点和病房管理的各项制度及质量持续改进措施,形成了满足各专科日间手术病种和术式需求的随访流程,建立了日间手术信息化管理系统。中南大学湘雅医院日间手术的四级手术占比不断升高,甲状腺恶性肿瘤、肺结节等疾病的日间手术模式逐渐常态化,髋关节置换日间手术模式也在积极探索。团队是汇聚所有力量的支柱,通过日间手术中心医护团队成员的齐心协力,才迎来了中南大学湘雅医院日间手术中心的茁壮成长。

携手共进　砥砺前行

谋时而动,顺势而为。中南大学湘雅医院日间手术中心运行步入正轨后,进一步加强了与国内同行的交流互动,并积极参与推进国内日间手术发展的事业。作为中国日间手术合作联盟发起单位和副主席单位,热心参加联盟组织的翻译出版国际日间手术学会的《日间手术手册》《日间手术发展与实践》、制定日间手术定义、遴选第一批和第二批推荐日间手术目录。团队成员在考察、学习全国各联盟成员单位的日间手术发展经验中不断进步,尤其是年轻的护理团队成员每年都有机会在全国日间手术学术年会乃至国际日间手术大会上进行学术报告,在与全国同行共享中南大学湘雅医院日间手术经验的同时,也提升了职业自豪感和对未来的美好憧憬。作为标准起草单位之一,中南大学湘雅医院参与制定中国医院协会团体标准《中国医院质量安全管理》日间手术部分,承担了国家卫生健康委员会法规司日间手术行业标准的制定。2019 年至今,我受聘于国家卫生健康委医院管理研究所"日间医疗发展模式与管理评价体系研究项目"第一届和第二届专家,积极参与和推进全国日间医疗质量实践管理与策略研究系列工作:一是受邀参加《医疗机构日间医疗质量管理暂行规定》(国卫办医政发〔2022〕16 号)的前期研究工作,并作为项目组核心执笔专家承担撰写任务,为国家出台相关政策提供研究支撑;二是作为考核专家参加"全国日间医疗质量规范化管理哨点医院遴选"工作,并且中南大学湘雅医院获评全国首批"日间医疗质量规范化管理哨点医院"。

奋楫笃行　履实致远

臻于至善,共筑未来。2015 年国家卫生和计划生育委员会发布《关于印发进一步改善医疗服务行动计划的通知》(国卫医发〔2015〕2 号),指出医院在具备微创外科和麻醉支持的条件下,选择既往需要住院治疗的诊断明确单一、临床路径清晰、风险可控的中小型择期手术,逐步推行日间手术。日间手术自此成为国家医药卫生体制改革政策导向的热点,日间手术占择期手术的比例成为三级公立医院绩效考核的首批 55 个三级指标之一。2021 年,国家卫生健康委员会部署公立医院高质量发展任务,又明确提出了推进医疗服务模式创新,大力推行日间手术,提高日间手术占择期手术的比例。中南大学湘雅医院日间手术中心成立 5 年来,在服务流程、质量管理等领域均取得长足进步的同时,也迎来了科学谋划未来发展方向的关键节点。院长雷光华教授提出中南大学湘雅医院日间手术模式要建设成为在全国可复制的模板,唐北沙教授希望我们依托实践经验的充分提炼,探索建立日间手术理论

体系,牵头组织全国知名日间手术专家先后制定了《日间手术病历书写规范专家共识(2019
年)》《直肠肛门日间手术临床实践指南(2019 版)》《综合医院日间手术室运行和管理中国
专家共识(2022 版)》。患者偏好对日间手术就医获得感的影响机制及医患共享决策研究获
得湖南省自然科学基金资助(2021JJ31041)。

　　凝心聚力,携手同行。在蒋灿华、雷光华、宰红艳、李新营、张春芳 5 位教授分别牵头制
订《口腔颌面外科日间手术中国专家共识》《关节镜日间手术临床实践专家共识》《小儿外
科日间手术专家共识》《甲状腺日间手术中国专家共识(2021 版)》和《机器人胸外科日间手
术临床实践专家共识》的过程中,中南大学湘雅医院日间手术中心精诚协作,为促进合作专
科的学科建设倾心尽力。中南大学湘雅医院日间手术中心成立以来,已举办 4 届“湘雅日
间手术运营管理研讨会”,前后接待了上百个来自全国各地医疗机构的参观考察团队,以精
细负责的研讨态度和无所藏私的经验分享诚意,赢得了同行们的普遍认可。

　　只争朝夕,不负韶华。我和年轻的团队成员共同见证了中南大学湘雅医院日间手术中
心的创建、成长和壮大。中南大学湘雅医院日间手术运行管理也从最初单一公共平台扩大
到多个专科在普通病房开设日间手术单元的规模化发展阶段,感谢全体团队成员的一路相
伴和辛勤耕耘。

　　任何新生事物的进程都会是一场山重水复的远航,唯有醉心于风浪魔力且勇于深潜寻
根究底的探险者,始可见柳暗花明时的蓬莱真容,甚而为其他远行者投下安全航标,建立起
泊岸灯塔。这也正是《日间手术管理》启动编撰的背景概略。该书举中南大学湘雅医院日
间手术管理及实操骨干之力,融汇国内该方面探索成果精髓与趋势性研判建树,历时约 2 年
完成。全书包含十二章,附录 2 篇,主要围绕日间手术中的代表性问题或处置策略进行了各
具针对性的阐幽发微。在该书即将付梓之际,请允许我对 8 年中任劳任怨坚持不懈的日间
手术团队,对 2 年来兢兢业业上下求索的《日间手术管理》编者,对《日间手术管理》的编撰
给予过大力支持的中国日间手术合作联盟及各成员单位领导和专家,致以诚挚的感谢和崇
高的敬意!

2023 年 3 月于长沙

MANAGEMENT OF DAY SURGERY

目　录

第一章
绪　论

第一节　日间手术的概念

一、日间手术的定义

日间手术存在多种定义,这些定义是基于不同国家和地区的麻醉与外科手术的发展水平、围手术期管理模式及医保支付制度提出的。未来需要用现实和发展的眼光来定义日间手术。

国际日间手术学会(International Association for Ambulatory Surgery,IAAS)推荐的日间手术定义是"在同一个工作日完成手术或操作并出院的病例,不包括在诊所或门诊进行的手术或操作。"

中国日间手术合作联盟(China Ambulatory Surgery Alliance,CASA)对日间手术的定义是"患者在一日(24小时)内入、出院完成的手术或操作。"CASA手册同时指出:"日间手术是对患者有计划进行的手术和操作,不含门诊手术;由于病情需要延期出院的患者,住院最长时间不超过48小时。"

国家卫生健康委员会组织制定的《医疗机构日间医疗质量管理暂行规定》(国卫办医政发〔2022〕16号),将日间手术定义为"24小时内完成住院全流程诊疗服务的医疗服务模式。"

二、日间手术的病种和术式

日间手术的病种和术式在不同的国家和地区有所差别。欧美国家开展日间手术较早,每年的日间手术数量大,但有将肠镜和胃镜等内镜的检查与治疗也纳入日间手术范围的现象。基于我国国情,日间手术定义的内涵可以理解为通过改变医院的服务流程和管理模式,使过去需要住院1天以上的手术或其他治疗的患者,能够在1天内完成诊疗任务并出院。为了降低医院的平均住院日等考核指标而将门诊手术转换为日间手术,其实是浪费医疗资源,医保也不支持,并不值得推广。

选择适宜的日间手术病种和手术方式的基本原则是:诊治目标明确,手术方案成熟,能够在保障医疗质量和患者安全的前提下满足日间手术流程的要求,以择期手术为主。

日间手术主要适合于：①诊断明确，术前能够确定手术方式。如胆囊结石和慢性胆囊炎，行腹腔镜胆囊切除术。②诊断基本明确，可依据术中快速病理结果选择确切的手术方式。如性质不明确的甲状腺结节，通过术中快速病理结果明确结节性质，行甲状腺结节切除术或甲状腺癌根治术。③诊断不明确，但手术方式确切。如腹腔内肿大淋巴结，诊断不明确，行腹腔镜探查术以切取肿大淋巴结做病理检查。

日间手术病种和术式的选择取决于各医疗机构和专科的手术能力、麻醉技术条件及围手术期的管理水平。不同级别的医院，适宜日间手术的疾病和手术级别不同。医疗机构刚开始探索开展日间手术时，可先选择能够在 2 小时内完成的手术。基于严格的患者选择、麻醉方法的改进和精细的围手术期加速康复外科管理，手术时间更长的病例也可选择日间模式。如果有日间手术中心病房，患者术后能够在病房过夜观察，可以做较高难度的日间手术，如甲状腺癌根治术。

随着麻醉学和外科技术的进步，副作用较少的短效麻醉药物的逐步应用，内镜手术等微创技术的日益精进，围手术期疼痛管理方法（包括多模式镇痛和超前镇痛）与加速康复外科策略的不断升级，使手术时间和术后康复时间得以缩短，手术失血和术后并发症得以减少，术后疼痛、呕吐等症状得以减轻或缓解，这样日间手术病种和术式的选择范围将更广泛。

三、日间手术流程的重要特征

在传统住院手术的模式中，患者通常先办理住院手续，在病房完善术前检查，并进入等候手术阶段。术后在病房观察和早期康复，度过围手术期常见并发症的观察期，能够恢复基本正常的饮食和活动后方办理出院。日间手术与传统的住院手术相比，有两个典型的特征。

1. 患者住院前在门诊完成术前检查，进行麻醉评估，并在家完成术前准备

按照日间手术的标准流程，专科医师在门诊筛选适宜的日间手术患者后，需要在门诊完成全部术前检查；手术需要麻醉师配合的患者还需要在麻醉门诊进行术前麻醉评估。患者完成以上要求后才能预约日间手术，并由预约护士对患者进行完整的术前健康教育。患者需要在家完成全部的术前准备工作，包括手术部位清洁、禁饮、禁食和其他各专科所需要的准备事项。如果健康教育不充分，患者不能在家正确地完成术前准备，可能出现手术无法按计划进行的情况，如全身麻醉患者在手术当天进食早餐后来医院，导致手术取消或延期。

2. 出院后随访工作需要落到实处，能追踪手术并发症的发生情况和指导患者康复

外科手术并发症是难以完全避免的，只有早发现、早处理才能避免产生严重的不良后果。日间手术患者一般在术后几个小时即离开医院，需要在家逐步恢复健康，有在医院外发生手术并发症的潜在风险。因此，需要建立日间手术患者出院后随访机制，对所有的出院患者进行有效的随访，尽可能早地发现术后并发症，以指导患者及其近亲属正确处理。同时，随访内容还应包括对术后康复的指导和必要的心理辅导以克服术后焦虑。

这两个特征代表了日间手术模式的流程特点，是日间手术运行和管理相关医务人员的主要工作内容和需要重点关注的环节。

四、日间手术的优势和不足

（一）日间手术的优势

国内外多年的临床实践证明，日间手术具有便捷、高效、安全、价廉等优点，具体表现在

5 个方面。

1. 优化医疗资源的配置

我国的日间手术研究起步较晚,初期开展日间手术的医院大多数是为了在现有规模下有效提高医疗效率,缩短平均住院日。在当前医疗改革的大背景下,人民群众对优质医疗服务不断上升的需求,与优质医疗资源的相对有限之间存在着比较严重的供需矛盾。开展日间手术可以在现有条件的基础上,通过流程创新,提高医疗效率,让更多的患者获得优质的医疗服务,有助于缓解供需矛盾。综合医院可以通过开展日间手术,避免医院规模的简单扩张。

2. 降低医疗费用的负担

日间手术模式在门诊完善所有术前检查,减少了普通住院模式下患者入院后完善术前检查和等待手术的住院时间。患者当天住院、当天手术,24 小时内出院,缩短了术后非必要的住院康复时间。因此,可以显著减少直接医疗费用,符合国家医疗保险控费的要求。同时,可以减少近亲属陪护、住宿、交通、餐饮等产生的间接费用,降低患者就医的经济负担。

3. 提升患者的就医体验

日间手术可以在多个方面提升患者的就医体验,并有利于促进患者康复。

(1)患者参与确定手术时间:日间手术采用预约模式,患者可以主动参与手术时间的确定。我国传统的住院医疗模式,患者是被动地接受手术时间,并且住院时间长,常与患者的工作、生活安排发生时间冲突。日间手术模式为患者提供了一定的时间选择自由度,患者可以根据自身工作、生活的时间安排,并结合手术医师的工作时间,选择合适的手术时间。

(2)就医服务:术前检查的绿色通道,尤其是术前检查、评估、预约、健康教育的一站式服务,可以提升患者的就医体验,减轻患者面对陌生医疗环境时的茫然无措感。

(3)康复环境:患者术后主要在家中康复,在熟悉的环境中有亲人陪伴,更能满足患者精神和物质上的需求,有利于其术后心理和生理的康复。

4. 降低医院内感染的风险

为了保障日间手术的质量与安全,开展日间手术的医院需要制定严格的准入评估和日常监管制度,对于日间手术的术式、手术及麻醉医师的准入、手术患者的选择、手术环境的管控等有严格的要求。同时,由于减少了手术患者的在院时间,可以有效降低患者的院内感染发生率。

5. 调动医务人员的积极性

日间手术中心的设立,特别是三级医院开展日间手术,为中层和青年骨干医务人员搭建了良好的业务训练与展示平台。日间手术对医疗服务过程的速度、精准度和质量提出了更高的要求,使从事日间手术的医务人员面临更大的挑战。同时,为推动日间手术模式的发展,各医疗机构均为日间手术的工作绩效设计了比普通住院模式更高的权重,这也在一定程度上激发了医务人员工作的积极性和主动性,形成了以技术为核心、以质量和安全为根本、以服务为宗旨的医疗模式。

(二)日间手术的不足

日间手术是我国传统住院手术模式的变革,在实际运行过程中可能遇到一些影响手术质量安全和效率的因素,如果不予以控制,不利于手术患者转变传统的就医习惯,阻碍日间手术的发展。

1. 患者在医院外完成术前准备不能满足手术麻醉要求

日间手术患者需要在医院外完成术前准备,存在疑问时不能及时获得医护人员的指导,从而导致术前准备工作不完善的可能。尤其是全身麻醉手术患者在术前未能按要求禁饮、禁食时,需要在患者到达医院后立即识别并决定取消手术或延期手术,或用局部麻醉代替原计划的全身麻醉。因此,在日间手术预约阶段的健康教育时,要让患者及陪同近亲属充分理解术前医嘱并严格遵守,这一点极其重要。

2. 多种因素可能导致日间手术爽约或取消

日间手术是有计划的择期手术,但多种因素可能导致手术计划取消或延期。其中,既有患者方面的因素,如突发感冒、女性月经期、工作日程改变、不能按预约时间到达日间手术中心病房等;也有医院方面的因素,如手术医师因急诊手术等缘故不能如期进行手术。

日间手术的爽约、延期和取消,不仅影响患者的就医感受和工作计划,也将影响日间手术中心病房的床位利用、手术医师的手术计划、手术室和麻醉的安排,从而降低日间手术的工作效率。因此,日间手术中心病房需要采取有效措施,管控日间手术的爽约率和取消率。

3. 患者对术后康复存在困扰

患者对日间手术模式的顾虑主要集中在术后康复阶段。日间手术住院时间短,患者与医务人员的沟通机会较少、沟通时间较短。一方面,患者担心专门日间手术中心病房的医务人员专业能力不够,术后对病情的观察和治疗比专科病房差。另一方面,患者担心出院后在家康复的过程中遇到问题不能及时获得专业人员的帮助,并且术后对伤口、引流管的处理等需要多次往返医院。为了缓解患者的顾虑,日间手术中心病房需要建立适宜的随访机制,为患者提供术后随访和指导服务,确保出院后患者发生手术并发症时能及早发现、及早处理,患者有疑问时能够及时获得专业人员的指导和帮助。

五、规范和安全地开展日间手术

1. 因地制宜地开展日间手术

如何界定日间手术患者的住院时间范围,在临床实践中争议较多。美国部分州要求,日间手术患者的住院时间不超过 23 小时 59 分,这主要是由于其医保支付体系规定,住院超过 24 小时的患者就纳入普通住院模式管理。国内部分城市和医院的医保支付体系不能报销手术患者在门诊的术前检查费用,或者要求住院时间超过 48 小时才能使用医保结算,这些政策影响了日间手术模式的推广。在实际操作过程中各医院对日间手术住院时间的限制有所差别,从 24 小时到 72 小时不等。医院内也可以同时存在 24 小时、48 小时乃至 72 小时的日间手术模式,分别适用于不同级别或难度系数的手术。在分析对比不同医疗机构的日间手术资料时,需要认识到日间手术的定义在各医院不尽相同。

当然,国家卫生健康委员会已明确了日间手术的定义为"24 小时内完成住院全流程诊疗服务的医疗服务模式。"随着日间手术作为国家医疗体制改革的重要内容和公立医院高质量发展的重要抓手,各医院在开展日间手术时,需要将住院时间不超过 24 小时作为日间手术患者住院时间的通用标准。这样有利于医院间共享统一的日间手术安全质量和效率评价指标,促进日间手术能力评价和培训工作的开展,同时有利于日间手术相关医保支付体系的建立和改革。

2. 循序渐进地发展日间手术

开展日间手术的目的是优化医疗流程,将原来需要住院多天的手术按照日间手术模式来完成,而不是简单地将门诊手术转换为日间手术。因此,在学习或探索日间手术模式时,宜从诊断明确、手术方法成熟、术后并发症少的手术开始。通过一段时间的探索,日间手术模式成熟后,再结合医院的优势学科逐步探索难度系数大的病种和术式。新开展的术式,初期可以按48小时的日间手术模式来确保患者围手术期的安全。各个专科要循序渐进地发展日间手术,如骨关节科开展日间手术,可以先从膝关节镜的游离体取出术和半月板修复术开始,而后过渡到膝关节镜下交叉韧带重建术,再逐渐开展髋关节置换术。

(刘蔚东)

第二节　日间手术的发展历史

一、国外日间手术发展的主要里程碑事件

了解历史是为了更好地把握未来。日间手术的历史与外科手术本身的历史一样悠久。随着麻醉药物和监测技术、外科技术与围手术期管理理念的创新,日间手术模式逐渐发展成熟,国外日间手术的发展可以根据重要的里程碑事件划分为以下几个阶段。

(一)日间手术萌芽(19世纪至20世纪初)

苏格兰儿科医师 James H. Nicoll 详细描述了三氯甲烷的使用,并建议在格拉斯哥儿童医院开设日间外科诊所。1909年,他在《英国医学杂志》(*The British Medical Journal*)上报道了开展儿科日间手术的经验。在1899—1908年的10年间他完成了8 988例日间手术,其中约50%的患者是3岁以下的儿童。文章还讨论了儿童术后母婴分离和医院感染的风险,建议“更聪明的母亲”应该能够在家照顾术后的儿童。此外,苏格兰儿科医师 Gertrude Herzfeld 报道了1937年在门诊进行的1 000例小儿疝手术。

(二)日间手术兴起(20世纪50年代末至60年代初)

20世纪50年代末和60年代初,加拿大温哥华出现了设施良好的门诊手术室。在英国,门诊手术被认为可以腾出医院的病床,缩短择期手术的等待时间。1962年,麻醉医师 David Cohen 和 John Dillon 在加州大学洛杉矶分校(University of California, Los Angeles, UCLA)建立了日间手术单元,以提高医院的床位利用率;至此,Nicoll 倡导的设计专门日间手术单元的理念才得以真正实现。

1969年,Wallace Reed 和 John Ford 在美国亚利桑那州菲尼克斯(凤凰城)开设了第一家外科中心,用于对既不适合在医师诊室实施手术,又不足以需要住院治疗的患者开展手术,成为了独立式日间手术机构“现代版”的先驱。他们认为,如果手术医师筛选合适的患者,进行仔细的麻醉前评估和麻醉操作,日间手术没有理由比住院手术出现更多的并发症。与医院相比,独立的外科中心是一种方便、成本更低、效率更高和安全的替代方案。

(三)住院手术模式向日间手术模式转变(20世纪70年代至80年代)

从20世纪70年代开始,随着麻醉和外科技术的进步,患者术后可以在几乎没有明显不

适的情况下快速恢复,外科医师的住院手术观念开始向日间手术转变。同时,美国医疗卫生费用急剧上涨。1965—1990 年美国医疗卫生费用年增长率持续保持两位数,美国政府开始从扩大医保的覆盖面转向对不断上涨的医疗卫生费用进行控制,医疗保险支付机构也开始研究日间手术模式,逐渐接受对独立日间手术机构的偿付。独立日间手术中心成为美国外科手术的重要模式。从 1983 年的 239 家,增长到 1993 年的 1 800 家,2003 年时美国已有超过 3 300 家独立日间手术中心。日间手术量在全部手术中的占比也从 20 世纪 70 年代的不足 10% 增长至 80 年代末的近 50%(表 1-2-1)。

表 1-2-1　美国日间手术的增长

时间	占全部手术的比例
1979 年	<10%
20 世纪 80 年代早期	16%~18%
1987 年	40%~45%
1990 年	50%
1997 年	60%~70%
2000 年	>70%

(四)日间手术蓬勃发展(20 世纪 90 年代开始)

20 世纪 90 年代初,以腹腔镜胆囊切除术为标志的微创技术开创了外科手术的新纪元。近 30 年来,各种内镜技术已在普通外科、泌尿外科、妇科、骨关节科等专科得到广泛应用。腹腔镜胆囊切除术患者手术当天出院的比例可达 95% 以上,成为了经典的日间手术术式。

加速康复外科(enhanced recovery after surgery,ERAS)的问世,对长期以来习以为常的围手术期处理流程提出了革命性的改变。ERAS 策略的核心理念是对围手术期管理措施的优化和对手术流程的再造,包括术前健康教育、术前评估及预防并发症、缩短术前禁食禁水的时间、采用微创手术方式、选用短效全身麻醉药、采用局部麻醉方式、多模式镇痛、尽量不放置引流、术后早期经口进食、早期下床活动及早期拔除导尿管等,以通过多种途径减轻手术应激反应,减少疼痛和降低并发症风险,缩短住院时间,实现快速康复的目的。

微创技术和 ERAS 策略的融合,成为了 21 世纪外科发展的重要技术,也奠定了日间手术快速普及推广的技术基础。

二、国内日间手术的发展

(一)日间手术的早期探索

国内最早的日间手术模式可以追溯到 1955 年,北京市儿童医院因建院初期床位有限,张金哲提出基础麻醉联合局部麻醉下在门诊实施疝囊高位结扎术,24 小时内即可出院,并于 1972 年建立"外科简易病房",这是我国日间手术中心的雏形。20 世纪 90 年代初,张金哲提出了"现代小儿门诊外科"的概念。1983 年,武汉市儿童医院开展治疗小儿腹股沟斜疝和鞘膜积液的门诊手术。2001 年,武汉市儿童医院成立日间手术中心,设置科主任,有护理人员固定编制,成为国内最早设立日间手术中心的医院之一。上述北京、武汉等地实施的现代小儿外科门诊手术与 Nicoll 报道的"Day Surgery",在内容和精髓上都是一脉相通的。

(二)日间手术的试点推广和示范医院的形成

随着中国经济社会的发展,人们的健康需求随着生活条件的改善不断上升,21 世纪初在医疗资源相对集中的大型医院机构,住院难、手术难等现象逐步显现,医院管理者遂将日间手术作为提高优质医疗资源使用效率、降低患者经济负担的抓手而提上工作议程。

上海申康医院发展中心于 2006 年组织制定了《市级医院开展日间手术的指导性意见》,在上海市第一人民医院、上海交通大学医学院附属仁济医院等 6 家医疗机构试点日间手术服务模式,探索集中式管理及分散式管理模式。2012 年在总结试点医院经验的基础上,制定了《关于加强日间手术管理的指导性意见》《市级医院开展日间手术的建议手术范围》,规范了上海市日间手术的发展,推荐集中管理模式,建议医院设置不隶属于各临床科室的相对独立的日间手术中心,并认为这种模式具有较高的运行效率和安全性。日间手术中心作为院内相对独立的医疗单元,承担入院评估、办理入院手续、健康教育、术前准备、完成手术、术后观察与处理、术后评估、办理出院和术后随访等职能,向患者提供全流程服务。

首都医科大学附属北京同仁医院、四川大学华西医院、中南大学湘雅医院等大型综合医院陆续开展日间手术,并将日间手术患者的住院时间界定为不超过 24 小时。2012 年,卫生部卫生发展研究中心牵头成立日间手术协作组,并在此协作组基础上,2013 年在卫生部卫生发展研究中心名誉主任张振忠教授的推动下,以卫生部卫生发展研究中心作为主席单位,上海申康医院发展中心、四川大学华西医院、首都医科大学附属北京同仁医院、武汉儿童医院、中南大学湘雅医院、上海市第一人民医院、上海交通大学医学院附属仁济医院等 7 家机构作为副主席单位共同发起创立了"中国日间手术合作联盟",并在 2013 年加入 IAAS,这标志着中国日间手术进入了一个新的发展时期,日间手术的概念和内涵更加清晰。

(三)日间手术被列入国家医改重点工作内容从而迈入快速发展通道

2015 年 5 月,国家卫生和计划生育委员会、国家中医药管理局在《关于印发进一步改善医疗服务行动计划的通知》(国卫医发〔2015〕2 号)中提出推行日间手术。同期,国务院办公厅《关于城市公立医院综合改革试点的指导意见》(国办发〔2015〕38 号)也提出在规范日间手术的基础上逐步扩大纳入医保支付的日间手术范围。国家卫生和计划生育委员会在《2016 年深入落实进一步改善医疗服务行动计划重点工作方案》提出逐步推行日间手术,三级医院在保障医疗质量与安全的前提下,为患者提供高效的日间手术服务,探索建立日间手术中心。上述政策文件的出台,为我国日间手术未来的发展指明了方向。

2019 年国务院办公厅在《关于加强三级公立医院绩效考核工作的意见》(国办发〔2019〕4 号)中,将日间手术占择期手术的比例作为其中的主要考核指标之一。2021 年,国务院办公厅在《关于推动公立医院高质量发展的意见》(国办发〔2021〕18 号)中明确提出,大力推行日间手术,提高日间手术占择期手术的比例。一系列国家层面政策的出台,使日间手术在全国从星星之火的阶段迈入普及和快速发展的通道。在国家层面上,日间手术相关的管理规范、质量评价和考核方法也必将逐步出台和实施。

(刘蔚东)

第三节 促进日间手术发展的主要因素

日间手术模式在全球的发展历程已超百年,国际上形成了较为成熟的管理模式。将传统的住院模式转为日间手术模式,并不是简单的某种手术或麻醉技术的移植,而是一个综合的多方面的转变。促进日间手术发展的主要因素可以归纳为以下 4 个主要方面:麻醉药物和麻醉技术的进步保障日间手术的可行性和安全性,外科新技术和加速康复外科策略的创新拓展日间手术的发展空间,基础设施和信息技术建设优化日间手术的流程和改善患者的体验,行业和医疗保险支持政策促进日间手术发展。

一、麻醉技术的进步是促进日间手术发展的有力保障

麻醉管理是保障患者围手术期安全、实施日间手术的必要条件。日间手术的麻醉需要考虑多个方面,如维护气道通畅;维持循环稳定;合理选择药品,即选择快速显效、能精确预测作用时间、无蓄积和不良反应小的麻醉药、肌肉松弛药及镇痛药等。

日间手术可采用多种麻醉方法,如局部麻醉、区域阻滞麻醉、全身麻醉等。短效、恢复快是日间手术麻醉用药的总原则。从早期使用吸入麻醉药(如氟烷、异氟烷、地氟烷和七氟烷等),到应用丙泊酚进行全身静脉麻醉,日间手术选用的麻醉药物不断迭代更新。丙泊酚的研制成功带来了近代麻醉学的革命性进展。丙泊酚作用迅速、时效短、苏醒快、清醒质量好,在体内代谢清除较硫喷妥钠快近 10 倍,且术后恶心呕吐发生率低,因此成为临床最常用的静脉麻醉药物。

在日间手术模式中,麻醉医师需要深度参与患者的全流程管理。从术前评估、病例筛选到术中麻醉、术后疼痛处理等环节都离不开麻醉医师的把控及管理。麻醉医师的工作能协助识别患者围手术期并发症的风险并使用适当的方法来降低这些风险,从而确保日间手术的安全,促进日间手术中心的平稳运行。

二、外科新技术和加速康复外科策略拓展日间手术的病种和术式

20 世纪 90 年代初,以腹腔镜胆囊切除手术为代表的微创技术开创了外科手术的新纪元。腹腔镜和内镜技术已广泛应用于普通外科、泌尿外科、妇科、骨科、胸外科、耳鼻喉头颈外科、神经外科等各个专科。随着高清、超高清、3D、4K 腔镜平台及机器人的推广应用,外科手术不仅从传统的"大切口"向"微创"转变,更是进入了"零出血""功能保护"的精准治疗时代,外科手术的并发症发生率和术后疼痛程度明显下降。

ERAS 策略是继微创手术之后外科发展的又一里程碑。国际上首台腹腔镜胆囊切除手术后的 10 年左右,ERAS 策略开始应用于临床。ERAS 策略是现代外科围手术期管理的新理念,其具体措施包括术前充分健康教育,优化围手术期护理措施,缩短术前禁食和禁饮时间,避免口服泻药和灌肠,合理预防性使用抗生素,减少术中损伤,预防性应用镇痛药,术后早进食、早下床,出院后安排随访和合理锻炼等。ERAS 策略减少了手术患者的生理及心理的创伤应激,减少了术后并发症,缩短了住院时间,使术后患者的康复得到了加速。日间手

术是 ERAS 策略追求的最终目标,ERAS 策略是日间手术实现的必要条件。

微创技术和 ERAS 策略的融合是现代外科的革命性创新,能够显著缩短患者的住院时间,促进日间手术的蓬勃发展,越来越多的三、四级手术有望通过日间手术模式开展。

三、基础设施和信息技术建设优化日间手术的流程和改善患者的体验

日间手术流程要求手术前患者在门诊完成术前检查和麻醉评估,并且完成手术的预约和术前准备的宣教。美国自 20 世纪 70 年代兴起的独立于医院之外的日间手术中心,就基于日间手术的流程建立了流水线式的日间手术布局,就医路线条理清晰,极大地方便了患者就医。

国内的日间手术中心主要设立在三级综合性医院或专科医院内,由各专科门诊筛选合适的病例纳入日间手术流程,并在医院门诊区域设立日间手术接待专区或绿色通道,让患者能够有清晰的路线和快捷通道完成术前检查、评估、预约、缴费、健康教育等术前流程,有效提升了患者的就医体验感和满意度。

日间手术的流程不同于传统的住院模式,医患沟通的时间和沟通机会较少,可以借助专门的信息化平台来弥补这一不足。功能完善的日间手术信息化系统能够提高日间手术管理的效率。一方面,可以让日间手术医师和病房管理人员实时跟踪和反馈患者在日间手术流程各个节点的进程,包括术前检查完善进程、术前麻醉评估进程,以及是否适合日间手术、预约手术时间、预缴费、手术医师对患者术前评估和手术相关医疗文书的准备等。另一方面,该信息化平台可以作为医患沟通的工具,日间手术中心可以按时间节点发送术前告知、术前注意事项、手术时间提示等信息给患者,患者有问题也可以借助平台与日间手术中心进行充分交流。

四、行业管理和医疗保险支付政策促进日间手术规模化发展

医疗行业始终面临两个矛盾。第一个是患者对优质医疗资源的巨大需求与行业中优质医疗资源的有限供给能力之间的矛盾;第二个是医疗费用的不断上涨与有限的医疗保险支付能力之间的矛盾。日间手术的出现和发展有助于缓解这两个矛盾,因此行业管理和医疗保险两个层面均支持促进日间手术的规模化发展。20 世纪 80 年代初开始,美国将日间手术纳入公共医疗保险支付范围,鼓励参保人员选择日间手术,并且对定点医疗机构全额支付合理的费用,从而促进了美国日间手术的快速发展。

日间手术相关协会和质量认证机构的涌现推动了日间手术的持续发展和质量提升。1985 年,美国麻醉医师协会(American Society of Anesthesiologists,ASA)成立日间手术麻醉协会(Society of Ambulatory Anesthesia,SAMBA),SAMBA 作为 ASA 内的一个亚专业学会,颁布了许多日间手术的指导方针,帮助建立了日间手术的护理、培训和研究方面的标准,提高了日间手术患者的安全性。同时,美国日间手术的质量认证体系也逐步建立,包括日间医疗认证委员会(Accreditation Association for Ambulatory Health Care,AAAHC)、美国日间手术机构认证委员会(American Association for Accreditation of Ambulatory Surgery Facilities,AAASF)等。尽管是遵循自愿评审的原则,但大多数独立日间手术中心选择参与并通过了这些组织的评审。1995 年,IAAS 成立,促进了国际日间手术的管理、规范、安全与质量评价指标的推广和普及。

(刘蔚东)

第四节 我国发展日间手术面临的挑战

我国日间手术的临床推广和研究起步较晚,"十三五"以来,国家政策层面逐渐对日间手术提出了明确要求,要大力发展日间手术。国内越来越多的医疗机构加快了日间手术的实践步伐,但大幅度提高日间手术在择期手术中的占比还面临一系列的挑战。

一、建设日间手术专业团队

制约我国日间手术快速发展的一个重要原因是专业人员的不足,主要体现在专业管理团队的缺乏、麻醉医师的不足及护理人员素质水平有待提高等几个方面:第一,许多日间手术起步比较晚的医院由于发展水平的限制,尚未培养形成专业的日间手术管理团队;第二,一些医院麻醉医师的编制有限,难以满足日间手术对麻醉医师数量的需求;第三,专门的日间手术中心病房较专科病房收治的病种更多,护理团队的宣教和护理工作涉及的专科较广,工作难度增大;第四,护理团队需要与多个专科多个手术团队的人员合作,也考验护理团队的沟通协调能力。因此,医院需要建立一支专业化的、高素质的日间手术团队,能够专注于日间手术的流程优化与信息系统建设、安全与质量管理、管理规范与制度建设,并承担日间手术的临床经验总结和理论体系建立。

医院应增加人力、物力和资金的投入,用于建立专门的日间手术中心或日间手术中心病房。建立日间手术患者办理入院手续、出院手续和结算的绿色通道,形成一站式服务。制定日间手术技术规范、指南和管理手册,确保日间手术的质量与安全,加强对从事日间手术的手术医师、麻醉医师、护士和医疗管理者的培训,形成配合娴熟的日间手术医疗团队。

日间手术团队要不断强化日间手术管理问题的理论学习和研究能力,解决日间手术运行过程中的实际问题,促进日间手术高质量运行。由于日间手术中心病房是一个面向全院多个专科、多个医疗组开放的公共床位平台,使其管理层次既多级又繁杂,管理目标既多样又关联。需要对日间手术床位管理影响的机制和路径进行研究,并对其产生的效应进行动态评估,通过应用匹配理论等管理方法和大数据决策方法,探讨"相对固定、边界模糊"的日间手术床位管理新模式,优化多层次与多目标的日间手术床位的管理。

二、完善日间手术评价体系

完善的日间手术评价体系是日间手术质量安全的重要保障。作为一种有别于传统诊疗模式的新型手术模式,国外为保障日间手术的医疗质量,建立了专门的质量评价体系。国外日间手术服务的评价指标维度较广,不仅包括院内死亡率、感染率等客观指标,患者满意度、就医体验等主观指标也被纳入其中。同时,有关患者术后离院康复阶段的评价指标也在不断拓展。

国家三级公立医院绩效考核体系中仅包含日间手术服务能力的考核指标,即日间手术占择期手术的比例。值得注意的是,我国尚未建立统一的日间手术质量安全和效率的评价体系。因此,国内还需要在明确统一的日间手术住院时间的基础上,从日间手术的效率、围手术期的质量与安全、出院后康复等维度制定考核指标,完善日间手术的评价体系。

三、加强政策和医保支付支持力度

从国外日间手术的发展历史上看,日间手术医保措施衔接到位,促进了日间手术的发展。美国以与保险公司合作的方式,扩大和强化实施日间手术:美国医疗照顾制度(medicare)、美国医疗保险与医疗救助服务中心(Centers for Medicare and Medicaid Services,CMS)均已覆盖日间手术且采取了多样的支付方式。澳大利亚将日间手术纳入了细化诊断相关组(Australian refined diagnosis related groups,AR-DRG)中。

国内的医保支付制度与日间手术息息相关的主要是医保报销比例和专门针对日间手术的医保政策等方面。医保报销比例方面,当前国内多数省市的门诊费用需要自费,或者住院医保报销比例高于门诊医保报销比例;而日间手术的术前检查一般在门诊完成,相关费用属于门诊费用,因此部分适宜日间手术的患者倾向于选择传统的住院手术模式以增加医保报销的比例,这在一定程度上阻碍了日间手术的发展。尽管理论上日间手术的开展有利于降低医疗费用、简化就医流程、减轻卫生资源的压力,但部分地区医保部门认为,日间手术不能随意"开口子",需要严格地评估和测算,如果把简单的门诊手术混进日间手术,不是节省费用,反而是在浪费医保资金。有关专门日间手术医保制度和支付方式的研究还不多,医保政策对日间手术的倾斜程度和引导作用还不明显。

日间手术的推广需要政府、医院和社会领域各相关部门的密切配合,通过政策的倾斜和强化推广,逐步改变患者的陈旧观念。同时,医保措施衔接到位,尤其是以国家医保预付费制度为抓手,结合病种管理、疾病诊断相关分组(diagnosis related group,DRG)等,将参保人员在门诊完成的相关术前检查费、药品费、诊疗费等一并纳入医保报销,并适当提高日间手术的医保偿付比例,从经济角度助推日间手术的发展。

四、正确宣传引导日间手术模式和改变传统住院观念

由于日间手术在我国起步较晚,传统住院模式的固有认知习惯制约了日间手术理念的推广,这体现在管理者、医务人员、患者3个方面。第一,一些医院管理者对日间手术的发展定位存在偏差,仅将日间手术作为降低平均住院日的一种手段,忽视了日间手术模式与传统住院模式在管理上的差异,细化、优化日间手术管理的意识不强;第二,一些临床医师认为日间手术模式会增加工作量,如果日间手术的流程不够便捷,可能会影响临床医师参与日间手术的积极性;第三,部分患者对日间手术缺乏了解,对手术安全性存在疑虑,从而拒绝日间手术。

日间手术理念的推广是发展日间手术的基础。在国家政策的支持下,日间手术对医疗资源集约化管理和较强的效率、成本等优势越来越得到医院管理者的认可。日间手术可以调节医疗资源分配,解决部分患者住院难的问题,并且能有效降低平均住院日、平均住院费用和医保均次费用。同时,由于手术级别较为统一,便于手术、麻醉管理,便于开展临床路径管理及提供均质化护理服务。

加强日间手术的理论宣传,医院可通过门诊导医培训、播放宣传片、发放宣传页、制作具有专科特色的患者告知模板等手段,提高患者的知情度和接受度,循序渐进地转变传统住院手术的观念。术前加强健康教育,能提高患者及其近亲属的依从性、对并发症的认知能力。

五、建立术后康复连续管理和社区康复体系

健全的康复照顾机构和转诊机制能为日间手术患者的术后康复照顾提供保障。多层次、全方位的日间手术康复照顾体系在国外已经发展得较为成熟。欧美许多国家均明确了日间手术院外支持系统的重要性，独立的日间手术中心附近必须设置康复机构。

我国的社区医疗体系还不够完善，日间手术患者的出院康复普遍缺乏社区支持。第一，制度设计方面，社区医师首诊制度和双向转诊制度尚不完善，开展日间手术的医院与社区的协作体系的建立存在一定困难；第二，服务提供方面，专业的康复、护理机构数量的不足及其医疗技术水平限制了出院患者得到足够优质的社区服务。日间手术患者出院后回家康复面临着一系列不确定性问题，包括不能便捷地接受术后监护和康复指导，不能方便地获得术后换药、拆线等后续治疗，其中也隐藏着一些医疗安全隐患。尽管术后电话随访可以解决患者回家康复过程中遇到的多数问题，但依然不够便利。

社区支持是日间手术顺利推行和患者整体康复的重要保障，可为患者提供术后康复连续管理。可借助各级医院和社区形成的"医联体"，构建完善的日间手术社区康复体系，让术后康复逐渐向社区下沉。符合出院标准但还需要照护的患者，可将其病例资料转回社区卫生服务机构，由社区继续提供服务包括药物治疗、辅助治疗、伤口护理、管道护理、康复护理和复诊指导等，做好手术与康复的无缝对接。

（刘蔚东）

第二章

日间手术单元的设置

　　国内综合医院开展日间手术时主要有两种医疗单元设置模式,即医院内设置专门的日间手术中心和专科病房内设置日间手术单元。两种日间手术单元的设置模式各有优势和不足,综合医院可以基于自身的医疗场地条件、专科医疗单元、手术室条件及医疗能力来选择,也可以在日间手术的不同发展阶段选择不同的运行模式。

　　在欧美国家,还存在附属于综合医院的院外独立日间手术中心和完全独立的日间手术中心。院外独立日间手术中心是美国独有的日间手术运营管理模式。这种模式是基于美国较为完善的社区医疗、转诊制度和医疗保险制度。居民购买医疗保险后,在医院雇佣医师中选择固定的全科医师负责日常保健和基本医疗服务。当需要专科手术时,则由该全科医师转诊至医院相应科室,在这个过程中保险公司可以监管医师执业行为。独立日间手术中心最大的优势是建设成本低,可复制性强,扩张速度快。对于保险公司来说,同样的手术在日间手术中心开展要比综合医院的费用更低,更符合保险公司的商业利益;对于患者来说,日间手术中心可以缩短等候手术时间,同时保险支付的比例更高;对于医师来说,日间手术中心可以帮助医师与保险公司谈判费用,还能更灵活地安排手术时间。

　　基于我国医疗机构开展日间手术的实际情况,本章将重点介绍医院内专门的日间手术中心和专科病房的日间手术单元的组织架构、职责,分析其优势与不足。

第一节　日间手术中心

　　医院内专门的日间手术中心指建立应用于各临床专科开展日间手术的集中管理平台,包括配套专门的日间手术中心病房、预约室、等待区、日间手术室和麻醉后监测治疗室(postanesthesia care unit,PACU)等,由一个专门的日间手术管理团队负责运行。日间手术中心在医疗机构内是一个独立的护理单位,为患者提供术前、术中、术后护理和康复服务。

一、日间手术中心的主要职责

　　日间手术中心作为综合性医院开展日间手术的公共平台,主要承担以下主要职责:①日间手术中心病房的日常管理;②建立医院开展日间手术的相关制度与优化管理流程;③建立日间手术安全与质量监测指标,完善临床路径;④制定日间手术病历书写规范与质量控制;⑤协调临床专科之间的合作,优化日间手术运行过程中与各临床专科、日间手术室、麻醉科等专科联动的工作流程;⑥协调职能部门之间的工作安排,与医疗保险支付、住院结算等部门合作以建立日间手术患者入出院的绿色通道,与医院内部绩效管理部门互动以激励院内相关专科发展日间手术的动力。

二、日间手术中心的组织架构

建立明晰的组织架构是保障日间手术运行效率和安全的重要前提。在明晰的组织构架下,综合医院可以根据自身的场地条件和管理模式建立专门的日间手术中心,以满足跨科室、跨职能部门和多岗位的协作。

专门的日间手术中心的基础功能单元可分为 3 大部分,即日间手术中心病房、日间手术室和麻醉部门(包含麻醉门诊、PACU)(图 2-1-1)。

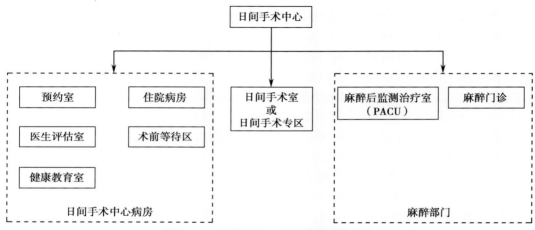

图 2-1-1 日间手术中心的基础功能单元

(一)日间手术中心病房

日间手术中心病房作为医院的独立护理单元,包括住院病房、医师评估室、预约室、健康教育室、术前等待区等功能分区。

1. 住院病房

由医院设定编制床位,用于定向收治日间手术患者。这是设置医院内专门的日间手术中心的必要条件,也是医院配备日间手术中心医护人员数量、日间手术室数量等的核算依据。

2. 预约室

是日间手术流程的重要节点。所有的日间手术患者均需通过预约的方式进入日间手术住院流程。预约室的常规工作包括再次核对患者手术信息,沟通手术医师、患者、日间手术中心病房和日间手术室以确定手术时间,完善术前准备,实施健康教育等。

3. 医师评估室

各医院可以根据日间手术的流程和实际条件,选择是否需要设置术前评估医师的岗位。

设置此岗位的目的是对患者的日间手术适应证进行复核,补充必要的术前检查,从日间手术中心病房医师的角度评估手术患者的依从性。

4. 健康教育室

设置座椅和视频系统,可通过视频系统循环播放日间手术注意事项,让患者及其近亲属在等待期间接受健康教育。这也可以是专科医师签署入院告知和手术知情同意书的谈话场地。

5. 术前等待区

设置座椅并编写床号,主要作为手术当天患者入院时的临时安置区。在前1天手术患者尚未离开病房、新入院患者暂时还不能被安排正式床位的情况下,让新入院患者在术前等待区的"临时床位"等候手术,这有助于手术医师和病房医务人员及时找到患者。例如,前1天手术患者办理完出院手续,或者出院前需要伤口换药或其他治疗,通常在10:00左右才能离开病房,正式病床暂时无法及时腾空,因此当天入院患者可以在术前等待区完成术前准备后直接进入手术室,在手术完成或在麻醉后监测治疗室短暂恢复回到日间手术中心病房时,再转运到正式床位。另外,部分局部麻醉的日归手术患者可以直接安排在术前等待区,术后经短暂观察即可离开病房,无须安排正式床位。

有条件的日间手术中心还可在日间手术中心病房区域安排入出院结算窗口或自助机,方便患者床旁结算。

(二)麻醉门诊

麻醉门诊是开展日间手术的必要条件。日间手术流程明确要求手术需要麻醉师配合的患者应在门诊完成麻醉评估,从麻醉医师的角度筛查患者是否适合日间手术诊疗模式。麻醉门诊可设置在外科诊疗区或附近,便于患者寻找。

(三)日间手术室或日间手术专区

综合医院的日间手术中心应配套建设专门的日间手术室或日间手术专区。日间手术室选址时,应尽可能靠近日间手术住院病房,既方便接送手术患者,也方便专科医师往返日间手术住院病房及手术室。条件不允许配套建设专门日间手术室的医院,可以在中心手术室建立日间手术专区,用于优先安排日间手术。

日间手术室的麻醉工作宜归属于医院手术麻醉部门统一管理,应安排副主任医师级别以上的麻醉医师专门负责日间手术的麻醉管理,并有相对固定的日间手术麻醉小组。应形成医院内部的日间手术麻醉规范和制度,将加速康复外科策略运用到具体工作中。

(四)麻醉后监测治疗室

设置日间手术的PACU是提高日间手术室利用效率的有效手段。同时,全身麻醉手术患者在PACU复苏后再回病房可以提高患者的术后舒适度和安全性。日间手术的PACU选址时应紧邻日间手术室。

三、日间手术中心的优势与不足

(一)日间手术中心的优势

专门的日间手术中心模式能体现出集中管理的一系列优势,如效率高、安全性强、专业化、方便患者等特点,有利于医院各个专科拓展日间手术的病种和术式。在医改鼓励日间手术发展的背景下,院内专门的日间手术中心有利于综合医院探索和建立日间手术的管理规范和相关制度,快速推动专科医师熟悉日间手术流程,使日间手术成为常规的医疗形式。

1. 有利于规范开展日间手术和提高运行效率

专门的日间手术中心进行集中化管理时,由于患者集中,有专门的预约接待区、病房、术前等待区、日间手术室、PACU,条件好的医院还建立了专门用于术前麻醉评估的麻醉门诊、日间手术入出院结算处。集中化管理还可以确保各个专科和手术医师严格按照日间手术流程开展日间手术。

采取日间手术中心模式,可由专门的日间医疗团队有计划地执行术前预约、核对术前检查结果、术前麻醉评估、通知患者入院、术后随访等步骤,工作流程清晰,能降低遗漏偏差的发生率。日间手术中心的术前准备工作更完善,能降低入院后的工作负担,同时可以降低日间手术的爽约率和取消率,提高日间手术的运行效率。

2. 有利于节省专科开展日间手术的人力成本

区别于常规住院模式,日间手术流程要求在门诊完成术前检查、评估、预约和宣教,出院后必须对患者进行随访和康复指导,这些工作任务都需要安排专人完成。集中化管理可安排专门团队负责这些任务,最大化地发挥人力资源的效率。专科病房分散收治日间手术患者,必然要求各个专科分别安排专人来完成这些工作,存在人力资源的浪费。在日间手术数量较少的专科,人力资源必然难以长期倾斜到日间手术的部分,这又将进一步导致工作效率的低下,形成恶性循环,最终导致日间手术流程无法执行到位,日间手术的发展停滞。

3. 有利于制定全院统一的日间手术管理制度和规范

日间手术是国内多数医院的新型医疗模式,其管理制度还不健全,设置专门日间手术管理团队集中运营日间手术,能够培养专业团队来逐步建立和完善医院内部的日间手术管理制度和规范,包括日间手术预约制度、术前评估制度、日间手术病历书写规范、出院标准、随访规范、质量安全和效率监测指标等,以及有利于集中精力完善日间手术流程和建立信息化管理系统,并积极开展日间手术的理论体系研究。

(二)日间手术中心的不足

第一,由于全院各个专科开展的日间手术均集中在日间手术中心,中心医疗团队面临的病种和手术方式繁多,使日间手术中心的病房医护人员面临提高专业能力和拓展知识面的挑战。

中南大学湘雅医院日间手术中心拥有多年的运营经验。截至 2021 年底共有 16 个专科、34 个亚专科在日间手术中心开展手术,术式超过 350 种。根据我们的经验,日间手术中心病房医护人员专业能力的局限性主要表现在:①预约阶段的专科健康教育内容不准确或不完全,影响患者在入院前正确完成术前准备;②对术后并发症的观察和处置不及时、不正确;③不能准确回答患者的咨询,降低患者的就医体验感。

因此,日间手术中心需要加强医护人员的专业培训,不仅要全面掌握日间手术流程、加速康复外科策略的相关内容,还要基本了解各专科日间手术的基础知识、康复指导内容。根据这些问题,可以针对性地制作日间手术工作手册口袋书,人手一本,方便医护人员随时翻阅。

第二,日间手术中心病房患者的来源和专科协作的主动权均在于各专科,日间手术中心需要面对患者数量不足、绩效考核被动的挑战。

日间手术中心的重点合作对象通常为医院的优势发展专科,这些专科病房床位常难以满足患者需求,是医院的"住院难"专科。日间手术中心应利用床位和手术日的优势加强与这些专科的合作,同时将服务好专科医师置于优先地位。专科医师通常是在完成门诊和专科病房的常规医疗工作量的基础上再开展日间手术,日间手术的数量大,且撰写医疗文书、手术室与病房之间转送患者等非直接诊疗的工作量也大,日间手术中心可以安排医师助理协助专科医师完成这些工作,并且负责做好术后随访等工作,减轻专科医师的工作量,提升专科医师开展日间手术的幸福感。在管理方面,需要强调手术医师负责制;在医院绩效考核方面,增加对开展日间手术专科医师的直接奖励比例,并将日间手术中心的日间手术量纳入各专科的工作量考核体系。

（刘蔚东　肖映平）

第二节　专科病房的日间手术单元

专科病房的日间手术单元指各专科基于普通病房自主开展日间手术,可分为两种管理模式(图 2-2-1):①专科病房完全承担日间手术流程的各个环节,即所谓分散管理;②医院成立隶属于医务部门的日间手术管理办公室,负责集中管理和协调各个专科开展日间手术,患者分散收治在各个专科病房,即所谓集中管理、分散收治。

以上这两种管理模式的共性在于:①利用专科病房的床位开展日间手术;②日间手术患者和普通住院患者共用手术室和 PACU。这两个特点是专科病房的日间手术单元与日间手术中心的主要区别。

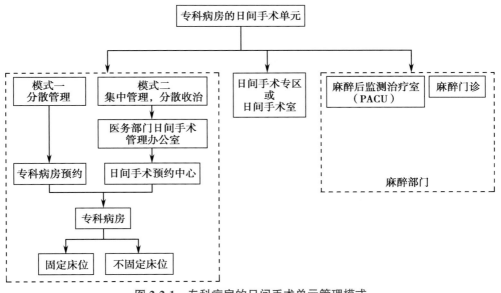

图 2-2-1　专科病房的日间手术单元管理模式

一、专科病房日间手术单元的组织形式

(一)专科病房日间手术的床位安排

可以划定固定床位或固定区域专门用于收治日间手术患者,也可以不固定床位、随机调配床位用于收治日间手术患者。

(二)手术排程

医院中心手术室可以设立日间手术专区或安排相对固定的日间手术室,用于专科安排日间手术,使日间手术患者能够被优先安排手术。

中心手术室无条件设立专门的日间手术室时,手术医师需要接台手术或应用自己的手术日安排日间手术。若手术医师在同一天需同时进行日间手术和普通住院手术时,建议优先完成日间手术。

二、专科病房日间手术单元的优势和不足

(一)专科病房日间手术单元的优势

1. 专科病房医护人员能为日间手术患者提供较专业的服务

日间手术流程的多个关键节点,包括门诊、预约、健康教育、手术和术后随访管理均在专科门诊和病房完成,患者能够获得及时、专业的沟通和帮助,对日间手术的疑虑和担忧最少,从而依从性会更好。

2. 医院内日间手术的床位资源更丰富和适宜术式的范围更大

日间手术中心模式下的病房规模和床位数是固定的,而专科病房的日间手术单元可以在全院的各个专科实施,能够收治更多的日间手术患者。而且,在专科病房开展日间手术,不仅病房医护人员能够从专业角度密切配合日间手术患者的围手术期管理,而且专科手术医师可在常用的手术室应用熟悉的手术设备,可以开展难度系数相对较大的日间手术病种和术式。尤其是在国家三级公立医院绩效考核和 DRG 绩效评价的背景下,一、二级日间手术病种的相对权重较低,如果三级医院大量收治一、二级日间手术病种的患者,会造成病种结构变化,导致病例组合难度指数下降。而在专科病房开展日间手术,有利于根据手术级别进行分级管理,方便实施手术病种结构的调整策略,具备开展更多三、四级日间手术的能力。

3. 不影响专科内部的绩效考核和分配政策

专科病房收治日间手术患者,在绩效考核和分配政策中,患者没有分流到其他病房单元,专科病房的医师和护士均能从日间手术的运行中获得相应激励和报酬,因此更容易齐心支持开展日间手术。

(二)专科病房日间手术单元的不足

不能严格遵循日间手术流程是专科病房日间手术单元的最大挑战,也是其管理难点。其中最典型的表现是日间手术患者的管理不能严格遵循 24 小时入、出院流程,影响因素较多,其中既有患者因素,又有医师因素。

日间手术患者与普通住院患者同住一个病房,两种医疗模式在等待手术时间及术后康复时间方面存在不同,患者之间常互相比较:普通住院患者需要在住院后花费较多时间来完成术前检查,等待全部评估后再安排手术,因此普通住院患者会自我感觉医护人员对其照护的态度不如日间手术患者积极;而日间手术患者会认为自己的住院时间太短,特别是术后康

复时间较短,没有受到足够多的重视。因此可能出现日间手术患者不愿意在计划时间节点出院的情况,尤其是在相同病种和相同术式的情况下,看到普通住院患者术后可以继续住院康复,日间手术患者通常更不愿意出院,医护人员需要花大量的时间来沟通、劝说日间手术患者按时出院。

另外,专科病房同时收治日间手术和普通住院手术患者时,医师可能更倾向于在手术日优先安排普通住院手术患者,将"小手术"安排在最后,这样必然会影响日间手术患者的出院时间。如接受甲状腺癌根治性切除术的患者,若在上午完成手术,患者有足够多的术后康复和观察时间,则更有可能在次日早晨按时出院;若在下午,甚至晚上完成手术,患者在次日早晨出院则较为困难。而且,影响手术时间的不确定性因素多,普通住院患者的手术通常更复杂,手术时间延长的概率较日间手术更高,从而导致后续的日间手术被推迟,甚至取消,这种情况也会增加日间手术患者的焦虑。

因此,专科病房收治日间手术患者,需要制定详细的管理细节,建议划分相对固定的日间手术患者收治区域,避免将日间手术患者和普通住院患者安排在同一个房间。手术医师在手术日要优先安排日间手术患者,并且在日间手术评估、预约阶段,加强与患者的沟通,充分告知日间手术模式的住院时间要求,同时要避免将病情复杂、术式难度大、术后恢复慢的患者纳入日间手术。

（张　宇　刘蔚东）

第三章

日间手术中心的人力资源管理

日间手术中心是国内综合医院开展日间手术的重要形式之一,设置医院内专门的日间手术中心有利于日间手术的快速发展。日间手术中心的人力资源管理包括日间手术中心病房的管理模式、医师与护理岗位设置、手术医师的基本素质和准入、日间手术相关专科的协作、绩效管理和团队建设。而绩效管理是日间手术健康可持续发展的最重要一环。

日间手术中心的绩效管理可以分为日间手术中心病房医务人员绩效和手术医师激励绩效。日间手术中心病房医务人员的绩效考核机制由运营管理部门根据医院整体运营目标设计,符合医院的愿景规划和组织战略,适应国家医疗政策,有利于持续推动提高工作效率和医疗质量,常按照医院公共平台的绩效考核方案来设计,涉及日间手术中心病房的直接或间接成本、质量、经济效益指标等方面。在日间手术中心的整体运营环节中,人力资源的配置、空间的布局规划、设备的购买及使用率、卫生材料药品的管理等需要充分评估论证,合理安排,以达到卫生经济学的成本效率最优化。在人力成本、场地和设备成本固定的情况下,增加手术量,提高三、四级手术和微创手术占比是绩效增长的直接途径。

手术医师激励绩效是综合医院推动日间手术发展的常规方法,日间手术的绩效激励政策通常设定为普通择期手术的1.2~2倍。但激励强度可根据医院开展日间手术的不同阶段来调节:在探索阶段为了激励手术医师、麻醉医师和手术室医务人员改变传统观念和理念,建立符合医疗机构具体情况的日间手术运行模式和建立科室之间的协作流程,绩效激励强度可以适当提高;日间手术模式成熟后可缓慢降低。大型综合医院也经常结合医务管理的行政手段来推动提高日间手术占择期手术的比例,如要求胆道外科每月完成的腹腔镜胆囊切除术中,日间手术占比超过80%,如果低于此基线值,将降低或取消专科病房当月开展腹腔镜胆囊切除术的绩效激励。

本章重点介绍日间手术中心病房的管理形式及其医师、护理、医师助理的岗位设置和职责,各专科日间手术医师的素质、准入和职责,以及日间手术相关专科的协作。

第一节 日间手术中心病房的岗位设置与职责

一、日间手术中心病房的管理方式

日间手术中心病房作为医院的独立护理单元,管理团队大体可分为以下 3 种形式:①设置日间手术中心病房专职医师和护理团队;②设置日间手术中心病房护理团队、专科医师承担日常值班;③设置日间手术中心病房护理团队、病房不安排医师日常值班。在医院条件许可的情形下,推荐医院建立日间手术中心病房时采用第一种管理形式。

1. 日间手术中心设置病房医师和护理团队

类似专科病房的设置形式,设立科主任和护士长,配备专门的日间手术管理医师和护理团队。日间手术中心病房医师团队负责日间手术中心的日常运行,安排日常医师值班。这种方式在国内以四川大学华西医院日间服务中心和中南大学湘雅医院日间手术中心为代表。

设立日间手术中心科主任和专门医师团队,有利于在日间手术中心创建早期协调日间手术中心与医院各行政职能部门的关系,并协助临床专科通过日间手术中心这个平台开展日间手术,而且通过这种方式能够获取较多资源开展日间手术的理论体系和学科建设,促进日间手术向深层次发展。根据国家卫生健康委员会发布的医疗质量安全核心制度,设立专门的医师值班制度,能够满足日间手术中心病房在危急抢救状态下的应急处置,保障患者安全。

2. 日间手术中心仅设置病房护理团队但有专科医师承担日常值班

日间手术中心病房作为独立的护理单元,仅设立护士长,由护士长负责日间手术中心病房的日常管理,不设科主任和专门的日间手术医师团队,由其他专科的医师负责日常值班。这种形式能够满足日间手术中心病房有医师值班的安全管理需求,在患者处于危急抢救状态时能够及时处理。部分医院由麻醉科医师协助日间手术中心病房管理和日常值班,这对日间手术患者的围手术期处理,尤其是对患者术后疼痛管理有较大优势。

3. 日间手术中心仅设置病房护理团队且不安排医师日常值班

日间手术中心病房设立护士长,护士长负责日间手术中心病房的日常运营,不设立科主任且不安排专门医师值班,医务部门直接负责日间手术中心的管理。日间手术中心病房在出现应急处置情况时,按照医院专科会诊制度,首先呼叫专科总住院医师会诊和启动应急处置。这种管理形式下的日间手术中心病房护士长需要承担临床专科主任的部分职责,责任重、压力大。一旦出现严重的术后并发症,这种管理形式可能对需要启动分秒必争的应急救治措施不利。因此,不建议综合医院日间手术中心病房采取这种管理形式。

二、日间手术中心病房的医师岗位设置与职责

日间手术中心的医师岗位可设置主任、预约、病房管理等岗位,并可根据实际需要增设医师助理岗位(图 3-1-1)。

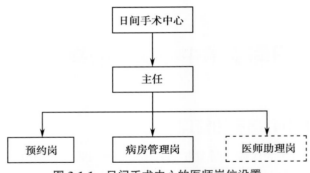

图 3-1-1　日间手术中心的医师岗位设置

（一）主任的职责

1. 全面负责和指导日间手术中心病房的医疗工作。

2. 负责与手术相关科室的协调，不断优化日间手术运行过程中与手术科室、日间手术室、麻醉科等专科联动的工作流程。

3. 负责制定和完善日间手术中心病房的安全质量与效率监测指标体系、临床路径，积极促进日间手术开展。

4. 积极开展日间手术管理的理论研究。

日间手术中心病房主任由外科医师或麻醉医师担任，有利于日间手术中心与相关手术科室之间的协调；有利于支持手术科室医师拓展适宜的日间手术的病种和术式，尤其是开展三、四级日间手术；有利于日间手术中心病房全面实施加速康复外科策略。

（二）预约岗医师的职责

日间手术中心可以设置预约岗医师。如中南大学湘雅医院日间手术中心设置了专门的预约岗医师。其他医院的日间手术中心可能没有明确设立这个岗位，但实际上日间手术中心病房的医师团队需要承担这些职责。设置预约岗医师有利于医院内专门日间手术中心的发展，这个岗位可以由高年资的全科医师或外科医师担任。日间手术中心病房预约岗医师的职责主要包括以下几方面。

1. 负责统筹计划日间手术中心病房每天的预约手术数量、手术种类

行使日间手术中心病房的总协调员职责，协调日间手术室、日间手术中心病房和手术医师的工作安排，达到手术室和病床资源的高效利用。

预约岗医师需要实时掌握日间手术室或中心手术室的工作进程，了解手术室与手术设备、操作器械的可用数量，尤其是腹腔镜和内镜手术系统的可使用情况。掌握日间手术中心病房日程动态，根据床位和等待区座椅可用数量，合理安排全身麻醉和局部麻醉手术数量。通过平衡两者的可用资源，计划日间手术中心病房每天可预约的手术种类、全身麻醉手术与局部麻醉手术的数量分配。

2. 协调安排各专科手术医师的手术日和手术时间

手术医师通常需要利用完成该专科病房医疗任务外的时间来开展日间手术。预约岗医师一个重要的任务是负责与手术医师沟通，协助手术医师熟悉日间手术流程，合理安排日间手术时间，并形成实施日间手术的习惯，最终将日间手术时间或手术日稳定下来。

综合医院的手术室排程一般采取相对固定的手术日分配方式来解决手术室数量与需

求之间的不匹配问题,以提高手术室资源的利用效率。专门的日间手术室或日间手术专区,能够为手术医师提供丰富的手术室资源,建立日间手术发展的快通道。但在开展日间手术的初期探索阶段,容易存在手术量分布不均衡、手术室利用不饱和的现象。因此,这个阶段宜将吸引、鼓励更多的手术医师开展日间手术作为工作重点,以帮助手术医师接受并熟悉日间手术流程。同时,为了提高手术室的利用效率,需要制定首台日间手术开台时间和考核制度。日间手术室使用率较高时,可以制定具有一定竞争性的手术日分配原则,为熟悉日间手术流程,日间手术量稳定、配合首台手术准时开台的专科医师开设相对固定的手术日。

3. 负责审核日间手术预约患者的术前检查等必要资料和术前准备的完整性

在日间手术流程的预约环节,预约岗医师要根据日间手术流程、局部麻醉或全身麻醉手术的一般术前准备要求,以及各专科日间手术特殊的术前准备要求,全面审核专科医师开具的术前检查申请单是否齐备、患者的完成情况和检查结果是否适合日间手术。一旦发现术前检查内容缺失,及时补开相关检查申请单;一旦发现检查结果异常、不适合做日间手术,及时反馈给专科医师并告知患者转专科普通病房治疗,减少患者在专科门诊和日间手术预约室之间的来回奔波和反复咨询。

4. 负责专科医师筛选患者后的日间手术适宜性再评估

一般来说,专科医师主要从手术安全、康复速度等角度筛选适宜的日间手术患者;麻醉医师主要从患者麻醉安全、复苏等角度评估患者是否适合日间手术模式;而预约岗医师还需要从患者和家属是否愿意接受 24 小时入出院模式、患者和家属的沟通理解能力、依从性和出院后能否方便获得康复和护理服务保障等角度来评估,最终决定患者是否适合进入日间手术预约流程的下一环节。通过专科医师、麻醉医师和预约岗医师的三方评估,既可以保障日间手术患者的安全,又可以确保患者能够遵循日间手术模式,在术后能够按计划办理出院手续,为新患者腾出床位,这样日间手术中心病房才能每天按照预约计划顺利收治当天的新的手术患者。

预约岗医师评估后认为不适合做日间手术的患者,或者因其他原因日间手术流程中止的患者,预约岗医师需要负责联系手术医师并妥善处置。

5. 协助宣传医保政策

在预约阶段,预约岗医师主动向患者提供有关医保政策、费用质疑等咨询服务,详细介绍日间手术相关的医保政策,尤其是在门诊完成的术前检查的费用报销流程、报销时限要求等,并解答患者相关问题,以利于保障患者权益,减少医疗纠纷。

(三)病房管理岗医师的职责

日间手术中心宜设立病房管理岗医师,可以由全科医师、规培医师或专培医师、专科医师担任,并由一名高年资主治医师负责。

日间手术中心管理岗医师的职责。

1. 负责日间手术流程的设计、优化和实施

日间手术中心病房管理岗医师需要基于日间手术的管理流程,根据各手术科室病种和术式的专科特点,协助各手术科室制定相应的管理流程,包括日间手术适宜病种和术式的筛选标准、临床路径、出院标准、延期出院或转专科病房的标准、术后随访标准等。各专科的日间手术均需要制定临床路径,落实加速康复外科策略,明确术后随访流程,包括指导或安排患者术后伤口换药、拔除引流管或尿管等的时间、地点等,并在实践中不断优化。

同时,日间手术中心病房管理岗医师还需要与开展日间手术的专科医师加强沟通和交流,指导手术医师熟悉日间手术流程、日间手术病历书写规范等。

2. 负责日间手术病历的质量控制

日间手术中心病房管理岗医师需要协调制定医院内部的日间手术病历书写管理制度,并根据要求实施病历质量管理,及时完成病历归档。

日间手术中心病房的手术量大、周转快,医疗文书的书写工作量很重。国家卫生健康委员会 2022 年 11 月 20 日印发的《医疗机构日间医疗质量管理暂行规定》(国卫办医政发〔2022〕16 号)明确要求:书写 24 小时内入出院记录,内容应当包括患者主诉、入院情况、入院前检查结果、治疗前评估、诊疗经过、治疗后评估、出院前评估、出院医嘱等内容;凡在手术/治疗前已完成的医疗行为应当在手术/治疗前完成相关文书书写或填写;并明确要求有术前讨论结论。但书写 24 小时入出院记录不能完全满足日间手术流程和医疗核心制度中关于手术安全核查的要求。日间手术中心可以在医院相关部门的支持下,协调医务管理、病案、网络信息中心、手术科室和法律顾问等管理部门和专家共同制定医院的日间手术病历书写规范,并报所在地卫生行政机关的医政部门备案。本书第十章专门介绍了中南大学湘雅医院制定的日间手术病历书写规范和管理规定,包括书写内容、模式、病历归档时间等。

3. 向日间手术室及时发送下一个工作日的手术申请并将手术排程结果反馈给各专科手术医师

日间手术是择期手术,一般来说,日间手术室需要提前知道下一个工作日全部预约手术的信息,以进行手术室和手术台次的排程、安排麻醉师、手术室洗手或巡回护士、准备手术器械和设备等工作。这需要日间手术病房提前将下一个工作日全部的预约日间手术的信息提交日间手术室。没有条件建设日间手术管理信息系统时,可由管理岗医师提前将下一个工作日全部的预约日间手术的信息做成电子文档发送至日间手术室管理护士,由其进行排程,待手术当日患者已入院后再在电子病历系统中及时申请手术;有条件建设日间手术管理信息系统时,可将日间手术管理信息系统与手术室所用的手术排程系统对接,如同普通手术病房一样,通过日间手术管理信息系统对下一个工作日的全部日间手术向日间手术室发送手术申请。鉴于手术申请的工作量较大,不宜交由日间手术中心病房医师处理;一般可由各专科手术医师在各自的门诊系统工作站及时发送手术申请,这可保障手术申请信息的准确性,包括手术部位、手术方式、麻醉方式、手术者和助手名字、手术适宜安排的时间段要求、手术需要的耗材和特殊器械等信息;若有各专科难以及时发送手术申请的情况,可约定由日间手术中心病房管理岗医师代为申请。

当日间手术室将下一个工作日的手术室和手术台次排程完毕后,有必要由日间手术中心病房管理岗医师在微信工作群中反馈给各专科手术医师,提醒各专科手术医师安排好下一个工作日的手术助手与时间,尤其要提醒下一个工作日中安排第一台的手术医师或手术助手及早来日间中心病房处理术前准备工作,以保障首台手术准点入手术室率。

4. 协助手术医师完成患者入住病房后的术前准备工作

日间手术中心病房管理岗医师能够协助手术医师完成手术当天患者入住病房后的术前准备工作,包括发现患者当天不适合手术的异常情况及其处置等。

影响患者住院当天不适合手术或需要延期手术的因素较多,如全身麻醉患者进食早餐后来医院、患者严重感冒等。日间手术中心病房需要安排专人处置这些工作,可以确保日间手术室、日间手术中心病房、专科手术医师三方之间的信息互通,提高三方的工作效率,这也是当天首台手术患者能够按计划准点进入手术室的一个保障安排。

5. 承担日间手术中心病房的日常值班和应急处置

国内日间手术中心病房有术后过夜观察的患者,需要安排医师24小时值班。患者术后发生并发症难以完全避免,包括术后疼痛、呕吐、发热等常见的一般并发症,也可能出现大出血、心搏骤停等严重并发症。日间手术中心病房管理岗医师能够处理术后常见的一般并发症,也能在出现危急状况时先紧急处置,并及时通知专科手术医师参与处置,在第一时间保障患者的安全。

6. 协助手术医师完成术后查房、出院评估

由于存在日间手术患者术后住院时间短、手术医师手术室工作时间长、专科病房与日间手术中心病房通常不在同一病栋单元等客观制约因素,不利于手术医师及时进行术后查房,导致手术医师与术后患者或家属之间的沟通机会比较少,影响患者的安全和满意度。日间手术中心病房管理岗医师需每天定期查房,可以加强医患沟通,及时回答患者及其家属的咨询,并有利于及早发现术后并发症。

另外,管理岗医师每天早晨查房,可以协助进行患者的出院评估,并明确是否需要延期出院或转专科病房继续治疗。

7. 协助手术医师进行术后随访和反馈病理结果

日间手术患者的术后随访一般由随访护士完成,但当随访发现异常问题或患者咨询较多时,日间手术中心病房管理岗医师可以随时协助随访护士解答问题,或者联系手术医师帮助解答。另外,以获取病理诊断为目的的日间手术患者,在获得病理报告后宜由医师反馈病理结果并指导或安排患者至各专科进行下一步的诊治,这比由随访护士简单反馈病理结果更能够提高患者的满意度。

8. 负责日间手术中心病房医师辅助人员的管理

(四) 医师辅助人员岗位的职责

日间手术中心可以设置医师辅助人员岗位,通常以与医院合作的第三方企业劳务派遣的形式聘请医师辅助人员。外科医疗团队的传统人力资源配置通常难以满足快速运转的日间手术围手术期管理需求,包括大量的医疗文书书写、围手术期患者转运等非直接的医疗工作。中南大学湘雅医院日间手术中心在成立时即率先设置医师助理岗位。新聘请的医师辅助人员需要经过3个月左右的专门培训,才能胜任工作。

1. 医师辅助人员岗位的职责

(1)协助手术医师采集病史,准备日间手术入院记录,准备和打印日间手术告知与知情同意书等需要签署的医疗文书。

外科医疗组成员需要认真采集患者病史,核实、修改医师辅助人员准备的全部医疗文书后才能签名;医师辅助人员不能代替手术医师向患者解释和签署任何医疗文书。

(2)负责日间手术中心病房的病案整理,及时归档。

(3)协助手术医师转运患者,或辅助PACU医务人员共同转运患者回病房。

(4)负责日间手术患者的全病程管理,包括提示术后随访、反馈术后病理结果等。

2. 医师助理岗位的要求

(1)有医学专业背景,具有护士执照或医师执照、助理医师执照。

(2)有较好的学习能力,基本了解日间手术服务理念,能够为手术团队完成医疗服务提

供必要的支撑。

(3)有较强的沟通能力,能够成为医患双方沟通的桥梁。

三、日间手术中心病房护理岗位与职责

日间手术中心病房的护理岗位可设置护士长、预约、主班、总务、白班、晚班及夜班等岗位(图 3-1-2)。

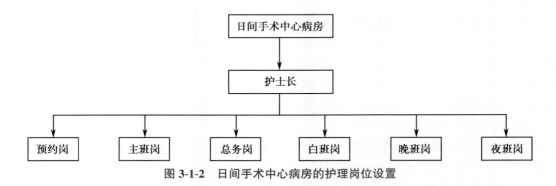

图 3-1-2　日间手术中心病房的护理岗位设置

(一) 护士长的职责

日间手术中心病房护士长的主要职责包括以下几方面。

1. 在主任及护理部的领导下,全面负责日间手术中心病房的行政管理和护理质量管理工作。

2. 负责制定护理工作计划并组织实施,定期或不定期督促检查各项规章制度、各班岗位职责以及各项护理技术操作规范的执行落实情况,并及时总结,不断提高护理质量。

3. 根据日间手术量及病种结构和护士在岗的具体情况,优化护理力量的组合,进行合理排班。

4. 优化日间手术流程,与手术医师、日间手术室、麻醉科等沟通协作,提高日间手术流程中各环节的工作效率。

5. 积极开展日间手术管理理论研究。

(二) 预约岗护士的职责

预约岗护士承担患者在日间手术流程的住院前、住院阶段、出院后多个环节的工作内容(图 3-1-3)。

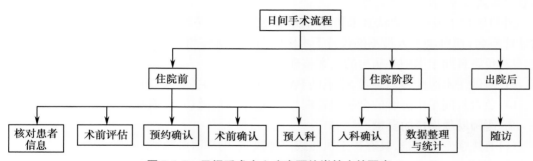

图 3-1-3　日间手术中心病房预约岗护士的职责

1. **住院前**

(1)核对患者信息：核对患者身份及手术信息，完善患者基本信息，包括职业、文化程度、医保类型、婚姻状况、联系电话等。

(2)术前评估：查看患者检查结果、麻醉评估结果；询问患者既往史、过敏史、用药史（包含抗凝药物）、女性患者月经期、特殊感染及心理和社会学评估。如遇重大公共卫生事件，应根据相关要求完成流行病学史调查。

(3)预约确认：根据麻醉及手术方式进行术前健康指导，发放预约单；住院证盖章并提醒患者及时缴费，以及回复短信。

(4)术前确认：每天 9:00 前以发送手机短信方式完成下一个工作日的手术患者的确认，并跟进落实其预约进程，确保患者完善术前检查并及时缴纳住院费；确认后提醒医师提交手术申请。

(5)预入科：为下一个工作日的手术患者预先安排床位并批量打印该日手术患者的手腕带、床头卡及转科交接卡。根据手术台次的先后顺序以短信/电话提醒患者分时段来院。

2. **住院阶段**

(1)入科确认：早晨 7 点需安排当天首台手术患者入院，收取住院相关资料；评估术前准备情况，如禁饮、禁食、皮肤准备（指甲、胡须、手术区域皮肤），有无上呼吸道感染，女性患者是否处于月经期，检查结果有无特殊；在日间手术管理信息系统内确认患者信息并准确填写。如遇重大公共卫生事件，应根据相关要求完成流行病学史调查。

(2)数据整理与统计：日间手术入院登记本、日间手术日报表及质量数据检测本。

3. **出院后随访**

(1)9:00 前给当日回访患者发送回访短信，并根据手术方式来设置发送回访短信的频次，如甲状腺癌切除手术后回访短信发送的频次为 4 次，时间点分别是术后第 1 天、第 3 天、第 10 天及第 30 天。

(2)查看患者短信回复情况，填写回访记录。基于手术方式选择随访的频次及时间；根据短信回访的内容，通过电话/短信与患者进行沟通，及时记录随访过程中发现的并发症并向医患双方及时反馈，必要时在专科医师的指导下告知患者下一步处理意见。

（三）主班岗护士的职责

主班岗是整体护理体系中的重要环节，也是日间手术中心病房的一线窗口。主班岗护士的服务态度、业务水平、工作效率可以反映病房整体护理的水平。

1. **准备接班用物、设备、医嘱及环境**

主班岗护士应全面了解当天的科室整体情况，包括科室交接本记录的用物、轮椅、平车、心电监护仪、输液泵、消毒机、电动吸引器、抢救车铭牌登记及有效期、晚夜间各项医嘱及病室环境等。

2. **填写相关日志**

如病室日志、消防日志等。

3. **办理出院手续**

每天 8:30 前核对前 1 天出院患者账目费用，每天 15:30 前核对当日出院患者费用，包括本科室及手术室、麻醉科、病理科、检验科、放射科等科室的计费是否完成，核对完成后办理预出院。

4. 处理当日手术患者医嘱,打印长期、临时医嘱单等相关单据,发送摆药

(1)日间手术类型多、专科医师多、药物种类多,主班岗需认真核对医嘱,如有疑问及时与医师沟通,确保用药安全。提醒责任护士落实术中用药或术中某些医疗耗材的准备并随患者带入手术室,及时打印临时医嘱单,核对和完善当天首台手术患者带入手术室中的病历夹中的必要病历资料和各种医疗文书,保障首台手术准点入手术室率。

(2)发送摆药并打印口服药单、医嘱本、输液卡及输液瓶签,保障白班岗工作有序进行。

5. 审核并记录医保门诊费用

根据医保政策对新农合、省、市及异地联网等医保患者入院前门诊检查的相关费用进行核算,纳入住院费用一并报销。

6. 根据治疗量及留院人数更新病室护理工作一览表及病室动态信息栏,合理调配晚班及次日护理人力工作

(1)日间手术每天的手术量浮动较大,需要主班岗护士有预见性地工作,合理安排晚班及次日护理人员,保障患者医疗安全及护理质量。

(2)及时更新并在微信工作群内公布病室护理工作一览表、病室动态信息栏及次日手术排程表,使科室全体人员了解当日病室工作动态和次日工作内容。

(四)总务岗护士的职责

总务岗护士专职负责病区物品、病员物品的管理及对外联系工作,以协助护士长加强病房管理。

1. 负责药品及物资的清点保存

(1)每日清点药品、治疗用品及医疗仪器并登记签名,确保"毒、麻、精"类药物及贵重资产保管妥善;每月清点药品(包括抢救车、抢救药盒),对临近有效期的药品予以及时标记或与药房、其他科室进行互换并登记在科室药品有效期一览表(注:临近 1 个月内过期的药品用红色标记;临近 3 个月内过期的药品用黄色标记;临近 6 个月内过期的药品用绿色标记)。

(2)负责领取科室所需各种表格及物资。

(3)负责各种无菌物品的消毒、清点及保管。及时补充敷料、器械等消耗性物品。

(4)及时协助医师打印处方单、记账、取药,每日下班前为晚夜班做好物品、药品的补充准备工作。

2. 检查医疗废物分类情况

由于日间手术涉及科室多,并且手术科室的本院医师、进修医师、研究生流动性较强,对这些医师和研究生在日间手术病房进行的医疗过程中所产生的医疗废物丢弃情况的监管比较困难,因此需每日及时查看医疗废物分类情况是否符合医院感染科要求,特别是锐器和感染性废物的规范放置,若发现问题及时纠正。

3. 负责资产管理

(1)每月进行库房盘存,核对物资出入库情况。

(2)每月进行常规和临时物资的申领。

(3)负责科室物品的报损与维修,并做好登记。

(4)负责日间手术室中归属日间中心病房设备的管理。

4. 协助性事务

(1)配合迎接各类检查或参观。

(2)协助护士长做好科室管理。

(3)协助主班岗护士办理出院手续。

(4)协助预约岗护士进行出院随访。

(五) 白班岗护士的职责

白班岗护士作为日间手术患者的责任护士,承担前1天手术后过夜出院患者的护理工作及当天手术新入院患者的术前、术后(晚班前)护理等工作。

1. 出院患者护理

由于日间手术中心病房患者当天住院、当天手术,白班岗护士需7:20到岗,负责查看前1天手术、当天出院的患者,了解患者的精神、进食、活动等情况,完成出院指导,确保患者及时出院。书写护理记录,整理出院病历。如当天出院患者较多,需协助护工完成终末护理及更换床单。

2. 新入院患者护理

(1)向患者自我介绍并核对患者身份。

(2)评估术前准备情况:如有无禁饮、禁食,女性患者是否处于月经期,有无急性上呼吸道感染,有无用药史,手术部位备皮是否完善等。完善入院评估及生命体征测定,准备当日首台手术病历资料。

(3)协助患者做好术前准备:毛发准备、更换病服、排空膀胱(某些术中需要充盈膀胱的患者除外),某些手术需要的特殊准备(如肠道手术的肠道准备、眼科手术的结膜冲洗等)以及建立静脉通路,接台全身麻醉手术患者进行术前补液。

(4)落实术中用药或术中某些医疗耗材的准备:如术中用抗生素(包括术前抗生素的皮试),各专科手术的某些术中用药(如清宫术中用的催产素、膀胱肿瘤电切术中用的膀胱灌注药物等);术中需要使用的造口袋、胃管、胸腔闭式引流瓶等。

(5)指导患者填写相关护理文书,及时查看患者医保办理情况并审核医保。

(6)做好术前、术后及出院相关健康教育,及时完善相关护理文书的书写。

3. 术后用物准备

全身麻醉患者备氧气及雾化器,头颈部手术患者备气管切开包于床旁,下肢手术患者多备一个枕头,根据术后护理的需要提醒患者或家属准备便盆、尿壶等。

4. 术后(晚班前)患者护理

(1)交接时需查看患者的皮肤、静脉通路、伤口和引流管等,了解患者的术中手术情况或病情变化,核对术中用药或术中用耗材,核对病历等。

(2)根据医嘱妥善护理术后患者,并根据专科特点严密观察病情变化(包括基本生命体征、大小便、恶心、呕吐、尿管或引流管及睡眠等情况)。

(3)及时对患者及其近亲属进行术后和出院前健康指导,如饮食、体位、活动、功能锻炼和相关专科注意事项(如用药,伤口或尿管、引流管护理等)。

(4)完善相关护理文书。

(5)收集患者意见,指导填写患者满意度调查问卷。

5. 与晚班护士进行交接

按照医院相关规定进行床旁交接,若有特殊事项应及时完整交接。

6. 公共性事务

日间手术中心病房的护理工作需要全体成员团结协作,如核对输液卡、发放出院带药,保持治疗室等工作环境整洁。

(六) 晚班岗护士的职责

1. 认真做好交接班工作,巡视病房,清点用物。按分级护理的要求,定期巡视病房,继续根据专科特点严密观察病情变化(包括基本生命体征、大小便、恶心、呕吐、尿管或引流管及睡眠等情况),发现问题及时向值班医师报告。

2. 为患者及其近亲属提供必要的心理护理,及时沟通交流、答疑解惑,缓解日间手术当天患者及其近亲属的焦虑情绪。

3. 继续做好术后治疗、注射及给药工作,按时测量患者体温、脉搏、呼吸、血压。

(七) 夜班岗护士的职责

1. 对全天的医嘱进行彻底查对,有问题及时记录并纠正。

2. 认真做好夜间病房的巡视工作,了解患者的病情情况,尤其是当天手术后有特殊病情变化的患者。夜班护士要善于捕捉到患者每一个细小的变化,发现异常,立即报告值班医师。

3. 按时开关科室防盗门及消防通道,保障在院患者的治安安全。

4. 做好办公室、换药室、治疗室的平面整理及用物补充。

5. 书写夜班交班报告。

6. 做好与下一班护士的交接准备,必要时协助患者晨间护理;了解患者进食进饮及活动情况;整理病房环境,指导患者做好出院准备;为新入院的日间手术患者测量生命体征。

7. 参加晨会交班,认真书写交班记录,随主任护士长查房,详细汇报夜间异常情况,并进行床头交接班。

(刘广美)

第二节　手术医师管理

一、日间手术医师的素质与准入

(一) 日间手术医师应具备的基本素质

手术医师是日间手术的具体实施者和第一责任人。日间手术患者的住院时间短,其手术并发症或重大不良事件有可能发生在出院后而又不能得到及时的发现和处置,以及医患沟通的时间较短和机会较少。因此,日间手术的风险在一定程度上较传统住院手术模式更高。因此,日间手术的手术医师和手术团队需要具有较好的素质。

1. 具有日间手术病种的综合诊治能力,熟练其诊断和主要手术方法,能够准确评估其手术适应证和禁忌证,具有术中果断决策手术方式的能力。

日间手术患者入院后,手术医师于术前需要再次评估其手术适应证,尤其是当门诊医师和手术医师非同一人时,手术医师的术前再评估尤其重要。

由于外科疾病的多样性和术中不确定性因素很多,手术过程中常不可避免地需要改变或重新选择治疗手段和手术方式。不能简单地认为"日间手术是小手术",而忽略手术医师的临床经验和专科知识背景是否丰富。要强调日间手术必须由经验丰富的医师实施,要选择在纳入的日间手术病种和手术方式方面已积累了较多的临床经验,且具有根据病情和术中所见独立决定合适手术方式能力的手术医师。如开展日间腹腔镜胆囊切除术的手术医师需要熟练掌握复杂的腹腔镜胆囊切除术和腹腔镜胆道探查术等胆道外科的基本技术;开展日间甲状腺良性结节切除术的手术医师需要熟练掌握甲状腺部分切除术、次全切除术,双侧甲状腺全切除术及颈淋巴结清扫术。由此可见,适宜日间手术的病种和术式选择在一定程度上取决于手术医师的外科诊治能力。

2. 沟通能力强,能够清晰明了地与患者及其近亲属沟通手术方法、围手术期处理和康复要点,告知手术风险与签署日间手术同意书。

3. 责任心强,术后能够查看患者,指导患者术后的治疗、康复,能够及时有效地评估和处理术后并发症。

(二)日间手术医师的准入条件

医院需要制定日间手术医师的准入管理制度,并明确管理部门、审批流程、备案管理和监管办法。要求实施日间手术的医师应具备以下条件。

1. 具有相应手术操作资质,部分病种和手术方式要求手术医师取得主治医师职称 3 年以上。

2. 积累了较丰富的专科手术经验,如开展日间腹腔镜胆囊切除术的医师,要求具有 50 台次以上的腹腔镜胆囊切除术经验。

3. 沟通能力和责任心强。

4. 具有医院相关管理部门授权。

另外,医疗机构应鼓励年轻医师积极开展日间手术。特别是在大型综合医院以承担疑难复杂病例诊治为主的分级诊疗趋势下,年轻医师的手术机会逐渐减少,独立承担患者诊疗责任的时间推后,鼓励开展日间手术有利于年轻医师较早地担当诊疗责任,促进提高诊疗能力和积累临床经验。

二、日间手术医师的职责

专科医师实施日间手术,需要承担以下职责。

1. 严格掌握日间手术适应证,筛选适宜的患者,按照临床路径实施日间手术。

2. 开具日间手术住院证或接到日间手术预约通知,需要在日间手术管理信息系统或指引单上清晰标注手术日期(可以标注优先手术日期、第二手术日期),手术时间(标注第一台或者接台时间),手术需要的耗材等。

3. 根据预约手术排程提前做好工作安排,准时进入手术室,尤其是首台手术需要准点开始,避免影响当天该手术室后续的所有接台手术。

4. 患者办理住院手续后,手术医师需要在术前再次评估手术适应证和禁忌证,明确手术方式。尤其是当开具住院证的门诊医师不是手术医师时,手术医师必须在术前查看患者、再次评估手术适应证和禁忌证。

5. 术前与患者及其近亲属沟通,明确地告知日间手术流程,并签署日间手术同意书。

6. 根据日间手术病历书写规范,术后及时完成手术记录和术后首次病程记录,完整书写术后注意事项和康复指导要点。如有临床路径以外补充医嘱和术中特殊情况,应和日间手术中心病房管理岗医师做好交接。

7. 术后查看患者,向患者或其近亲属交代手术情况,指导病房管理岗医师和护士做好患者的出院评估。

8. 患者出院后 72 小时内到日间手术中心病房审签出院病历,并对病历质量负责。

9. 术中或术后出现特殊情况,需要转专科治疗时,应开辟"绿色通路"及时转专科病房。

10. 出院患者随访过程中发现严重并发症或不良事件,应及时接诊患者和开辟"绿色通路",优先安排在专科病房住院。

(刘蔚东　张　珂)

第三节　日间手术中心病房护理人力资源的配置和管理

护理人力资源的配置是指护理人力资源诸多结构要素的配置和利用,直接影响护理质量、患者安全及医院的整体运行效率。护理工作的内涵和外延都在不断发生变化,临床护理工作量大幅增加,不同专科的护理工作量差异也越来越大,护理人力资源配备相对不足和护士超负荷工作已成为影响优质护理深入开展的重要因素。

一、护理人力资源的配置

护理人力资源的配置是一个复杂的综合性问题,影响因素众多,除了患者的病情、床位使用率外,还与病房的基础设施、相关配套设施(如静脉配置中心)、护理人员的工作效率及医院当地的风俗习惯等相关。我国护理人力资源配置的基本模式包括床护比法、工时测量法、护理岗位能级划分法、负荷权重法、按护理级别分类法及患者分类系统法等。

我国现行的护理人力资源的配置主要是从宏观上着手,按照 1978 年 12 月出台的《综合医院组织编制原则(试行草案)》中的规定标准来执行(即依据医院总病床数与工作人员比例分配)。《2011 年推广优质护理服务工作方案》中明确指出要依据各病房(病区)护理工作量和患者病情配置护士。这些护理人力资源的配置指标均是以测算护理工作量为基础对护理人力资源进行配置,没有将病床的实际使用状况、不同类型疾病的护理、不同级别患者的护理工作量考虑在内。如果按此规定比例配置护士数量,有可能导致临床护理人力缺乏与浪费等不良现象共存。

在国家深化医药卫生体制改革政策的推动下,日间手术快速发展,护理工作是影响日间手术顺利实施的重要环节,而护理人力资源的配置和管理则是重中之重。但日间手术中心病房护理人力资源的配置尚缺乏通用标准,其护理工作有以下几个特点:①在日间手术中心病房的床位使用达到饱和之前,通常存在日间手术患者数量波动性较大、不均衡分布明显等特点。②危重患者相对较少,节假日较少安排日间手术。③依据日间手术流程,病房护士需承担术前预约和健康教育、出院后随访等工作,一般每个独立的护理单元需要安排 1~2 名护士承担。而且,出院后电话随访工作量大、患者反馈内容多,不但要求随访护士有较强专业能力和沟通水平,而且要求有强大的心理承受能力,需要有计划轮换岗位。

建议日间手术中心病房护理人力资源的配置参考 2012 年《关于实施医院护士岗位管理的指导意见》中的普通病房标准,即 1:(0.4~0.6),并根据手术级别和手术量峰谷进行动态调整。手术量少时,可以安排人员支援人力紧张的其他科室,或者安排到危急重症及相关专科学习提升急救及专科能力,也可安排人员外出进修学习,以达到人力资源的充分利用,又可减少科室支出成本。手术量饱和或四级手术量达到 20% 及以上时,则及时进行人力调整。

随着现代医学的发展,临床医疗已发生显著变化,进入内科外科化、外科微创化的时代,日间手术护理人员随之面临巨大的挑战。日间手术涉及专科多,各专科的学科特色和技术相差很大,日间手术中心病房护士需要具备良好的专科和亚专科相关知识,能及时观察患者的病情变化,全面评估其生命体征、各种管道、伤口、尿量、疼痛等情况,并预见性地进行护理,确保患者安全。还应具备敏锐的观察力、良好的沟通和协作能力、良好的组织和应急能力、终身学习的能力和良好的身体素质。因此,建议日间手术中心病房从各专科选择热爱日间手术的护理骨干,为患者提供专业技术支持。

另外,日间手术中心病房的护理人力组织架构应清晰、明确,并根据工作需要进行合理的岗位设置,以保障护理质量与患者安全。

二、日间手术中心病房的护理排班管理

普通病房因为床位数固定,住院患者数量相对稳定,工作具有规律性,护理排班计划性强,一般可提前 1 个月或 1 周安排班次。日间手术患者采取预约制入院,在日间手术起步阶段,每天诊疗人数起伏波动,日间手术中心病房较难实现每天床位使用率达到 100%。加上日间手术有周转快的特点,这都对日间手术中心病房的护理排班提出了更高的要求,需要在保障医疗质量和安全的前提下,采取机动灵活的排班方式,避免人力资源的浪费。根据国家卫生健康委员会颁发的《三级医院评审标准(2020 年版)》,结合日间手术中心病房的日间手术运行情况,应以患者为中心,以工作量和病情程度为根本,结合护士需求,进行合理、人性化的弹性排班。

(一)日间手术中心病房护理排班的基本原则

1. 合理安排护理人力资源

在掌握工作规律及满足患者需求的基础上,以护理分级标准为依据,根据手术量及手术级别合理安排护理人力。

2. 弹性排班原则

根据日间手术流程的各个节点,评估各个节点的护理工作量,合理地安排人力资源。保障护理高峰时段的护理人力资源,如早晨患者出入院时、患者术后复苏返回病房时等护理治疗工作量较多的时间段。晚夜班有突发状况或紧急抢救需要时,应增加护理人力资源。宜实行二线值班制,二线人员接到呼叫后应在 30 分钟内到岗。

3. 人性化原则

在保障日间手术护理工作的质量及患者安全的前提下,尽量满足护士对排班的个体需

求。科室可设立排班需求本,护士可在需求本或电子排班系统上提出申请,在保障病房医疗工作正常运行的前提下,且能完成医院规定的工作时数时,护士长可根据个体需求进行合理安排。护理工作强度大,技术要求高,职业风险大,护士在工作中常面临极大压力。特别是在护士妊娠期,强大的工作压力可能引起护士焦虑和抑郁;尤其是在妊娠早期和妊娠晚期,部分护士会选择休假,甚至离职。为避免人力资源短缺或流失,妊娠期护士或身体不能胜任晚夜班工作的护士,可以根据病房工作量和人力情况进行岗位动态管理,考虑将其安排到相对轻松的岗位,如预约岗位、主班岗位等。

4. 合理搭配原则

在实施责任制整体护理的基础上,根据日间手术患者入院人数、病情、护理难度、技术要求与护士能力等要素,对护士进行合理分工与搭配,使值班人员结构合理化。

(二)日间手术中心病房护理排班的注意事项

1. 兼顾临床需要和护士意愿,结合日间手术中心病房的特点合理实施排班,减少交接班次数。调整排班模式时,应广泛听取病房护士的意见和建议,不断优化工作流程,合理分工。

2. 综合考虑日间手术患者的数量和护理工作量的动态变化,实行弹性排班。可采取周安排的方式,由主班护士根据次日手术预约患者的数量动态安排每天的责任护士及晚夜班护士人力资源。

3. 各班次均应体现责任包干,每名责任护士负责一定数量的患者。对患者实施责任制整体护理,即为患者履行基础护理、病情观察、治疗、康复和健康指导等护理工作职责,为患者提供全面、全程、专业和个性化的护理服务。

4. 根据国家有关文件精神,普通病区白班(A 班)每名责任护士平均负责患者数量不超过 8 名。日间手术中心病房在护理排班时不能简单地生搬硬套,更不能认为日间手术是小手术,住院时间又短,危重患者少,工作量可能小于普通病房。日间手术模式不是简单的时间压缩,而是在普通住院模式基础上的流程优化,在单位时间内医疗护理工作量明显增多,工作要求和服务强度高于普通病房。因此,应结合麻醉方式、手术级别、治疗护理工作量、床位使用情况等进行合理的人力资源安排,建议每名责任护士负责患者的数量为 6~8 名。

5. 晚夜班的护理人力资源应根据当天留夜的日间手术患者的人数、治疗护理的工作量进行安排,做到能级匹配。当留院患者数<15 人,派单晚班、单夜班;当留院患者数 ≥15 人或治疗量大时,根据病房情况派助晚班或双晚班。晚班护士留宿病房,作为紧急状态下首先的护理人力资源补充。

三、日间手术中心病房护理人力资源的调配方案

护理人力资源是卫生人力资源中的重要组成元素。日间手术中心病房应遵循护理人力资源配置的原则和标准,以合理地动态地调配全科护理人力资源为切入点,贯彻落实优质护理服务,确保患者的安全,提供满意的护理服务。随着国家生育政策放开,护理人力资源的管理面临新的问题,日间手术中心病房应制定常态化和紧急状态下的病房护理人力调配方案。紧急状态是指突然发生,造成或可能造成影响病房或患者安全的事件,如突发公共卫生事件、抢救患者、值班人员突发身体不适或其他不可预料突发情况等。

(一)常态化的护理人力调配

日间手术中心病房在短期内因病、因事等休假人数较多时,可能出现护理人力资源相对

短缺而影响科室正常运行时,护士长应该申请护理人力调配。

护士人力调配依照层级管理原则实施。首先由护士长在本病房内协调解决;病房内不能解决时,可向科护士长提出申请在片区内协调解决;在片区内调整仍不能解决问题时,由科护士长向护理部提出申请,由护理部在全院范围内进行调配。

(二)病房突发紧急事件的护理人力调配

日间手术中心病房突发紧急事件时,值班护士应及时报告护士长,由护士长根据事件程度来及时、合理地进行人力调配。

1. 科室每月轮流安排专人承担科室的一线机动班工作,建议高低年资搭配,以保障人力及时补充并调配到位。

2. 每月安排二线咨询班 1 人,原则上由病房工作 10 年以上的护士(或主管护师 ≥ 1 年)担任,负责病房疑难、抢救等工作的现场指导及咨询,以保障紧急状态下患者的安全及病房护理工作的质量。

3. 紧急人力调配时,如果机动班护士同时在岗,由当天休息的人员进行人力补充。

4. 护士长及当月值班人员(一线机动班和二线咨询班)要求保持 24 小时通信通畅。如遇电话号码变更,应及时通知护士长和同事。值班人员应服从科室安排及护士长统一调配,在接到护士长工作安排后,不得推诿,要求在 30 分钟内到达相应岗位。

5. 机动班及咨询班可以采取年度排班模式。一般情况下,不能随意调整。如遇值班人员休病假、出差、外出学习等特殊情况,由护士长根据情况进行适当调整。

6. 负责一线机动班或二线咨询班的当月值班人员,一般情况下不得离开所在城市或休长假,如遇特殊原因需休假必须找到同等年资人员代班,并征得护士长同意。

四、日间手术中心病房的交接班规范

日间手术中心病房的床位周转快,病房入出院工作量繁重,为落实护理核心制度,规范日间手术中心病房护理人员交接班行为,提高护理交接班环节的质量,切实保障患者安全,需要制定护理交接班细则。

(一)交接班的人员与内容

1. 晨交班由护士长主持,其他班次由责任护士(或当班者)、接班者共同完成。

2. 交接班时必须认真、详细地对所有当天入出院患者进行床旁交接。重点交接术后、新入院、情绪不稳定及病情不稳定的患者等。

3. 交接班内容包括患者病情、治疗(医嘱执行情况)、护理;因特殊原因本班未完成而需下一班完成的工作(必须口头、书面同时交接清楚);物品,包括器械,药物(毒麻药、高危药、急救药、贵重药),医用冰箱内的温度及用物等,数目与基数相符并规范放置,处于完好状态。

(二)交接班的时机与要求

1. 日间手术中心病房每天的入出院患者数量多,如果按照普通病房对术后患者逐一进行集中病情汇报,会消耗大量的时间,妨碍病房的正常工作安排。建议责任护士上班时间提前至 7:20—7:30。在集中交班前,责任护士可以先查看所负责的患者,评估患者术后康复情况及存在的问题;夜班护士应重点交代晚夜班中出现特殊病情变化患者的情况,做到重点突出、简明扼要。无特殊事情时,一般交班时间控制在 15 分钟内。

2. 采取连续性排班模式,以减少交接班环节。交班时按照医院的仪表规范、行为规范、礼仪规范及业务素质的要求进行。

3. 值班护士必须遵照医院规定的上班时数与护士长安排的班次值班,遵守劳动纪律,不迟到、不早退。交接班时间至少重叠 30 分钟。

4. 交班者在交班前必须完成本班各项工作,做到"十不交接":衣着穿戴不整齐时不交接,危重患者抢救时不交接,患者入、出院或死亡、转科未处理好时不交接,皮试结果未观察、未记录时不交接,医嘱未处理好时不交接,床边处置未做好时不交接,物品数目不清楚时不交接,清洁卫生未处理好时不交接,未为下一班工作做好用物准备(数目、有效期等)时不交接,交班志及护理记录(医嘱本、临时医嘱单、长期医嘱执行单、体温单、护理记录单、各种评估单)未完成时不交接。接班时发现的问题由交班者负责,接班后发现的问题由接班者负责。

(三) 交接班的形式与程序

1. 书面交接班

以《护理交班志》《麻醉药交接记录本》《用物交接记录本》为主,必要时辅以护士站白板及专科交接班表。在接班时,交班者完整书写《护理交班志》,接班者详细阅读《护理交班志》,并完整且规范地填写《麻醉药交接记录本》《用物交接记录本》。

2. 口头交接班

晨间集体交接班时,由夜班护士重点报告晚夜班有特殊病情变化的患者、新入院患者的数量等,分管的责任护士酌情补充,护士长总结性发言,参会人员认真聆听。其他班次则由交班者报告患者情况,接班者认真聆听,有疑问时必须当面询问清楚。

(1)主班护士:组织全体护士核对挂表时间,整理仪容仪表。可使用规范用语开始晨交班,"各位老师早上好,现在我们来对一下挂表时间,并整理着装"(要求互相查看仪容仪表,穿戴整齐、符合要求)。

(2)夜班护士:交班内容可采用报告病室动态、晚夜班体温异常患者、日间手术患者、特殊病情交接的顺序。并可使用规范用语:"各位老师早上好,2021 年 × 月 × 日晚夜班交班,日间病房病人总数 × 人,入院 × 人,出院 × 人,转入转出 × 人,手术 × 人,昨天晚上 7 点和今晨 7 点有无发热患者(≥ 38.5℃)。日间病房特殊患者交班,昨天留院患者 × 人,01 床,张三,甲状腺癌患者,昨天在全身麻醉下行甲状腺癌根治术 + 颈部淋巴结清扫术,22:30 呕吐 1 次,呕吐物为内容物,量约 30ml,遵医嘱停止地佐辛组液体输注后症状缓解,术后持续吸氧及给予心电监护,生命体征平稳,7:00 疼痛评分为 × 分,无恶心呕吐,已下床自解小便,暂未进食;其他手术患者病情无特殊。"

(3)其他护士:补充新入院患者的入院再评估存在的问题,反馈工作中遇到的困难及问题。

(4)护士长:评估夜班交班的质量,进行指导和点评;反馈前一天的病房工作及早晨护士长巡查病房发现的问题;传达医院相关会议精神;布置、查检和点评科室重点工作和学习任务。

3. 床旁交接班

(1)走向病床顺序:依次按交班护士、接班护士、护士长、同组责任护士、其他组护士的顺序进入病房,实习生、进修生与带教老师同行。进入病房前应该敲门。

(2)站位:交班护士站在患者离门的远侧或健侧,接班护士站在患者离门的近侧或患侧且正对交班护士,护士长站在接班护士身旁,接班同组护士站在交班护士身旁,其他护士站在床尾。

（3）交班者简要介绍：交班护士采用 ISBAR 标准化沟通模式，即 Identify（身份）、Situation（情况）、Background（背景）、Assessment（评估）、Recommendation（建议）。

1）Identify（身份）：患者床号、姓名、年龄、性别、诊断等相关信息。

2）Situation（情况）：患者发生了什么。

3）Background（背景）：临床背景资料。

4）Assessment（评估）：评估情况——本班病情。

5）Recommendation（建议）：需要做什么来改善问题。

夜班交班护士交班：向患者问好，并向责任护士、护士长介绍患者病情，包括一般资料、手术及麻醉方式、生命体征、睡眠、疼痛、进食、是否翻身、下床活动、引流管及引流液、治疗及处置情况等。

（4）问候与查对：接班者用普通话（必要时方言）打招呼、问好，自我介绍，检查患者手腕带是否与患者一致，检查床头卡（含护理级别及饮食）、各种警示标识（如药物过敏）是否与病情相符，检查非静脉通路标识（如膀胱冲洗液、膀胱灌注液等）是否清晰且单独悬挂。

（5）护患沟通：接班者询问患者的睡眠（休息）、饮食、活动及排泄情况，针对问题分析原因并作出回应。对术后患者评估能否进食及能否自行进食，并告知食物种类（名称）、质地与量。老年患者需要评估吞咽功能，判断是否有误吸的风险。术后留院患者如有夜间睡眠不好、未进食进饮、未下床活动等情况，均应明确其原因。

（6）评估患者的全身情况：如面部表情（是否疼痛及查看疼痛的部位与性质，疼痛评分大于 4 分应告知值班医师处理），情绪，意识，瞳孔，生命体征，肢体活动（日常生活活动能力），出入量（尿量、引流量）等，且了解其动态变化。

（7）查看局部（征询患者后）

1）检查非伤口部位的仪器与管道：观察监护仪显示的脉搏、血压、呼吸、氧饱和度是否与病情相符，心电电极片、导联线是否脱落，捆绑袖带的肢体是否肿胀，血氧饱和度探头接触的局部（手指）皮肤的情况。

2）检查氧气装置：氧气管是否通畅，氧气流量是否与患者病情需要及年龄相符，氧气管、湿化瓶的使用时间等。

3）检查输液泵、镇痛泵：放置是否合适，是否处于正常工作状态，患者有无不良反应。

4）检查静脉通路：是否固定稳妥、通畅，皮下是否肿胀，输液速度是否与病情相符。

5）检查导尿管：标识是否清晰，固定是否稳妥，是否通畅，尿的量、色及性状有无变化，引流袋的更换时间。若发现尿色异常，给予相应处理。如泌尿系统结石术后可能出现血尿，在病情允许的情况下应鼓励患者多饮水。

6）检查伤口（敷料）及引流管：①观察普通伤口及引流管，询问伤口有无疼痛，查看伤口有无肿胀、伤口敷料是否有渗液；伤口引流管标识是否清晰，固定是否稳妥、通畅，引流袋高度是否合适，引流液的量、色及性状有无变化，引流液是否每班倾倒。若有多个伤口，要逐一将伤口及引流管交接清楚。②观察特殊管道，如胸腔引流管是否通畅，水柱波动是否明显，有无漏气，负压封闭引流装置连接是否严密，有无漏气和堵塞，创面敷料贴膜密闭性是否完好，敷料是否潮湿，引流管有无扭曲和折叠，负压大小是否在正常范围（0.02~0.04MPa）。

（8）体位、皮肤及并发症情况：①将患者处于有利于治疗及疾病康复且舒适的体位，有足够的枕头和辅助物作支撑;②不能自主活动或自主活动受限者,协助翻身检查全身(尤其是受压部位)皮肤情况(有无压力性损伤、擦伤等),安全防范措施是否到位;③术后指导并鼓励早期进行踝泵运动、早期下床活动等。

(9)四肢7步法交接(按望、触、动、量次序)

1)皮色:是否苍白、发红、发绀,甚至有缺血性溃疡、坏疽。

2)肿胀及伴随症状:①轻度,皮纹存在,局部疼痛不明显,触诊时压痛不明显,几乎不影响肢体功能活动;②中度,皮纹消失,皮肤发亮,肿胀程度增高,影响功能;③重度,局部压痛,可有张力水疱,受累的肢体变硬缺乏弹性,影响功能。

3)皮温:通常是用感觉敏锐的手背或手掌触诊患肢,并与健肢对比,也可用皮温计定点测量。正常皮温为33~35℃,与健侧相比温差在2℃以内。手术结束时移植组织的皮温一般较低,通常在3小时内恢复。

4)动脉搏动:上肢扪桡动脉,下肢扪足背动脉,以一侧示指、中指和环指同时施加相同压力,感知动脉搏动的强弱及频率,且与健侧对比。若搏动明显减弱或消失为异常。

5)毛细血管充盈时间:患者取平卧位,使身体各部位与心脏处于同一水平。用拇指压迫患肢指(趾)甲,片刻后去除压力,观察按压局部皮肤颜色。结果判定如下。①撤除压力后,局部皮肤颜色由白转红的时间≤2秒为正常,即试验阴性;②由白转红时间>3秒,或呈斑点状发红为试验阳性,说明循环功能障碍。

6)感觉:指腹触摸患肢内、外侧的皮肤,并与健肢或同侧肢体进行对比,是否对称、一致。上肢主要是评估手部的感觉(正中神经、尺神经、桡神经),下肢主要评估胫神经、腓总神经的感觉支配区域。若有明显的感觉差异(麻木或消失),提示可能有神经受损或血运障碍。

7)活动:评估上肢,嘱患者做握拳、跷拇指、伸指等活动;评估下肢,嘱患者做踝关节屈曲、背伸及旋转等活动。若患肢活动异常,提示可能有神经受损或血运障碍;手指或足趾被动牵拉痛,则提示可能有肌肉缺血。

(10)询问患者及其近亲属有无特殊需求,针对交接班过程中患者状况进行简单的处理与针对性的健康教育:可以采取反馈性教育方式(详见第四章第七节)进行健康教育,即在对受教育者进行健康教育后,让其用自己的语言表达对教育信息的理解,对于其未理解或理解错误的信息,教育者再次予以指导,直至其正确掌握为止。

(11)关注病房环境:陪护及陪护椅管理,患者床上、床头柜及周围物品摆放,床下无便器等杂物;病室门禁、安全通道是否处于良好运行状况。

(12)了解患者及其近亲属就医体验,并收集其建议和意见,及时反馈。

五、交班规范用语

1. 交班者

(1)术后第1天患者示例

1)对患者说:"01床,阿姨,早上好!我是昨晚您的责任护士,昨晚休息得还好吗?现在我需要和今天白天负责您的护士就您昨天晚上的情况进行交班,请您配合我们一下可以吗?在交班的过程中您如果有什么问题的话可以及时告诉我们,谢谢。"

2)对接班者说:"01床张某某,昨天在全身麻醉下行经腋窝腔镜甲状腺部分切除术,术后留置有伤口引流管,伤口引流管引流淡红色血性引流液约30ml,患者呼吸平稳,无声嘶,饮水无呛咳,未诉手足口唇麻木,昨天晚夜班生命体征平稳,未见恶心、呕吐,今晨7:00疼痛评分为2分,未诉特殊不适。早晨7:00已遵医嘱停吸氧及心电监护,已在陪护协助下床活动,自行完成洗漱,已进食稀饭,进食后未诉不适。"

（2）新入院患者示例

1）对患者说:"02床,阿姨早上好,我是夜班的责任护士,您是今天早晨在我班上新入院的,现在我需要将您的一些情况交给白班负责您的责任护士,请您配合下我们,好吗?"

2）对接班者说:"02床,王某某,因甲状腺肿瘤预约行日间手术,术前检查及准备已在门诊完善,经医师评估后拟于今日在全身麻醉下行甲状腺癌根治术,患者早晨入院,入院后生命体征均正常,已指导患者完善相关术前准备。"

2. 接班者

（1）术后患者示例

1）查看患者手腕带和床头卡,并对患者说:"01床,阿姨,您好! 我是您今天的责任护士,您可以叫我小黄。您昨天做了手术,现在感觉怎么样呀? 晚上睡得好吗? 有哪里不舒服吗? 伤口疼不疼? 疼痛评分为××分。好的,我现在检查一下伤口可以吗?"

2）查看伤口敷料,检查各种引流管（通畅度、固定、标识,引流的色、量和性状,反馈式健康教育法宣教留置管道的目的、预防感染、防脱管等）。

3）查看患者四肢有无肿胀,询问有无疼痛（进行血栓评估）。对患者说:"现在请您向对侧翻身,伤口可能会有些疼痛,您可以用双手按住伤口,就像这样做（示范）,请您配合我弯曲双腿,放松一些,自己缓慢地向右边侧过去。"翻身后在患者背后及双腿间垫枕头,告知患者的近亲属或陪护注意保持床单干燥、平整。鼓励患者:"你真棒! 下次翻身的时候就可以采取我刚才教你的方法,这样可以减轻伤口疼痛。"

4）查看患者枕部、背部、骶尾部、足跟皮肤。

5）"您术后有没有感觉咽喉不适? 有没有痰?"若患者有咳嗽、咳痰需求,指导患者有效咳嗽排痰,协助患者拍背。

6）"您术后需要多翻身早期下床活动,这样做有利于您术后恢复,同时避免发生一些并发症,如多翻身活动可以预防皮肤压力性损伤;可以促进肠蠕动;可以促进咳嗽排痰,预防肺部感染;可以促进血液循环,防止下肢静脉血栓的发生。阿姨,由于您昨天才做完手术,现在卧床时间相对偏多,躺在床上的时候,您（陪护）可以多给阿姨捏捏腿、抬抬腿（示范）,您（患者）可以像这样做一做运动。"示范指导如何进行踝泵运动,教完后再对患者说:"您再做给我看看,每个动作保持10秒,每小时10分钟,每天10次,这样的话可以促进下肢血液循环,除了陪护协助,更重要的是要自己多下床活动,来预防术后发生下肢静脉血栓。另外,由于您是经腋窝做的手术,术后要注意手术侧肢体的功能锻炼,避免功能障碍（示范）。您今天早晨已经吃了一些稀饭,这1~2天主要是进食一些温凉的流质和半流质饮食,注意少量多餐。"

7）进行出院健康教育（伤口、引流管、活动、饮食、用药、体温、并发症观察、复诊等）。对患者说:"感谢您的配合,我刚才已经将您全面评估了一遍,您各方面都恢复得不错,加油! 您有任何问题和需求都可以按床旁的红灯。"

8）协助患者采取舒适的术后卧位（半坐卧位）,整理床单。在查看患者的过程中注意手卫生、患者隐私保护,以及必要的保护性医疗,并注意患者的保暖。

（2）新入院患者示例："早上好！我是您今天的责任护士小李（同时将名片递交给患者），这是我们科室名片，您的手术医师是某某医师，管床医师是某某医师，这位是我们的护士长。您是今天早晨刚入院准备手术的，对吗？请问您昨晚睡得还好吗？今天早晨吃东西喝水了没？这么长时间没有吃东西，您感觉还好吗？有没有心悸、头晕的感觉？您今天早晨吃药了吗？待会医师会来询问您的病史，并会跟您介绍手术相关问题，我也会来为您介绍手术前后需要配合的要点，请您不要紧张。您现在可以在床上休息，等到您手术的时候我们会安排工作人员送您去手术室，请您耐心等待。在这段时间内您仍然不能进食任何食物和水，稍后我会根据医嘱给您输液。住院期间您有什么需要帮助或不清楚的事情可以按床头铃，我今天一天都会在病房陪伴您，请您放心。我们一定会为您提供最优质的医疗护理服务，感谢您的配合！"

六、护士培训

日间手术中心病房作为一个平台科室，涉及专科和术式均较多。在国家卫生健康委员会发布的《日间手术推荐目录（2022 年版）》中，共有 708 个术式，涉及 14 个专科。这对日间手术中心病房护士的业务能力提出了更高的要求：除了要具备注册护士基本的核心能力外，还需要具有胜任日间手术涉及的相应专科的护理能力。

也就是说，在专业能力方面，一名合格的日间手术护士除掌握常规基础护理、围手术期护理等技能外，还需要熟练地掌握各外科病种的专科知识与护理要点，同时还需要为患者提供安全及符合伦理要求的服务时所应具备的知识、技巧、判断力和人文知识。

因此，在人员培训方面，宜根据专科护理发展的动态和日间手术疾病种类多的特点，安排高年资护士担任各系统疾病护理培训的负责人，负责培训相应疾病的围手术期管理措施，学习新进展。在开展新手术（如机器人辅助下胸外科手术）时，可邀请手术医疗组为病房医护人员进行专科知识的一体化培训。也可邀请培训专家对医护人员在人文沟通、管理学、心理健康及办公软件使用等方面进行辅导，以全面提升日间手术中心病房的核心竞争力。同时，为了促进专科护士的发展，可根据医院临床专科或专项管理要求培养一批专科护士，包括静脉治疗、疼痛管理、伤口造口、糖尿病管理、营养管理、静脉血栓栓塞管理、病情早期预警管理、医院感染控制管理、职业安全管理、信息管理、教学管理、质量管理等，为护士发展提供前进的方向，让护士更加积极主动地参与科室建设。

此外，由于医疗工作属于知识密集、专业性强的学科，岗位类别多，护理部门本身有许多强制性的培训安排。如何合理安排护士的培训工作，既提升护士的技能，又不过多地影响护士的生活，是值得日间手术护理管理者思索的问题。

随着国家医药卫生体制改革政策的大力推进，日间手术在我国的发展逐步规范，且越来越多的三、四级手术开始探索日间手术模式，四级手术占比不断扩大。随着手术级别的提高，给日间手术护理工作带来了更大的挑战。日间手术的护理管理是医院管理和护理管理工作的重要组成部分，与普通病房管理具有较大的差异。在日间手术推进过程中，需要根据日间手术本身的特点不断进行调整和完善，围绕日间手术流程管理、制度建设、质量体系构建、医疗质量安全管理、智慧化建设及人力资源管理进行不断探索，切实保障医疗质量和安全。

（莫　洋）

第四节 日间手术中心的专科协作

日间手术中心作为医院开展日间手术的公共平台,与麻醉手术部一起为外科的各个专科和亚专科提供服务,专科协作贯穿于日间手术的全流程(图3-4-1)。日间手术中心牵头创建相关专科之间的友好协作关系,为手术医师提供愉悦、轻松的工作环境,是确保日间手术患者安全和日间手术规模快速发展的一个关键因素。

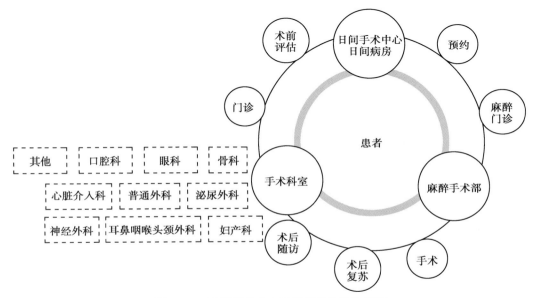

图 3-4-1 日间手术中心发展相关的协作专科

1. 不断优化日间手术流程来确保关键节点顺畅

日间手术流程中需要 2 个或 3 个科室协作的工作环节多(表3-4-1),任何一方的工作缺失或失误,将影响到日间手术流程的下一个环节,导致日间手术延期或取消。日间手术中心应牵头协调好关键节点的工作任务,确保日间手术流程顺畅。

表 3-4-1 日间手术流程中需多专科协作的主要工作环节和内容

工作环节	联动科室和内容
预约手术	手术医师:手术时间安排需求
	日间手术室:第一台手术安排、设备和器械供给量
	日间手术中心病房:床位可使用量

工作环节	联动科室和内容
患者准点入手术室	日间手术中心病房：患者入院时间及术前准备完善情况
	手术医师：术前医疗文书的准备情况、手术部位标识
	日间手术室：手术室和条件准备情况
按计划实施手术	手术医师：进手术室时间
	手术室和麻醉医师：准备情况
出院评估	手术医师：术后查房
	日间手术中心病房：出院评估
出院后随访	日间手术中心病房：随访护士发现不良事件
	手术医师：处理不良事件的意愿和能力

2. 持续开展专科知识培训来提升理论水平

日间手术中心病房承担多个专科手术患者的围手术期管理，涉及普通外科、泌尿外科、骨关节科、耳鼻咽喉头颈外科、口腔科、眼科、妇产科等专科上百种疾病和数百种手术方式，涉及的医学知识面广。病房管理岗医师和护士需要基本掌握这些专科、专病的知识，难度较大，面临很大的挑战。因此，需要定期安排各专科的手术医师给日间手术中心病房的医护人员进行该专科知识的培训，不断提升日间手术中心病房医护人员的理论水平。

3. 日间手术的各项医疗指标实行专科病房和日间手术中心病房双考核

日间手术中心病房在医院内的管理层级是独立的医疗单元，管理部门常对日间手术中心病房按照专科进行考核，将日间手术平台的医疗质量、病历质量、三级公立医院绩效考核的指标全部归属于日间手术中心病房，在考核层面与专科无关。这种考核方式存在以下几个弊端。

（1）日间手术的数据若不纳入各专科考核指标中，就忽略了专科开展日间手术的医疗贡献值，导致专科的考核结果不能真实地反映其学科能力。

（2）日间手术中心实行医疗组或手术医师负责制，手术医师对开展的日间手术承担主体责任，患者的诊疗方案、耗材和药品的使用等均由手术医师决定，对日间手术中心病房考核耗占比、药占比等医疗指标，不能达到考核的目的。

因此，日间手术宜归属到各专科，甚至手术医师的医疗组进行考核。同时，由医疗组和专科承担日间手术考核指标的主体责任（占85%~90%），日间手术中心病房承担管理责任（占10%~15%）。

4. 不断总结日间手术经验以共同开展理论研究

日间手术是日常诊疗的管理方式创新，而非一个新生学科，但在国内还是新鲜事物，尚没有建立完整、成熟的管理体系，关于日间手术的临床路径、质量安全和效率管理、患者依从性、病历书写规范、卫生经济学、医保支付及社区康复等领域还需要运行实践和理论创新。综合医院成立专门的日间手术中心的一个重要优势是拥有专门从事日间手术管理的医护团队,能够致力于日间手术运行的经验总结和理论创新。因此,日间手术中心有能力也有责任组织相关专科共同开展日间手术的管理研究,在实践中不断进行理论创新。

中南大学湘雅医院日间手术中心在运行发展过程中,已组织相关专科及时总结临床实践经验,牵头组织院内和全国的专家编写了《日间手术病历书写规范专家共识(2019 年)》《直肠肛门日间手术临床实践指南(2019 版)》《关节镜日间手术临床实践专家共识》《口腔颌面外科日间手术中国专家共识》《甲状腺日间手术中国专家共识(2021 版)》《小儿外科日间手术专家共识》《机器人胸外科日间手术临床实践专家共识》《综合医院日间手术室运行和管理中国专家共识(2022 版)》等。

（刘蔚东）

第四章
日间手术的流程管理

日间手术的流程管理特征鲜明：在各医疗机构制定拟实施日间手术的适宜病种和术式后，由专科医师在门诊筛选适宜日间手术的患者开始，待患者在门诊完成术前检查和麻醉评估后，到日间手术预约室完成手术预约、接受术前健康教育，于家中完善术前准备，接着按计划择期入院并于当天进行手术，术后经过短暂的康复和观察，经评估后安排出院，最后通过出院后定期随访和社区医疗协助患者康复。其中，住院期间的诊疗过程可以制定规范的、入径率高的临床路径管理规范。日间手术的诊疗过程清晰，各医疗机构的日间手术流程基本一致，各环节可以制定明确的质量考核指标，这也是区别于传统住院手术模式的一个重要特征。本章详细地介绍了日间手术流程的基本特征，日间手术流程主要节点的任务、责任人、完成时间及质量考核指标，并简单介绍了突发公共卫生事件防控时的日间手术流程及日间手术的临床路径管理。

第一节　日间手术流程

一、日间手术流程管理的内容

日间手术的全流程可以大致分为入院前、住院手术当日、出院后随访等阶段，需要明确各个关键环节的责任人与工作职责、完成时间节点、医疗质量与安全监测指标，相关专科的协作与联动，医务人员的绩效管理等。

国内各医疗机构开展日间手术的宏观流程大体是类似的。但基于各医疗机构的实际情况和不同省市的医保支付政策，在日间手术实施过程中，每一步流程的详细工作内容或次序会有所差异。

医疗机构内专门的日间手术中心和专科病房内日间手术单元的流程管理需要保持一致，只有严格地遵循日间手术的流程管理，方能保障全院日间手术的规范性、同质性。

本章基于中南大学湘雅医院日间手术中心的日间手术流程（图 4-1-1），详细地介绍日间手术各关键环节的详细流程，包括工作任务、责任人和工作职责、相关专科的协作内容、任务完成的时间节点，以及医疗质量与安全监测指标等。

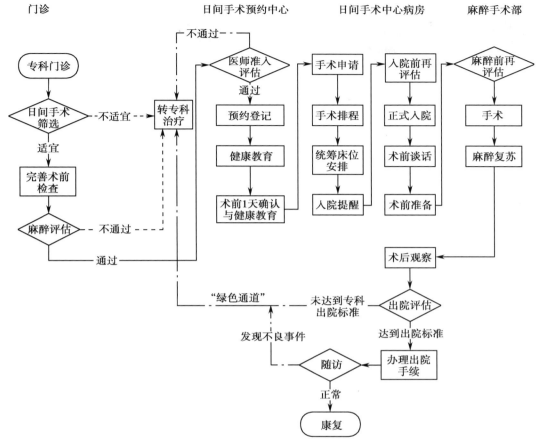

图 4-1-1　日间手术的流程图

二、日间手术流程管理的主要任务节点

依据日间手术流程的任务次序,可以明确任务的实施地点、责任人和完成时间(表 4-1-1)。其中各个工作任务都需要依次并及时完成,方能进入下一步的工作流程,否则将影响整个流程的运行效率。

表 4-1-1　日间手术流程管理的主要任务节点

实施地点	工作任务	责任人	完成时间
门诊	日间手术患者筛选	专科门诊医师	住院前
	术前检查	专科门诊医师	
	麻醉评估	麻醉医师	
预约中心	日间手术病房医师评估	日间手术中心病房预约岗医师	
	预约登记	预约护士	
	预约健康教育	预约护士	
	术前 1 天确认与健康教育	预约护士	

续表

实施地点	工作任务	责任人	完成时间
日间手术中心病房	手术申请	专科手术医师或日间手术中心病房管理医师	住院前
	日间手术排程	日间手术室排程护士	
	病房床位安排	日间手术病房护士	
	住院提醒	日间手术病房护士	
	住院前再评估	日间手术病房护士	住院手术当日
	办理住院手续	日间手术病房护士	
	病史采集、病历书写	专科手术医师负责，日间手术病房医师助理协助	
	术前谈话	手术医师	
	术前准备	病房护士	
手术室	麻醉前再评估	麻醉医师	
	手术	手术医师＋麻醉医师	
	麻醉复苏	PACU 麻醉医师	
日间手术中心病房	术后康复与观察	日间手术病房医师＋日间手术病房护士	
	出院评估	手术医师＋日间手术病房医师＋日间手术病房护士	
	办理出院手续	日间手术病房护士	
居家	随访	日间手术病房医师＋日间手术病房护士	出院后

（刘蔚东　陈彩芳）

第二节　适宜日间手术的病种与术式筛选

日间手术的成功取决于准确筛选适宜的患者，同时需考虑到手术团队的经验和能力。由于医疗机构的专科建设能力不一样，适合某家医院开展的专科日间手术，可能并不适合另外一家医院。如何筛选适宜日间手术的病种与术式，是综合医院开展日间手术时首先要思考的问题。医疗机构需要基于筛选日间手术病种和术式的基本原则与标准，确定各自的适宜日间手术的病种和术式，安全、高质、高效地实施日间手术。

国家卫生和计划生育委员会在 2016 年推荐 43 个日间手术术式和 2019 年推荐 77 个日间手术术式的基础上，于 2022 年 1 月 28 日印发了《日间手术推荐目录（2022 年版）》（国卫办医函〔2022〕38 号），其目的是大力推行日间手术，提高日间手术占择期手术的比例，推动落实分级诊疗制度的建设。

新版推荐目录具有以下几个特征。

第一，明确日间手术术式的统计口径。推荐目录所列术式，均为患者住院采取的主要治疗方式(即主要手术操作)，每个日间手术操作具有唯一的代码。在统计口径上，以每个手术操作代码来进行统计，原则上不考虑主要诊断的区别。

第二，明确编码版本。为配合国家公立医院绩效考核工作，保障医疗机构手术操作标准的统一，新版推荐目录的手术操作名称和编码采用国家临床版 3.0 疾病分类名称和手术操作分类编码。

第三，明确病种范围。推荐目录中所推荐的手术，来源于中国日间手术合作联盟的副主席单位及会员单位中在国内日间手术开展较早、实施日间手术量较大的医疗机构中所实施的日间手术术式，不包含门诊手术。其中，儿童等特殊人群采用全身麻醉方式开展的 24 小时入出院的、相对成人来说"简单"的手术，可按日间手术进行统计。

第四，标注专业。推荐目录所标专业为操作该术式时使用频次最多的专业，医疗机构开展时不受所标专业的限制。

综合医院开展日间手术在参考国家推荐目录的同时，需要结合各临床专科能力及优势学科特色，筛选适宜的日间手术病种和术式，重点开展与学科建设定位和能力相匹配的日间手术病种和术式。

鼓励发展日间手术的重要目的之一是充分发挥优质医疗资源的使用效率，通过改变医疗机构的服务流程和管理模式，使过去需要住院 1 天以上的手术或其他治疗的患者，能够在 1 天内完成诊疗任务并出院。而不是为了简单地降低医院的平均住院日等考核指标，将原来的门诊手术转换为日间手术，这有悖于实施日间手术的初衷。

一、筛选日间手术病种的基本原则

1. 不同级别医院筛选日间手术病种和术式的标准和范围可以不同，但筛选的基本原则是诊治目标明确，术前已明确手术方式，能够在保障医疗质量和患者安全的前提下符合日间手术流程，以择期手术为主。因此，日间手术适宜病种的选择需要满足以下基本条件。

(1)诊断明确、单一，术前能够确定手术方式。如胆囊结石合并慢性胆囊炎，行腹腔镜胆囊切除术。

(2)诊断不明确，但手术方式不复杂，可以依据术中快速病理结果决策确切的手术方式。如没有术前细针穿刺细胞学检查结果的甲状腺结节，需要依据术中快速病理结果判断是否存在癌变，来选择行甲状腺结节切除术还是行甲状腺恶性肿瘤根治术。

(3)诊断不明确，但手术目的和方法明确，通过手术切取病灶组织进行病理诊断。如腹腔内肿大淋巴结，诊断不明确，需要腹腔镜探查和切取肿大淋巴结做病理检查。

2. 日间手术以择期手术为主，但某些诊断明确单一、手术方式确切和诊治流程清晰、技术成熟、康复快的急诊手术也可以选择日间手术模式，如急性单纯性阑尾炎的腹腔镜下阑尾切除术等。急诊手术选择日间手术模式时，需要综合考虑以下几个因素。

(1)急诊手术容易影响日间手术的排程。急诊手术需要临时安排病床和手术室、相关的大型手术设备等，以上条件充足时才能方便临时安排。但当日间手术中心工作较饱和时，可能妨碍日间手术中心的日常工作安排，造成安全隐患。

（2）急诊手术的术前检查和麻醉评估需要更加完善，术前获得可靠的临床诊断。否则，在急诊完善术前检查和麻醉评估的过程中容易出现病情变化，以及术中出现异常情况或术后发生并发症的可能性大，造成延期出院或需要转专科治疗的情况。

因此，急诊手术选择日间手术模式时，需要谨慎决策。

适宜日间手术的病种和术式选择或准入取决于各医疗机构和专科的手术能力和麻醉技术条件，以及日间手术的保障措施。基于严格的患者选择、新型麻醉药物和麻醉方法的使用、精细的围手术期 ERAS 策略，通过不断积累的日间手术运行经验，可以逐渐拓展适宜日间手术的选择范围。

二、筛选日间手术术式的基本标准

外科疾病的多样性和术中不确定性的因素很多，任何手术操作过程中均有可能出现并发症，术中需要调整手术方式的情况不能完全避免。因此，不能简单认为日间手术是小手术，而忽略手术医师的临床经验和专科知识背景在保障日间手术安全方面发挥着重要作用。

应强调日间手术必须由具有优秀业务能力的专科医师团队实施：手术医师应在所实施日间手术的专科疾病和手术方式方面已积累了较多的临床经验，具有在手术过程中能够根据病情和所见独立决策最合适手术方式的能力。如开展日间腹腔镜胆囊切除术，手术医师至少需要熟练掌握复杂的腹腔镜胆囊切除术和腹腔镜胆道探查术等胆道外科基本技术；开展日间甲状腺良性结节切除手术，手术医师需要熟练掌握甲状腺癌部分切除术、次全切除术，双侧甲状腺全切除术及颈淋巴清扫术。因此，适宜日间手术的术式选择主要取决于手术医师的能力。

日间手术的适宜术式选择需要符合以下基本条件：①手术医师已成熟开展的术式，且已熟练掌握该外科疾病的主要治疗手段和手术方式；②围手术期出血风险低；③气道损伤风险低，或者潜在的气道损伤风险低；④术后疼痛可用口服药较好地控制；⑤适合 ERAS 策略的围手术期处置措施，术后能快速恢复饮食和活动；⑥不需要持续、专门的专科护理或康复指导，能够自行或在非专业陪护帮助下获得良好的康复；⑦手术时间预计不超过 3 小时。

日间手术的适宜术式还应满足以下要求：在高水平专科医师的实施下，潜在的手术并发症的发生风险低，术后的恶心、呕吐容易控制，手术部位的感染概率小，非计划再手术率和非计划再入院率低。

（刘蔚东）

第三节　日间手术的术前检查

术前检查是专科医师筛选适宜日间手术患者的第一个环节，是术前评估和保障患者安全的基础数据来源。术前检查的内容需要能够满足手术安全评估的要求，包括必要的全身健康状态评估的检查项目，合并基础疾病的必要检查项目，以及专科手术要求的检查项目。在此所指的日间手术的术前检查一般不包括筛选日间手术患者之前用于明确诊断的相关检查。只有完善必要的术前检查，日间手术流程方能进入下一个环节，即术前麻醉评估和手术医师评估。

一、术前检查的基本原则

日间手术的术前检查需要遵循以下基本原则。

1. 必要性

日间手术的术前检查是保障手术安全的必要检查,宜简单、不宜复杂。如单纯胆囊结石合并慢性胆囊炎拟实施腹腔镜胆囊切除术的患者,一般不需要开具粪便常规、尿常规检查。

2. 时限性

术前检查时间符合各地医保支付政策关于日间手术门诊费用结算的时限性要求,需要根据预约手术的时间指导患者在医保结算有效日期内完善术前检查。不同省市的医保政策不同,如《湖南省日间手术医保支付管理办法(试行)》(湘医保发〔2021〕27号)中明确规定纳入医保费用结算的日间手术费用包括日间手术住院前不超过1周的同一医疗机构的门诊费用。其中门诊费用是指在同一定点医疗机构发生的且与本次日间手术治疗直接相关的门诊术前检查费用。

3. 控费性

术前检查需要体现日间手术的减负控费优势,减少患者的疾病费用负担,控制非必要的医保费用支付。如日间手术患者必须完成凝血功能检查,可开具凝血三项测定,即血浆凝血酶原时间、活化部分凝血活酶时间、血浆纤维蛋白原;一般不需要开具全面的凝血功能测定,包括凝血酶原时间、凝血酶原百分率、国际标准比值、活化部分凝血活酶时间、凝血酶时间、纤维蛋白原、血浆纤维蛋白(原)降解产物、D-二聚体、血浆纤溶酶抗原、血浆抗凝血酶Ⅲ抗原。

日间手术中心可以采取制定通用的或专用的日间手术检查包的方式,确定各专科手术的检查内容,在门诊信息系统的菜单中做好某种日间手术的检查套餐。如此,既可以让专科医师一次性开具完整的检查申请单的工作变得方便快捷,并减少错漏的概率,又可以保持全院日间手术检查内容的一致性。

4. 便利性

在医院层面建立日间手术患者的门诊术前检查的"绿色通道"。综合医院的门诊检查通常需要预约,如果日间手术患者的术前检查完全按照普通门诊流程,需要在门诊耗费多天来完善,将降低患者对日间手术模式的满意度,也不利于患者接受日间手术模式,宁愿选择常规住院模式来安排手术。

条件许可的医院,可以在门诊开辟日间手术预约专区,集中安排日间手术患者的术前检查、麻醉评估、手术预约等住院前准备工作,这是提高就医体验、减少患者在医院门诊不同部门来回奔波的最佳形式。不能建立预约专区时,医疗机构宜设置优先安排日间手术术前检查的机制,缩短患者的预约等待时间。

二、术前检查的开具责任人

专科门诊医师在初步判断患者可以选择日间手术模式,经过与患者沟通且获得患者明确同意后,宜由专科门诊医师开具日间手术住院证和全部术前检查项目。

设置有专门的日间手术中心或配套有日间手术集中预约机制的医疗机构,患者持日间手术住院证进入预约阶段后,预约岗医师可以协助专科门诊医师完善术前检查,查漏补缺,使患者能够一次性地完成术前检查。

三、术前检查的完成时间

在患者预约手术时间后,基于各地医保支付政策,清晰地告知患者完成术前检查的时间段。如根据湖南省医保结算政策,日间手术住院前不超过1周的同一医疗机构的门诊费用可以按照医保政策结算,那么术前检查需要在术前1周内完成,并且要预留时间完成术前麻醉评估。

四、术前检查的主要内容

日间手术的术前检查内容需要根据麻醉方法、专科手术方式来决定,主要限于检查结果会影响患者的治疗及手术安全的项目。不同的手术方式对检查内容有不同的要求,总体而言分为基本检查项目和专科检查项目(表4-3-1)。

表 4-3-1　日间手术的术前检查的主要内容

科室	检查内容	局部麻醉手术	全身麻醉手术
基本检查项目	血常规	√	√
	肝功能		√
	肾功能		√
	血糖		√
	电解质		√
	凝血功能	√	√
	输血前四项	√	√
	心电图	√(年龄>50岁)	√
	胸部正侧位 X 线片 (新型冠状病毒感染疫情期间胸部 CT)		√
甲状腺手术	甲状腺功能		√
	甲状腺及引流区淋巴结 B 超		√
	甲状腺结节穿刺活检		√
	喉镜检查		√
关节镜手术	患侧膝关节 MRI 平扫		√

局部麻醉手术的术前检查相对简单,一般只需要血常规、凝血功能(部分活化凝血酶原时间、凝血酶原时间、纤维蛋白原)、输血前四项(乙肝五项、丙肝、艾滋病和梅毒抗体)即可,年龄50岁以上加心电图检查。全身麻醉手术还需要完善肝功能、肾功能、血糖、电解质及胸

部 X 线检查。在新型冠状病毒感染疫情常态化防控的情形下，根据需要，有时要用胸部 CT 代替胸部 X 线检查。

依据专科手术方式的不同，需要增加必要的专科检查内容。如甲状腺肿瘤切除术需要做甲状腺及引流区淋巴结的彩色 B 超、甲状腺功能、喉镜检查，必要时术前还需要做甲状腺结节穿刺活检。在术前需要完成喉镜检查的原因是基于以下 4 点：①患者术前声带麻痹，但发音正常；②术前了解声带功能状态，当术中发现神经被肿瘤侵袭时，可以更好地处理；③术前声带麻痹可提示肿瘤浸润；④为术后声带功能评估提供精确的基础资料。

五、术前检查的质量监测指标

可以用一次性正确开具全部术前检查申请单的比例，又称术前标准化检查的百分比，作为术前检查环节的质量监测指标。

$$\text{一次性正确开具全部术前检查申请单比例} = \frac{\text{一次性正确开具全部术前检查申请单的患者人数}}{\text{同期开具术前检查申请单的患者总人数}} \times 100\%$$

1. 分子

专科门诊医师一次性正确开具全部术前检查申请单的患者人数。根据各专科手术方式的术前检查项目清单，首次开具时缺少项目即不纳入"一次性正确开具全部"计算；首次开具的项目明细超过术前检查项目清单，纳入"一次性正确开具全部"计算。

2. 分母

同期该专科医师或者专科全部医师，开具术前检查申请单的患者总人数。

3. 指标内涵

（1）反映专科和专科医师对日间手术流程的熟练程度和工作认真严谨性。

（2）如果专科医师开具的术前检查申请单缺项，患者需要花时间重新找专科医师补开申请单，甚至再次抽血完善检查，这些将影响患者的就医体验，也会增加日间手术流程中术前评估和预约环节的工作量。

（刘露霖　刘蔚东）

第四节　麻醉医师的术前评估与管理

术前麻醉评估是保障日间手术实施效率和安全的必要条件，除无须麻醉和局部麻醉以外的日间手术患者在预约前必须通过麻醉医师的术前评估与管理。日间手术的麻醉工作以麻醉评估结果作为指导，麻醉医师需要熟悉日间手术的各类临床指南和专家共识、围手术期和 ERAS 策略及术前患者评估标准，准确对患者进行风险分层管理来保障患者安全。

日间手术流程的术前评估在本章中分为两部分：麻醉医师的术前评估和日间手术预约环节的适宜性再评估。麻醉医师的术前评估是日间手术流程中不可缺少的环节；日间手术预约环节的适宜性再评估主要适用于综合医院设置专门的日间手术中心并有日间手术中心病房预约岗医师的运行模式。

一、麻醉医师术前评估的基本原则

有效的术前麻醉评估标准是规范、有效、信息完整及相对简单(但需全面)。充分的术前麻醉评估可以防止在日间手术中发生意外,避免手术延期或取消。医疗机构实施日间手术前的一个重要工作是建立麻醉评估的工作制度,包括以下几方面。

1. **制定术前麻醉评估流程**

包括麻醉评估责任人、评估方式、评估完成时间等。

2. **制定术前麻醉评估内容**

为了减少日间手术医护团队对病情判断产生分歧导致手术取消,建议与麻醉医师根据本机构特点形成一个统一的评估标准,包括日间手术的纳入和排除标准。还可以采用多学科合作的方法对患者进行评估。

3. **制定术前麻醉评估报告单**

4. **制定术前麻醉评估的质量控制指标**

麻醉评估因素相关日间手术取消率可能与术前麻醉评估相关,通过临床数据分析可以寻找术前麻醉评估管理中的疏漏及不足,及时整改以促进日间手术的良性发展。

二、术前麻醉评估的责任人

综合医院和专科医院开展日间手术,宜设立麻醉门诊或安排相对固定的麻醉医师为日间手术患者提供术前麻醉评估。门诊麻醉医师应具备主治医师及以上资质,工作中有必要时应请示上级医师。

麻醉门诊有助于提升医疗服务能力,提高日间手术运行效率,提高医疗满意度。设置麻醉门诊是麻醉科作为临床二级学科的重要标志之一,是提高麻醉质量控制、保障患者围手术期安全和促进预后的重要环节。部分医疗机构在开展日间手术初期,由于人力及场地资源不足,无法建立独立的麻醉门诊或设置专职的麻醉门诊医师,应在后续工作中创造条件、不断完善。

麻醉科制定相应的术前麻醉评估流程、评估标准及评估报告单,对参与麻醉门诊评估和日间手术麻醉实施(包括术前二次麻醉评估)的麻醉医师开展同质化培训,避免发生术前评估(麻醉门诊)麻醉医师与手术实施麻醉医师评估结论不一致,导致患者在手术室门前被取消手术的情况。统一的评估标准可避免麻醉评估门诊与术前二次麻醉评估的结论不一致。日间手术在手术日当天取消会造成手术室资源浪费、干扰手术医师和日间手术中心病房的工作计划,应尽量避免。

三、术前麻醉评估的完成时间

术前麻醉评估需要在预约手术前完成,通过麻醉评估的患者方能预约日间手术。未能通过术前麻醉评估的患者,在全身情况经系统治疗后再预约日间手术或直接转入专科普通病房住院手术治疗。

四、术前麻醉的评估方式

国内日间手术的术前麻醉评估宜在医疗机构的麻醉门诊完成。

国外日间手术的术前评估有两种方式,患者在门诊接受评估或通过电话访谈获取病史。

两种方法各有利弊,不少国家联合采用这两种方法。在门诊评估患者有利于医患之间的沟通交流,进行体格检查并完善必要的术前检查,但缺点是患者需要亲自到门诊,增加了患者及其近亲属的交通成本。典型的英国模式是门诊麻醉评估由经过培训的护理人员或医疗顾问完成,而其他国家由麻醉医师来完成门诊麻醉评估。术前电话访谈是美国最常用的方式。这依赖于患者熟悉自己的病史,还取决于是否已在其他医疗机构完成体检及术前检查,且检查结果已完备。无论采用哪种方式,术前麻醉评估管理最好由麻醉科负责,既实施由麻醉专家制定的患者筛选标准,又可解决在患者筛选过程中发现的问题,给予相应的药物调整及生理功能优化方案。

五、术前麻醉评估的内容

术前麻醉评估是临床麻醉工作的必要组成部分,也是患者准备日间手术的重要环节,应包括但不限于对基本病史(临床症状、既往手术麻醉史、药物使用情况、过敏史、吸烟饮酒史及药物滥用史等)的采集及体格检查(必须包括气道评估、呼吸系统及心血管系统的评估)。

随着外科、麻醉及康复技术的进步,使更多合并有复杂病情的患者可以进行日间手术,且并发症发生率低。有学者通过对 20 多万例日间手术的回顾性分析,确定了几个与日间手术相关的独立危险因素,包括肥胖、慢性阻塞性肺疾病、脑血管意外病史、高血压、既往心脏外科手术病史及手术时间延长等。

(一)心血管疾病的评估

大多数围手术期心脏并发症和心源性死亡与心肌梗死、心力衰竭或心律失常有关。术前麻醉评估和围手术期管理应侧重于针对冠心病、左心室收缩功能不全和严重心律失常进行检查、特征识别和治疗。这些患者包括已确诊或疑诊冠心病、心律失常及合并心力衰竭病史或存在相应症状的患者。年龄 ≥50 岁的患者,需要采集更详细病史,并进行更详尽体格检查。

在美国,每年约 2 700 万患者接受非心脏外科手术,其中约 5 万患者存在围手术期心肌梗死。而且在每年约 4 万例围手术期的死亡病例中,超过 50% 由心脏事件导致。年龄>65 岁的患者发生心脏疾病、心脏并发症及死亡的风险更高。

1. 术前心脏风险评估的目的

(1)评估患者的疾病状况和择期非心脏手术可能带来的心脏风险。

(2)为降低整个围手术期心脏问题的风险和改善远期心脏结局提供适当的策略。

2. 评估的主要目标

(1)发现围手术期不良心脏事件发生风险增高的患者。

(2)发现由心血管疾病导致较差远期预后的患者。即使接受非心脏手术时,患者发生心脏事件的风险不高,不恰当的治疗也可能影响远期预后。

3. 合并心血管疾病患者的术前管理

对患者的评估和管理应个体化,全面了解合并心血管疾病的患者正在服用的相关心血管药物,并告知患者进行相应的调整以降低围手术期风险。

(1)合并有以下心血管不稳定的情况,不宜选择日间手术模式或暂时不宜手术治疗:急性冠脉综合征、急性心力衰竭、症状性主动脉瓣重度狭窄、二尖瓣重度狭窄合并肺动脉高压。

急性冠脉综合征行血运重建后,手术最好应延期至球囊扩张后 14 天、金属裸支架置入后 30 天、药物支架置入后 1 年。如置入第二代药物支架，评估风险和获益后，等待时间可缩短至 3~6 个月。

（2）高血压：日间手术患者血压调整的目标为 140/90mmHg 以下。

鉴于循证医学的证据，在围手术期无须停用 β 受体拮抗剂，如果患者不能口服则可选择静脉用药，如美托洛尔、普萘洛尔、拉贝洛尔等。

钙通道阻滞剂的使用较为安全，术前服用此类药物的患者可继续服用，如不能口服用药可选择静脉使用地尔硫䓬。血管紧张素转换酶抑制剂（angiotensin converting enzyme inhibitor，ACEI）和血管紧张素 Ⅱ 受体拮抗剂（angiotensin Ⅱ receptor blocker，ARB）通过抑制肾素 - 血管紧张素 - 醛固酮系统发挥调节血压的作用，在减少蛋白尿和改善慢性心力衰竭转归方面具有独特效果。但由于 ACEI 和 ARB 类药物加重手术相关的体液丢失，会增加患者围手术期低血压的风险。ACEI 类药物作用缓和，术前不必停药，可适当调整；ARB 类药物则推荐手术当天停用，待体内液体容量恢复正常后再恢复服用。

利尿剂是抗高血压治疗的传统药物，由于它能降低血管平滑肌对缩血管药物的反应性及加重体液缺失可增加术中血压控制的难度。建议术前 2~3 天停用利尿剂。

长期服用排钾型利尿剂的患者易出现低血钾，围手术期应严密监测血钾，一旦发现低血钾，应及时补钾并进行必要的监护。

利血平主要通过消耗外周交感神经末梢的儿茶酚胺发挥降压作用。使用此药的患者对麻醉药物抑制心血管的作用非常敏感，术中容易出现血压下降及心率减慢的情况，需格外注意。长期服用利血平的患者最好于术前 7 天停药并改用其他抗高血压药物，以保障围手术期的安全。

（二）呼吸系统疾病的评估

慢性阻塞性肺疾病（chronic obstructive pulmonary disease，COPD）已被认为是围手术期的一个独立风险因素。与非 COPD 患者相比，COPD 患者日间手术相关的并发症发生率及死亡率增加了近 2 倍，术后呼吸系统并发症（包括术后二次气管插管及肺部炎症改变）的发生率增高。其术前评估应侧重于临床症状的严重程度、呼吸功能的限制程度及治疗用药史。术前肺功能检查结果对围手术期患者管理有一定的价值，第 1 秒用力呼气容积（forced expiratory volume in one second，FEV$_1$）低于 75% 肺活量已被证明是围手术期呼吸系统并发症和死亡率的预测因子。有明显症状的患者应推迟日间手术，并使用抗生素、激素、白三烯受体拮抗剂及 β$_2$ 受体激动剂进行系统治疗。

反应性气道疾病患者发生气道操作相关的支气管痉挛的风险增高。临床医师应详细记录患者用药情况、症状的严重程度和频率、既往住院史。围手术期患者应通过使用 β$_2$ 受体激动剂、激素和避免支气管刺激的药物来进行系统治疗。其他可改变的风险因素，如吸烟也应考虑。吸烟的哮喘患者发生术后不良呼吸事件的风险是正常人的 4 倍。术前戒烟的益处包括戒烟 24 小时内碳氧血红蛋白水平降低、支气管分泌物减少、4~6 周后气道反应性下降甚至停止。

吸入性 β$_2$ 受体激动剂（如沙丁胺醇、沙美特罗等）和抗胆碱药（如异丙托溴铵、噻托溴铵等）用于控制 COPD 的吸入型药物能够降低哮喘及 COPD 患者术后肺部并发症的发生率，建议术前继续使用，包括手术当天。使用糖皮质激素来控制 COPD 的患者若突然停药会引起肾上腺皮质功能不全，无论是吸入型还是全身应用型均应继续使用。白三烯受体拮抗剂

（如扎鲁司特、孟鲁司特钠等）用于哮喘控制，但不能用于哮喘的急性治疗。这类药物的清除期比较短，但停止给药后对哮喘及肺功能的控制作用能长达 3 周。建议此类药物服用至术晨，术后待患者可耐受口服时再继续使用。

（三）糖尿病的评估

围手术期血糖升高与术后并发症、手术延期、代谢失代偿及住院时间延长相关。同时，在术前禁食、禁饮期间避免低血糖的发生也是必要的，应用最佳的实践方法来管理接受日间手术的糖尿病患者。

术前评估应包括血糖控制水平（血糖及糖化血红蛋白水平）。糖化血红蛋白反映了过去 3~4 个月的平均血糖水平，因此是评估长期血糖控制水平的良好指标。评估还应包括抗糖尿病治疗的药物类型及使用情况（即口服降糖药和胰岛素），低血糖的发生和频率，低血糖的表现和出现低血糖症状时的血糖水平，以及因血糖控制问题而住院的情况。也应注意患者监测血糖水平的可靠性以及了解和管理糖尿病的能力，这也是指导围手术期血糖控制目标的影响因素。

尚无足够的数据明确建议术前空腹血糖水平或糖化血红蛋白水平高于多少时应推迟择期日间手术。除长期血糖控制不充分外，术前高血糖通常是由术前降糖治疗的不当中止和术前应激反应导致。美国糖尿病协会（American Diabetes Association，ADA）建议，接受日间手术的糖尿病患者的理想血糖控制应包括糖化血红蛋白<7%（正常值为 4%~7%）、餐前血糖维持在 5.0~7.2mmol/L（90~130mg/dl）及餐后血糖峰值<10.0mmol/L（<180mg/dl）的组合状态。

SAMBA 于 2010 年发布了《日间手术糖尿病患者围手术期管理专家共识》，为血糖控制提供循证建议。SAMBA 建议，术前胰岛素治疗计划应包括对术前血糖的控制、低血糖病史及风险、手术时机的选择和术前禁食状态评估。日间手术糖尿病患者的围手术期管理应指导维持手术安全的血糖控制范围。

推荐手术当天目标血糖应维持在 5.56~10.0mmol/L（100~180mg/L）。围手术期胰岛素及降糖药物的调整可参照表 4-4-1。

表 4-4-1　术前胰岛素和非胰岛素注射给药说明

胰岛素治疗方案	术前 1 日	手术当日	相关内容
胰岛素泵	无须调整剂量	无须调整剂量	
无峰长效胰岛素	无须调整剂量	75%~100% 晨间剂量	如有夜间或晨间低血糖病史，应减少夜间剂量。手术当日晨间剂量的基础胰岛素可在到达医院后给予
中效胰岛素	白天剂量无须调整，夜间剂量调整为原剂量的 75%	使用 50%~75% 的晨间剂量	注意事项同长效胰岛素
混合使用胰岛素	无须调整剂量	更换为中效胰岛素晨间剂量的 50%~75%	注意事项同长效胰岛素
短效 / 速效胰岛素	无须调整剂量	保持剂量	
非胰岛素注射剂	无须调整剂量	保持剂量	

关于口服降糖药的术前管理尚无足够的证据。口服降糖药和非胰岛素注射剂的药理学表明,除磺酰脲类药物和非胰岛素注射剂偶尔发生低血糖外,其他药物很少发生低血糖。此外,没有证据表明二甲双胍与围手术期乳酸酸中毒的风险增高相关。然而,在肾功能不全和可能接受静脉对比剂的患者中,二甲双胍可在术前 24~48 小时停用。

总的来说,没有必要在术前 1 天停止口服降糖药,但建议在手术当天停用口服降糖药和非胰岛素注射剂,直到恢复正常饮食。

(四) 肥胖及阻塞性睡眠呼吸暂停综合征的评估

有研究表明,与肥胖有关的麻醉相关术中不良事件发生率为 0.9%。肥胖本身并没有增加术中的心血管相关风险,却显著增加术中和术后呼吸相关并发症的风险,风险性随肥胖的严重程度增加而成线性增加。超级病态肥胖患者(BMI > 50kg/m^2)的死亡、静脉血栓栓塞和住院时间延长的风险最高。术前对肥胖患者的评估应包括详细的病史采集和体格检查,并特别注意潜在的未被确诊的心肺疾病。

阻塞性睡眠呼吸暂停(obstructive sleep apnea,OSA)是最重要的筛查疾病之一。OSA 是一种常见的睡眠呼吸障碍,它在肥胖人群中更为普遍。OSA 的筛查是非常重要的,据估计有 80% 的 OSA 患者未得到正确诊断。研究发现接受日间手术的 OSA 患者气道风险增高,表现为多次气管插管、面罩通气困难及喉罩不匹配的概率增高,术后需氧量增加,术中血管活性药物使用增加。俯卧位中度及深度镇静麻醉也会因为患者氧储备有限、耗氧量增加及通气力学改变而显著增加该类患者潜在的通气问题。OSA 患者术后可能会有二次使用人工气道行正压通气的可能性,离院后仍可能需要吸氧治疗。

(五) 老年患者的评估

老年患者是外科手术群体人数增长最快的一类。20 世纪 80 年代后,我国老年人的规模明显增长,在总人口中占比提高。据预测,2030 年、2040 年、2050 年我国 60 岁及以上人口占比将分别达到 27.6%、34.0%、39.5%。研究表明,没有证据说明年龄因素与围手术期风险相关,同时也说明了日间手术对于老年患者存在益处,表现为术后 1 周内认知功能下降、血栓形成、不良呼吸事件和院内感染的风险降低。但并不是所有老年患者都可以接受日间手术,临床医师在日间手术适宜性评估时必须充分考虑潜在的手术并发症对老年患者术后康复的危害程度,特别是要评估老年患者的脆弱程度。

Fried 等将脆弱(frailty)定义为对应激原抵抗力及储备下降的一种生物综合征,由多个人体系统生理功能的累积下降导致,表现为对不良事件的脆弱性。脆弱的发病率不仅随年龄增长而增高,而且与围手术期并发症发生率及死亡率的关系更加密切。因此,老年患者脆弱情况的评估是非常重要的。经典的脆弱评估方法包括测量行走速度或距离、握力、体重减轻程度、生活自理能力、共存疾病数量及某些生物学指标。临床脆弱量表是一种经过验证且易于使用的量表,共分为 8 个等级(表 4-4-2)。

脆弱状态评估在中度以上的老年患者可以有计划地接受日间手术治疗,重度脆弱患者不宜安排日间手术治疗。

(六) 血栓栓塞性疾病的评估

下肢深静脉血栓形成是下肢静脉回流障碍性疾病的一种,是在各种因素作用下静脉通道回流受阻而引起的一系列临床综合征。下肢深静脉血栓一旦脱落可导致肺栓塞,肺栓塞是下肢深静脉血栓形成最严重的并发症,因此给予下肢深静脉血栓形成高危患者正确评估及积极围手术期预防至关重要。下肢深静脉血栓形成的高危因素包括静脉血流滞缓(肢体制动或长期卧床),静脉壁损伤(外伤、手术、感染等)及血液高凝状态(肿瘤、妊娠等)。任何一个单一因素通常不足以致病,常是 2 个或 3 个因素综合作用导致深静脉血栓形成。可使用修订的 Geneva 评分(表 4-4-3)对下肢深静脉血栓形成风险进行初步判定。

表 4-4-2　临床脆弱量表

级别	内容
非常健康	健壮、活跃、精力充沛、有上进心的人,通常定期锻炼
健康	无活动性疾病症状,健康状态略逊于第 1 类,偶尔会运动或非常活跃
健康但伴有需要治疗的疾病	健康问题得到很好控制,但除常规步行外没有定期活动的人
亚健康	生活可以完全自理,但疾病症状会限制活动。常见的抱怨是行动迟缓和 / 或白天感到疲惫
轻度脆弱	动作迟缓更明显,需要在高阶日常工具性活动(如财务、交通、繁重的家务及服用药物)方面得到帮助。一般来说,轻度虚弱会逐渐损害购物、独自外出散步及做家务的能力
中度脆弱	在所有的户外活动及家务方面均需要帮助
重度脆弱	完全依赖其他人的护理,这部分患者看起来较为稳定,在 6 个月内的病死率并不高
严重脆弱	完全依赖他人护理,已接近濒死状态。通常情况下,这部分患者无法从小的疾病中恢复过来

表 4-4-3　修订 Geneva 评分

风险因素	评分 / 分
年龄超过 65 岁	1 分
既往下肢深静脉血栓形成或肺栓塞病史	3 分
手术(全身麻醉下)或 1 个月内骨折(下肢)	2 分
活动性恶性疾病(实体或血液系统,现仍活跃或治愈<1 年)	2 分
单侧下肢疼痛	3 分
咯血	2 分
心率 75~94 次 /min	3 分
心率 ≥95 次 /min	5 分
下肢深静脉触诊疼痛和单侧水肿	4 分

　　Geneva 评分结果:0~1 分为低风险、2~6 分为中风险、≥6 分为高风险。中高风险的患者术前有必要行下肢血管超声检查,同时在围手术期预防下肢深静脉血栓形成及肺栓塞的发生。如果超声检查明确有下肢深静脉血栓形成的患者行择期手术前应放置深静脉滤网以防止发生肺栓塞。

(七) 社会因素的评估

患者及其陪护人员必须了解日间手术的流程和术后护理要点,并对日间手术知情同意。日间手术出院后的传统标准包括术后 24 小时内需有成年陪护人员的护理。部分医师对于这个标准存在一定的质疑,认为一些小型手术(如宫腔镜手术等)术后 24 小时内的成人陪护标准是非必需的,而对于接受复杂手术、全身麻醉或区域阻滞麻醉的患者来说则是必需的。

六、术前麻醉评估的结论

术前麻醉评估需要有一个明确的结果,即患者是否通过日间手术的术前麻醉评估,评估通过的患者方能接受日间手术模式。同时,术前评估获取的信息将用于制定合理的麻醉计划、围手术期镇痛方案、病情沟通和知情同意、进行风险分级和相应的医学干预,以保障行择期手术时手术收益大于风险。

(一) ASA 分级

ASA 于麻醉前根据患者的体质状况和对手术的危险性进行分类,将患者分为 6 级(表 4-4-4)。在完成病史采集及体格检查后,麻醉医师可以对患者进行 ASA 分级。

ASA 1 级、2 级患者的麻醉和手术耐受力良好,麻醉过程平稳,适合实施日间手术;ASA 3 级患者麻醉有一定危险,麻醉前准备要充分,对麻醉期间可能发生的并发症要采取有效措施,积极预防,也可实施日间手术;ASA 4 级患者麻醉危险性极大,即使术前准备充分,围手术期死亡率仍很高,不适合实施日间手术;ASA 5 级为濒死患者,麻醉和手术都异常危险,不宜行择期手术。

表 4-4-4　美国麻醉医师协会手术风险分级

ASA 分级	评估指标	围手术期死亡率
1 级	体格健康,发育营养良好,各器官功能正常	0.06%~0.08%
2 级	除外科疾病外,有轻度并存病,功能代偿健全	0.27%~0.40%
3 级	并存病情严重,体力活动受限,但尚能应付日常活动	1.82%~4.30%
4 级	并存病情严重,丧失日常活动能力,经常面临生命威胁	7.80%~23.0%
5 级	无论手术与否,生命难以维持 24 小时的濒死患者	9.40%~50.7%
6 级	确证为脑死亡,其器官拟用于器官移植手术	

(二) 手术风险分级

确定患者围手术期的风险分级应综合考虑多方面因素,包括年龄、并存疾病及手术类型。通常将手术风险进行分级,即低、中、高风险 3 种手术风险类型。①低危手术的心脏不良事件发生率小于 1%,包括大部分的初级手术,如内镜诊疗、乳腺等体表手术及白内障手术等;②中危手术的心脏不良事件发生率为 1%~5%,包括骨科、前列腺、头颈部、胸科、腹腔内手术,以及颈动脉内膜剥脱术;③高危手术的心脏风险大于 5%,主要类型为涉及心脏、主动脉及其他重要血管的手术。

手术风险大,不建议行日间手术的患者类型及手术类型包括:①全身状况不稳定的 ASA 3~4 级;②高危婴儿或早产儿。③估计术中失血多和手术时间 3 小时以上;④因潜在或已并存的疾病可能会导致术中出现严重并发症的患者（如恶性高热家族史、过敏体质等）；⑤近期出现急性上呼吸道感染未愈、哮喘发作及持续状态；⑥困难气道；⑦估计术后呼吸功能恢复时间长的病态肥胖或阻塞性睡眠呼吸暂停综合征；⑧吸毒及滥用药物；⑨心理障碍、精神疾病及无法配合；⑩离院后 24 小时无成人陪护。

（三）术前麻醉评估的报告

应根据评估内容及准入制度制定相应的日间手术麻醉评估报告。使用评估量表可以使临床评估结果具备可重复性及一致性，可供其他医师快速掌握患者情况，同时完善病案信息系统。随着门诊病历信息化的发展，麻醉评估量表也应建立相应的电子病志模板，建立更加完善的患者信息化系统。

七、术前麻醉评估的质量监测指标

需要重点关注日间手术麻醉评估的质量指标，即麻醉评估相关因素致日间手术取消的比例。

$$\text{麻醉评估相关因素致日间手术取消的比例} = \frac{\text{麻醉评估相关因素导致日间手术取消的患者人数}}{\text{同期通过麻醉评估的住院患者人数}} \times 100\%$$

1. 分子

日间手术患者在手术日当天办理住院手续后，因门诊麻醉医师与手术实施麻醉医师的评估结论不一致、血压和血糖控制水平不适合手术等麻醉评估相关的原因导致日间手术取消的患者人数。

2. 分母

同期通过麻醉评估的住院患者人数。

3. 指标内涵

反映麻醉门诊评估医师对日间手术流程的熟练程度和工作严谨性，以及麻醉科关于日间手术管理的制度完整性和培训效果。

（孙德峰　冯　艳）

第五节　预约环节适宜性再评估

预约环节的适宜性再评估是指在日间手术预约岗位设立专门医师或护士对预约日间手术的患者进行日间手术的适宜性再评估，此环节不同于专科手术医师的门诊评估和术前麻醉评估，主要适合于综合医院设置专门的日间手术中心且有日间手术中心病房预约岗医师的日间手术管理模式，并非所有的日间手术预约都需要设立病房医师术前评估岗位，可以根据医疗机构的实际情况或日间手术发展的不同阶段来决定是否需要设立。

日间手术预约时的适宜性再评估不是术前麻醉评估的简单重复，而是重点评估患者适宜日间手术模式的社会学因素，能否按计划落实日间手术流程。同时，可增加患者及其近亲属咨询手术相关问题的机会，从而更好地理解日间手术的医疗模式。通过麻醉医师和日间手术中心病房预约岗医师的双重评估,既能够保障患者顺利实施日间手术及相关麻醉,又可降低手术风险,降低手术取消率和延期出院率。

一、预约环节适宜性再评估的责任人

日间手术中心可安排病房预约岗医师,或者经过专门培训的高年资主管护师作为日间手术预约环节的术前评估责任人。预约环节的术前评估岗位要求如下。

1. 全科医师或者外科医师,或者高年资主管护师,熟悉日间手术流程。
2. 熟悉各个专科日间手术的术前检查要求。
3. 熟悉日间手术患者的筛选流程和准入条件。

二、预约环节适宜性再评估的完成时间

日间手术预约环节的适宜性再评估适合与预约护士安排在同一预约接待室,只有通过适宜性再评估环节的患者方可进入到日间手术流程的下一个环节,预约手术时间。

三、日间手术患者的筛选流程和准入条件

(一)日间手术患者的筛选流程

适宜日间手术的患者需要经过专科手术医师、麻醉医师和日间手术中心病房医护人员的三重筛选(图 4-5-1)。

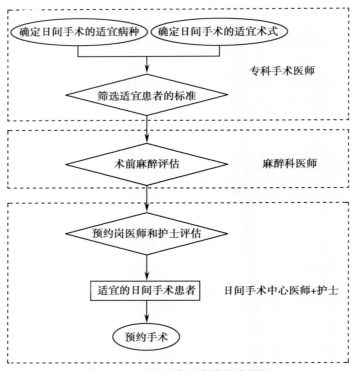

图 4-5-1 日间手术患者的筛选流程

首先,开展日间手术的专科需要制定日间手术的适宜病种和术式,专科手术医师根据适宜病种和术式筛选日间手术患者(详见第四章第二节)。

其次,所有除局部麻醉以外的需要麻醉的手术患者,应通过麻醉门诊的术前麻醉评估(详见第四章第四节)。

最后,通过术前麻醉评估的患者,还需要通过日间手术中心预约环节的术前再次评估,方能正式预约日间手术。

(二)日间手术患者准入条件

在日间手术适宜患者的筛选过程中,涉及多个学科和多名临床医师的参与。理论上日间手术的准入条件是一致的,但在临床实施过程中,不同专科医护人员的关注点和偏好不同,出现评估意见不一致的情况也不少见。手术科室医师更多关注患者的诊断和手术方式,尤其是专科病房床位紧张和手术日不够时,期待日间手术中心能够承担更多患者的分流,但常忽略对患者的全身状况和社会因素进行评估,也不会特别关注患者能否在 24 小时内完成诊疗任务并按计划出院。麻醉科医师更多关注患者耐受麻醉的安全性,而忽略对患者的社会学因素进行评估,也不会特别关注患者是否愿意接受日间手术的住院模式。因此,最好在医务部门的组织协调下,由手术科室、麻醉科、日间手术中心医护人员共同讨论决定符合医疗机构实际情况的日间手术患者的准入条件。在日间手术患者的临床筛选过程中,相关学科各司其职,保障日间手术的流程畅通,降低日间手术的取消率。

日间手术中心病房医护人员在预约手术时需要根据制定的日间手术患者准入条件开展预约工作,准入条件至少包括:①符合专科制定的日间手术适宜病种和术式范围;②需要麻醉(局部麻醉除外)的手术患者,必须通过术前麻醉评估和管理;③通过预约环节的日间手术适宜性再评估;④患者能够理解日间手术流程并且愿意按照流程计划完成治疗。

四、预约环节适宜性再评估的内容

日间手术预约岗位的评估是在专科医师和麻醉门诊医师评估后的第三轮评估,除需要审核患者拟行手术是否符合专科制定的日间手术适宜病种和术式范围、手术医师的日间手术资质、术前检查的完整性及异常结果的处理过程和结果外,还需要再评估或新增以下评估内容。

1. 协助核查专科门诊医师开具术前检查的完整性

设置有预约岗医师时,可以根据日间手术准入条件和专科适宜日间手术的术前检查要求,对专科医师开具的日间手术检查申请单及患者检查完成情况查漏补缺,使患者能够一次性地完成全部的术前检查,提高日间手术的运行效率,减少患者在医院门诊不同部门之间来回奔波的情况。

2. 日间手术适宜性的医疗因素评估

(1)简单询问病史,了解患者最近 1 个月的身体状况。查看术前麻醉评估单,要求近 2 周内无上呼吸道感染等相关疾病的急性发作史;使用抗凝血药物情况,要求无长期使用抗凝血或抗血小板药物,或者在麻醉评估后已按要求停药或替代治疗;未合并严重心肺基础疾病。

对正在使用抗凝血药物华法林,或抗血小板聚集药物阿司匹林、氯吡格雷等药物的患者,应询问使用这些药物的原因、持续时间,必要时要咨询原要求用药专科医师的建议,明确告知患者术前必要的停药时间、术后恢复用药的时间、在停药期间是否需要低分子量肝素替代治疗。在无特殊情形下,选择日间手术模式时要求患者在安全条件下停用这些药物1周以上。

(2)查看全部术前检查结果,影响手术安全的异常指标是否在术前麻醉评估时进行标识和给予处理建议,以及患者的治疗情况。此次术前再评估发现的既往疾病(如糖尿病、冠心病等),通过术前及时干预,依然有助于降低日间手术取消率以及预防术后相关并发症的发生。

(3)女性患者需要了解其生理周期,手术计划宜合理安排,尽量避开。

(4)除了器质性病变,必要时术前还需要对患者进行精神状态的评估,以便对一些患者术后存在的精神障碍及时干预,使患者能顺利康复。

3. 日间手术患者的适应性评估

日间手术患者的适应性评估,有时又称日间手术患者适宜性的社会因素评估,主要评估患者接受日间手术模式的意愿,以及患者自身条件能否达到日间手术模式的基本要求,如有近亲属陪护、出院后有相对固定住所和联系方式等。

(1)患者愿意接受日间手术医疗模式。日间手术在我国发展的历史相对较短,患者已习惯性地认为手术治疗的住院时间长,需要伤口拆线及恢复正常饮食和活动后方可出院回家。预约岗位医护人员需要明确地告知患者及其近亲属关于日间手术的诊疗流程和要求,强化其对日间手术模式的理解,尤其是患者需要愿意接受住院时间不超过24小时的手术治疗模式,患者及其近亲属在术后才能够配合日间手术中心病房的管理,按计划时间出院。

(2)日间手术模式要求患者在住院治疗和康复期间有相对固定的陪护。患者术后的生活自理能力尚有欠缺,特别是一些相对较复杂的手术,如膝关节镜手术后,患者行动不便,需要一位有责任且有能力的成年人照护。复杂的日间手术患者,术后需要照护的时间可能更长。患者及其陪护人员对手术需要有一定的了解:出院前医护人员会对其进行健康教育,告知术后常见并发症的症状和表现,一旦发生急需处理的并发症时需要患者及陪护能够及时辨别,并有能力将患者送到医院救治。

(3)患者及陪护人员应当保持电话通畅,便于随时取得联系,也可以随时呼叫紧急救援。患者住所与医院的距离也至关重要,术后行动不方便以及手术相对复杂,术后并发症比较多的患者,住所距离医院不宜太远。当然,这个要求是相对的,一些距离手术医院较远,但是住所附近有大型医院,能够提供紧急医疗救助的患者,可视为距离医院较近。

另外,有研究显示,很多适合行日间手术的患者因为无法找到合适的术后照护人员而在术前筛查时被排除。特别是随着老龄化及少子化的到来,独居者、孤寡老人、配偶高龄等人群,常因为这些原因被排除在日间手术之外。尽管因为这些原因将患者排除在日间手术之外看似合情合理,但是在评估患者术后照护条件时可适当放宽标准,如果患者能够找到合适的照护人员,无论是家人、亲属,甚至从第三方公司聘请的专职照护人员,只要能够保障患者术后得到合适的照护,也可安排日间手术。

4. 专科医师和麻醉医师的评估建议偏离准入条件等特殊情况的处理

在日间手术患者的评估过程中,发生专科医师评估筛选标准扩大或麻醉医师评估准入条件过严的现象常有发生,预约环节医护人员可作为前两者评估的协调人并发挥重要作用,通过沟通协助患者解决实际问题。这样既可以发现日间手术流程实施过程中的管理盲点,不断优化流程和细化准入条件,又可起到宣讲员的作用,鼓励专科医师在不断熟悉日间手术流程的基础上扩大日间手术的病种范围和术式。

例如,大多数医院的日间手术准入条件对患者年龄有要求,规定不超过 65 岁或 70 岁。但随着人口老龄化和平均寿命延长,部分高龄患者的身体状况良好,能够满足日间手术的筛选要求。此外,不同年龄患者是否适合行日间手术常与手术类型、患者身体情况等相关;甚至有研究表明,老年患者日间手术能够降低患者术后认知功能障碍的发生率。因此,在进行老年患者的日间手术适宜性评估时,需要重点评估患者身体情况是否能够耐受手术,而不推荐将年龄作为衡量是否能够实施日间手术的唯一指标。

五、预约环节质量监测指标

日间手术预约环节的工作质量直接决定着日间手术流程的效率,并在一定程度上影响患者的就医体验和手术安全,可以重点监测以下几个主要指标。

1. 完成术前麻醉评估比例

$$完成术前麻醉评估比例 = \frac{通过麻醉门诊术前评估的患者人数}{同期日间手术患者人数(局部麻醉和无麻醉患者除外)} \times 100\%$$

(1)分子:通过麻醉门诊术前评估的患者人数。

(2)分母:同期日间手术患者人数(局部麻醉和无麻醉患者除外)。

(3)指标内涵:反映日间手术预约岗位医护人员对日间手术流程的熟练程度和工作的严谨性,是否严格按照日间手术流程所要求的麻醉手术患者必须通过麻醉门诊的术前评估方可预约登记并安排手术日期。

2. 日间手术爽约比例

$$日间手术爽约比例 = \frac{预约后至手术日前 1 天的手术取消患者人数}{同期预约登记手术的患者人数} \times 100\%$$

(1)分子:预约后至手术日前 1 天的手术取消患者人数。

(2)分母:同期预约登记手术的患者人数。

(3)指标内涵

1)反映了已通过专科门诊医师筛选、完成术前检查并通过麻醉医师评估和预约环节医护人员再评估,并已预约手术日期的患者中,从预约后至手术日期前 1 天取消手术的患者比例。

2)日间手术爽约比例与患者手术等待时间、患者在等待期间的身体健康状况及其工作生活安排有关。

3)日间手术爽约比例高,可能影响日间手术中心病房、手术室和手术医师的工作安排,降低医疗资源的利用效率。

（陈　杰）

第六节 预约登记

一、日间手术预约登记的完成时间

患者完成预约环节医护人员的适宜性再评估后,即可预约登记手术时间,采集相关信息,此后可缴纳住院费用,进入虚拟住院阶段。

二、预约登记岗位的责任人

预约登记岗位一般由护士担任。该岗位护士可同时承担预约环节适宜性评估、术前1天确认手术时间和术前准备再教育的职责。

日间手术中心病房预约岗医师可以协助预约登记岗位护士,根据手术医师的工作安排确定其实施日间手术的时间,或者在专科和手术医师的日间手术量稳定后逐渐设置相对固定的日间手术日。

三、预约登记岗位的职责

日间手术预约登记岗位医护人员有以下主要职责。

1. 统筹手术医师、患者、日间手术中心病房床位、手术室设备等4方面因素来确认患者的预约手术时间。

2. 日间手术预约患者的首次现场预约,明确告知患者预约手术时间。

3. 延期或爽约日间手术患者再预约,包括现场和电话预约等形式。

4. 以微信、电话、短信等方式,在术前将预约信息及时通知手术医师。

5. 完成预约患者的相关信息登记。

四、预约登记的方式

日间手术患者的首次预约登记为现场预约。前期已经现场预约登记,但因各种原因延期或取消手术的患者,待取消原因消除后,患者可以电话预约。但重新预约的手术时间,需要经手术医师确认后才能反馈给患者。

患者需要准备以下资料:①住院证;②术前检查结果报告单;③麻醉门诊术前评估报告单;④预约环节适宜性再评估的确认结果:日间手术中心有预约岗医师设置及日间手术信息化管理系统的医疗机构,日间手术中心预约岗医师的适宜性再评估结果可以通过系统标识,不需要再打印评估结果。

五、日间手术预约时间的确定原则

日间手术是有计划的择期手术,确定手术时间时需要考虑手术医师的时间安排、日间手术中心病房床位安排、手术室设备数量及患者的工作生活安排等多种因素。其中,确认手术医师和患者的计划时间是重点,也是影响日间手术爽约率和取消率的两个主要因素。

（一）手术医师的时间安排

无论采取何种日间手术的运行模式,手术医师的积极性是快速发展日间手术的前提条件,日间手术运营管理者需要为手术医师提供充足、灵活的手术时间安排。因此,预约登记岗位在安排手术时间时,要优先考虑手术医师的手术排程需求,并基于以下因素综合考虑。

1. 专科门诊医师开住院证时需要明确标识手术时间

专科医师在门诊开具住院证时,需要在住院证上明确标识两个手术时间点,即最优先手术时间和候选手术时间。预约登记的医护人员在综合考虑病房床位安排、手术室计划及患者要求后选择其中一个时间作为手术时间。

如果预约手术数量大,手术医师拟定的手术时间与病房床位安排或手术室设备承受量相冲突时,如手术室的每天腹腔镜和关节镜手术台次数不能够超过其最大承载量,预约登记的医护人员需要及时与手术医师协商,确定新的手术时间以方便手术有计划地进行,并且能够在一定程度上符合患者的工作生活安排。

2. 建立日间手术优先排程的竞争性原则

综合医院设置专门的日间手术室或日间手术专区,能够为手术医师提供丰富的手术室资源,建立日间手术发展的快通道。但手术室的有效运作以相关专业和学科人员的共同协作为基础,尤其是日间手术作为传统住院手术模式的创新,需要改变已习惯的工作流程。因此,综合医院开展日间手术通常存在一个螺旋性上升的发展过程。

综合医院在运行日间手术的探索阶段,存在手术量分布不均衡、手术室利用不饱和的现象,还可能出现明显的手术峰谷,影响手术室的资源利用率和管理成本。这个阶段无须分配手术日,宜吸引、鼓励多开展日间手术,帮助手术医师接受并熟悉日间手术流程,并制定首台日间手术开台时间和考核制度,促进严格遵守日间手术流程,保障日间手术患者术后有足够长的在院康复时间。日间手术室使用率较高时,可以制定具有一定竞争性的手术日分配原则,对熟悉日间手术流程、日间手术量稳定、配合首台手术正点开台的专科医师给予相对固定的手术日。通过相对固定的手术日分配方式来解决手术室数量与需求之间的不匹配问题,以达到充分利用手术室资源和提高其利用效率的目的。

3. 手术医师在同时有普通择期手术时宜优先安排日间手术

（1）专科病房日间手术单元模式:手术医师应用手术日同时安排普通住院患者手术和日间手术时,多倾向于先做普通住院患者。建议手术医师在手术排程时宜优先安排日间手术患者,普通住院患者的手术顺序宜置后。

（2）专门的日间手术中心:手术医师同一天在日间手术室和中心手术室安排多台手术时,宜优先获得日间手术室的首台手术排程,并谨慎预测完成全部日间手术的时长,应避免两台手术同时开台或手术患者在手术室等待专科医师的时间过长的情况。

日间手术患者住院时间短,只有优先排程手术,使患者术后在 PACU 和病房有更长的复苏恢复时间,才可以改善患者的就医感受。患者术后通过短暂康复,如果能够当天出院,减少日间手术中心病房过夜患者的数量,有利于改善日间手术中心病房的工作流程,方便第 2 天日间手术患者的床位安排。影响外科手术时长的不确定性因素多,尤其是普通住院患者的手术时长经常性超过预期,如果计划当天出院的日间手术患者排程在普通住院患者手术后,可能需要等到下午或夜间实施日间手术,这样将影响日间手术患者的出院计划,甚至导致日间手术取消的情况发生。

另外,手术医师同时在日间手术室和中心手术室安排手术,两台或多台手术同时开台,必然导致手术医师分心、过劳,影响情绪或容易急躁,易造成医疗不良事件的发生。因此,手术医师开展日间手术时也要主动为自己和患者创造一个安全、舒适、温馨的手术环境。

(二) 患者的时间安排

普通住院手术是患者住院后先完善检查,再等待手术,患者缺乏可以主动选择手术时间的可能性。而在日间手术模式下,患者可以主动选择适合自己的时间来安排手术,减少对日常工作和生活的影响,这也是日间手术模式的优势之一。

通常患者会充分考虑自己的工作和生活安排,女性患者考虑生理周期后,提出最适合的手术时间段,再和预约登记医护人员沟通,确定具体的手术时间。

六、信息采集

患者信息采集是预约登记岗位的一项重要工作,采集内容包括患者基础信息、陪护人员联系方式、手术及手术医师信息等。如果开发了日间手术信息化管理系统,信息采集相对简单,患者的基础信息和手术信息可以从医师开具的住院证读取,全部检查结果也可以同步读取。

1. 基础信息

ID 号、姓名、性别、年龄、身高、体重、学历、职业、婚姻状况、吸烟状况、医保类型、手机号及常住地址。

2. 陪护人员信息

姓名、性别、年龄、与患者关系、手机号及常住地址。

3. 手术信息

疾病诊断、手术方式、手术时间、术前检查完成情况、麻醉方式、术前麻醉评估结果、术中耗材及特殊需求。手术信息是手术医师在开具住院证时的必填内容,需要确保手术信息的准确性。一般而言,如果住院证是手术医师自己开具,手术信息会比较完善;当住院证是其他医师开具时,通常需要预约登记的医护人员询问患者以确保手术信息的准确性。患者手术信息如果出现变更,需要及时与手术医师核实并更改后保存最新信息。

4. 手术医师信息

手术医师姓名、所属专科和医疗组。

总之,完整、准确地采集日间手术医患信息,是日间手术流程各环节医护人员了解患者诊疗内容和流程进度的信息基础,也是分析日间手术运行效率和安全质量影响因素的原始数据来源。

(李　萍)

第七节　住院前健康教育

日间手术不同于传统住院手术,患者的术前检查、术前准备、手术评估等工作均需在住院前完成,完善的术前准备和全面评估是日间手术能够顺利实施的基础条件。如果患者住院前管理存在缺陷,如术前准备、术前评估不正确或不完善,将影响手术的顺利实施,甚至导致患者手术当天住院后取消手术,这样既会影响医院的运行效率,也会使患者的就医体验大打折扣。因此,预约阶段为日间手术患者开展有效的健康教育是必要的,包括但不限于让患者知晓疾病的相关知识、心理准备、手术治疗要点、恢复过程中可能出现的不适症状、医保相关政策、术前准备、入院流程、出院后延续治疗流程、恢复期对住所及陪护的要求等。在住院前健康教育的实施过程中,通过与患者及其近亲属沟通也有助于全面评估患者的日间手术适宜性。

一、住院前教育的必要性

与传统住院手术模式相比,日间手术患者住院时间短,医患沟通时间短暂且次数少,患者将面临更多的心理应激反应,典型的表现是焦虑。焦虑情绪主要来源于住院模式的改变、围手术期知识缺乏、害怕出院后得不到良好的护理等。

应对日间手术患者的焦虑,国内外研究强调对患者进行围手术期的信息支持。在进行健康教育时,日间手术预约岗护士需要把握好"度",可以通过结构化的健康教育路径和多模式、多途径的健康教育形式及方法,向患者全面翔实地告知健康教育内容,能让患者清楚地知道自己应该怎么做才能保障手术安全。

护士在教育过程中,应结合患者的理解能力和文化水平,把握健康教育的"度"。健康教育不充分可能会导致患者的术前准备不充分、基础疾病控制不理想及紧张焦虑等心理应激反应,从而导致爽约、手术临时取消等事件的发生,造成医疗资源的浪费,患者满意度的降低。过度告知也可能会引起患者不必要的焦虑和恐惧,导致患者犹豫不决,甚至取消手术。

因此,选择合适的健康教育方式,确保患者在接受预约阶段的住院前教育后能够达到较高的内容知晓率和掌握率,也是预约护士的必备技能。

二、反馈式健康教育法

传统健康教育以说教或发放宣传手册等方式为主,以简单的灌输式教育向患者单向输出,不够重视患者的理解和掌握情况。对患者是否真正理解和掌握信息的情况没有进行及时评价和反馈,健康教育的效果通常不佳。

反馈式健康教育法,即 teach-back 健康教育法,指教育者实施教育后,让受教育者用自己的语言表达对教育信息的理解,受教育者理解错误或未理解的信息,教育者再次强调,直到受教育者正确掌握所有信息为止。这是一种双向式信息传递模式,注重患者的感受;不是简单地对患者记忆力的检测,而是对医护人员解释相关概念是否清楚的检查。

(一)反馈式健康教育法的实施步骤

反馈式健康教育法可分为 5 步,在整个实施过程中要求护士使用简洁易懂的语言,避免医学术语、简称,语速要慢,可使用手画图、插图、多媒体等辅助工具进行讲解。

第一步:传授信息,责任护士按照健康教育计划内容,向患者进行相关知识的讲解或演示,并发放宣教单。讲解内容时要求循序渐进,每次 2~3 个概念。

第二步:反馈信息,让患者对护士讲解的内容用自己的话表达出来,对于要演示的部分则现场演示一遍。

第三步:评价信息,责任护士对患者反馈的信息进行评价,考查患者信息理解程度和掌握情况。

第四步：澄清信息，对于患者不理解的概念或混淆的信息进行再次解释和教育。

第五步：理解信息，运用开放式提问了解患者是否还有哪些问题未理解，如患者能准确、全面回答问题，则该轮健康教育结束，可进行下一个内容的讲解。反之，则重新进行，直至患者完全掌握。

（二）反馈式健康教育法的注意事项

1. 要用关怀的语气和态度。

2. 要有适宜的肢体语言和目光接触。

3. 使用通俗易懂的语言。

4. 要求患者及其近亲属用自己的语言反馈。

5. 提问避免羞辱，使用开放性问题。

6. 强调清楚的解释是医务人员的责任，向患者强调你不是在对他们进行测试或提问，而是在检验自己是否已向患者解释清楚。

7. 避免所提问题能简单地回答"是"或者"不是"。

8. 如果患者不能正确复述，再次向患者解释，并再次评估患者对知识的接受程度。

9. 用容易阅读的宣传资料支持学习。

10. 记录患者对反馈式健康教育法的反应情况。

（三）反馈式健康教育法的优点

1. 形式多样、灵动

反馈式健康教育的模式可将健康教育路径、情景模拟、案例再现等一系列模式较好地融合起来，灵活地运用到平时的健康教育之中，形式体现多种多样。它要求患者或亲属参与其中，调动内在动机和主观能动性，氛围生动活跃。通过信息的反复传递，加强护患之间的互动及相互信任，促进护患关系的和谐。

2. 讲授内容循序渐进，易于接受

执行反馈式健康教育模式时，要求将教育内容分小段进行，每次仅教育 2~3 个概念，待患者复述正确或操作准确后再讲解下一个内容或概念。通过将健康教育内容由浅入深、分次进行，不断强化，能使患者在潜移默化中掌握知识，促成态度转变。

3. 内容简洁，耗时短

反馈式健康教育法的步骤看似烦琐，但是经熟练掌握之后，信息提供者可在 1 分钟内完成。它每次传授的内容较少，可以在平时与患者的交谈中或日常护理中完成，不需要再特意安排一个时间进行，节省护士工作时间。

4. 因人而异，个性化施教

健康教育的实施对象为各个年龄段人群，他们的文化水平参差不齐，接受能力也不一样，因此要进行个性化施教。实施反馈式健康教育法时要求在评估患者理解能力的基础上进行施教，而且还要收集实施后的掌握情况，及时针对患者的接受水平调整教育方式。因此，反馈式健康教育法适合各种人群，尤其是健康素养缺乏的人群，如老年人、儿童等。

三、医患共享决策的健康教育方法

在新的医学模式下，单纯以医师为主导已不能适应现代医疗环境下的医疗服务。医患共同决策（shared decision making，SDM）的内涵是医师运用专业知识，与患者在充分讨论治疗选择、获益与损害等各种可能的情况下，并考虑到患者的价值观、倾向性及处境后，由医师与患者共同参与作出的、最适合患者个体的健康决策过程。

（一）医患共同决策实施步骤

SDM 起源于 20 世纪 90 年代，体现了以患者为中心的临床新模式。SDM 过程可划分为 6 个步骤（图 4-7-1）。与传统的家长式医疗模式相比，SDM 强调医师要尊重患者的知情选择权，患者在诊疗过程中愿意和医师共同讨论诊疗方案，并接受与自己偏好、价值观和目标一致的诊疗方案。这有助于患者获得良好的就医体验，从根源上消除医患信息的不对称，增进医患互信。

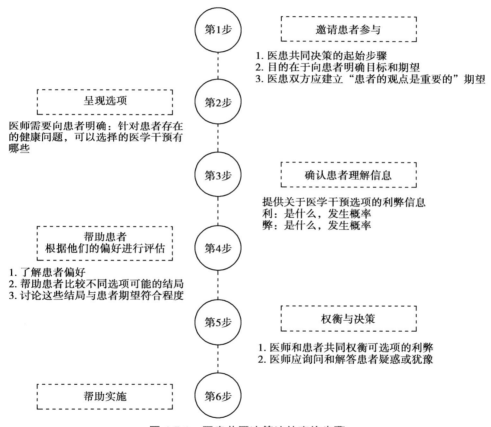

图 4-7-1　医患共同决策法的实施步骤

（二）医患共同决策的关键影响因素和机制

SDM 属于新生事物，国内研究和实施相对较少，影响患者参与 SDM 的因素多、机制复杂。患者偏好包括年龄、个体经历和教育背景等人口学特征因素，患者的价值观和期望目标，疾病的复杂程度和诊疗经历，面对疾病的心理焦虑，对医务人员的信任程度，以及个体考虑和对比不同治疗方案的潜在获益、危害、成本和便利性的过程等。Waldron 等采用程序理论研究了 SDM 的影响因素和机制共有 55 个，可以区分为患者偏好、医务人员偏好与医疗管理制度 3 个方面。除患者的人口学特征、教育程度、就医经历、风险偏好等因素外，可以提炼为以下 10 个主要和关键影响因素与机制(图 4-7-2)。

首先,患者的病情与诊疗复杂程度:病情越复杂,决策困难程度越大,患者愿意参与 SDM 的程度越高(C1)。

其次,医患之间的现有情谊关系:医患之间已有友情基础或有满意的诊疗经历,患者愿意参与 SDM 的程度越高(C2)。

再次,大蜂窝框代表影响因素,其中的小蜂窝框代表医务人员和患者偏好并相互影响的 8 个关键影响因素与机制(kM1~8),小蜂窝外的区域代表这 8 个关键因素以外的其他影响因素,这些因素决定了患者和医务人员愿意参与 SDM 的愿意程度。

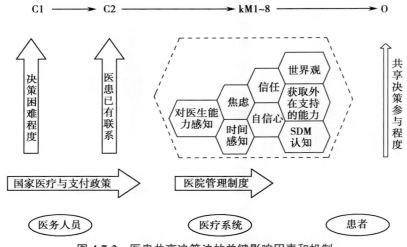

图 4-7-2 医患共享决策法的关键影响因素和机制

1. 患者焦虑

(1)如果在诊疗过程中患者感觉有中等程度的决策难度,那么患者焦虑程度会相应增加,从而促使者愿意参与 SDM(决策难度中等 + 患者焦虑程度中等→患者参与 SDM 愿意增强)。如果医疗体制支持患者参与 SDM,那么患者在诊疗过程中焦虑下降,也能促使患者增强参与 SDM 的愿意(医疗体系支持 SDM+ 患者焦虑下降→患者参与 SDM 愿意增强)。

(2)如果患者在治疗过程中存在决策困难,并且会因焦虑导致虚弱,从而导致患者降低参与 SDM 的愿意(决策难度高 + 患者焦虑程度高→患者参与 SDM 愿意下降)。如果医务人员感觉患者存在严重的焦虑,也可能导致医务人员认为单方面来决定实施 SDM 是不合适的(患者严重焦虑 + 医务人员感知患者焦虑→医务人员参与 SDM 愿意下降)。

2. 时间感知

(1)如果医务人员能够感知到医疗体制支持他们给患者所需的决策时间,那么医务人员和患者的 SDM 参与程度高(医疗体系支持 + 医务人员时间感知→医务人员和患者参与 SDM 愿意增强)。

(2)如果医疗体系支持少,医务人员认为时间紧张(如患者多),那么他们可能选择不参与或者不完全参与 SDM(医疗体系支持少 + 医务人员认为时间不合适→医务人员参与 SDM 愿意下降)。

3. 医患信任度

（1）如果医患已有联系并相互信任，那么双方愿意参与 SDM（医患已有关系 + 信任→患者 SDM 愿意增强）。或者，如果医务人员认为患者信任他们，那么医务人员愿意参与 SDM（医务人员感知信任 + 不确定性背景→患者 SDM 机会增多）。

（2）如果患者不信任医务人员，或医务人员不信任患者，那么双方的参与程度低（医患已有关系 + 缺乏信任→SDM 机会减少）。

（三）日间手术医患共享决策法谈话流程

在日间手术的住院前健康教育实施过程中，可设计专门的日间手术 SDM 谈话流程（图 4-7-3）。

第一步，发起与邀请：发起谈话，解释决定诊疗方案需慎重考虑的必要性，邀请患者参与讨论，建立双方信任关系。

第二步，解释与推荐：解释患者的健康问题，推荐告知全部可供选择的诊疗方案，并确认患者理解医师所提供的医学信息。

第三步，倾听与启发：倾听患者对诊疗方案的个体偏好，包括治疗方法、结局、风险以及疾病诊疗优先级等，启发患者明确其目标和期望。

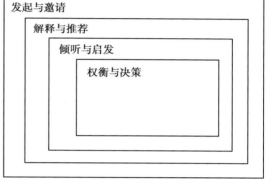

图 4-7-3　医患共同决策法的谈话流程

第四步，权衡与决策：医师和患者共同权衡可选项的利弊，医师给出建议，询问患者意见，解答疑惑，作出或推迟决策。

SDM 实施过程中，强调患者在诊疗过程中与医务人员坦诚交流并选择与自己偏好和价值观一致的诊疗方案。患者偏好在诊疗过程中直接影响患者的就医感受，在医疗决策过程中考虑患者偏好是尊重医学伦理基本原则的重要体现。一方面，医务人员了解患者偏好，尊重患者及患者作出的理性决定，尊重患者的人格尊严和自主权。另一方面，感受到理解和尊重的患者对他们接受的诊疗过程有更好的体验和更高的满意度。此外，患者偏好也是影响患者治疗依从性，并进一步影响医学干预效果的重要因素。

四、日间手术的健康教育方式

临床实践中健康教育方式比较多，较常见的有口头教育、书面教育、视频、图片、短信、微信二维码、App 等，国外还有术前家庭访视等方式。国内日间手术的健康教育方法应用最普遍的是口头教育与书面教育相结合，这两种方式结合能够让患者更加直观和深刻地了解自己在术前需要完成的准备及注意事项。随着科学技术的进步，日常表达方式和认知模式正在发生变化，除了文字外，视频、虚拟现实、人工智能等成了新的阅读内容，互联网 + 的健康教育形式也应运而生。

（一）口头教育

口头教育是指由医务人员通过自己的专业知识、临床经验及针对患者的个体情况对患者进行的健康教育。口头教育是临床工作中必不可少的一种健康教育模式，是一种最直接、简单的健康教育模式，其优点是简单易行，可操作性较强，拥有较强的针对性。口头教育效果常受到医务人员自身教育水平、沟通能力、患者个体因素及其他干扰因素的影响,如环境嘈杂、患者听力受限、手术时间间隔过久等都会对教育效果产生较大的影响。护士口头教育需要注意以下几点。

1. 语言清晰,突出重点内容

护士在健康教育时应当做到语言清晰,口齿流利,与患者或其近亲属进行交流时应尽量选择普通话,避免因方言等客观因素产生的信息传递错误与不及时。同时,针对不同专科患者应当重点突出,使患者及其近亲属充分了解需要配合的要点,以便更好地进行手术。

2. 因人、因地制宜开展健康教育

日间手术的预约工作一般在门诊进行,由于门诊人流量大,患者或其近亲属的停留时间相对较短,在与患者或其近亲属交流的过程中需要对其听力、接受能力、理解能力等个体情况进行评估,针对患者职业、性别、年龄、文化程度、生理及心理状态等方面因人、因地制宜地正确选用最有效的形式开展健康教育。

老年患者由于年龄大、听力衰退、认知力和记忆力下降等因素,对健康教育的内容掌握难度较大,针对单独前往预约中心的老年患者,预约护士在进行健康教育时需要提高声音分贝,重点突出,放慢语速,不可流露出不耐烦的表情。针对有近亲属陪同的老年患者,预约护士应鼓励近亲属参与并注重对近亲属进行健康教育,以提高健康教育的效果。

（二）书面教育

1. 书面教育的必要性

通常情况下,被教育者通过口头教育能掌握的内容比例不超过 20%,因此仅通过口头教育希望日间手术患者能够在短暂的时间内充分了解并掌握围手术期的信息是不切实际的。

书面教育能避免预约护士对需要教育的内容产生遗漏,且教育资料可以方便患者随时查阅,不必担心由于手术预约时间较长而导致遗忘,可作为口头教育的必要补充。

预约护士向日间手术患者提供书面教育资料并结合口头讲解,通过程序化的路径和标准化内容可减少预约护士对教育内容出现偏差或遗漏,从而保障患者接收到正确且完整的信息,提高患者及其近亲属对健康教育内容的掌握和理解程度,提高患者的依从性以保障术前准备顺利完成。

2. 书面教育的注意事项

书面教育资料如果过于冗长容易导致患者反感,从而降低学习阅读的兴趣。因此,在编写日间手术患者教育资料时应该简洁、明了,同时需考虑受众的年龄、文化层次及手术要求,编写不同种类的教育资料。针对低龄患者,可以加入更多的色彩、图片和动画等;而针对老年患者,健康教育资料则需要放大字体,内容简明扼要,文字描述应避免采用过于专业的词汇,以便于理解。

（三）多媒体教育

多媒体教育主要是通过实况录像、动画、声音等来进行信息输出的一种交流方式。日间手术中心可将日间手术的流程、术前准备配合的要点、术后注意事项及疾病或手术相关等信息制作成视频,在预约接待中心、日间手术中心病房及患者的移动终端,通过可视化的方式生动地演示出来,且可以循环播放,让患者反复观看学习,相较于口头教育和书面教育更加能引人入胜,尤其是针对一些低龄的患者。

（四）互联网＋健康教育

随着互联网信息技术的飞跃发展与智能手机的广泛使用,传统健康教育逐步向持续性好、交互性好、个性化的互联网＋健康教育新模式发展,如微信、QQ、App、小程序、健康教育信息平台等,给临床医疗带来了很多新的理念和体验。互联网＋健康教育已经成为当下医疗机构提高工作效率很重要的手段。以智能手机为中心的信息传播载体打破了学习时空的限制,为患者的自我管理能力提供了有效路径,能大大提高患者的依从性。

国内很多医疗机构针对日间手术流程研发了日间手术管理平台,借助信息平台分时段向患者或近亲属推送健康教育资料,能大大减少医务人员的工作量,提高医护人员的工作效率,改进日间手术工作质量。

1. 互联网＋健康教育的优势

互联网＋健康教育弥补了书面资料的 3 大缺点。

（1）快速、便捷的信息获取可以帮助患者解决书面资料遗失、口头教育遗忘等后顾之忧。

（2）互联网教育具有无纸化办公的优势,预约护士可以在信息系统中对健康教育内容进行实时更新。不存在书面资料需要印刷成册的烦琐流程,并可节省印刷成本。

（3）互联网教育更贴近智能手机时代人们的使用习惯。

2. 互联网＋健康教育的不足

互联网＋健康教育的受众面更多的是中青年患者。在推广过程中,除关注资源共享的便捷性外,还需要关注到老年患者或文化程度较低患者的需求。老年患者通常不能方便或熟练地使用智能手机,依靠互联网＋健康教育存在困难,应该为他们提供个性化的健康教育方式。

总的来说,健康教育的方式有多种多样,不管采取哪种形式和方法,目的都在于让患者更加容易接受并理解相关信息。医护人员在患者预约手术阶段的住院前健康教育时,均应结合患者的实际情况,并遵循以下规律:①教育内容要有针对性,要注意个体差异;要重点突出,分清主次;要具体,易理解,好记忆,便于操作;②要充分调动患者和近亲属的能动性,采用反馈式教育,特别是文化水平偏低、年龄偏大、学习能力较弱的患者,更应该多解释、多指导,以保障术前健康教育的效果,提高患者的依从性和术前准备的完备率,切实保障日间手术质量和安全。

五、住院前教育的内容

术前哪些信息对于患者来说至关重要,哪些信息的提前告知可以避免医疗纠纷产生。根据英国《日间手术指南（2019 版）》的建议,应在日间手术患者住院前为其提供一般性和特定手术的相关信息,以便让患者有充分的时间对日间手术进行足够了解,告知内容应包括术前和术后注意事项、手术流程、术后预期结果、患者将面对的临床问题、术前和术后护理等,以帮助患者作出决定、消除恐惧感、减少心理应激,提高患者的满意度。住院前健康教育内容可分为通识信息和专科手术信息。

1. 通识信息

是指日间手术单元的常规手术流程以及适用于所有患者的常识信息,让患者了解日间手术的流程,并清楚地知道自己接下来需要做什么样的准备。

2. 专科手术信息

通常需要由手术医师、麻醉医师、护士在日间手术实施前的不同阶段共同完成,让患者充分了解自己的手术相关信息,包括手术风险、手术配合要点、可能发生的并发症、术后康复计划及紧急情况的处理等较为专业的内容。

(一) 通识信息

1. 日间手术流程和住院信息

为预约阶段患者及其近亲属介绍日间手术的术前预约流程、住院流程、医院的交通及停车场位置、住院日常生活必需品、必须随身携带的药品、日间手术对患者的要求(如勿佩戴珠宝首饰和术区勿涂抹护肤品等)、病历资料、身份证、医保卡等,并告知日间手术当天需要一名成年近亲属作为陪护。如果患者未成年,根据我国法律要求,应当由监护人作为陪护并签署手术同意书。预约护士需要清晰地告知日间手术中心的 24 小时联系方式,方便患者在住院前和出院后出现应急状况时联系。

2. 医保政策

我国已有多个省市开展日间手术医保支付方式的试点工作,湖南省可将术前 1 周内的门诊检查费用部分纳入住院费用进行结算。由于患者与医院之间的信息不对等,大多数人对于当地医保有关日间手术的政策并不了解。因此,预约护士在进行健康教育时应当主动将医保政策告知患者,以保障患者的权益。

3. 突发大型公共卫生事件的应对

在遇到新型冠状病毒感染疫情等大型公共卫生突发事件时,医疗机构应当结合当时的疫情形势和患者就医需求制定可行的疫情防控标准,日间手术预约岗位的工作人员需要实时关注疫情动态,主动告知患者疫情防控有关要求,严格按照国家的要求指导患者做好疫情防控。

(二) 手术信息

1. 专科内容

(1)日间手术流程:阐明日间手术及传统住院手术对比的优势,手术时长及术前、术后需配合的事项等,让患者可以更好地配合医务人员完成手术。

(2)手术必要性、手术方式和手术风险告知:属于术前谈话中的一部分。与常规住院手术不同,日间手术医师可以在门诊初筛患者时就手术方式和术后康复对患者进行简明扼要告知。并且,手术医师在术前 1 天需要再次对患者进行评估,完成详细的术前谈话与心理沟通,内容包括手术的必要性、手术方式的选择和手术过程、麻醉方式的选择及可能产生的问题、术后的常见表现及可能出现的并发症。预约护士应当对患者的疑问进行有针对性的解答,对于手术医师没有详细告知的部分进行补充。

手术风险告知是所有外科手术的必要环节,目的是使患者在了解手术过程及相关问题的基础上,纠正其对于手术的一些误解或不切实际的期望,提高患者的依从性,从而能够配合医师顺利完成手术。

2. 心理指导

(1)手术患者普遍存在焦虑、紧张的情绪,心理指导是日间手术住院前健康教育尤为重要的一部分,它贯穿于健康教育的全过程。

(2)手术医师在术前需要和患者有一次充分的沟通,告知手术的必要性、手术方式和替代方法,以及存在的手术风险,并全面了解患者的治疗目标、经济条件等情况,以医患共同决策的方法鼓励患者选择治疗和手术方式。手术医师不宜过度地夸大手术风险和并发症的发生率,导致患者及其近亲属产生过度恐慌。

(3)日间手术护士针对患者的具体情况做好心理指导,使患者及其近亲属解除思想顾虑,积极配合术前准备。尤其是需要采用反馈式健康教育法,引导患者提出疑问,逐一进行解答,缓解患者内心的焦虑情绪,减轻患者及其近亲属对手术的紧张感。

3. 饮食指导

(1)预约护士需要基于 ERAS 策略,根据患者的手术方式、麻醉方式及病情决定其术前禁食、禁饮的时间。

(2)手术应激会影响患者的消化吸收功能,减慢伤口愈合,在等候手术期间应鼓励患者进食含有高蛋白质和丰富维生素并易消化的食物。应尽量缩短术前禁食、禁饮时间,避免患者长时间处于空腹状态。

(3)一般全身麻醉患者,在术前 1 天进食清淡食物,术前 6 小时停止进食固体食物。按照 ERAS 策略,理论上术前 2 小时可进食少量流质饮料(含糖类),不超过 400ml。但在临床实践中,需要根据医院手术麻醉部的管理制度和工作习惯,以及日间手术患者的文化素养和理解配合力,务实地确定患者的术前禁食、禁饮时间。最简单的饮食教育是要求患者术前 6 小时禁食、禁饮,可以确保患者充分理解,减少由麻醉前的禁食、禁饮时间不符合要求导致手术取消。文化层次高、沟通交流顺畅或有特定高素质陪同人员的患者,可以采取术前 6 小时禁食、术前 2 小时禁饮的饮食教育。

4. 皮肤准备

(1)术前皮肤准备的主要目的是防止手术部位感染,或者防止周围毛发进入切口。为减少手术部位感染,预约时应告知患者在术前 1 晚使用抗菌或非抗菌肥皂,或者其他抗菌剂进行淋浴或全身沐浴,清洁手术部位。

(2)预约手术时,护士需要根据手术方式明确或查看手术部位有无毛发及其对手术操作的可能干扰。如果手术部位的毛发可能干扰手术野和缝合操作,应嘱咐患者在手术当天早晨剪除手术部位的毛发,注意勿损伤皮肤,避免使用刀片刮除毛发。

(3)术前剃毛的患者出现手术部位感染的概率高于不剃毛或使用脱毛膏及修剪的患者。因为在剃毛的过程中,剃刀可能刮破皮肤形成微小创口,而细菌可经过这些创口感染手术部位。

5. 药物指导

存在慢性疾病、需要长期服药的日间手术患者,需要明确地告知患者手术当天的用药方法。

(1)高血压患者,手术当天早晨仍按照常规服用抗高血压药。

(2)糖尿病全身麻醉手术的患者,手术当天早晨应停止口服降糖药或注射胰岛素。

(3)正在使用抗凝血药物华法林、利伐沙班,或抗血小板聚集药物阿司匹林、氯吡格雷等,应询问使用这些药物的原因、持续时间,必要时要咨询原要求用药专科医师的建议,明确告知患者术前必要的停药时间、日间手术后恢复用药的时间、在停药期间是否需要低分子量肝素替代治疗。

6. 呼吸道准备

手术预约阶段,手术医师和预约护士需要询问患者是否长期吸烟,是否合并 COPD。长期吸烟患者术后易发生呼吸系统并发症,咳嗽和咽喉部不适也会影响患者术后的快速康复。

为预防术后肺部并发症的发生,改善肺功能,促进术后肺复张,术前应积极采取相应措施进行干预。

(1)指导吸烟患者术前戒烟 2~4 周。

(2)指导患者进行呼吸训练、咳嗽、排痰及运动训练,如吹气球、吸气训练器训练、爬楼梯、步行等。

(3)指导患者术前在家雾化治疗。

7. 手术体位的适应性指导

为了更好地让患者配合好手术,预约岗护士务必在预约时通过口头、视频、App 等多种途径,指导患者进行术前训练以适应手术体位或配合手术操作。

例如,甲状腺手术前要求患者进行颈部功能锻炼,即仰卧位充分后仰颈部来显露颈部。在手术过程中,患者需保持颈部过伸体位较长时间,该体位易造成椎动脉压迫、痉挛导致血流受阻,诱发术后恶心呕吐、头晕、颈椎疼痛等甲状腺手术体位综合征。有严重颈椎病的患者如果没有经过术前的颈部功能锻炼,甲状腺手术后可能出现颈椎病症状加重,甚至出现截瘫。甲状腺手术体位综合征是甲状腺术后常见的并发症之一,术前应指导患者在家中进行规范化的体位训练:术前 2 天开始进行颈部活动锻炼,锻炼时取仰卧位,将一软枕垫于患者颈部与肩部,让颈部保持过伸体位,每日锻炼 3 次,每次锻炼的持续时间应循序渐进,以患者能耐受为宜。大部分患者能够通过术前不断锻炼,逐渐适应至 2 小时,甚至更长时间。锻炼结束后指导患者恢复正常的姿势并进行颈部按摩,以缓解颈部肌肉紧张感。

8. 应急预案

日间手术患者从手术预约到手术实施的等待阶段可能发生病情变化,或者出现身体状况、工作和生活的突发事件,如疼痛加剧,突发其他疾病,女性患者处于月经期,手术部位有炎症、皮疹,以及发热、上呼吸道感染等情况。预约时,护士应充分告知患者出现这些特殊情况的应急处理方法,并嘱咐患者应及时联系日间手术预约中心,共同讨论下一步的治疗方案。

六、住院前健康教育的责任人和时间节点

(一)住院前教育的责任人

手术医师、日间手术中心的预约护士及日间手术病房的医师需要共同承担日间手术患者的住院前健康教育(图 4-7-4)。

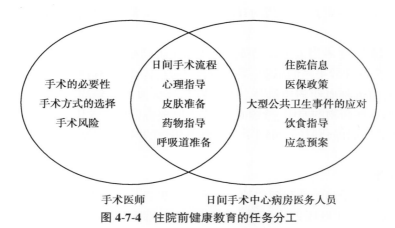

图 4-7-4　住院前健康教育的任务分工

手术医师和日间手术中心医务人员的健康教育内容各有侧重点。手术医师的健康教育重点是手术的必要性和手术方式的选择、主要手术风险等专科内容，尤其是手术医师或第一助手至少需要与患者有一次充分沟通，其权威和信誉度可增强患者的依从性。日间手术中心医务人员的健康教育重点是手术流程、通识信息、手术信息等非专科内容等。

（二）住院前健康教育的时间节点

日间手术的住院前教育可以分为2个时间节点，即预约阶段和术前1天。

1. 预约阶段

专科医师在门诊筛选适宜的日间手术患者后，门诊医师或手术医师需要对患者选择日间手术模式的相关内容进行健康教育。患者来预约时，预约室护士应进行一次完整的日间手术住院前健康教育。

2. 术前1天确认手术时间和术前准备再教育

日间手术中心护士需要在术前1天以电话或短信方式联系患者，确认手术时间和进行术前准备再教育。术前1天的再次健康教育是降低日间手术取消率，提高日间手术中心工作效率必不可少的手段。过高的手术取消率将浪费大量的医疗资源，给医疗机构造成不必要的损失。

（1）术前1天再教育的方法和内容：与发送短信相比，电话沟通的针对性更强，但花费的人力成本、时间成本和经济成本会更高。预约中心工作人员可以通过信息系统在术前1天向患者集中发送短信，短信内容可以为固定且相对统一的内容，也可针对个别患者单独编辑，主要包括告知患者手术时间、住院地点、术前准备注意事项，并鼓励患者主动告知是否取消手术。相较于电话确认，短信确认的方式减少了预约护士的工作量，提高了工作效率。但发送短信可能存在无法及时得到患者的关注和回复的情况，患者的反应存在一定的时间差，这要求护士在首次面对面预约时充分告知患者要密切关注日间手术的相关信息并及时回复。部分患者由于年龄较大或其他原因导致无法回复短信时，预约护士需要通过电话联系再次确认患者能否准时来院进行日间手术。若患者不能按计划来院手术，预约护士应与患者沟通，了解原因以便持续改进。

（2）术前1天再教育的注意事项：无论采用何种途径进行术前确认，预约护士都需要具有一定的敏锐度，能够迅速捕捉患者有可能取消手术的情况，及时加以干预，让医护人员在医疗资源的重新分配上占据主动地位，避免医疗资源的浪费。需要注意的是术前再教育不同于预约教育，预约护士应当精简教育内容，要做到重点突出，进行个性化、针对性的指导，让患者更好地配合完成术前准备。

七、住院前健康教育环节质量监测指标

日间手术取消比例指计划手术日当天取消手术的患者占同期全部计划手术患者的比例。

$$日间手术取消比例 = \frac{计划手术日当天取消手术的患者数量}{同期计划手术的全部患者数量} \times 100\%$$

1. 分子

计划手术日当天取消手术的患者数量，即患者在计划手术日当天办理住院手续后，因各种原因导致不能按计划实施手术，需要延期或取消手术。

2. 分母

同期计划手术的全部患者数量。

3. 指标内涵

不同国家、等级医疗机构的日间手术取消比例为 5.6%~23.8%，有研究认为 50%~60% 的日间手术取消患者可以通过及时干预而避免。通常可归因为患者因素及医疗因素。

（1）患者因素：患者并存疾病发生病情变化、合并急性上呼吸道感染、对日间手术模式产生疑问、心理焦虑、女性患者月经来潮或处于妊娠状态、手术预约等待时间过长、放弃或拒绝手术等原因是导致患者取消日间手术的常见原因。针对此类问题应加强术前健康教育及心理辅导，并由日间手术专职人员向患者详细讲解日间手术流程、注意事项、医保报销政策等相关问题，从而提高患者对日间手术的依从性。

（2）医疗因素：主要包括患者手术指征不足，专科门诊医师和手术医师或者麻醉门诊的术前评估麻醉医师和实施手术的麻醉医师之间对病情及术式的判断存在分歧，术前评估存在疏漏，术前准备不充分，以及机器故障等情况。为避免这些因素造成手术取消，应加强对日间手术相关医师进行术式准入标准、麻醉评估标准的管理及培训，加强医护人员的责任心，尽量减少患者的等待时间，并鼓励手术医师于术前主动与患者进行联系，以确定其健康情况是否发生变化，及时进行干预。

（莫　洋　瞿宏颖）

第八节　日间手术的排程及病房的床位管理

日间手术运行的一个重要特征是节奏"快"，高效率的手术排程和高频次的床位周转，是保障日间手术发挥"快"这一优势的两大关键点。快速、平稳的日间手术运行节奏对于日间手术医师和日间手术患者来说都是必不可少的，如何进行高效的手术排程是日间手术运行管理中值得探讨的问题之一。国内综合医院开展日间手术有专门的日间手术中心和专科病房的日间手术单元两种主要的设置方式。专门的日间手术中心是设立用于全院各专科开展日间手术的集中管理平台，为患者提供术前、术中、康复和术后的医疗护理服务，常配套专门的日间手术中心病房、专门日间手术室和 PACU。专科病房的日间手术单元是专科基于普通病房自主开展日间手术的形式，一般情况下日间手术患者和普通住院患者共用手术室和 PACU。本章将重点讨论不同设置方式下如何合理地安排日间手术台次，以及建立科学的床位管理方法。

一、日间手术的排程

手术室管理不仅是保障患者安全的要求，也是保障医院高效运营的基础。手术室作为综合医院最关键和最昂贵的资源之一，能否有效运转是患者周转的关键性因素之一，手术排程又是影响手术室高效运作的关键环节之一，因此综合医院特别强调需要有高效的手术室运营管理。国外学者针对手术排程的管理进行了大量的研究，主要的研究方向包括通过建立数学模型来解决手术排程中面临的各类不确定性问题，从不同维度对影响手术的因素进行约束,以期得到最佳的手术排程结果。国内对手术排程的研究主要关注人力成本、患者等待时间、手术总时长等相关的因素。但国内外专门针对日间手术的排程研究仍处于探索阶段。随着生活水平的不断提高,医疗需求已经从简单的医疗服务发展为对优质医疗服务的需求。手术室作为日间手术服务诸多环节的重要工作节点,直接影响日间手术的安全和效率,合理精准的手术排程是手术室资源能够有效利用的最直接、最有效的方式,也是医疗机构能否高效地对医疗资源实施精细化管理的关键点之一。

从日间手术流程来看,日间手术排程需要从两个关键节点来进行管理。第一个节点是日间手术中心病房在预约手术、安排患者床位时,就要考虑日间手术排程的基本原则;第二个节点是日间手术室或中心手术室在每天的手术排程时,需要从手术医师、手术室设备与人力配置、日间手术中心病房及患者术后在院的康复时间等方面来全盘考虑。

(一) 日间手术排程的基本原则

国内最常见的日间手术排程方法仍是医师确定手术时间,根据当天所有手术进行整体考量然后人工排程,排程的原则大致遵循以下两点:①遵循"类聚"原则。对于同一专科的手术,将手术医师安排在相近的手术室和时间段,方便手术医师的连续性操作和手术室护士的工作便捷。②遵循"先清洁、后污染"原则。将相对清洁的手术排在前面、相对污染的手术排在后面。

而手术室排程的目的通常是多目标的,需要尽可能地降低手术时间和医务人员工作时间的消耗,同时需要考虑医疗物品的不浪费和手术室资源使用的最大化。另外,日间手术排程只有充分考虑患者、医师、工作人员的时间需求,才能真正发挥其快速运转的优势。

开展日间手术的医师大多需要承担专科病房的医疗查房、临床带教、疑难病例讨论、门诊、手术等诸多医疗和教学活动,需要处理的突发性和临时性工作多。日间手术患者也在预约阶段乃至住院后存在大量的不确定因素,可能爽约或临时取消手术。因此,常存在手术排程计划的临时变化,手术室工作人员需要根据实际情况和手术进度进行实时动态调整,才能确保日间手术的高效运转。

(二) 专门日间手术室的排程

英国《日间手术指南(2019 版)》"Guidelines for Day-case Surgery 2019 from the Association of Anaesthetists and the British Association of Day Surgery"指出,日间手术中心只有在功能和结构上与普通住院病房和手术室分离、并有独立的医疗单元时,才能够充分发挥日间手术的优势,让日间手术的排程更加简单、便捷、高效。中国日间手术合作联盟建议医疗机构设置单独的日间手术中心是最理想的模式。专门的日间手术中心获得更加有力的支持,包括在建筑空间上享有专门的日间手术室和 PACU,以及术前等候区等配套区域,能更好地保障日间手术患者的日常医疗需求。

日间手术的排程应充分考虑患者及其近亲属、手术医师、麻醉医师、日间手术中心病房等多方面的需求。由于影响日间手术排程的不确定性因素较多,日间手术室应与日间手术中心病房、手术医师、麻醉医师密切沟通,安排经验丰富、有较强的交流沟通能力的主管及以上护士担任总调度员,随时关注日间手术的运行状态及效率,动态调整手术排程,对人力、物资进行统筹调配,以保障手术的顺利进行及效率提高。

(三) 无专门日间手术室的排程

医疗机构由于场地、设施、设备受限,无法为日间手术提供专门的手术室及 PACU,这种情况下日间手术患者需要与其他普通住院患者共同使用中心手术室的医疗资源。这并非日间手术医疗服务的理想模式,国际日间手术学会不予推荐。由于手术室资源缺乏,会降低日间手术的运转效率及患者的就医体验。

缺乏专门的日间手术室的医疗机构在推行日间手术时,通常采用以下几种形式:①设立日间手术专区。在中心手术室选定相邻区域的手术室专门用于开展日间手术。②设立日间手术日。在设立日间手术专区困难时,相对固定几个手术日,优先应用于实施日间手术;③专科手术日优先安排日间手术。

无论采取上述哪种形式,都需要根据中心手术室的手术量进行统筹安排。由于手术医师的手术日相对固定,部分医院采取的做法是将日间手术患者和普通住院手术患者安排在同一天进行。但是先安排日间手术还是先安排普通住院手术,手术医师多倾向于先安排普通住院患者,但建议手术医师在手术排程申请时宜优先安排日间手术,普通住院患者的手术顺序放后。这样能让日间手术患者在术后有更充足的复苏和康复时间,保障医疗安全和患者就医体验。采取日间手术优先的策略,能使部分手术患者当天出院,这样能减少日间手术中心病房过夜患者数量,方便第2天日间手术患者的床位安排,减轻日间手术中心病房早晨运行的压力。

日间手术通常采取预约制,手术时间、人力资源、设备使用相对确定,可以进行较为准确的估量,但同时受到手术医师的技术水平、医务人员的体能消耗、患者疾病或其他因素的影响,实际运行情况与计划情况仍可能存在一定的偏差,各医疗机构需依托于自身手术室的实际情况,对各方面因素进行综合考虑,灵活调度,合理安排,必要时可以通过智能系统来辅助人工决策,使日间手术排程更加科学。

(四)日间手术排程注意事项

手术排程时需注重整体思维与细节管理,如PACU承载量、不同麻醉方式和不同人群的复苏时间差异性及手术标本送检时间节点等。在考虑PACU承载量时,可将麻醉苏醒时间长短不一的患者予以间隔排程。

1. 需要将患者术后在病房必要的康复时间纳入优先考量因素

这是与普通住院患者手术排程的重要不同之处。日间手术模式下,患者的住院时间不超过24小时,三、四级手术且术后潜在并发症风险高的手术方式宜优先排程,以保障这类患者术后在病房有足够长的观察和康复时间。如首台手术排程在面临选择甲状腺癌根治术还是关节镜下半月板修复术时,由于甲状腺癌根治术属于四级手术,且术后因手术部位出血导致呼吸困难和窒息、喉头水肿、手足抽搐等潜在并发症的风险较高、后果严重,宜优先安排甲状腺癌根治术。

2. 手术医师宜优先获得日间手术室的首台手术排程

手术医师同一天在日间手术室和中心手术室安排多台手术时,宜优先获得日间手术室的首台手术排程,并谨慎预测完成全部日间手术的时长,应避免两台手术同时开台或手术患者在手术室等待时间过长。

3. 需要统筹考虑病房过夜患者的数量与次日住院患者的床位安排

日间手术排程时还需要考虑的因素包括出院评估与出院时间安排,日间手术中心病房床位的利用效率和工作流程优化等。日间手术患者通过术后短暂康复后若能当天出院,可减少日间手术中心病房过夜患者的数量,使第2天首台手术患者住院后即有床位安排,有利于保障日间手术中心病房的各项工作有序开展,提高医疗效率,改善患者就医体验。

4. 可以制定竞争性的日间手术日分配制度

综合医院中心手术室的排程一般采取按科室及医师的年资分配相对固定的手术日来解决手术室数量与手术医师需求之间的矛盾。与中心手术室开展的普通住院手术不同,日间手术时间较短,手术室周转率较快,主要的病种及手术量随专科发展的需要动态调整。为了提高手术室的利用率,并充分保障手术的安全,可制定按时开台率和手术安全制度落实情况等指标的考核机制,参照考核成绩,制定具有一定竞争性的手术日分配原则。熟悉日间手术流程、日间手术量稳定、配合度高的手术医师予以优先排程或分配相对固定的手术日,通过示范效应促进日间手术的发展。

日间手术作为与传统住院手术有别的一种创新模式,需要手术医师学习新的管理理念、调整已有的工作流程。因此,综合医院开展日间手术通常存在一个螺旋性上升的发展规律,起始阶段日间手术量不稳定,还可能出现明显的手术量峰谷波动。手术室应提供优质服务支持手术医师开展日间手术,配合日间手术中心协助手术医师尽快熟悉日间手术流程。

(五) 排程通知

日间手术患者预约手术到手术实施的这段时间,手术医师不可能时刻关注每位患者的进程,特别是在日间手术起步阶段,日间手术中心病房与手术室、手术医师的信息流通大多是通过手工、口头、短信、邮件等方式进行,效率比较低下,并可能存在信息脱节的情况。如手术取消首先由日间手术中心预约岗位进行处置,手术医师可能并不知晓;患者术前检查、术前评估是否完成,专科医师也很难及时掌握;偶尔发生手术医师有可能忘记自己在某一天预约了日间手术,于是在同一时段又安排了其他事务,导致时间安排上的冲突情况。因此,日间手术预约工作人员需要起到纽带作用,架起患者与医师之间沟通的桥梁,通常有以下几种排程通知方式。

1. 手术医师主动通过日间手术信息系统查询

医疗机构开发了全流程的日间手术信息系统时,手术医师能够随时查看预约患者在日间手术流程各主要环节的进程。如实时查询患者术前检查完成情况,有利于手术医师判断是否需要补充医嘱及合理安排手术时间,避免因术前检查不完整而影响手术时间的情况。

2. 短信方式通知手术医师和患者

通过发送短信方式分别通知患者和手术医师的手术排程,以便医患双方均能更好地安排工作和生活。

3. 建立日间手术微信群

每天由日间手术中心工作人员提前将下一个工作日拟安排手术的信息发到群内提醒手术医师,手术医师可以了解自己次日的日间手术量,以便在手术室排程前结合自己在专科普通病区的医疗、教学、管理等工作安排,提出相应的手术排程需求,以减少不必要的手术取消或排程大幅度调整。待手术排程确定后,手术室应将排程信息及时返回给日间手术中心病房,工作人员可将次日手术排程的安排表发到微信群内,再次提醒手术医师并要求确认,以免手术医师因为工作繁忙而未关注相关信息,从而影响日间手术计划的正常运转。

4. 确认手术医师知晓下一个工作日首台手术的排程通知

重点提醒下一个工作日首台手术的手术医师,应提前完成患者入手术室前的相关准备,如术前谈话、医疗文书撰写、手术部位标识等,以保障首台手术准点开台。日间手术预约中心工作人员也应根据手术排程的情况,电话或短信通知患者分时段来院,特别注意应重点提醒首台手术患者按照约定时间来院,以免手术推迟或取消。为避免医疗资源的浪费,保障手术室和日间手术中心病房的有效运转,建议同时通知每个手术室前2台的患者提前抵达医院办理入科手续,方便进行动态调整,以避免首台手术患者因各种原因未按照约定时间到医院时,导致手术室资源闲置或手术取消。

二、日间手术病房的床位管理

各层级医疗机构的运行和管理考核必然包括对床位管理的要求,如平均住院日、床位周转率、床位使用率等指标。日间手术在降低平均住院日、加快床位周转方面的优势明显,但国内绝大多数医疗机构仅在工作日开展日间手术,这样也将导致日间手术中心病房存在床位使用率偏低的问题。

病床资源不具有可储存性,当其功能和服务不及时使用时,其价值也就不能体现。国内一些医疗机构为充分调动全院床位资源,采取全院共享"一张床"的管理举措,因为良好的床位管理不仅可以让患者受益,同时也可以为医院带来一定的经济效益。日间手术中心常配套专门的日间手术中心病房,是用于全院各专科开展日间手术的公共平台;专科病房的日间手术单元的床位可能固定也可能不固定,采取日间手术患者与普通住院手术患者混合管理。无论哪种模式,预约日间手术时应考虑日间手术中心病房的最大承接容量,合理且最大程度地利用好每一张床,提高病房的床位利用率。

(一)日间手术中心病房的床位安排

日间手术中心病房的床位采取全预约制,预约护士需要确保手术人数不超过病房床位数的承载量。预约护士需关注每天的预约数量,单位时间内预约人数过多时,需要及时与手术医师沟通,避免出现患者预约后因床位供应不足的问题导致手术取消,从而引发患者的不满情绪或投诉。同时还需关注预约手术患者的实时动态,一旦遇上手术延期或取消的情况,则意味着病房床位可能出现空置,护士需要及时与手术医师沟通,联系有意向的患者进行补位,减少病房床位的空置率,避免优质医疗资源的浪费。

1. 日间手术中心病房的通用排床原则

(1)全身麻醉手术患者需要安排床位进行术后的观察和护理,特别是需要过夜的患者。在床位安排上应当注重患者的主观感受,尊重患者的隐私权,做到人性化安排。

(2)应注意保护患者隐私,避免男女混居现象,使患者在住院期间能够拥有相对舒适的医疗环境。

(3)可将同病种的患者安排在同一个房间内,这样方便责任护士对同病房患者进行术前、术后及出院的集中健康教育与护理,提高工作效率;同时也方便同病房患者之间互相交流、互相促进,以利于患者的术后加速康复。

(4)需要考虑患者的手术风险高低,尽量将手术风险高、年龄大的患者安排在靠近护士站周围的房间,以便晚夜班护士能够及时观察患者的病情变化,进行相关处置。

(5)注意根据患者的病情轻重、手术大小均衡搭配,避免因责任护士工作量不均衡,造成部分护士工作压力过大,从而导致医疗护理质量下降,影响患者的安全和满意度。

(6)局部麻醉、创伤小、恢复快的日间手术患者宜优先安排手术,让患者在术后经过短暂恢复即可当日办理出院手续,空置病床可以继续服务下一位患者。如果能提高日归手术患者的比例,让一张床位一天服务 2 位及以上的患者,将明显提高病床的使用率,使医院有限的床位资源得到最大化利用,满足更多患者的就医需要。

另外,在寒暑假等时段出现学龄儿童的儿科手术就医高峰时,日间手术中心病房床位可能会出现难以满足所有专科医师需求的情况,预约护士需要积极与专科医师进行沟通,可通过相对固定或增加手术日,集中批量为学龄儿童开展手术的方法来解决。在平时的手术高峰时间段,日间手术中心病房也有可能出现床位资源紧张,可考虑让部分日间手术量大、配合度高的医师优先得到一定床位数量的保障。同时,预留出部分床位开放给手术量一般的医师,避免让手术医师产生厚此薄彼的感觉,从而影响手术医师的积极性。

针对周末、节假日日间手术中心病房床位闲置的问题,建议医院统筹安排,可开展周末日间手术,或者开放给化疗或普通住院患者,以提高床位利用率。

在大型突发公共卫生事件下,日间手术中心病房应贯彻医院的相关要求和部署,设立缓冲病房,在保障安全的前提下,适当控制患者数量,必要时暂停开展日间手术,对病房功能进行转换。

此外,虽然在住院前已经预约安排好了当天入院患者的床位,但在临床实际运行中难免会遇上某些患者需要变更床位的情况。由于日间手术“快”的特点,责任护士在接待新住院患者或调换床位时,务必要更严格地落实身份识别制度,反问式询问患者姓名,并认真查看患者的腕带、床头卡、病历夹内的资料与电子病历的信息是否一致,切实保障患者安全。

2. 设立等候区

日间手术中心病房与普通专科病房相比,患者的流动性更强,时常会遇到新住院患者需要等前 1 天术后留院患者离院后才能安排到正式床位的情况。针对这一问题,可以采取先办理住院手续、再候床的做法。

建议在日间手术中心病房设立等候区,配备座椅或躺椅,可安排当天首台手术患者在等候区完成手术服更换、术前再评估、术前谈话签字、完善术前准备等流程,保障患者能够安心、及时地完成术前准备,顺利接入手术室。也可避免新入院患者因为暂时没有床位,在病房四处流动和聚集,避免医护人员在准备术前谈话、治疗护理操作时因找不到患者而影响工作效率。同时,等候区也可作为一些日归手术患者术后观察和休息场所。

3. 延期或转科患者的床位安排

为保障日间手术患者能够在 24 小时内按计划出院,医护人员应全程贯彻 ERAS 策略,助力患者术后早日康复。在日间手术中心病房实际运行过程中,可能会出现各种情况,如患者因术后并发症或各种不适导致延期出院或转专科病房。这要求排床护士加强与专科医师的沟通,及时全面掌握患者病情,在床位统筹安排时合理处置不能够按计划出院的患者,既保障前 1 天手术患者的安全,又避免出现新住院患者无床安排或候床时间过长的情况。

(二)专科病房的日间手术单元的床位管理

专科病房收治日间手术患者的床位管理主要有两种方式:一种是划定固定床位或固定区域专门用于收治日间手术患者;另一种是不固定床位,每天调配空闲床位用于收治日间手术患者。

尽管专科病房收治日间手术患者的优势是能充分发挥其医护人员的专业服务能力,但在实施过程中存在以下挑战。

第一，专科病房一般按医疗组相对固定床位，仅收治该医疗组负责诊治的患者。普通住院患者的出院时间存在较大的不确定性，因此在医疗组层面固定收治日间手术的床位存在较大困难。

第二，专科病房一般按医疗组相对固定手术日，仅在手术日能够做每天的第一台手术，非手术日只能接台手术。从日间手术患者的手术时间优先原则而言，或者从有利于日间手术患者能够在24小时内完成全部诊疗流程而言，日间手术患者宜在每天的手术排程中优先安排在上午。如果日间手术患者以接台方式安排，尤其是安排在时间不确定性的下午或晚上手术，可能导致术后观察时间太短，影响患者第2天出院。

因此，专科病房分散收治日间手术患者时，需要制定详细的管理细节，宜划分相对固定的日间手术患者收治区域，并根据医疗组的手术日来收治患者，即有手术日的医疗组在当天优先安排日间手术患者。

同时，应避免日间手术和普通住院患者同住一个病房，避免病友之间出现攀比，从而导致日间手术患者拒绝出院的情况。并且，需要在日间手术的评估、预约阶段，加强与患者的沟通，充分告知日间手术模式的住院时间要求，避免将病情复杂、术式难度大、术后恢复慢的普通住院手术患者纳入日间手术模式。

三、入出院办理工作站分离

与普通病房相比，日间手术中心的病房护士工作站有一个重要的特征，即患者及陪护的人流量大，每天有等同或超过床位数的住院患者和出院患者需要在护士站办理入、出院手续。如果不进行科学安排，易出现患者及陪护人群在护士站过度集中现象，使病房环境嘈杂拥挤，这样不但影响工作环境和氛围，降低工作效率，也会降低患者的就医感受。

因此，在条件许可的情形下，可以将日间手术中心病房的入院和出院办理工作站分离，减少每个工作站的人员聚集。如果能够利用医院信息化的便利措施在床旁办理出院结算，日间手术中心病房的管理将更加便捷、高效。

四、分时段住院安排

分时段住院安排是指患者在约定的时间段内到病房办理住院手续及接受诊疗。分时段就诊已成功应用于门诊挂号、检查预约、住院预约等医院管理中，通过引导患者合理就医，缓解"看病难、挂号难"的问题，成为一种预约诊疗服务的新模式。

日间手术中心病房统筹患者分时段住院安排的一个重要前提，是能够合理安排已手术患者按计划时间办理出院手续并离院。预约登记岗位的医护人员在预约手术患者时，要根据床位数量和等候区座椅的数量，合理计划过夜患者和日归手术患者的比例，有利于分时段住院安排，过夜患者数量少有利于病房第2天早晨的工作安排。

（一）分时段住院的必要性

分时段住院在日间手术中心病房的管理中有着十分重要的价值，有利于提高医疗服务的及时性和效率，改善患者的就医体验。随着新型冠状病毒感染疫情等公共卫生防控工作进入常态化，采用分时段住院能减少人员现场聚集，降低感染的风险。具体表现在以下3个方面。

1. 分时段住院有利于维护护士工作站的有序性。分时段住院能减少护士在患者集中的时间段内需要办理大量入、出院操作的工作量,提高工作效率,也有利于护士维持一个良好的工作心态,减少忙中出乱出错。

2. 保障新住院患者能够及时安排床位。若所有的手术患者同一时间来院,易出现住院办理工作在某一时段过度集中的现象,导致患者等候时间过长,降低满意度。

3. 采用分时段住院,可以缩短术前等待时间,减轻患者紧张、恐惧焦虑等负面情绪。由于在手术过程中存在多种不确定因素,手术时间通常无法精准估计,全身麻醉接台手术患者因为禁食、禁饮后伴有口渴、饥饿等表现,特别是手术台次靠后的患者随着等待时间的延长,情绪会更加紧张焦虑,甚至出现烦躁、心率增快、血压升高等情况,从而影响患者的安全和就医感受。

(二) 分时段住院安排的决策因素

1. 每天首台手术安排两位患者优先办理住院手续

(1)根据日间手术室或专门用于日间手术的手术室的数量和设备安排,日间手术中心病房宜安排各手术室排程的第 1 台和第 2 台患者在早晨优先办理住院手续。

(2)为保障首台手术 8:30 前能够进入手术室,务必要求这部分患者在 7:30 前抵达日间手术中心病房。日间手术中心病房可采取弹性排班,安排护士最早在 7:00 开始为患者办理住院手续,其他岗位的护士均要求 7:20 到岗,以做好留院患者的出院指导和出院准备,让患者尽早出院,同时也让责任护士有充足的时间为首台手术患者做好术前指导及术前准备。日间手术中心病房的管理医师和医师助理也应在 7:45 前到岗,以协助手术医师完成病史采集、住院评估、知情告知、手术部位标识等工作。

(3)首台手术患者准点进入手术室是保障手术室效率的首要因素。首台日间手术患者从住院到进入手术室的时间一般需要 30~90 分钟。预约护士需要在术前 1 天提前与患者或其近亲属沟通到院时间并取得其理解与配合,同时告知迟到可能导致手术延期或取消等风险。在临床实践过程中预约患者迟到是常见现象,患者迟到通常有两种原因:一是主观因素,部分患者缺乏预约理念或时间观念,尤其是文化程度较低的患者不习惯日间手术流程的计划安排;二是客观因素,主要是由于交通拥堵、行动不便、意外等情况导致迟到。当手术患者迟到时,可以进行实时动态调整,日间手术中心病房应及时与手术室和手术医师沟通,安排下一位患者先进手术室,避免手术室的闲置浪费。早晨通过安排两位患者同时住院,可以确保首台手术患者准点进入手术室,保障手术室资源的有效利用。

2. 合理安排接台手术患者的住院时间

(1)接台手术患者办理住院手续的时间不宜完全参照估算的住院准备时间和前一台患者的手术时间,需要同时兼顾日间手术中心病房和手术医师的工作安排。

(2)手术时长具有不确定性,受患者年龄、手术难度、手术医师能力及团队合作程度等因素影响。预约护士对次日接台手术的安排需要结合手术排程、术前评估需消耗的时间、术前准备时间等统筹安排分时段住院。术前评估及术前准备时间一般为 30~60 分钟。

3. 合理安排同天有多台手术医疗组的患者住院时段

相同医疗组患者的住院时间安排需要考虑手术时间与手术医师的术前谈话和手术知情同意书签署的习惯。同一医疗组当天安排多台日间手术时,手术医师进行集体谈话和健康教育可提高工作效率,也是日间手术中心病房工作安排的优势之一。因此,当有医疗组在同天有多台日间手术时,如果安排了首台手术,则按照分时段住院原则,早晨首台手术办理住院手续的两位患者宜归属于同一医疗组；如果不是首台手术，可以考虑同一医疗组的全部日间手术患者在同时段办理住院手续。

4. 灵活对待部分患者的住院办理诉求

有部分患者受原有就诊习惯的影响，愿意很早到医院，认为越早到医院可以更早手术；也有部分患者担心交通因素影响就诊，更愿意赶在交通早高峰来临前到达医院。对这部分患者而言，强行要求患者等待，拒绝为其办理住院手续不是明智的行为，有可能激发患者及其近亲属的不满，降低患者满意度。可以让患者采取现场排队的方式办理住院手续，同时做好解释工作，为已安排在该时段住院的患者优先办理住院手续，保障各项工作正常进行。

（莫 洋）

第九节 日间手术的住院管理

日间手术患者需在 24 小时内完成入院、手术及出院的全流程，完善的术前准备和全面的术前评估是日间手术能够顺利开展的基础条件。有研究表明，日间手术预约成功后因术前准备不充分等原因取消手术的占比为 2.27%~13.40%。日间手术的取消一方面会造成医疗资源浪费、医疗成本增加、手术工作效率降低，另一方面会给患者带来经济负担和负面情绪。因此，日间手术中心病房的医护团队应加强与手术医师、麻醉医师、手术室护理团队的协作，各司其职并相互配合，根据日间手术流程做好日间手术患者的入院管理，提高术前准备的质量，在保障患者安全的同时降低日间手术取消率，提高患者的就医体验和满意度。

一、入院处置流程

日间手术患者采取当天住院、当天手术的诊疗程序，其住院处置的医护工作内容与普通病房患者是相同的，差别主要表现在入院处置流程上，要求日间手术中心病房的医护人员在短时间内完成患者的入院处置和术前准备，最快需要在患者入院后 1 小时左右完成这些工作，让患者能够按计划进入手术室（图 4-9-1）。

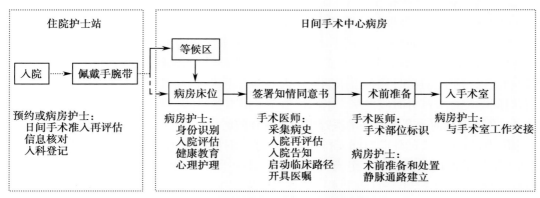

图 4-9-1 日间手术患者的入院处置流程

二、日间手术中心病房的护理工作内容

综合医院专门的日间手术中心病房的护理人员承担了日间手术患者管理的主要工作,这在一定程度上决定了日间手术流程在住院环节的顺畅性和工作效率。

(一)日间手术患者的准入再评估

为保障日间手术患者的医疗质量与安全,患者入院时责任护士需全面评估其术前准备及与日间手术安全相关的情况,如发现异常应及时报告手术医师,适时予以干预。主要评估内容如下。

1. 评估全身麻醉患者最后一次的进食、进饮时间是否符合麻醉要求,以确保全身麻醉手术患者有足够的禁食、禁饮时间,避免在麻醉过程中发生误吸风险。

2. 核实患者使用抗凝血药或抗血小板聚集药的情况,评估使用这些药物的患者是否有充足的停药时间,以避免增加手术部位的出血风险。

3. 评估患者的术前检查及麻醉评估是否完善,检查结果是否正常,麻醉评估是否通过,避免因检查不全、检查结果异常或麻醉评估不通过导致手术临时取消。

4. 评估患者的生命体征是否正常,合并高血压、糖尿病等慢性疾病的患者有无根据医嘱常规使用药物,避免因基础疾病控制不佳导致推迟或取消手术。如高血压患者早晨没有服用抗高血压药,且血压控制不佳,可以根据医嘱协助患者术前饮 5~10ml 温水送服药物。

5. 评估患者有无发热、咳嗽、流涕、打喷嚏等急性上呼吸道感染症状,女性患者是否处于月经期,有无做好口腔、皮肤的清洁和手术区的皮肤准备。

6. 评估全身麻醉手术患者有无近亲属陪同,未成年患者是否为监护人陪同。

7. 在遇到突发重大公共卫生事件时,如在新型冠状病毒感染常态化疫情防控状态下,应根据国家及地区最新疫情防控要求,评估患者及其近亲属的流行病学史、新型冠状病毒感染的临床症状,并根据疫情管控要求查验其核酸检测结果、健康码及行程码,在排队等候住院期间,应提醒患者及其近亲属佩戴好口罩,并注意人际距离,避免人员聚集,切实保障患者及其近亲属安全,防范院内感染事件发生。

(二)信息核对与入科登记

进行全面评估后,护士应认真落实患者的身份识别制度,严格确认患者身份,至少同时使用姓名和出生年月日两项信息核对患者身份,责任护士电脑打印手腕带并核对,双人独立核对后佩戴于患者手腕上,鼓励患者参与身份信息核对,为其办理入科手续。

腕带常规佩戴在患者右腕,应注意避开手术侧肢体,如患者右腕无法佩戴时,按左腕→右脚踝→左脚踝的顺序依次佩戴。办理入科手续时,需告知患者手术台次和大致的手术时间,提前让患者做好心理准备,缓解术前紧张焦虑的情绪。同时,应告知医院探陪制度,实行一患一陪护,不建议更换陪护人员,以免因健康教育的不连贯而影响健康教育效果;在新型冠状病毒感染常态化疫情防控下避免因人员过多流动导致医院内感染发生。

(三)健康教育

医护人员在术前采取专业、科学的干预措施可以缓解患者的焦虑情绪,减轻心理压力,有利于手术顺利进行和术后康复。患者住院后,责任护士应与患者进行轻松的交流,舒缓情绪,可以建立初步的信任。根据患者的年龄、文化程度、职业等因素,通过一对一指导或集中健康教育的方式,采取口头教育、发放书面教育资料、视频滚动播放、扫健康教育二维码、操

作示范等多元化形式,向患者及其近亲属介绍病室的环境及设施、相关人员及制度、安全防范措施、手术流程、手术的配合要点、术后康复知识等,有针对性地就术前、术后护理知识及配合要点进行健康指导。让患者能提前了解术后恢复的过程和预后情况,以积极的心态配合手术和术后治疗。

在对日间手术患者进行健康教育的同时,对患者近亲属进行同步教育和沟通,保障各项治疗护理措施落实到位,增强患者的自我管理能力,促进术后加速康复。

(四)心理护理

有效的心理干预能减轻患者的术前焦虑,促进患者康复。手术会给患者带来生理和心理的双重压力,责任护士在首次接待患者时,应主动向患者及其近亲属介绍病房环境、科室主任、负责医师、护士长及责任护士,拉近护患之间的距离。通过与患者的交流评估其心理状况,对患者的提问认真耐心地回答,进行针对性、个性化的指导,向患者及其近亲属详细说明各种治疗、护理和手术的意义、方法、大致过程、配合要点与注意事项,并介绍手术成功的实例,以增强患者的信心,减轻其焦虑或恐惧程度。

(五)术前准备

1. 协助患者更换病服和整理头发

女性患者要整理好头发,长发患者建议编两个麻花辫置于头部两侧,不要扎在脑后,以免因脑后局部压迫导致压力性损伤。同时嘱患者取下眼镜、活动性义齿、贵重物品等,交由患者近亲属保管。

2. 患者进入手术室前建立静脉通道

为减轻手术室工作量,提高手术室的工作效率,建议为手术患者在入手术室前建立静脉通道,穿刺时注意避开手术部位。由于手术部位及手术所取的体位不同,选择血管穿刺的部位也不同,一般选择静脉穿刺的部位应便于手术医师的操作和护士观察,应考虑手术部位、手术体位等因素的影响,避免选择在关节部位、易受压肢体或伴有静脉曲张、静脉炎及皮肤感染的静脉。

3. 遵医嘱予以相应处置

(1)需预防性使用抗生素的患者,遵医嘱进行皮试。

(2)结直肠肛门手术的患者应评估其肠道准备质量,必要时遵医嘱予以机械性肠道准备,如清洁灌肠等。

(3)估计术中出血较多和输血可能性较大的患者,遵医嘱予以交叉配血等。

(4)泪囊手术及内眼手术行泪道冲洗或结膜囊冲洗,术前训练患者眼球向各方向运动,使患者能配合手术操作者的需要。

(5)鼻部手术前应协助患者剪掉鼻毛并清洁鼻腔;耳部手术应确保手术区域及周围无发丝遮盖,便于手术消毒和术后换药。

(6)根据医嘱用药治疗。

4. 提醒患者进入手术室前排空大小便

接到手术室的入室通知时,责任护士应提醒患者排空大小便(术中需要保持膀胱充盈的患者除外,如 B 超引导下清宫术的患者),预防术后尿潴留发生。

5. 核查进入手术室前需要完成的医疗文书

根据术前评估撰写护理文书,并整理患者进入手术室前需要完成的医疗文书,必要时可以提醒或协助医师完成医疗文书的签署。

（六）手术交接

患者接入手术室前,责任护士应核查患者术前准备的完成情况,核查医疗文书的准备是否齐全,鼓励患者共同参与手术部位的标识确认,根据医嘱准备好需带入手术室的药物、用物、影像学资料等,并与手术室工作人员进行交接。

三、日间手术中心病房管理医师和手术医师的工作内容

日间手术中心病房管理医师负责患者的入出院管理,宜每天 7:30 前到岗。在工作安排时可以安排专人分别负责前 1 天手术患者和当天入院手术患者的管理,并且实行手术患者入出院的专人负责制,即同一天入院的手术患者,从入院到出院的管理均由日间手术中心病房的同一位医师负责。

日间手术中心医师可以自己或指导医师助理来协助手术医师团队进行术前再评估和病史采集、住院告知,完成相关医疗文书的制作,但必须由手术医师团队完成术前手术方式再确认和签署手术同意书。

（一）术前再评估与手术方式再确认

日间手术中心要求患者在住院前在专科门诊由手术医师团队完成手术风险评估以及在麻醉门诊完成麻醉风险评估,最大程度地降低手术取消率,同时避免影响手术安排。但患者从手术风险评估完成到住院手术的等待住院期间可能出现一些不确定性因素,改变患者的日程安排,需要手术延期或取消,甚至要求改变手术或麻醉方式。日间手术患者办理住院手续后,在术前再评估时需要重点关注这些常见情况。

1. 出现上呼吸道感染症状

如鼻塞、流涕,甚至发热。应考虑患者实施手术的方式、部位及麻醉方式,需要联系手术医师或麻醉医师根据患者的症状进行重新评估。全身麻醉手术患者应联系麻醉医师评估是否取消手术,实施口腔、鼻腔或胸腔等手术的患者需要联系手术医师评估是否取消手术。局部麻醉手术由手术医师评估患者状态并尊重患者意愿,来决定手术是否取消。

2. 术前准备不完善

全身麻醉手术患者没有严格遵医嘱禁食、禁饮时,应联系麻醉医师根据进食饮水的时间和量以及手术排程的安排来评估是否取消手术。从患者的利益角度考虑,宜与手术医师沟通后将手术排程适当延后。结直肠肛门手术患者的肠道准备不充分时,应联系手术医师根据肠道清洁情况决定是否取消手术,或者补充机械性肠道准备,如清洁灌肠等。

3. 女性患者月经期提前

结合患者实施手术的方式和部位,由手术医师评估是否取消手术。出血风险小的手术可以在手术医师尊重患者意愿的情况下按计划实施手术。

4. 核实手术禁忌证

核实患者使用抗凝血药或抗血小板聚集药情况,评估使用这些药物的患者是否有充足的停药时间。如果患者突然报告术前 1 周内口服过阿司匹林等药物,应联系手术医师,根据情况是否取消或延期手术。

5. 核实手术方式时证实与此次手术相关的症状或体征消失

如鞘膜积液患者鞘膜积液消失;脓肿切开引流患者脓肿已破溃;清宫术患者已排出妊

娠物等。应由手术医师重新查看患者，甚至重新进行检查后，再考虑是否取消手术。

6. 核实手术方式时证实与此次手术相关的症状或体征加重

如胆囊炎或阑尾炎患者急性发作，应尽快联系手术医师重新查看患者，甚至重新进行检查后，再考虑转专科治疗或行急诊手术，而不是延期日间手术。

7. 手术患者要求更改手术或者麻醉方式

患者在日间手术等候期间，通过查阅医学科普知识或咨询后，要求改变手术方式或麻醉方式，只要不影响日间手术适宜病种和术式的范围，宜支持患者的选择。如胆囊结石或胆囊息肉患者采取腹腔镜胆囊切除术或保胆手术方式；甲状腺肿瘤患者采取腔镜（经胸乳晕或经腋窝）或开放手术方式；腹股沟疝患者采取腔镜或开放手术方式；流产患者采取B超引导或宫腔镜手术方式等。

手术患者要求更改手术或麻醉方式，应同时联系手术医师和手术室。若获得手术医师的确认，及时通知手术室重新准备器械。患者要求全身麻醉改为局部麻醉手术，若手术医师评估确认，对手术安排的影响不大。但患者要求局部麻醉改为全身麻醉手术，需要增加术前检查及麻醉评估，如不能在计划的手术时间前完成，需要取消或延期手术。

（二）术前知情告知

《医疗机构管理条例》第32条明确规定，医务人员在诊疗活动中应当向患者说明病情和医疗措施。需要实施手术、特殊检查、特殊治疗者，医务人员应当及时向患者详细地说明医疗风险、替代医疗方案等情况，并取得其明确同意；不能或不宜向患者说明的，应当向患者的近亲属说明，并取得其明确同意。

患者的知情同意权是患者就医过程中享有的一项非常重要的权利，医务人员对患者的知情同意权要予以高度重视和保障。日间手术同样存在程度不同的医疗风险，只有尽到了告知说明义务，尊重患者的知情同意权，让患者在了解情况的基础上作出选择和决定，相关风险的承担便可以转移给患者，医患共同承担。换言之，在医务人员尽到告知说明的义务，并按照诊疗规范操作的情况下，患者出现了不良后果，医疗机构不承担责任。

患者的知情同意基于日间手术流程的时间节点可以分为住院前和住院后。住院前在日间手术的适宜性筛选、手术医师沟通等环节，以医护人员的口头告知为主，但在预约手术时间和术前准备的健康教育环节中需要患者明确同意并签字（图4-9-2）。住院后还要以正式医疗文书的形式，包括入院告知书、住院记录、手术同意书和麻醉同意书、出院告知等打印稿，获得确认，即在充分告知患者或其近亲属并取得理解的基础上，患者或其近亲属需要在各项医疗文书上正式签名表示明确的同意。

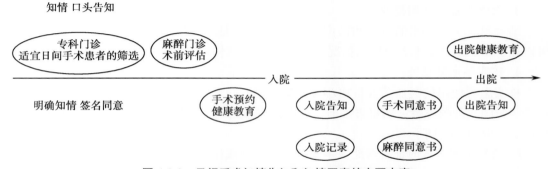

图 4-9-2　日间手术知情告知和知情同意的主要内容

日间手术患者与普通住院患者相比,在住院前的预约阶段与医护人员的沟通既短暂又紧张,即使预约阶段的术前准备告知非常充分,并且患者在家完成了正确的术前准备,顺利办理了住院手续,但患者对即将到来的手术、麻醉和术后康复等方面常充满焦虑和迷茫。即使手术医师和麻醉医师在术前对患者进行了手术和麻醉相关的健康教育,回答了患者的咨询和疑问,但日间手术中心病房医护人员的有效告知,有利于减少患者及其陪护的焦虑,从而更好地适应手术,提高满意度。

1. 术前知情告知的基本原则

(1) 介绍病情,患者有病情了解权:病情了解权是指患者有权了解自己身体的健康信息,了解自身所患疾病的真实情况和发展趋势,医务人员不得隐瞒任何与患者健康有关的信息。但根据《医疗事故处理条例》第 11 条,医务人员可以根据具体情况,权衡患者的身体和精神状况,有选择性地告知患者病情的相关信息。其目的在于给患者创造良好的心理环境,这有利于维持患者病情的稳定,为治疗提供较好的条件。但是患者的真实病情必须告知患者的近亲属,这是无条件的。

(2) 介绍治疗措施,患者有治疗措施的知悉权:治疗措施的知悉权是指患者为了避免和降低风险,有权知道医师为其所提供的治疗疾病的方案和措施,有权利选择接受或拒绝。医师有义务为患者提供多种治疗疾病的有效方案,并将各种方案的利弊客观地讲解给患者听,而且要做到将各种治疗措施的所有环节和内容都如实地告知给患者,不得隐瞒,实事求是。患者可以在医师的推荐下,权衡利弊,选择自己认为最佳的治疗方案。医护人员需尊重患者的选择,且尽全力、认真地执行患者自选的治疗方案。

(3) 介绍日间手术的费用情况,患者有医疗费用的知晓权:顾名思义,患者及其近亲属有知晓医疗费用的权利,即患者有权掌握自己就医所应当承担的各种医疗费用的数额、用途和支出进度等。医护人员应该严格执行相关法律法规和部门规章制度,如实地为患者提供所需医疗费用的信息。医护人员应针对患者的实际病情,选择恰当的医疗器材和药品,提供适宜的医疗服务,高值耗材只有在取得患者及其近亲属的同意之后方可使用。

(4) 介绍日间手术的医保结算政策:我国虽然大力推行日间手术,但相对于普通住院患者,医保结算政策对日间手术患者在门诊进行的手术相关检查费用纳入住院费用有比较严格的限制。在住院前预约阶段,医护人员的解释比较烦琐,或者患者当时没有足够的关注,患者对住院后发现的部分检查费用不能纳入医保报销的情况不能理解,可能产生医患矛盾。因此,既在预约阶段需要手术医师、日间手术预约岗位医护人员加强医保支付政策的告知,在患者办理住院手续后如果存在这方面的疑问也需要耐心解释。

2. 知情告知的具体内容

(1) 如实向患者或其近亲属告知病情和诊疗计划、方案,以及拟采取的诊疗方法的理由,存在的风险(包括诊疗措施的并发症、药物的毒副作用等),疾病的预后等,但应该避免对患者产生不利后果。

(2) 向患者告知医院管理制度中与其权益相关的制度。

(3) 详细向患者告知诊疗过程中应当进行的配合方式、方法。

(4) 详细向患者告知手术过程中可能出现的并发症和后遗症,以及拟采取的预防、避免和补救措施。

(5) 实施新的实验性临床治疗方法时,应如实告知该种方法的理论依据、成熟程度、风险概率,以及批准实验的机关和有关法律手续。

(6)详细向患者告知药物的服用方法和保存方法。

(7)如实告知患者不能提供约定的医疗服务的原因。

(8)在患者的病情出现重大变化,或者需要调整诊断、治疗方案时,或者患者出现轻生等心理变化时,应当如实告知患者及其近亲属。

(9)详细向患者告知出院后的注意事项及院外治疗方法,以及复诊的时间、需携带的资料等。

3. 术前知情告知的注意事项

(1)医务人员将医疗风险、替代医疗方案等情况向患者或其近亲属做具体说明:不能局限于相关疾病、药物、风险、并发症等医学名称的概念上,而是应当对这些名词术语进行解释,既要在知情同意书上做"原则性"解释,更要在口头上进一步详细解释,同时还要解释、解答患者或其近亲属的提问。

(2)日间手术中心病房的医护人员可以制作相应的告知手册进行健康教育:书面的告知比口头告知能让患者获得更多的信息,但患者达到完全理解是不切实际的,需要口头告知与反复强调,才能确保患者的手术依从性。同时,日间手术中心病房的患者来自不同的专科和不同的手术医师,不同专科和手术医师的处理方法存在不同,如伤口是否需要拆线、是否留置引流管等。制作日间手术手册时需要注意通用性。

(3)日间手术中心病房医护人员的知情告知内容,需要与手术医师和麻醉医师的告知信息保持一致。

(4)术前知情告知需要医护人员有良好的沟通技巧和应对能力:根据患者的认知水平和焦虑状态确定告知的内容和方式,既不要过度宣传手术的风险和并发症,增加患者的焦虑,又不能忽略围手术期的各种并发症。

(三) 手术同意书签署

手术同意书是现代医疗制度中医患之间的重要法律文书。只有在患者或其近亲属签名同意后,才能实施手术。

术前由手术医师同患者或授权委托人进行术前谈话,应详细对术前诊断、手术指征、手术方案、危险性、术中及术后可能发生的并发症、预后以及术前准备、防范措施、替代方案等进行说明和解释,尤其对重大、疑难手术应预警告知可能造成的医疗技术损害。在患者或其授权委托人充分了解病情、风险和预后以及医师所采取的防范措施后,由患者或其授权委托人和手术医师共同签署手术知情同意书。

1. 日间手术同意书的签署时间

从优化日间手术流程的角度看,日间手术患者的手术同意书最宜在住院前的预约手术阶段完成签署。手术医师向患者详细解释手术方式和手术风险通常需要花费较长的时间,如果手术当天签署,尤其是当天首台手术要准点进入手术室,用于完成术前准备的时间相当紧迫:一般从办理住院手续到进入手术室只有90分钟左右。并且常有患者因交通问题不能按时到院或办理住院手续时间太长,实际住院时间晚于计划,偶有手术医师因专科病房事务拖累不能按计划在术前到达日间手术中心病房签署手术同意书。另外,因各种原因导致患者在预约阶段的手术决定在正式签署手术同意书时发生改变,如不能完全理解手术同意书的风险告知,要求更改术式(如胆囊切除术要求更改为保胆取石手术)或麻醉方式(局部麻醉改全身麻醉)等情况,这些均会导致日间手术安排的被动。因此,应鼓励开展日间手术的专科手术医师在患者门诊麻醉评估通过后的预约阶段完成手术同意书签署。

具体签署手术同意书的时间可因专科和手术医师的时间便利与习惯来定,建议日间手术量少的专科手术医师可以在患者的门诊麻醉评估通过后,在门诊诊室签署手术同意书。日间手术量大且集中安排的手术医师,可以在术前 1 天约定时间集中在日间手术中心病房的健康教育室进行知情同意告知和手术同意书的签署。这样手术团队有充足的时间和患者及其近亲属沟通,充分解答患者的疑问和咨询。

2. 日间手术同意书的谈话人

医患沟通的机会少和时间短是日间手术诊疗模式的一个不足之处,签署日间手术同意书宜由手术医师与患者及其近亲属沟通,以获得他们的信任。尤其是患者普遍存在对高年资专家或教授级别医师的偏好,由专家和教授亲自谈话会增加患者战胜疾病的信心。如果专家和教授不能亲自谈话,至少需要由手术团队的一助或高年资医师和患者及其近亲属谈话。

3. 日间手术同意书的谈话形式

不同的手术,术前谈话的内容不尽相同,但形式上大致分为 3 大部分。

(1)分析术前诊断、手术指征:在为什么需要手术的基础上重点介绍手术方案与替代方案。在介绍手术方案时,可以画草图,让患者及其近亲属容易理解手术的大致过程和方法。

(2)告知手术风险:这部分是重中之重,也是亲属埋怨"被你们吓个半死"的部分。手术风险各种各样,可以首先介绍所有全身麻醉手术可能遇到的风险,如手术部位感染、出血、麻醉风险、术后疼痛、胃肠道反应等。然后告知特定手术面对的特定风险,如腹腔镜胆囊切除术后胆漏、胆管损伤,膝关节镜手术后关节肿胀、膝关节活动功能受损等。日间手术的手术同意书签署,需要客观地介绍手术风险,不夸大,也不承诺没有并发症,在介绍风险的同时需要告知医院有足够的能力及时发现并处置。

在进行日间手术的集体谈话时,先介绍共同的风险,再根据患者的实际情况进行个体化的分析和告知。

(3)解答疑问并表明态度:这个时候需要认真地聆听患者及其近亲属的问题和咨询,也是和患者交流的最好时机,让患者"有什么想问的尽管问"。有些问题需要医师巧妙地回答,如"这个手术成功率有多少""风险发生的概率有多高"等。

4. 患者或其近亲属签署手术同意书的 3 种态度

谈话结束,一般情况下患者及其近亲属都会签字,毕竟是已经多次沟通交流并且患者深思熟虑过决定手术。但签字的态度却不太一样,主要分 3 种。

(1)第一种:患者表达"风险我都明白了",为了治病需要和医师共同面对这些风险,相信医师会尽力地完成好手术。这种是最常见的,也是最好的态度。

(2)第二种:"医生你吓唬我吧? 没这么严重吧?"遇到这种情况,必须多解释,并严肃地告知:"以上风险我都亲自碰到过,不是唬人的,虽然发生概率低,但是确实会遇到。"

(3)第三种:"你说的这些我都听不懂,我就知道签字才能做手术,没办法只能签字。"这种情况不能签字,需要告诉患者或其近亲属,你有哪里不懂就问,我们给你解释,什么时候弄明白了什么时候签字手术。

第三种态度对医师而言最可怕。从医师履行职责的角度来说,这种态度说明术前谈话是无效的,患者及其近亲属的知情权没有得到满足,不能敷衍了事;从患者及其近亲属角度来说,要做这么大的手术,近亲属不关心可能发生的风险,只想赶紧签字手术,将来发生纠纷的可能性很大。

5. 日间手术同意书签署的注意事项

(1)手术医师在和患者及其近亲属沟通交流过程中宜采取医患共同决策的方式进行:充分尊重患者及其近亲属的态度和关切,有时需要花时间倾听和解释。

(2)医护人员获取知情同意时应使用患者可以理解的表达方式:清晰准确地向患者提供有关此次手术的风险信息,特别是可能会引起严重不良的后果,即使发生概率很低,也需要告知发生时如何应对。

(3)注意保护患者隐私:日间手术量大,以集体方式统一谈话和健康教育后,在签署手术同意书时需要注意保护患者隐私,并进行个体化的沟通,再让患者或其近亲属签名。

(4)制作格式化的专科或专病日间手术同意书:有条件的医疗机构可以在门诊电子病历系统增加手术同意书项目,没有条件的单位可以先印制。

(5)患者可能随时取消其已同意的手术决定:即使已获得患者的书面知情同意,也只代表他当时的想法,不能保障他在手术等待过程中和住院后想法不变。当患者住院后,不能假设他们现在的想法与提前签署知情同意书时仍然一致,手术医师在术前访视患者时需要再次予以确认。

(6)未成年人的手术知情同意要求由其监护人签署:在临床实践中经常有由非监护人的亲属陪同未成年人住院的情况,因此在预约手术时需要向患者或其近亲属说明,尽量由监护人陪同住院,或陪同的近亲属在患者住院时已取得监护人的书面授权委托书。同时,全身麻醉患者需要由成年近亲属陪同,否则无法签署授权委托书。这两种情况需要在预约手术时向患者或其近亲属强调。

(7)日间手术同意书不能在患者或其近亲属不愿意的情况下签署:某些情况下,患者或其近亲属拒绝了解风险和不良反应,此时不应草草签字了事。医护人员应了解患者或其近亲属如此反应的原因,并告知不了解潜在风险的后果。如果患者或其近亲属执意拒绝,还应告知患者或其近亲属可在术前任何时间改变自己的想法并再次进行咨询,并记录下所有讨论内容。

(8)手术同意书亦需要告知麻醉风险:尽管术前有麻醉医师单独谈话,并要求签署麻醉知情同意书,可以不详细介绍,但需要有基本的麻醉风险解释,包括术后恶心呕吐、误吸、窒息、呼吸抑制、药物过敏、心搏骤停等,严重并发症可能危及生命。每位患者的基础情况不同,麻醉风险发生的概率也不同,术前麻醉医师会对患者进行全面评估,如果风险大不会建议选择日间手术模式。但即便如此,也不能完全避免麻醉风险的发生。

四、手术部位标识

手术部位标识是为避免手术部位的错误,在患者或其近亲属的参与下,由手术医师对手术部位所做的标识,包括体表标识和书面标识两类。手术部位标识是一种客观上的信息传递方式,给手术医师及参与手术的所有医护人员提供直观可视的手术部位提醒,有效地预防手术患者、手术部位和手术操作错误的发生,为手术提供安全保障。手术部位标识对于促进《手术安全核查制度》的落实,提高医院的手术质量和安全,保障手术患者的安全发挥着积极作用。

（一）手术部位标识的目的

术前应做好手术部位标识以确保手术患者的安全，防止手术过程中出现患者、手术部位及手术操作的错误。手术部位标识是患者安全目标的主要内容之一，是避免手术部位错误的有效手段，是保障手术患者安全的重要举措。

（二）手术部位标识的基本原则和要求

1. 原则上涉及手术切口操作、介入手术或腔镜手术的所有侵入性操作均应进行手术部位标识。

2. 左右侧器官或结构（如脑、眼、耳、鼻腔、扁桃体、甲状腺、胸壁、乳腺、肺、肾、肾上腺、疝等），多部位、多重结构（如四肢、手指、足趾、关节等）和多节段部位（脊柱、脊髓手术）等的手术，应严格执行手术部位标识。脊柱或脊髓手术可进一步在书面资料上标记具体的脊柱或脊髓段。

3. 手术部位的标识应在患者清醒、配合、同意的状态下进行。手术医师应与患者进行有效的沟通和核对，以问诊、视诊，结合病历和影像资料的方式，确认患者信息、病历资料和手术信息准确无误。手术医师应向患者或其近亲属说明标识的意义，标识后应告知患者注意妥善保护，避免擦拭去痕。儿童应由患者近亲属、授权委托人或监护人到场，进行手术部位的核对。

4. 切口标识应尊重患者的隐私。隐私部位的手术可以用书面标识替代体表标识。

5. 当患者无正当理由拒绝手术部位标识时，手术医师可作出暂停手术的决定。

6. 手术部位标识的执行者应为直接参与该患者手术的手术医师或第一助手。进修医师、实习或见习医师、护士等无权执行手术部位标识。手术医师对确保在正确的手术部位进行手术负最终责任。

7. 手术部位标识必须在患者进入手术室之前完成。日间手术要求手术当天在病房内、进入手术室前完成。

8. 手术部位标识的工具。应使用不易掉色的外科手术皮肤记号笔，新生儿等易产生色素沉着的患者或特殊部位宜用不产生色素沉着的外科手术皮肤记号笔。

9. 体表标识应位于或靠近手术切口。标识应在手术消毒区域范围以内，并在铺巾后依然可见，以便切开皮肤前做最后的手术部位确认。非手术部位不应做任何标识以免引起歧义。在医院内部统一标识以便于识别，推荐在手术部位以"○"标识，直径至少3cm。儿童或标识处体表面积较小的情况，"○"直径可以根据情况缩小。不建议使用模棱两可的标识，如"X"。腔镜手术以实心圆点"●"标记套管针（trocar）处。

10. 特殊手术部位的体表标识

（1）眼科手术标识于患侧眉弓上方正中。

（2）脊柱或脊髓手术应完成手术切口的体表标识，即标识颈椎、胸椎或腰椎以及手术入路是前路或后路。具体的脊柱或脊髓节段可进一步在书面资料上标记。

（3）手术部位有石膏、绷带等包扎物，不适宜拆除时，可在石膏等包扎物上的相应部位做标识；若在进手术室之前已去除包扎物，宜在体表标识。

11. 书面标识在术前讨论的"书面标识图"中相应的手术部位以"○"标识，并签字存档保管。

（1）书面标识的基本原则：凡能进行体表标识的，一律不得以书面标识替代体表标识；可以在体表标识的基础上，用书面标识加以强化。

（2）书面标识仅限于以下情况：标识部位在技术上或解剖学上是不可行的，如口腔黏膜、扁桃体、牙齿等部位（表 4-9-1）；标识部位可能引起患者极大反感或不适，如会阴部（表 4-9-2）；皮肤状况不适宜标识时（如烧伤、溃疡、严重皮疹等）或患者有正当理由拒绝做手术部位的皮肤标识时（表 4-9-3）；儿童手术部位标识（表 4-9-4）；脊柱或脊髓手术可进一步在书面资料上标记具体的脊柱或脊髓段，用书面标识强化体表标识（表 4-9-5）。

表 4-9-1　头颈五官部位手术书面标识确认

姓名：	住院号：	科室：	床号：

标识方法说明：请在手术部位标识"○"		
标识医师签名：	标识时间：　　年　月　日	

表 4-9-2　会阴部位手术书面标识确认

姓名：	住院号：	科室：	床号：

标识方法说明：请在手术部位标识"○"		
标识医师签名：	标识时间：　　年　月　日	

表 4-9-3　手术部位书面标识确认

（下图适合皮肤状况不适宜标识或患者有正当理由拒绝做手术部位的皮肤标识时）

姓名：	住院号：	科室：	床号：

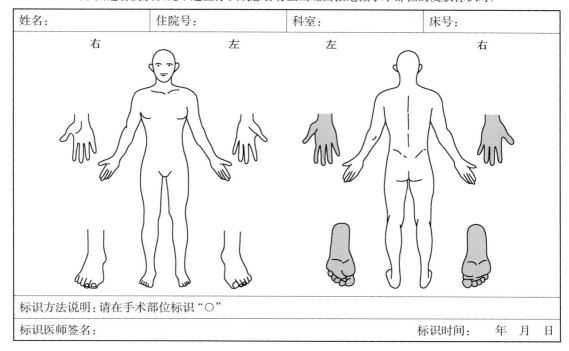

标识方法说明：请在手术部位标识"○"

标识医师签名：　　　　　　　　　　　　　　　　　　标识时间：　年　月　日

表 4-9-4　儿童手术书面标识确认

姓名：	住院号：	科室：	床号：

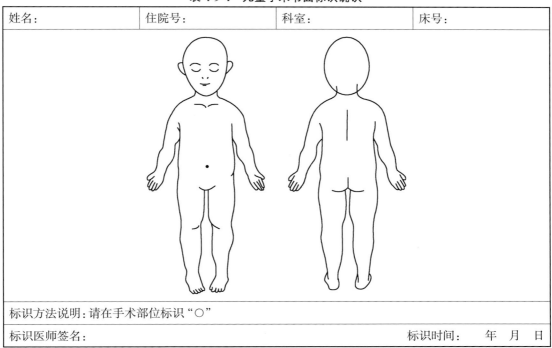

标识方法说明：请在手术部位标识"○"

标识医师签名：　　　　　　　　　　　　　　　　　　标识时间：　年　月　日

表 4-9-5 脊柱或脊髓手术书面标识确认

姓名：	住院号：	科室：	床号：

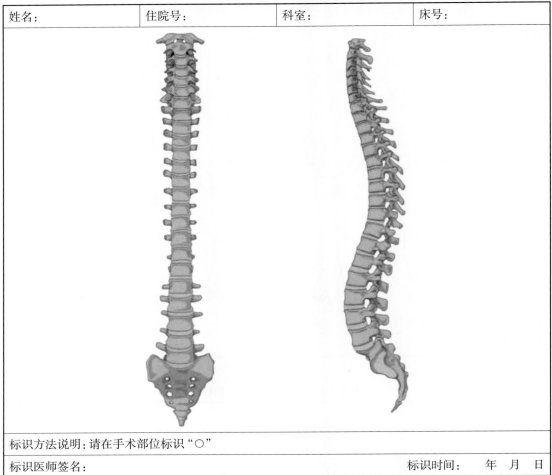

标识方法说明：请在手术部位标识"○"

标识医师签名：	标识时间： 年 月 日

12. 以下情况,不强制要求做手术部位标识

(1)需紧急抢救手术时。

(2)开放性骨折或开放性外伤的手术。

(3)单纯单孔自然腔道内镜手术(消化道内镜、支气管镜、膀胱镜、宫腔镜等)。

(4)人体自然开口的手术,如经阴道、尿道或直肠的手术。

(5)一般的介入手术可以不做穿刺点的标识,但建议涉及双侧器官的介入手术操作时,应在术前仔细核对患者信息、病历资料和影像学资料,并结合术中影像结果审慎判断。

13. 其他有创操作可参照执行。除了外科操作外,其他的侵入性操作也需要进行标识,如麻醉科实施的神经阻滞等。

(三) 手术部位标识的核查流程

1. 第一次核查

手术当天,由病房护士在患者入手术室前核查有无手术部位标识,应标识而无标识的患者不能接入手术室,此为第一次核查。无须标识的病例,应由手术医师在术前讨论中明确写明无须标识及理由。交接卡上应备注"有体表标识""有书面标识""无须标识"3种类型。

2. 第二次核查

手术室巡回护士在患者进入手术室时应再次确认手术部位标识及是否正确,此为第二次核查。

3. 第三次核查

患者进入手术室后,在切皮前,应由手术医师(仅限主刀或第一助手)、麻醉医师和手术室巡回护士三方核对患者信息、手术操作、手术部位标识、体位和置入物等是否正确,此为第三次核查。此次核查应做到手术名称的"四吻合",即手术同意书、手术通知单、手术部位标识和实际手术部位"四吻合"。

(四) 手术部位标识的监督管理

1. 手术室严格执行无手术部位标识不接患者制度

未按规定进行手术部位标识的患者,手术室不可接患者入手术室,同时应予以记录。手术室可以按照相关规定,依次接下一台手术。待该医疗组的手术医师按照规范完成手术部位标识后,可重新向手术室提出接患者申请。若延期超过半小时仍未能完成手术部位标识,手术室有权取消该手术。

2. 医务部门常态化核查手术部位标识制度落实情况

医务部门将手术部位标识的执行情况纳入手术安全核查制度的考核内容,结果定期公示。手术室和各临床科室要积极配合不良事件上报,尤其对于已经或险些发生的手术部位错误(含错误的患者、错误的部位、错误的手术操作),要求每例必报。

1 个月内出现 2 次或以上未按规定进行手术部位标识影响手术安排或 1 个月内出现 2 次或以上"四吻合"错误的医疗组,取消该医疗组下个月的手术日 1 个,交手术室统一调配。

五、入院环节监测指标

1. 手术部位标识合格比例

$$手术部位标识合格比例 = \frac{符合日间手术标识要求的患者人数}{同期日间手术患者人数} \times 100\%$$

(1)分子:指手术部位标识时间、标识方法均正确的患者人数。手术安全核查时发现任何一个方面不符合要求,均记为不符合。

(2)分母:指同期的全部日间手术患者人数。

(3)指标内涵

1)反映日间手术全流程是否严格遵循 18 项医疗核心制度。

2)手术部位的术前标识是为了确保手术患者的医疗安全以及手术安全核对的完整有序进行,防止手术过程中手术患者及手术部位出现识别差错。原则上所有涉及手术切口的操作以及经皮穿刺、仪器经人体自然孔隙进入的所有侵入性操作均推荐实行手术部位术前标识。

2. 首台日间手术患者准点进入手术室的比例

详见第六章第七节。

(莫洋　谭亮　张颖帆)

第十节 日间手术的术后管理

一、术后护理

手术结束后患者回到病房时,责任护士应与麻醉医师、手术室护士重点交接患者手术中的相关情况及手术麻醉后的注意事项,密切观察病情变化,运用 ERAS 策略落实患者的术后护理。

(一)生命体征的监测

根据病情和医嘱监测患者心率、血压、呼吸、血氧饱和度等生命体征,必要时予以心电监护。

(二)体位护理

1. 一般体位护理

全身麻醉患者未清醒前取平卧位,清醒且血压稳定者,可改为半坐卧位,以利于呼吸和引流。局部麻醉患者可采取自主舒适的卧位。

2. 特殊体位护理

(1)头颈胸部手术麻醉清醒后,取半坐卧位。

(2)骨科手术,应将患肢抬高,并处于功能位。

(3)下肢静脉曲张术后抬高患肢。

(4)肺段切除术或楔形切除术者,尽量选择健侧卧位,以促进患侧肺组织扩张。

(5)一侧肺叶切除者,若呼吸功能尚可,可取健侧卧位,以利于手术侧残余肺组织的膨胀与扩张;若呼吸功能较差,则取平卧位,避免健侧肺受压限制肺的通气功能。

(三)呼吸道护理

1. 吸氧

全身麻醉手术后根据医嘱常规给予鼻导管吸氧,氧流量为 2~4L/min,根据病情调节氧流量。

2. 观察

头颈胸部手术后观察呼吸的频率、幅度及节律,观察有无气促、发绀等缺氧征象及血氧饱和度情况,若有异常及时通知医师。

3. 咳嗽训练

全身麻醉手术患者由于气管插管后呼吸道分泌物会增多、变稠,加上手术创伤、术后疼痛、咳嗽无力等因素,极易造成痰液阻塞呼吸道,导致肺不张和肺部感染。术后有效咳嗽可促进肺康复,是预防术后肺不张、肺炎等并发症的有效措施之一。为患者叩背和鼓励咳嗽是有效的排痰训练,医护人员为患者叩背,也可指导患者近亲属执行,先由下向上,由外向内,使肺叶、肺段处的分泌物松动移至支气管,再让患者用力咳嗽。而后嘱患者做 3~5 次深呼吸,深吸气后屏气 3~5 秒,再用力咳嗽将痰咳出。患者咳嗽时,可固定胸部伤口,以减轻震动引起的疼痛。

4. 雾化吸入

呼吸道分泌物黏稠者,可遵医嘱行氧气雾化或超声雾化,以达到稀释痰液、解痉、抗感染的目的,必要时予以负压吸痰。

5. 呼吸功能训练

目的是降低术后肺部并发症的发生率,提高运动耐量及生活质量。甲状腺手术、胸部手术及老年患者,待麻醉完全清醒后应指导进行综合的呼吸功能训练,如腹式呼吸、缩唇呼吸、呼吸训练器及呼吸操等运动训练。

（四）伤口护理

观察伤口敷料是否清洁干燥,妥善固定。伤口敷料出现渗血、渗液、有异味等异常情况时,应及时通知医师。

妇产科日间手术患者,术后可能会伴有阴道流血,需要观察血量,指导患者术后注意会阴部的清洁卫生,遵医嘱予以会阴冲洗或抹洗,术后 2 个月内严禁性生活、禁止盆浴,避免发生逆行感染。

（五）引流管护理

术后妥善固定引流管,检查引流管标识是否齐全,保持引流管通畅,定期挤压引流管,防止引流管堵塞。

观察引流液的颜色、性状和量,如有异常情况应及时通知医师。留置胸腔引流管患者,术后应观察咳嗽时引流管是否有水柱波动,引流口周围是否有气体或液体溢出;定时挤压,保持胸腔引流管通畅,保障液体和气体顺利引出;定时检查,防止胸腔引流管破损,避免气体不正常进入胸腔。

（六）营养支持

1. 全身麻醉手术后当患者意识恢复且无恶心现象,即可开始试饮少量清水。如无呛咳,可少量多次饮水。术后 4 小时可进食清淡流质饮食,若进食后无任何不适可改为半流质饮食。口腔及颈部手术后应进食温凉食物,温度以 20~35℃为宜,以避免血管扩张引起出血。手术当天饮食以流质和半流质饮食为主,术后第 1 天建议以半流质、软食等易消化饮食为主。应选择含高蛋白和丰富维生素且易消化的饮食,以保障营养,提高机体抵抗力,促进伤口愈合。

2. 局部麻醉手术后如无不适可正常清淡饮食。

（七）早期活动与功能锻炼

早期活动有利于增加肺活量,减少肺部并发症,同时可促进胃肠、骨骼肌肉等多系统功能的恢复,减少静脉血栓栓塞的发生。全身麻醉手术后应根据患者的耐受程度,鼓励早期下床活动。在麻醉清醒后,鼓励患者适当进行床上活动,如四肢主动活动、抬臀及间歇翻身、踝泵运动等,术后第 1 天早晨无不适症状即可下床活动,以后根据患者情况逐渐增加活动量。采用下床活动"三部曲":①床上坐起 30 秒;②坐在床沿双腿下垂 30 秒;③床旁站立 30 秒。无不适症状时可在陪护帮助下下床活动。

1. 甲状腺腺叶切除术、甲状腺次全切除术及甲状腺全切除术

术后第 1 天,患者如无不适症状,应指导循序渐进地进行颈部功能锻炼,避免组织粘连,减少组织挛缩。甲状腺癌颈淋巴结清扫术后应先以头部转动为主,术后 1 周开始增加手臂外展及前举运动,术后 1~3 个月进行肩关节、颈部组合训练。腋窝入路手术患者术后 1 周应避免同侧上肢过度外展,术后 1 个月内禁止做扩胸运动。

2. 机器人辅助胸部外科手术

术后应指导患者进行手臂和肩关节的运动,目的是预防术侧胸壁肌肉粘连、肩关节僵直及失用性萎缩。患者清醒后,可指导其近亲属为患者行肩臂部轻柔按摩,并协助其进行术侧肩关节及手臂的抬举运动,时间频次以患者舒适为宜。

术后第 1 天可进行上肢平举、上举运动;术后第 2 天开始进行梳头运动;术后第 3 天将一侧手越过头顶,触及对侧耳朵,患者颈部不要倾斜;术后第 4 天以后进行扇臂运动,双手十指在脑后叠加,两肘在面前开合,保持两肘高度一致,并向后大范围展开,每日锻炼 3 次,每次 5~10 分钟。使肩关节活动范围逐渐恢复至术前水平,防止肩下垂。

3. 肩袖手术

术后应佩戴支具,保持肩关节 30°~45° 外展,使肩关节周围肌腱松弛,促进愈合。同时应在康复师指导下进行分阶段功能锻炼,麻醉作用未消失前,即可进行腕关节及指关节的被动活动,麻醉作用消退后可主动练习手、腕和肘部的屈伸活动,如握拳训练、屈肘练习、被动外旋及前屈训练等。

4. 交叉韧带重建术

术后应完全伸直膝关节,不要在膝关节正下方垫枕头。术后在康复师指导下分阶段进行功能锻炼,如股四头肌收缩训练、踝泵运动、直腿抬高训练及侧卧抬腿训练等。

5. 全髋关节置换术

术后应在康复师指导下早期进行功能锻炼,可进行踝泵运动、踝关节旋转训练、卧床膝关节屈曲训练、臀肌收缩练习及髋关节外展训练等,以促进下肢血液循环,预防血栓,增强肌力和改善髋关节的灵活性。

(八)静脉血栓栓塞的预防

静脉血栓栓塞的预防已成为医院质量管理的一项重要指标。虽然日间手术后发生下肢深静脉血栓形成的风险相对较低,但是随着日间手术的管理逐步规范、成熟,越来越多的三、四级手术开始探索日间手术管理模式,因此应加强日间手术静脉血栓栓塞风险的识别和预防。术后应鼓励患者早期下床活动,责任护士可使用血栓风险评估量表进行静脉血栓栓塞风险评估,早期识别静脉血栓栓塞高危患者,并采取预防措施,对高风险患者进行基础预防和机械性预防以降低深静脉血栓形成,甚至肺栓塞的风险(具体预防措施详见第五章第四节)。

(九)疼痛管理

责任护士应关注日间手术患者的术后疼痛,鼓励患者主动报告疼痛,根据医嘱采取全程个性化、多模式镇痛,最大限度地减轻患者术后疼痛,提高患者的舒适度(详见第五章第二节)。

术后可通过视觉模拟评分(visual analogue scale,VAS)等方法动态对患者进行疼痛评估,并根据疼痛程度分级予以相应的处理。

(十)术后恶心呕吐的管理

应评估患者术后恶心呕吐的风险等级,制定个性化的预防策略,尽早预防、及时处理。患者发生呕吐时,应评估呕吐物的颜色、量及性状,并立即告知医师,遵医嘱给予镇吐药或补液治疗,并针对呕吐发生的原因进行针对性护理(详见第七章第三节)。

（十一）尿潴留护理

全身麻醉患者术后由体位不适应、环境改变、精神紧张以及可能的泌尿系统基础疾病等因素导致尿潴留。患者术后出现排尿困难可先采取诱导排尿的方法，如改变体位、热敷、温水冲洗外阴及听流水声等措施。如果诱导排尿后依然排尿困难，可协助患者下床或如厕排尿，必要时予以留置导尿，避免膀胱长时间过度充盈。

（十二）并发症的护理

代表性日间手术并发症的观察及处置详见附录一。

二、出院前护理

（一）出院评估

日间手术患者术后经过短暂的康复即可出院，但出院并不代表完全康复。制定量化的临床出院标准和延续护理措施是保障日间手术患者安全的重要手段。为保障医疗质量和安全，减轻医务人员和患者及其近亲属的顾虑，出院当日责任护士需与医师一起结合患者的专科情况、麻醉后出院评分系统（post-anesthesia discharge scoring system，PADS）及改良早期预警评分（modified early warning score，MEWS）等结果共同判断患者是否达到离院标准。PADS 评分 ≥ 9 分，MEWS 评分单项<2 分或总分<3 分，且无专科手术后的并发症或不良反应可予以出院。

1. PADS 评估

指标包括生命体征、活动能力、疼痛、恶心、呕吐及切口出血（表 4-10-1）。每项评分为 0~2 分，总分 10 分。

表 4-10-1　PADS 评分量表

指标	评分 / 分
生命体征：生命体征平稳，且与术前基线值一致	
血压和心率与术前基线值比较<20%	2 分
血压和心率与术前基线值比较 20%~40%	1 分
血压和心率与术前基线值比较>40%	0 分
活动能力：患者能在预期水平内活动	
步态平稳，无头晕	2 分
需要帮助才能活动	1 分
无法活动	0 分
恶心、呕吐：出院前必须达到最小程度恶心、呕吐	
轻度：口服药物控制	2 分
中度：肌内注射药物控制	1 分
重度：多次治疗后继续	0 分

续表

指标	评分 / 分
疼痛：出院前应无痛或轻度疼痛，疼痛程度患者可以接受	
能耐受疼痛	2 分
不能耐受疼痛	1 分
外科出血：术后出血与手术预计失血一致	
轻度：不需要换药	2 分
中度：最多需要 2 次换药	1 分
重度：需要多于 3 次换药	0 分

满分 10 分，≥9 分可以出院。

2. MEWS 评分

从体温、心率、呼吸、收缩压、意识水平 5 个方面进行评分，每个指标根据评估所得数值分别赋予 0~3 分，各项相加得出总分，得分越高表示病情越危重（表 4-10-2）。

表 4-10-2　MEWS 评分表

指标					评分 / 分
体温 /℃	心率 /(次·min⁻¹)	呼吸 /(次·min⁻¹)	收缩压 /mmHg	意识水平	
			≤ 70		3 分
≤ 35.0	≤ 40	≤ 8	>70~80		2 分
>35.0~36.0	>40~50		>80~100		1 分
>36.0~38.0	>50~100	>8~14	>100~199	清醒	0 分
>38.0~38.5	>100~110	>14~20		对声音有反应	1 分
>38.5	>110~129	>20~29		对疼痛有反应	2 分
	>129	>29	>199	无反应	3 分

3. 专科情况的评估

主要评估有无术后并发症或不良反应。例如，胸外科手术后需要密切观察：①呼吸困难；②出血，术后每小时的血性引流液在 200ml 以上并持续 3 小时；③重度皮下气肿；④肺部感染；⑤胸腔积气、积液；⑥心律失常。

甲状腺外科手术后需要密切观察：①出血，主要表现为引流量增多，呈血性液体，颈部肿胀，患者自觉呼吸困难；②喉返神经损伤，单侧喉返神经损伤会出现声音嘶哑；双侧喉返神经损伤会出现失声，还可能伴有不同程度的呼吸困难；③甲状旁腺功能减退，出现低钙血症；④淋巴漏，引流量持续较多，可达 500~1 000ml，呈乳白色不透明液；⑤血清肿。

（二）出院指导

外科手术后的恢复需要一个过程，只有当患者完全恢复到术前的生理、心理水平，才能称为完全恢复。大部分患者担心手术安全、出院后发生并发症得不到专业人员的支持。因此，出院后患者是否在家中得到有效照护，使身体达到最佳状态，以及对并发症的早期识别和处理都显得非常重要。

出院指导能使患者或其近亲属对出院后可能出现的问题有一定的认识，减轻出院时的焦虑及恐惧。同时，通过指导患者采取有利的健康行为和生活方式，能消除或降低危险因素，降低并发症的发生率，提高患者的生活质量。

1. 心理护理

日间手术患者出院时可能仍存在切口疼痛、咳嗽等术后并发症，患者及其近亲属对于回家后的病情观察、照顾、护理会有担忧。出院前护士应关心体贴患者，认真倾听患者及其近亲属的陈述，及时疏导其情绪，告知出院后医院会继续为其提供延续性服务，并提供科室的24小时联系方式，针对其顾虑予以针对性的指导。

2. 饮食指导

建议日间手术患者选择含高蛋白和丰富维生素且易消化的饮食，以保障营养，提高机体抵抗力，促进伤口愈合。如出现腹胀、食欲减退等情况，可采取少食多餐的方式，并加强活动。存在营养风险的患者建议及时进行营养评定，在营养师的指导下制定合理的营养支持计划。

甲状腺手术后存在低钙血症的患者应进食高钙低磷的食物。术后存在乳糜漏的患者建议低脂饮食或无脂饮食，以素食为主。口腔及甲状腺手术患者出院后注意不可进食过热、过于坚硬，或者难以咀嚼、过于辛辣的食物。

3. 伤口护理

指导患者出院后正确地观察和护理伤口。正常情况下，3~5天更换敷料并观察伤口，伤口如发生感染或其他情况，应建议就近前往社区医院或医院伤口中心进行处理。

4. 用药指导

应详细告知患者出院带药的作用、服用方法、时间、剂量、注意事项及副作用，告知患者应遵医嘱用药，不建议患者自行购买抗生素使用。

5. 活动指导

指导患者出院后注意休息，保持规律的生活起居，早期活动，适当多活动，每日保持充分的休息与活动。康复运动应结合患者的实际情况，遵循活动适量的原则，循序渐进地进行。可通过操作示范、视频等方式指导患者如何进行腹式呼吸、缩唇呼吸、呼吸操、踝泵运动、手臂和肩关节的运动等，并对健康教育的效果进行评估，直到患者完全掌握。

6. 复诊及延续性护理

指导患者遵医嘱进行复诊，复诊前提前预约挂号。复诊时需携带相关病历资料，如病理检查结果、出院记录等。同时告知患者医院将提供延续性护理，追踪其出院后的康复情况并予以针对性指导，以取得患者及其近亲属的配合。如电话随访，须告知随访电话号码，以免患者拒绝接听电话导致失访。采取短信、微信或人工智能随访等方式时，应指导患者及其近亲属如何配合，以保障随访的效果。

7. 紧急情况处置

告知患者出现下列情况时及时就医,如寒战或发热(体温超过 38.5℃)、伤口局部红肿加重、伤口异味、胸闷、气短、心率增快、心悸、大汗淋漓、腹部剧痛、皮下气肿进行性加重、剧烈咳嗽、痰中带血或咯血、呼吸困难、血便等症状。同时,要求患者一旦发生这些异常情况,可电话日间手术中心病房,必要时启动"绿色通道"和应急预案。

(三) 出院审核

日间手术患者在手术结束后经短暂观察和康复即可安排出院,办理费用结算。为保障患者的权益,日间手术中心病房护士在患者出院前应完成医保身份审核、门诊费用审核及住院相关费用的审核,避免引起不必要的纠纷。

1. 医保身份审核

参保患者住院后,必须严格按照《医疗保障基金使用监管条例》及相关政策法规的有关规定,核验参保人员的有效身份凭证,如发现涂改、伪造、冒用的,及时通知医院医保相关部门,向医疗保障局报告。非功能障碍性整容及矫形术、工伤、斜视、性病、有第三方责任人的意外伤害等不属于医保支付范围的疾病,不能纳入日间手术医保报销。

2. 医保门诊费用的审核

为了推进日间手术的快速发展,部分省(自治区、直辖市)的医疗保障局出台了日间手术医保支付的相关政策,将日间手术患者住院前 7~21 天内在同一医疗机构发生的,且与本次日间手术治疗直接相关的门诊术前检查、术前必要用药的费用等纳入医保费用的结算。日间手术流程要求术前检查在门诊完成,门诊检查费用一般是先采取自费的方式,在患者住院完成手术后经过医务人员审核再纳入住院费用一并报销。日间手术的节奏非常快,患者近亲属由于精力和经验有限,对此没有足够关注或没有及时办理医保手续和进行医保费用审核手续时,容易发生为完成报销程序进行不必要的多次来回奔波,甚至影响术前费用报销的情况。因此,住院期间需要手术医师、主班岗护士、床位责任护士加强医保支付政策的告知,让患者住院后应关注并及时办理医保手续。主班护士应对患者的门诊费用及时进行审核,并提醒其在出院结算前办理完门诊费用审核。主班护士在费用审核时需对不能纳入医保报销的费用做好解释工作,避免因不能报销或少报销导致患者或其近亲属不理解的情况,甚至产生医患矛盾,从而影响患者就医体验。

3. 住院费用的审核

医师为患者开立出院医嘱后,护士站要为患者核对费用并提交出院申请,患者持相关凭证到入出院结算中心人工窗口或在自助机上自助办理出院结算手续。由于日间手术患者的住院时间短,手术治疗过程中涉及部门的工作流程与普通住院患者不同,非常讲究时效性。主班护士在患者出院前应核查以下方面的费用。

(1)核查手术室、麻醉科、检验科、病理科及相关专科病房产生的费用是否计价:遇到有疑问的费用应予以沟通和提醒,避免因为节奏快导致漏计费的情况。

(2)核查出院带药是否计费:避免因药房未及时计费而导致患者出院时不能发放药品,住院结算中心需要执行改账操作。

(3)严格遵守医疗收费标准:针对费用清单,对照医嘱、检查报告、治疗单、护理专项记录、麻醉专项记录、手术记录及病程记录等逐一进行检查核对,落实费用清单、住院医嘱、治疗单和病程记录"四吻合"。严禁多收费,避免少收费、漏收费,杜绝无医嘱、无结果收费,以及分解、重复、套用项目收费等。如果发现多收费、误收及漏收费用等情况,在患者办理出院结算前应及时纠正,确认无误后方可办理结算手续。

(莫 洋)

第十一节 日间手术的延期出院和转专科病房治疗

延期出院指日间手术患者的住院时间超过 24 小时,但一般不应超过 48 小时。转专科治疗一般指因术式改变或发生较严重的并发症等原因导致日间手术患者不能在 24~48 小时出院,需要转专科病房继续治疗。

日间手术患者延期出院或转专科治疗是为了保障患者的医疗质量和安全,在专门的日间手术中心存在一定的比例,属于日间手术中心病房风险管理和应急处置的主要工作内容。日间手术中心病房采用预约制安排住院患者,患者延期出院可能影响病房的床位安排和工作效率,应从日间手术流程的各个关键环节进行控制,将延期出院比例控制在较低范围。并且,要严格遵循患者住院时间在 24 小时内不能出院但预计 48 小时内能够出院时才按延期出院处理。否则,就要开辟医院内的“绿色通道”将患者转专科病房继续治疗。

一、延期出院和转专科病房治疗的主要原因

影响日间手术患者延期出院的因素多,可以从患者因素、疾病本身和手术相关因素等 3 个方面来分析。

1. **患者因素**

(1)年龄:是部分日间手术患者延期出院的风险因素。如老年患者的腔镜下腹股沟疝无张力修补术后尿潴留、血清肿的发生率较高,容易导致不能按计划出院。

(2)肥胖:肥胖患者最重要的合并症之一是阻塞性睡眠呼吸暂停综合征,这给日间手术的麻醉带来了严峻挑战。英国医疗机构建议患者体重指数(body mass index,BMI)$>30kg/m^2$ 时不适宜日间手术,美国国民保健制度规定患者 BMI$>35kg/m^2$ 应被排除在日间手术之外。

(3)心理因素:是妨碍日间手术患者按时出院的又一个重要因素。对于患者而言,手术无大小之分,术前、术后多数患者存在紧张、恐惧、焦虑、抑郁等心理应激反应。国内多年来已形成的住院手术习惯,患者在术后需要恢复至基本正常的饮食、活动能力及伤口完全愈合,甚至拆线后方予以出院,在病床使用率不高的县市级医院依然是这种习惯。大型三级医院的床位紧张,患者在住院前常考虑住院难、候床久,愿意接受日间手术模式,但在术后因为疼痛、呕吐等现象会加重患者焦虑,担心出院后出现手术并发症时不能获得及时的救治;或者日间手术患者和普通住院患者同住一个病房时,患者常不愿意按时出院。

2. **疾病状况**

我国已进入人口老龄化阶段,60 岁以上的人口已经达到 2.5 亿左右,预计 2025 年将突破 3 亿。中老年人的慢性病患病率比较高,研究数据显示,约 75% 的老年人群至少有一种

慢性病,而 20% 的老年人有 3 种及以上的慢性病。老龄患者的医疗需求呈上升趋势,日间手术的老年患者比例也会逐步升高。老年患者日间手术后慢性疾病相关的并发症发病率呈上升趋势,影响术后康复速度,易导致延期出院。

另外,在筛选适宜日间手术的患者时,由于收治三、四级手术或 ASA 3 级患者的比例逐步提高,发生手术相关并发症比例的风险也逐渐升高,这也是导致患者延期出院的一个重要因素。

3. 手术相关因素

手术时长、术中手术方式的改变、手术相关并发症、手术医师的技术能力是影响患者延期出院或转专科病房继续治疗的主要因素。

(1)手术时间过长:多数日间手术的准入标准或筛选条件包括手术时长,要求手术时间不超过 3 小时。手术时间越长,机体对手术创伤的应激反应越大。手术既是一个接受治疗的过程,也是一个遭受创伤的过程。麻醉、手术相关的各种心理刺激及躯体创伤刺激作为应激源贯穿整个围手术期,可引起机体强烈的应激反应,引起免疫系统的反应,如炎症介质的释放。手术时间长,机体应激反应重,麻醉期间患者生理参数的变化以及术后恶心呕吐等的发生比例增高,可能导致患者延期出院。

(2)术中手术方式的改变:手术操作过程中所见实际情况与术前评估存在较大差异,或者术中出现较严重的并发症,需要改变术前拟定的手术方案或手术范围,这是在临床实践中较常见的现象。如腹腔镜胆囊切除术已成为经典的日间手术模式,但若术中发现胆总管结石,需要在腹腔镜下或转开放手术行胆总管切开取石、放置 T 管,可能导致患者延期出院或需要转专科病房继续治疗。

(3)手术相关并发症:术后并发症在外科手术中不可能完全避免,是非预期的,是导致患者在术后偏离正常恢复路径的风险事件,通常分为一般性并发症和特殊并发症。一般并发症在各种手术后都可能会出现,如疼痛、恶心呕吐、切口感染、出血和肺炎等。特殊并发症与手术方式有关,如胆囊切除术后的胆漏、肺叶切除术后的气胸等。无症状或症状轻微的术后并发症,经适当处理后,不影响患者按计划出院。并发症表现较明显或严重时,通常会延长住院时间,增加医疗费用,增加患者的生理和心理负担。

(4)手术医师的技术能力:患者的延期出院与手术医师团队的外科能力和 ERAS 策略有关。如开展腹腔镜手术的手术医师从学习到熟练的过程中存在一个典型的学习曲线,经验丰富的手术医师开展腹腔镜手术时发生中转开腹手术的比例低,手术相关的并发症发生比例也低。手术部位的引流管放置和拔除时间也可能是影响患者按计划出院的因素。

二、降低延期出院和转专科病房继续治疗患者比例的主要措施

日间手术中心病房需要通过不断优化日间手术的管理流程,关注每个关键的流程环节,降低延期出院和转专科病房继续治疗的患者比例。

1. 制定适宜的日间手术病种和术式目录以及患者准入条件

适宜日间手术的病种和术式选择或患者准入条件取决于各医院及专科的手术能力和麻醉手术条件,以及日间手术的保障措施。综合医院开展日间手术时需要结合临床专科的能力及优势学科特色,重点开展与学科建设定位和能力相匹配的日间手术病种和术式,制定适宜的日间手术病种和术式目录以及患者准入条件。

2. 落实术前麻醉评估和日间手术患者的适应性评估

严格落实日间手术流程要求的术前麻醉评估和日间手术患者的适应性评估。术前麻醉评估主要从患者的健康状况、疾病程度和麻醉安全角度来评估；经过详细的评估筛选和选择合适的麻醉与手术方式，术后加强管理和随访，老年患者也是可以享受到日间手术带来的便利。日间手术患者的适应性评估主要从患者的日间手术依从性、社会因素来评估，这是降低日间手术患者延期出院和转专科治疗比例的重要条件。

3. 强化围手术期的健康教育与减少患者焦虑

麻醉和手术的过程对患者是一种不同程度的心理应激，因此术前、术后多数患者存在紧张、恐惧、焦虑、抑郁等心理应激反应。不同程度的焦虑、抑郁情绪是患者围手术期出现的不容忽视的心理问题，轻则影响患者的治疗效果和身心健康，重则不利于术后康复，甚至可能会引起术后并发症。从手术医师筛选适宜日间手术患者开始，日间手术病房医护人员在围手术期要充分告知患者及其近亲属关于日间手术的优势和患者的适宜性，以多种健康教育的方式介绍日间手术的流程，让患者充分知晓诊治计划的全过程和要求。术后手术医师宜与患者有至少1次的充分沟通交流，告知手术过程，这是患者最担心的焦点问题，获得手术医师关于手术过程的肯定能使患者"如释重负"。

4. 提高手术能力与降低手术并发症

部分医疗机构对开展日间手术的医师有准入制度，将手术医师在开展某种日间手术术式前在普通住院模式下已具有该种术式一定数量的手术量作为准入条件，如开展日间腹腔镜胆囊切除术需要主刀腹腔镜胆囊切除术100例以上。微创手术是日间手术快速发展的技术背景因素，但鉴于腹腔镜手术有一个相对较慢的学习曲线，确保以高年资专科医师为主开展日间手术，能够减少手术并发症发生，控制手术时间，降低日间手术延期出院的患者比例。

5. 减少应激反应与落实加速康复外科策略

围手术期一般要以降低应激反应为中心，控制炎症反应，与ERAS策略有异曲同工之处。前者着重于炎症损伤的控制和处理，后者着重于患者的快速康复。

炎症反应是术后必然发生的一种病理生理过程，局部的炎症反应造成血管通透性增高、组织水肿、免疫细胞浸润等，并释放炎症介质。这些炎症细胞和其释放的促炎及抗炎介质构成了复杂的网络体系，而该体系的平衡和稳定很大程度上决定了手术患者的预后。

控制炎症的目的是通过合理的围手术期评估、监测和处理，应用包括手术在内的治疗优化措施，降低手术造成的全身和局部创伤效应，控制过度炎症反应，从而加速患者康复。一般可以分为术前、术中和术后3大部分。术前评估患者的创伤承受能力，以避免术后发生过度的创伤炎症反应，如全身营养状况的评估及纠正，重要脏器的功能评估及改善。术中要重视控制麻醉和手术带来的创伤应激，如选择合理的麻醉方式，术中维持血流动力学稳定，术中的操作要准确轻柔，在确保手术根治性的同时，最大限度地控制术中出血和创伤。术后要有严密的监测，如患者的生命体征，包括体温、心率、精神状况及尿量等。

控制手术应激的炎症反应方法，ERAS策略强调：①术前与患者充分沟通以取得患者合作，进行适当的营养支持；②选择恰当合理的麻醉方法；③提高手术技术，减少手术时间，避免过度处置；④术后良好的镇痛；⑤术后早活动、早进食。如果患者术后生命体征平稳正常，就说明患者的炎症反应、应激状态基本在可控范围之内。

三、延期出院患者的处置

1. 制定延期出院患者的评估和处置流程

若经评估后患者不能按计划出院,需要提供后续医疗服务,让患者继续在日间手术病房康复和观察,这是保障患者手术质量和安全的必要措施。同时,由于患者的住院模式发生改变,根据医疗质量安全核心制度,日间手术病房需要针对延期出院患者制定完善的处置措施。

(1)手术医师负责日间手术延期出院患者的处置:手术医师需要术后查看患者,尤其是综合医院专门的日间手术中心管理模式下,日间手术中心病房的管理医师是在手术医师的指导下协助管理患者。手术医师负责制是保障延期出院患者获得优质诊疗并及时、正确处理术后并发症的关键,有利于提高患者满意度。

(2)完善医疗文书的书写和相关检查:《医疗机构日间医疗质量管理暂行规定》(国卫办医政发〔2022〕16号)中虽然要求采用24小时入出院记录书写日间手术住院病历,但由于患者住院时间超过24小时,这时一般需要再书写完整的住院记录、首次病程记录、术后首次病程记录等。同时需要保留原有的24小时入出院记录,不宜撕毁或者在原来基础上重新修改。有鉴于此,在日间手术开展相对成熟的医院已制定了院级日间手术病历的书写要求,患者延期出院后,只需要按照日间手术病历书写规范完成相应的病程记录。

(3)完善必要的检查内容:包括血常规、C反应蛋白等炎症介质测定。

(4)专科并发症早发现、早处理:实施ERAS策略,重视控制炎症反应的策略,积极处理一般并发症。包括液体管理、营养支持、镇痛和防治术后恶心呕吐等。如通过预防性给药控制患者术后疼痛和恶心、呕吐,实现患者术后疼痛评估不超过3分、无恶心呕吐等。

2. 改变手术方式和发生较严重手术并发症患者的处置

术中根据病情评估需要改变手术方式,或者因发生较严重的手术并发症需要调整手术方式,手术医师需要谨慎考虑,必要时应邀请上级医师或专家紧急会诊和协助。

如果签署手术同意书时,对拟实施的替代医疗方案或变更术式的可能,手术医师的告知不完全,手术医师应履行告知变更手术方式的义务,向患者或其近亲属说明病情和医疗措施,包括需要实施的手术、特殊检查、特殊治疗及医疗风险,并取得患者及其近亲属的书面同意。如果是全身麻醉日间手术的患者,手术医师有必要在患者苏醒良好后和其本人沟通,告知变更手术方式的必要性和术后注意事项。

四、建立转专科病房治疗"绿色通道"

综合医院建立专门的日间手术中心(或日间手术病房),制定的日间手术管理制度中需要有明确规定,在日间手术中心(或日间手术病房)与各专科病房之间建立转科"绿色通道",当日间手术患者在术后因病情需要转专科病房继续治疗时,各专科病房能够优先安排转科。

同时,日间手术中心在和各专科及手术医师讨论启动日间手术模式时,需要明确说明患者延期出院或转专科病房继续治疗时双方责任和流程。手术医师的配合程度是日间手术中心评定优秀合作医师的重要条件。

五、延期出院和转专科治疗监测指标

1. 日间手术患者延期出院比例

$$日间手术患者延期出院比例 = \frac{延期出院患者人数}{同期日间手术患者人数} \times 100\%$$

（1）分子：延期出院患者人数指住院时间超过 24 小时的日间手术患者，包括转专科病房继续治疗的患者。

（2）分母：同期日间手术患者人数指同期的全部日间手术患者人数。

（3）指标内涵

1）是日间手术中心的工作效率指标，反映执行日间手术流程的规范程度。

2）直接反映日间手术流程的术前麻醉评估、术前日间手术中心病房医护评估、术前健康教育等关键环节的质量。

3）间接反映日间手术的医疗安全质量、并发症管理和 ERAS 策略实施情况。

2. 日间手术患者转专科病房比例

$$日间手术患者转专科病房比例 = \frac{转专科病房继续住院患者人数}{同期日间手术患者人数} \times 100\%$$

（1）分子：转专科病房继续住院患者人数指从日间手术中心病房转科至专科病房继续治疗的患者人数。

（2）分母：同期日间手术患者人数指同期的全部日间手术患者人数。

（3）指标内涵

1）是日间手术中心的安全指标，反映制定的适宜日间手术病种和术式的准入标准、患者筛选条件的合理性。

2）反映日间手术流程的术前麻醉评估、术前日间手术中心病房医护评估的工作质量。

（刘露霖　刘蔚东）

第十二节　日间手术的出院后管理

出院后随访是日间手术流程区别于普通住院手术的重要特征之一，也是日间手术患者术后质量安全的重要保障措施。日间手术患者的住院时间短，出院并不代表完全康复，而术后并发症是外科治疗不可避免的不良事件。日间手术患者的术后严重并发症少，但轻微并发症较为常见，常见症状包括疼痛、恶心、呕吐、头痛、嗜睡、乏力、肌痛及咽喉痛等。另外，日间手术患者在住院期间与医护之间的沟通机会少，对出院后的病情变化及并发症的处理知识掌握不全，担心出院后不能得到及时指导。因此，开展日间手术的医疗机构和专科需要高度重视出院后随访。

欧美国家中日间手术占择期手术比例高，但经过半个世纪的发展，已建立了一套成熟的日间手术患者出院后由社区卫生机构或护理康复机构为主的照护机制；日间手术患者出院

后的持续护理以政府为主导,医疗机构通过与初级卫生、康复旅馆、居家照顾、家庭访视等机构的合作来解决。

国内日间手术患者出院后的服务内容较为单一,主要由实施手术的医疗机构或日间手术中心来完成术后随访。由于缺乏优质的延续性照护服务,再次住院或计划外手术的发生风险相对较高,可能影响日间手术的发展。

一、出院后随访

开展日间手术的医疗机构需要建立日间手术出院后随访机制,可根据不同病种和手术方式的特点、常见手术并发症发生规律和康复时间,明确随访时间、频次、内容和形式等,为日间手术患者提供连续安全的延伸性医疗服务。日间手术中心应设立专门的随访组,建立完善的随访制度、服务流程(图 4-12-1)、应急预案等,并配备一定数量的专职随访医护人员。随访人员应该认真记录患者的康复情况,并及时将相关问题向手术医师反馈,将患者的意见和建议及时反馈给科室主任和护士长,以便进行持续质量改进。

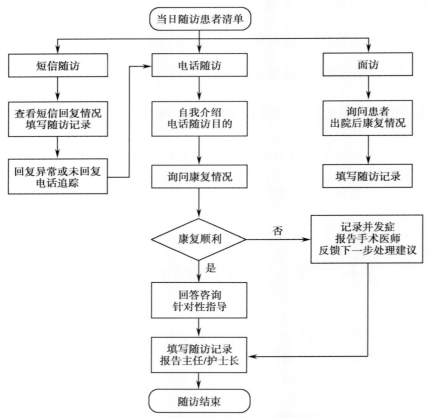

图 4-12-1 日间手术患者的出院后随访流程

日间手术患者出院后获得定期随访,能解除患者出院后的后顾之忧,有效随访能预防和及时发现患者的术后并发症,提高患者的就医体验。

（一）随访人员的资质

负责日间手术随访的医护人员应该具备以下基本素质。

1. 服务态度好，具有良好的交流沟通能力

为患者提供热情周到的服务，在随访过程中能耐心细致地回答患者咨询的问题，对于患者的抱怨、投诉情绪能够恰当地疏导。

2. 临床工作经验丰富和具有良好的专业知识

能够准确解答患者提出的疑问，给予专业指导，解决患者的后顾之忧。

3. 工作认真负责

能够按计划完成随访任务，如实记录，特别是对于患者的病情变化及需要解决的问题，需要详细记录，并及时反馈给患者。

（二）随访前的准备工作

对日间手术患者进行出院后随访时，需要从患者预约日间手术的开始就做好随访相关信息的收集和随访相关事宜的健康教育。而随访工作人员在正式随访前要做好准备工作。

1. 采集患者及其近亲属的正确联系方式

患者预约日间手术时，预约岗护士应采集患者本人及陪同近亲属的联系方式，需要正确采集 2 个电话号码。

2. 患者预约和出院时的健康教育需要包括随访内容

（1）在预约阶段进行健康教育时，医护人员需要告知患者，出院后随访是保障其手术安全的重要措施，既然已经放心地选择日间手术诊疗模式，那么就要在出院后保持联系电话通畅并配合好随访。

（2）出院前责任护士需要告知患者，医护人员会对其进行出院随访，注意保持电话通畅并关注推送的信息，及时予以回复和互动，以避免患者误认为是骚扰电话而将病房随访电话号码拖入黑名单或予以屏蔽的情况发生。

（3）应书面告知患者日间手术中心的紧急联系电话。

3. 随访工作人员在正式随访前收集好相关信息

随访前医护人员应该做好相应准备，了解当天需要随访的患者数量，熟悉当日随访患者的基本信息、手术方式、专科情况及上一次随访存在的问题等，以便合理安排随访时间，有的放矢地实施随访。

（三）随访时间表

需要根据日间手术的病种和术式不同，制定个性化的随访时间表。一般应在出院后24 小时内完成全部日间手术出院患者的首次随访。三、四级手术的患者或康复过程中患者出现手术并发症时，应适当增加对这些患者的随访次数，这有利于提高患者的满意度和减少焦虑。相对简单的局部麻醉手术，过多的随访次数可能会被患者认为是不友好的行为。

全身麻醉手术患者可根据手术级别和术后风险于出院后第 1、3、10、30 天安排随访。如果随访过程中发现患者存在手术相关并发症或较明显的不适症状，需要增加随访频次，一般要求随访至患者康复。

局部麻醉手术患者可以减少随访次数，可安排在出院后第 1、10 天随访，部分患者可以仅需要随访 1 次。

(四) 随访形式

出院后的随访形式主要包括电话随访,门诊随访(面访),互联网 +(App、微信公众号、微博及网络咨询等)及社区随访等。随访人员可以是护士、手术医师、社区医护人员等。

1. 电话随访

是较常规随访方式,可直接与患者沟通,为患者提供及时有效的康复指导,并可以及早发现术后并发症,保障患者出院后的医疗安全。电话随访可采用 SBAR 标准化沟通模式进行。

(1)S(situation,现状):询问患者其状况,包括术后伤口、疼痛、恶心呕吐等情况。

(2)B(background,背景):通过患者主诉了解其病史、疾病恢复情况等。

(3)A(assessment,评估):根据患者的康复情况予以评估,分析术后康复过程中的现存问题及潜在问题。

(4)R(recommendation,建议):针对患者现存及潜在的问题给予相关疾病指导。

但电话随访工作量大,存在部分患者不配合,尤其是部分对医疗过程不满意的患者可能借机发泄抱怨情绪的情况,手术量大时需要安排足够多的医务人员进行随访,并且注意轮换随访工作人员,以减轻随访人员的压力。

2. 通过信息化管理平台进行随访

日间手术的信息化管理平台可与电子病历系统进行数据交互,自动汇总并显示当天需要随访的患者,根据日间手术的术式、麻醉方式、患者康复情况及随访的要求在系统中添加随访次数和时间。系统通过短信或公众号向患者推送随访的信息,追踪患者康复程度、有无并发症、提醒患者及时复诊、就医体验度调查等,患者可与医护人员进行互动交流。

日间手术的信息化管理平台通过流程优化、资源整合,变繁为简,实现了不同数据库之间数据的实时交互,可以更高效地为患者提供优质服务,也能够减轻医护人员的工作量。

3. 门诊随访

患者根据出院指导,定期到门诊进行术后复查。这能加强医患之间的直接沟通,手术医师可了解患者的术后恢复情况,并予以个体化康复指导。

4. 通过移动应用平台进行随访

在智能电话和平板电脑等智能电子设备的普及下,使用移动应用软件进行术后病情变化和随访项目的上报和处理,是日间手术的新兴随访方式。常见互联网随访形式如下。

(1)人工智能机器人随访:以人工智能技术为基础,主要通过文字转语音加模拟人声功能及语音识别加语义理解功能,来实现人机交流。通过将随访内容转换为语音,以模拟人声与患者沟通,实现信息的送达和反馈接收,完成随访工作。人工智能机器人随访能够确保随访信息采集的全覆盖及准确性。此外,还能对采集、随访获得的海量信息进行统计分析并做出统计报告,为临床和科研工作提供有效的数据支持。

(2)智能云随访:以云随访系统功能为基础,利用医院微官网,实现与患者的微信在线图文、语音交流。患者需关注医院微信服务号,系统按时间节点自动推送相应随访问卷。随访结果无异常即归档;发现异常则根据问题分别进行处理,包括推送健康教育知识、推送就诊指导、人工电话指导、转临床专科处理、推送复诊提醒信息等。通过智能云随访系统构建以自动随访为主、人工电话与网络在线随访为辅的日间手术随访模式，患者及临床接受程度高，容易推广，并能有效保障医疗安全。

互联网＋随访相对于传统的电话随访模式更有利于大数据的收集，能融合语音、图文信息更清晰地了解患者术后的恢复情况，且不受时间、地点、空间的影响，更方便与患者进行沟通，将是最受欢迎的新型随访模式。

（五）随访内容

日间手术的随访内容可分为两大部分，一是术后康复状况与术后常见不适症状等共性内容，二是属于专科或专病的常见并发症。

1. 随访的共性内容

包括饮食、活动、睡眠等患者术后的身体康复状况，是否存在发热、疼痛、恶心、呕吐、伤口（出血或感染等）等术后常见症状，以及出院后药物治疗的情况、满意度。

2. 专科或专病的常见并发症

针对不同的日间手术病种宜制定不同的专科和专病随访内容，具体如下。

（1）日间腹腔镜胆囊切除术：腹痛、皮肤巩膜黄染、尿液颜色等。

（2）日间关节镜手术：关节疼痛、肿胀、功能锻炼及血栓预防等。

（3）日间直肠肛门手术：肛门疼痛、排尿困难、尿频尿急、尿潴留、肛门失禁及排便困难等。

（4）日间胸腔镜或机器人胸外科手术：术后 72 小时内需要重点关注体温、心率、血压、呼吸频率及胸痛程度等。

（5）日间甲状腺切除手术：重点关注伤口出血、呼吸困难、呛咳、手足麻木等症状。同时，大多数甲状腺切除术后患者需要长期或终身服用左甲状腺素，随访内容需要包括患者服用左甲状腺素的剂量、监测方法等。

（六）随访记录与不良事件处置

出院后随访应制定专门的随访记录资料本，可以制作 Excel 表格记录。如果有日间手术信息化管理系统，可以建立专门的随访模块。

Excel 表格记录需要包括 3 个部分，即手术及患者基本信息、共性随访内容、专科和专病随访内容（表 4-12-1）。

随访中发现患者存在严重的不适症状或手术并发症，应指导患者或其近亲属进行简单针对性处理，或到急诊就诊。若病情变化或有较严重的手术并发症，应向手术医师及时准确地汇报患者病情，并根据手术医师提供的建议采取相应措施，必要时提供医院的急诊"绿色通道"，及时解决随访中发现的手术并发症，确保患者医疗安全。

日间手术中心可以建立专门的日间手术患者出院后随访档案，包括日间手术突发重大不良事件登记表、日间手术出院患者主要不良事件登记表、日间手术出院患者 7 天内急诊登记表、日间手术出院患者 7 天内非计划再手术登记表、日间手术出院患者 7 天内再住院登记表、日间手术出院患者术后 30 天内再住院登记表，以及其他随访异常登记表。在随访过程中，详细记录与手术、麻醉相关的术后全身状况，包括发热、恶心、呕吐、排尿困难等；手术部位的感染、伤口裂开、肿胀、疼痛等；专科并发症包括输尿管镜手术后的血尿、膝关节镜手术后的关节肿胀、腹腔镜下左侧精索静脉曲张高位结扎术后的睾丸肿胀等。

表 4-12-1　日间手术患者出院后随访记录

患者基本情况与手术信息												出院后随访																					签名	备注
												常规随访									专科专病随访				疾病转归⑨	满意度⑩									
入院日期	出院日期	ID号	姓名	性别	年龄	文化程度①	家庭住址	联系方式	诊断	手术名称	麻醉方式	手术医师	病理结果	随访时间	饮食②	活动③	睡眠④	疼痛⑤	恶心、呕吐⑥	伤口出血⑦	伤口感染⑧	发热	皮肤巩膜黄染	声音嘶哑	手足抽搐		操作技术	服务态度	健康教育	等待时间	手术医师	总体评分		
																						腹腔镜胆囊切除术		甲状腺切除手术											
							2个																											
			病例1																															
			病例2																															

①文化程度:1=研究生及以上,2=大学,3=高中,4=中专,5=初中,6=小学及学龄前,7=文盲。

②饮食:1=普食,2=软食,3=半流质,4=流质,5=禁食。

③活动:0=能自主活动,无须帮助指导;1=能活动,需要指导;2=需要支具帮助方能完成活动;3=无活动能力,必须依靠他人抬动或操持代劳;4=该项活动不适于该患者。

④睡眠:1=睡眠良好,2=睡眠障碍。

⑤疼痛:以数字评价量表(numerical rating scale,NRS)表达,0分=无痛,1~3分=轻度,4~6分=中度,7~10分=重度。

⑥恶心、呕吐:以视觉模拟评分法(visual analogue scale,VAS)表达,0分=无恶心、呕吐,1~4分=中度,5~6分=中度,7~10分=重度。

⑦伤口出血:1=完全没有出血,2=稍有渗血,3=出血量小于20ml,4=出血量20~50ml,5=出血量大于50ml,6=大量出血,伤口需重新缝合(伤口出血量估计,10cm×7cm 敷料,若浸透后浸液量为10ml)。

⑧伤口感染:0=无炎症迹象,1=伤口红肿热痛,2=伤口有渗液,3=伤口流脓。

⑨疾病转归:1=完全康复,2=处于康复阶段,3=复发迹象,行门急诊治疗,4=复发迹象,再次入院或手术治疗。

⑩满意度:5=非常满意,4=满意,3=一般,2=不满意,1=非常不满意。

（七）随访注意事项

1. 选择合适的随访电话时间

电话随访宜避开清晨、用餐及休息时间。电话随访时医务人员首先要自我介绍并告知随访目的，询问患者是否方便，取得其配合。在重大节日时，如我国传统的春节，很多人忌讳谈及医院和就医经历，可以适当调整随访计划。

2. 随访工作人员的态度要诚恳

随访时态度一定要诚恳，注意语气语调，能够耐心倾听并回答患者的问题，切忌不耐烦。在随访过程中跑偏话题要及时将患者拉回到随访的主题上来。

3. 随访工作人员要严谨地准确回答患者的问题

随访医务人员要能根据患者的手术方式及康复情况给予常规的指导，在回答患者问题时需要严谨、准确，不能简单判断或随意指导。没有把握的问题，应及时联系手术医师，在咨询医师后再给患者予以指导。

二、出院后病理结果的反馈

病理诊断作为医学诊断的"金标准"之一，在日间手术患者的诊疗过程中同样具有十分重要的地位。但日间手术的患者出院时组织标本通常还处于病理诊断的取材、制作过程中，需要在患者出院后数个工作日才能发出正式病理诊断报告。医疗机构需要做好出院后的病理诊断结果的反馈，指导患者及时、正确地进行下一步的诊疗。

日间手术患者出院后病理诊断结果反馈，可以有多种形式：①医务人员通过电话直接反馈给患者，并指导患者回院拿取病理诊断报告及咨询下一步的治疗建议。②医院采用信息化手段发送病理诊断报告，患者可以通过手机端应用软件查看。日间手术中心病房在随访时也需要反馈病理诊断结果，指导、跟踪患者的下一步治疗。

同时，日间手术病房需要根据医院病案科的管理要求，将出院后的病理诊断结果随患者的住院病历按时归档。

三、延续性服务

延续性服务是以患者为中心，将医疗从医院延续至患者家中，将健康护理服务从医院转向社会、走向家庭，全程维护患者的身心健康。其重点内容包括康复指导、医疗照护与健康教育等，是住院护理的延伸。

国际日间手术学会要求，无论采取何种日间手术形式，为了有效保障患者术后得到充分恢复，必须要加强院外对患者的康复护理干预。基于国内的实际情况，可以实行医联体内基层医疗卫生机构为日间医疗患者提供随访、伤口护理等后续服务，实行"三级医院＋二级医院＋社区卫生服务中心"全方位的日间医疗标准化、信息化、智能化的延续性服务，最大化地促进医疗体系整体资源的利用，构建线上线下一体化医疗服务模式。为完善三级医院双向转诊，实现医院与社区及下级医院的缜密化对接，需分工明确，建立合作机制、转诊制度、标准化流程、规范延续性护理路径、随访制度及应急预案等，同时需要建立信息平台来提供技术保障。

四、出院后随访的监测指标

1. 出院患者随访比例

$$出院患者随访比例 = \frac{按计划时间节点完成随访内容的患者人数}{同期日间手术患者人数} \times 100\%$$

(1) 分子: 指按照出院后患者随访的计划时间节点要求完成随访内容的患者人数。

(2) 分母: 指同期的全部日间手术患者人数。

(3) 指标内涵

1) 出院后随访是日间手术流程的重要环节, 可以统计日间手术护理单元在出院后第 1 天完成首次随访的比例、完成 2 次或多次随访比例等。

2) 统计出院后随访病例的数据, 必须是按照各病种和术式的计划随访时间节点完成全部随访内容后并且有完整记录的数据。仅打过电话而无有效沟通, 或者沟通不畅, 或者在规定的随访内容中仅沟通了部分条目的内容, 以上情况均不能计算为完成随访病例的数据。

2. 出院患者满意度

详见第十二章第二节。

(莫　洋　陈亚玲)

第十三节　突发公共卫生事件防控时期的日间手术流程

重大传染病等突发公共卫生事件始终是人类健康的大敌, 一部人类发展史可以说是与传染病斗争的历史。日间手术中心作为医院内部的独立医疗单元, 需要建立突发公共卫生事件的应急响应机制和应对预案, 提高应对突发公共卫生事件的能力。本节以重大传染病为例, 介绍突发公共卫生事件防控时期的日间手术流程管理及应对措施。

在国家突发公共卫生事件应急预案启动后, 综合医院建设的专门的日间手术中心由于配套建设了日间手术中心病房、专门手术室等设施, 可以根据医院承担的应急任务较快地转换为相对隔离区域, 用于应急处置任务。在疫情高峰过去, 疫情总体保持在较低水平时, 日间手术中心病房可根据医院医疗工作部署逐步恢复日常的医疗工作, 确保疫情防控和复工生产两手抓、两不误。因此, 日间手术中心需要制定常态化疫情防控的管理策略, 以保障日间手术有序开展。

一、突发公共卫生事件常态化防控下日间手术流程

根据病原学特点, 结合传染源、传播途径、易感人群和诊疗条件等, 建立预警机制, 在常规日间手术流程的多个环节增补疫情筛查环节, 制定后疫情时期日间手术的工作流程(图 4-13-1)和应急处置流程图(图 4-13-2)。

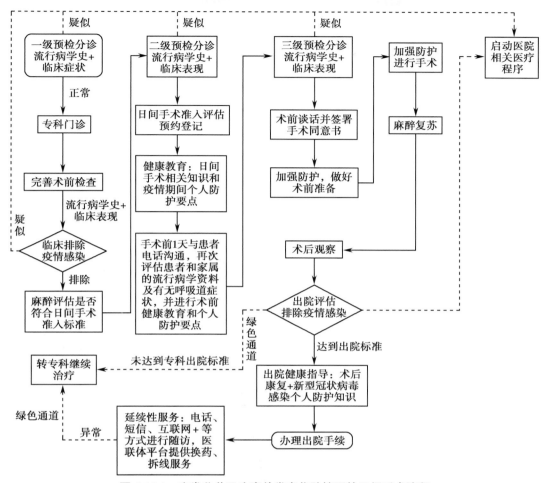

图 4-13-1　突发公共卫生事件常态化防控下的日间手术流程

日间手术中心应持续加强对科室医护人员及工勤人员的疫情防控知识和技能的培训与考核，切实做到培训全覆盖、无死角，做到早发现、早报告、早隔离、早诊断、早治疗、早控制。低风险地区就诊患者在切实做好患者和陪护人员疫情筛查的前提下，可逐步开放日间手术，但宜适当地控制手术台次。同时，应依据空间条件，实施分时段预约和住院，减少患者及陪护人员等候时造成的人员聚集。优先开展Ⅰ类（清洁）切口手术，控制Ⅱ类（清洁-污染切口）切口手术，避免Ⅲ类（污染）切口手术，尽量减少术后手术部位感染和发热现象，降低患者染疫的风险。

二、突发公共卫生事件常态化防控下日间手术的住院前管理

做好住院前评估是日间手术中心病房疫情防控的第一道关口。日间手术病房的预约岗护士可通过医院信息系统和电话来完成患者的住院前常规评估。

加强对日间手术患者及陪护人员的教育，除日间手术相关知识健康教育外，还应进行疫情防控的个人防护知识健康教育，指导其正确洗手、正确佩戴口罩、咳嗽礼仪、自我健康监测及心理健康调适等。

应加强与手术麻醉部的联动,可根据病情的轻重缓急进行科学合理的手术排程,以减少病区人员的流动。

术前 1 天,应与患者进行电话沟通,再次评估其在等候手术期间有无流行病学史或呼吸道症状,并进行术前健康教育和个人防护要点的健康教育,告知患者疫情期间住院应固定 1 名陪护人员,谢绝探视。日间手术中心病房应对患者采取分时段入院,保障病房终末处置的质量,以避免人员聚集和院内感染的发生。

三、突发公共卫生事件常态化防控下日间手术的住院管理

医务人员应按照标准预防的原则,根据医疗操作可能传播的风险,做好个人防护、手卫生、病区管理、环境通风、物体表面的清洁消毒和医疗废弃物管理等医院感染控制工作,最大程度地避免医院内感染的发生。

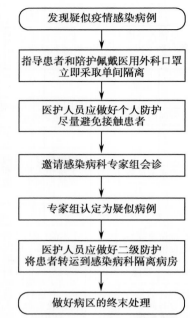

图 4-13-2　突发公共卫生事件常态化防控下疑似病例的应急处置流程

日间手术病房应控制患者的收治量,按"一患者一陪护"的原则执行,有条件的医院可每间病房收住 1~2 位患者,无条件的医院应保障收治患者的病床单位间距大于 1 米。病区需设置应急隔离病房,用于疑似或确诊患者的隔离与救治。

日间手术中心病房应设置门禁,安排专人值守,应监测科室工作人员、患者及陪护的体温,并询问流行病学史和临床症状。同时应要求患者及陪护人员签署疫情告知书。

住院期间除对患者及陪护人员进行常规日间手术围手术期的健康教育外,还应加强对患者及陪护人员进行个人防护知识的健康教育和指导。

医护人员应提高敏感性,如患者住院期间出现发热、呼吸道、消化道等相关症状,应及时联系相关专科会诊;如发现疑似或确诊患者,应启动相关的应急预案和工作流程。

四、突发公共卫生事件常态化防控下日间手术患者的出院后管理

突发公共卫生事件常态化防控时期,除常规开展日间手术出院患者的随访外,还要强调出院后第 1 天、第 14 天需要对所有患者进行电话随访。除日间手术疾病的日常随访内容之外,还需要重点关注患者的体温、呼吸道和消化道症状,并详细记录。若出现发热、鼻塞、干咳、肌肉酸痛、咽喉痛、乏力等上呼吸道感染或流行性感冒全身症状,应建议患者前往发热门诊及时就诊,并追踪就诊结果。

发热是术后的常见并发症,日间手术后部分患者不可避免地会出现发热症状,这也是疫情期间开展日间手术最棘手的问题。随访过程中发现患者发热,需要谨慎处理和鉴别:如果同时存在手术部位红肿热痛、积液、感染或伤口裂开,但没有呼吸道症状,可先前往专科门诊就诊并遵医嘱使用广谱抗菌药物治疗,同时密切观察病情变化。如果出现呼吸道症状,需要提醒患者在做好防护的同时,及时前往发热门诊排查。此外,还需要警惕手术部位的感染与

疫情感染同时存在的可能性。

日间手术中心病房应设立电话热线,安排人员 24 小时值班,患者出现任何问题都可及时得到有效指导和解决。疫情期间日间手术中心病房医护人员可通过电话、微信、App、互联网医院等多种方式为患者提供义诊咨询。

建议患者出院后在社区医院或就近选择医疗机构进行换药、拆线、复查。在疫情期间,可根据患者自身的康复情况适当推迟复查时间,建议采取微信或互联网医院平台等方式,鼓励患者上传伤口愈合、肢体功能恢复进程的照片等来确认恢复情况。

(莫　洋)

第十四节　日间手术的临床路径管理

临床路径是由临床医师、护士和医技、管理等多学科专家共同参与,针对特定病种或病例组合的诊疗流程,整合其流程要点来制定的一种适度标准化、表格化的诊疗规范。日间手术病种是较为适合开展临床路径的领域之一。日间手术本身对诊断、治疗及患者分类等提出了明确要求,保障了这些病种及患者后续处置的相对标准化,易于减少变异。临床路径为日间手术的实施提供流程要点及技术规范,同时为日间手术的患者管理提供了相对标准化的管理依据。

医院设立临床路径管理委员会及临床路径指导评价小组,在临床路径管理委员会和指导评价小组的指导下开展具体的实施工作,包括临床路径的制定、评估、实施、分析和修订等。路径的制定、新增权限归属于日间手术中心,路径管理的审核权限归属于医院医务管理部门。需要新增、改进优化流程时须由医务管理部门、专科和日间手术中心的负责人共同讨论商议。

医务管理部门主要负责日间手术中心临床路径的管理与协调工作,并设有临床路径指导专干,专职负责临床路径的对接工作。新增的临床路径需由专科讨论通过后,再由麻醉科、日间手术室、日间手术中心等负责人综合评估其可行性,日间手术中心指派临床路径管理秘书在电子病历系统中的临床路径管理模块中进行新增、设置。专科主要负责学科专业性与可行性评估,提供标准化的拟开展日间手术的临床路径资料包,经多方共同商议达成一致后方由医务管理部门进行审核。医务管理部门的临床路径管理专干指导日间手术中心的临床路径实施工作,主要负责各部门间的协调、电子病历系统中临床路径的设置维护、临床路径基础数据的统计分析及临床路径开展的评价等。日间手术中心主要承担临床路径的实施与反馈,设专人负责临床路径的相关工作,实施小组主要由日间手术病房的管理医师、护士、专科医师和麻醉医师组成。

一、日间手术临床路径的制定

参考国家卫生健康委员会印发的临床路径文本,遵循循证医学原则,根据相关专业学会和临床标准组织制定的最新诊疗指南、临床技术操作规范及基本药物目录等对其进行细化完善,形成具有可操作性的本地化临床路径。

二、日间手术临床路径的实施

1. 患者选择

拟开展日间手术的患者应先在门诊完善相关术前检查,进行术前评估(包括麻醉评估),并满足以下标准。

(1)诊断明确。

(2)没有严重的合并症、并发症。

(3)预期能够按临床路径的设计完成诊疗项目,并符合具体病种或术式对应的临床路径准入标准的其他情况。

2. 退出标准

进入临床路径的患者出现以下情况之一时,应当退出临床路径。

(1)患者出现严重并发症,需改变原治疗方案。

(2)患者因个人原因无法继续实施。

(3)需要修正入院第一诊断。

(4)因合并症或检查发现其他疾病,需转科治疗。

(5)其他严重影响临床路径实施的原因。

三、日间手术临床路径的维护

临床路径的维护管理是在临床运行过程中由专科或管理部门提出新的需求建议,新方案通过医务管理部门、专科和日间手术中心讨论并一致通过后,由医务管理部门负责在电子病历系统中的临床路径管理模块上进行维护和调试,临床路径实施小组负责临床路径相应的工作内容。临床路径的管理权限始终归属于医务管理部门,从而避免管理和临床工作的混乱。

四、日间手术临床路径的监督与评价

临床路径的考核指标和形式应结合医院的实际情况不断调整优化,而不是一成不变的。日间手术相关临床路径的主要监控指标包括日间手术入径率(路径患者占出院患者比例)、完成率(路径完成患者占入径患者比例)等。中南大学湘雅医院通过持续加强临床路径管理,日间手术中心病房的入径率及完成率均稳定在 98%~100%,处于全院领先水平。

中南大学湘雅医院日间手术中心的代表性专科日间手术病种的临床路径详见附录二。

(王庆红)

第五章

日间手术的围手术期管理

围手术期指从患者决定接受手术治疗开始,到手术治疗完成直至术后基本康复,包含术前、术中及术后的康复时间。健康教育、术前准备等术前管理和出院后随访等日间手术的围手术期管理内容是日间手术流程的重要特征和质量控制重点,已在第四章中重点介绍。本章重点介绍在日间手术流程的各个重要工作环节中需要实施的共性内容,包括日间手术的加速康复外科策略、疼痛管理、手术部位的感染控制和静脉血栓栓塞的预防。

第一节　日间手术加速康复外科策略

一、加速康复外科概念

ERAS 策略是近 20 年外科学和麻醉学领域最为重要的医学理念与实践革新之一,旨在以循证医学为基础,通过外科、麻醉、营养、护理等多学科合作,优化围手术期处理的临床路径,从而减少患者生理和心理的手术创伤应激反应及术后并发症,缩短住院时间,促进患者康复,提高患者围手术期的安全性和舒适性。自丹麦 Kehlet 教授在 1997 年首次提出 ERAS 概念以来,ERAS 策略已在胃肠外科、骨科、乳腺外科、肝胆外科、心胸外科、妇产科等多个专科推广。

ERAS 策略包括以下重要内容:①对患者进行充分的术前健康教育和沟通;②加强麻醉、围手术期的镇痛和手术管理,减少手术创伤、应激反应、疼痛及不良反应;③优化术后康复治疗,包括早下床活动和早期肠内营养。

良好和完善的组织是保障实施 ERAS 策略的重要前提。ERAS 策略需要多学科团队(multi-disciplinary team,MDT)共同完成,不仅包括手术医师、麻醉医师、护理团队、心理医师、营养师、药师的合作,也包括患者及其近亲属的积极参与。

通过 MDT 合作,更能发挥 ERAS 策略的好处,如创伤性压力控制,减少术后并发症,缩短住院时间,最终达到快速康复的目的,同时还可降低医疗费用,减轻社会、家庭负担。

本质上来讲,日间手术是一种手术治疗的住院模式,而 ERAS 策略是围手术期管理策略,但两者皆是现代医学发展的创新产物,甚至是临床医学的技术革命。日间手术模式具有多、快、好、省等优点,可充分发挥优质医疗资源的使用效率,日间手术要达到的治疗效果一直是 ERAS 策略追求的目标。ERAS 策略能够显著缩短患者的住院时间,促进更多的外科手术可以通过日间手术模式完成。随着 ERAS 策略的推广实施和优化,更多更复杂的三、四级手术可以通过日间手术模式实施,日间手术的蓬勃发展又可以促进 ERAS 策略的广泛传播,两者相辅相成、相得益彰(表 5-1-1)。

表 5-1-1　日间手术与加速康复外科策略的相关性

项目	日间手术	加速康复外科
提出时间	1909 年由英国小儿外科医师 Nicoll 提出	1997 年由丹麦哥本哈根大学教授 Henrik Kehlet 提出
住院时间	24 小时,最长不超过 48 小时	比传统手术模式住院时间缩短,但大部分超过 24 小时
本质类型	手术住院模式	围手术期管理策略
逻辑关系	日间手术是加速康复外科追求的目标	加速康复外科是日间手术实现的必要条件

二、加速康复外科策略在日间手术流程中关键节点的应用

ERAS 策略已经在英国和加拿大等部分欧美国家政府主导的临床路径中应用。ERAS 策略不是一项独立的外科操作技术,而是将围手术期的传统治疗措施进行优化和整合,进而促进患者康复的新型外科策略。在临床实践中,ERAS 策略强调的是一种多模式的围手术期的综合性诊疗路径,涵盖了日间手术流程的术前健康教育、术前评估、术前准备、麻醉方式选择、术中管理、术后及出院后康复管理等关键节点。

(一) 术前健康教育

术前的紧张、焦虑等情绪可不同程度地影响患者的术后康复进程。术前的心理干预是 ERAS 策略的重要开始,可为进入下一步快速通道做好准备。从日间手术的预约阶段开始,术前的心理疏导能使患者在充分理解日间手术的流程、预期治疗效果的同时,减轻紧张焦虑的情绪。有研究发现,术前进行心理干预的患者在术后疼痛、活动方面都优于对照组。因此,医务人员既要在患者预约手术时利用好面对面的健康宣教时机,又要在术前电话确认时,甚至可以是线上,进行多种形式的患者心理疏导,达到预期的干预效果。

术前健康教育需要为患者提供一般性及特定手术的相关信息,以便患者有充分的时间了解日间手术模式。健康教育内容包括:①日间手术的基本流程;②术前、术后的注意事项,包括预康复指导;③手术室转运、手术和复苏的过程;④术前、术后的护理;⑤术后的预期效果;⑥患者的咨询与困惑。

健康教育时应用医患共享决策方法,有利于帮助患者作出决定、解除恐惧感、减少心理应激,提高患者的满意度。

另外,要做好术前预康复指导。传统观念认为,康复或早期康复起始于手术之后,而实际上,术后因各种原因可能导致患者的康复训练难以实施。在术前教育康复方法和讨论康复过程中可能面对的困难,在术后康复中患者的心情会相对平和,可以更好地配合完成康复训练。并且,通过在术前阶段优化患者的术后适应能力,能提高患者在术后阶段的自我护理能力,使术后早期康复管理前移至术前,从而使术后康复与术前康复完全衔接,加快康复速度。如术前疼痛的干预模拟、术前指导转移训练、术前踝泵训练及术前吞咽指导等,可使日

间手术患者在短时间内适应术后功能状态的改变,并可以在这种改变中适应日常生活。

(二) 术前评估

ERAS策略强调早期麻醉介入,而日间手术的流程要求全身麻醉患者在麻醉门诊进行全面的术前评估和健康教育,以及在门诊完成专科的术前评估。

术前评估常规由麻醉门诊对患者进行综合性的评估和ASA评级。有心血管疾病及合并其他疾病的老年患者,应联合多学科进行评估,如外科、内科、药学、营养科等,指导并优化术前用药,确保患者重要脏器的功能处于最佳状态。通过ERAS策略的多学科评估,可使日间手术患者在最佳的心理和生理状态下接受手术,降低围手术期并发症的发生概率。

老年患者越来越多地被列为日间手术的对象,与年轻人群相比,老年患者的不良结局并未增加。65岁以上的高龄患者,应结合手术大小、部位、患者的自身情况、麻醉方式、合并症的严重程度和控制情况,综合判断能否进行日间手术。此外,老年患者因其敏感性降低,对不适感的主诉相对减少。很多老年患者在手术禁食之前,通常已有轻度脱水,且更易发生低血糖。多学科团队应了解老年患者的生理特点和需求,提供更适当的护理,以获得更好的预后并降低住院风险。

(三) 术前准备

减少患者术前应激最重要的举措就是缩短术前禁食、禁饮的时间。传统观点认为,术前10~12小时应开始禁食,结直肠手术的禁食时间可能更长。有研究表明,缩短术前禁食时间,有利于减少术前患者的饥饿、口渴、烦躁、紧张等不良反应,有助于减少术后的胰岛素抵抗,缓解分解代谢,甚至可以缩短术后住院时间。ERAS的相关专家共识建议,除合并胃排空延迟、胃肠蠕动异常和急诊手术等外,提倡禁饮时间缩短至术前2小时,之前可口服清饮料,包括清水、糖水、无渣果汁、碳酸类饮料、清茶及黑咖啡(不含奶),不包括含乙醇类饮品;禁食时间缩短至术前6小时,之前可进食淀粉类固体食物(牛奶等乳制品的胃排空时间与固体食物相当),但进食油炸类、脂肪及肉类食物时则需要更长的禁食时间。

日间手术患者,可术前禁食固体食物6小时(不包括油炸、肉类食物),术前2小时可饮用 ≤400ml 的 12.5% 糖类清饮料。另外,咀嚼口香糖、含服硬糖或麻醉前吸烟不应成为手术取消或延后的指征。

(四) 麻醉方式的选择

ERAS策略下麻醉方式的选择,强调个体化麻醉方案。所选择的麻醉方式应确保患者处于最佳舒适状态,并应考虑麻醉医师的个人经验和技术水平。

麻醉诱导和维持的药物,可选择作用迅速、代谢快、不影响苏醒的药物,如丙泊酚、瑞芬太尼等。有研究认为日间手术用丙泊酚维持麻醉要优于吸入麻醉,可减少术后恶心、躁动等并发症。因此,日间手术要尽量减少吸入麻醉的使用。

椎管内麻醉由于术后尿潴留、阻滞药物残留及患者对椎管穿刺的焦虑等原因,是否应用于日间手术一直存在争议。

全身麻醉复合神经阻滞在日间手术的麻醉中备受关注,不仅可减少术中麻醉药物的用量,同时可缓解术后疼痛,增加患者的舒适感和满意度。有研究报告称,行胸部日间手术使用全身麻醉复合神经阻滞(胸椎旁、竖脊肌等)即可满足镇痛需求,同时不影响出院。

喉罩较气管插管具有一定优势,因对气道刺激小,可减轻患者术后的咽喉不适,更符合ERAS策略。

按照 ERAS 策略的麻醉管理,日间手术的麻醉方式采取喉罩加全身麻醉复合神经阻滞技术是大部分情况下的最佳选择。同时,应进行麻醉深度监测,避免麻醉过深或麻醉过浅导致的术中知晓。另外,进行气道管理及肺保护性通气策略,针对普通手术及腔镜手术,调节合适的呼吸机参数,避免潜在的严重高碳酸血症的发生。

(五) 术中液体管理和体温保护

优化围手术期的液体管理是 ERAS 策略的重要组成部分,包括缩短术前禁食、禁饮的时间,术中优化液体输入,术后及早恢复饮食等,将其应用到日间手术的管理,有利于患者术后的快速康复。

术中液体的优化管理可根据患者的血压、心率、禁食时间、出血量等情况进行。有研究认为,限制性输液可降低患者术后肺部感染的概率,缩短住院时间。但也有观点认为,在腹部手术患者中进行限制性输液不比非限制性输液有优势。因此,液体管理应采取个体化方案。

术中体温保护是 ERAS 策略倡导的重要理念。术中避免低体温可以降低伤口感染、心脏并发症的发生率,降低出血和输血需求,提高免疫功能,缩短麻醉后苏醒时间。因此,术前应缩短更衣时间、术中应常规监测患者的体温直至术后,可以借助加温床垫、加压空气加热(暖风机)或循环水加温系统、输血输液加温装置等,维持患者中心体温不低于 36℃。

(六) 术后的镇痛与镇吐

日间手术可采用 ERAS 策略的多模式、个体化、预防性镇痛方案,包括局部浸润、神经阻滞、非甾体抗炎药和阿片类镇痛药等的联合方法。随着超声技术的发展,神经阻滞镇痛技术在日间手术的镇痛管理中受到越来越多的关注,甚至有学者认为,可行神经阻滞且局部留置导管来持续镇痛,出院后由家庭医师或社区医师等共同管理,可延长镇痛 2~3 天,并配合口服镇痛药物,以达到完善镇痛,有利于快速康复的目标。

可制定日间手术的疼痛分级镇痛方案。常见的日间手术疼痛程度可分为 4 级(表 5-1-2),即无痛、轻度、中度和重度疼痛,随着疼痛程度的增加,应增加镇痛药物的剂量。应同时考虑降低术后恶心呕吐的发生率,不鼓励滥用阿片类镇痛药,特别是吗啡。推荐长效非甾体抗炎药作为预防性口服镇痛药用于所有无禁忌证的患者。非甾体抗炎药可满足轻、中度疼痛的镇痛需求。不能耐受非甾体抗炎药或有相关禁忌证的患者,可使用或加用阿片类镇痛药,如可待因、吗啡等。出院时,应向所有日间手术患者提供适当的镇痛方案,包括指导患者何时用药及用药的剂量、频次。鼓励日间手术患者购买非处方药,避免用药延误和二次入院开药。

表 5-1-2　常见日间手术的疼痛分级

疼痛级别	常见手术
无痛	麻醉下耳道检查、膀胱镜检、牙齿修复
轻度	白内障手术、宫内节育器置入、前列腺活检、粉瘤切除、肠镜、皮损切除、尿道手术
中度	肛周手术、牙根尖切除术、关节镜、腋窝淋巴结清扫、乳腺结节切除、肌腱挛缩手术、腕管减压术、子宫颈或外阴手术、宫腔镜或诊刮术、中耳手术、尿道悬吊术、曲张静脉剥脱术、非智齿拔除、斜视手术、睾丸手术
重度	前交叉韧带重建术、包皮环切术、子宫内膜切除术、腹腔镜手术、痔切除术、疝修补、关节融合或截骨术、肩关节手术

严重的术后恶心呕吐（postoperative nausea and vomiting，PONV）是患者延期出院及日间手术满意度下降的重要因素之一。PONV 的风险因素包括年龄（<50 岁）、女性、非吸烟者、晕动病或有 PONV 病史，以及术后给予阿片类镇痛药。ERAS 策略倡导多模式预防围手术期的 PONV，包括药物和非药物的联合。建议术前可给予地塞米松预防，术中多种药物联合预防和治疗，包括 5- 羟色胺 3 受体拮抗剂、抗胆碱药、吩噻嗪类药物等。非药物治疗方案包括减少阿片类镇痛药和吸入麻醉药的使用、缩短术前禁食禁水的时间、术中防止脱水、术后尽早进食等。

（七）深静脉血栓的预防

深静脉血栓形成是 ERAS 策略中重点预防的并发症。因日间手术住院时间短，通常关注较少。在日间手术的术前评估中深静脉血栓形成的初始评估是必要的，应遵循深静脉血栓形成风险评估和预防的相关指南，高风险患者的围手术期应积极采取预防和治疗措施，包括超声检查、静脉滤网置入、血栓泵、肝素治疗等。

同时，不仅要关注日间手术患者手术当日的深静脉血栓形成情况，还要延伸至患者出院后。如果患者出院后不能恢复到正常活动，则应提供适宜的深静脉血栓形成预防措施。

（八）出院后的康复管理

日间手术患者的出院后延续性护理在我国尚相对薄弱，医务人员应在出院健康教育时详细告知患者术后康复的要点、常见的术后并发症及其防范和处理措施。术后 24~72 小时由专职人员进行电话随访、定期复诊，不便复诊的患者可通过网上远程指导或利用社区医疗资源辅助治疗。出院后随访的重点内容包括指导术后镇痛、伤口管理、及早发现和及时处理术后并发症，以及解释患者在康复过程中的困惑或需要咨询的问题。

与欧美国家较为成熟的日间手术院外康复支持系统相比，结合我国现有的医疗服务体系，社区卫生服务机构是日间手术患者术后康复的重要站点。社区康复是实现日间手术患者院内外延续性护理不可或缺的环节，也是促进患者达到全面康复目标的重要组成部分。开展日间手术的医疗机构需要探索与社区康复联动的双向转诊制度与流程。

（张　珂　程智刚）

第二节　日间手术的围手术期疼痛管理

疼痛是外科手术后的一个明显症状，已被世界卫生组织确定为继血压、呼吸、脉搏、体温之后的"第五大生命体征"，对于疼痛的研究及管理得到越来越广泛的重视。日间手术需要患者在短时间内达到最佳的康复状态以达到离院标准，故良好的围手术期疼痛管理是日间手术高效运转的核心内容之一。多模式镇痛策略是大多数加速康复临床路径中重要的组成部分。术后疼痛控制不佳可能导致不良事件的发生率增高，包括住院时间延长、康复延迟及就医体验差等。与传统的疼痛管理理念不同，加速康复外科路径通常使用标准化的多模式的镇痛方案联合非阿片类镇痛药及技术，以尽量减少围手术期阿片类镇痛药的使用，并减少阿片类镇痛药相关的不良反应（如恶心、呕吐、镇静、肠梗阻、皮肤瘙痒和呼吸抑制等），其目的是改善和加速患者术后康复。

标准化及多模式的镇痛方案是 ERAS 策略的重要组成部分。多模式镇痛的原理是复合使用非阿片类镇痛药时可以产生叠加或协同的作用,从而产生更好的镇痛效果,同时减少阿片类镇痛药的使用和相关副作用。多模式的镇痛方案可以根据手术类型及患者的个体情况来设计,使该方案在生理学和药理学上都实现利益最大化、副作用最小化,以促进患者快速恢复至术前基线水平。联合用药的具体方案设计应基于以下 3 个因素进行合理论证:①每种联合用药的具体作用机制;②联合用药的不良反应;③疼痛类别的特异性靶点。日间手术的术后疼痛管理要求使用安全、易于患者自行管理和副作用最小的镇痛药物。即使给患者应用了足够剂量的镇痛药物,疼痛的缓解也依赖于患者对疼痛管理方案的坚持。

一、疼痛评估

手术相关的组织损伤导致的急性疼痛通常不超过 3 个月。如果术后疼痛持续超过 3 个月,则可能已转为慢性疼痛或持续性疼痛。疼痛是一种多维度的体验,个体差异较大,受生物学反应、心理状态特征及社会环境的多重影响。术后急性疼痛的病因是多因素的,包括外科手术对组织造成的损伤、周围神经及中枢神经传导通路的敏化,以及恐惧、焦虑和沮丧的心理变化。尽管在术后最初几天内,大多数患者的疼痛感会逐渐减轻,但有些患者的疼痛和镇痛需求则表现为持续状态或上升趋势。相当大比例的患者出现了较严重的术后疼痛,预防和减轻术后疼痛是医护人员的核心职责之一。

(一)术前制定疼痛管理计划

疼痛管理应该从术前开始,进行疼痛方面的术前评估。良好的评估有利于制定最佳的围手术期疼痛管理计划,并要求患者参与疼痛管理计划的讨论,以帮助减轻患者对术后疼痛的恐惧。早期识别已合并慢性复杂性疼痛的患者,有助于实施健康教育、术前干预、早期专科管理。在术前评估时加强疼痛管理可提高患者满意度,减少术后不良反应的发生。

预测术后疼痛控制不良及阿片类镇痛药需求量增加的患者因素包括低龄、女性、吸烟、抑郁症、焦虑症、睡眠障碍、消极的情感表现、术前疼痛及术前镇痛的应用。手术因素包括手术类型(创伤、急诊或腹部手术)和手术时长。

(二)疼痛评估方法

有效的疼痛管理以准确评估并及时处理为基础。主观的疼痛评估表可以用来对急性疼痛进行评估,允许患者使用数字或文字的一维量表来报告疼痛。其中视觉模拟量表(visual analogue scale,VAS)、数字评估量表(numerical rating scale,NRS)和语言描述量表(verbal description scale,VDS)均是常用的疼痛强度评定量表,适用于能够自我报告的患者进行术后疼痛监测。然而,单维度评估量表不能完全描述患者的经历,如忍受疼痛的能力或其对功能恢复的影响。术后疼痛通常不局限于手术部位,还包括其他部位,如气管插管后的咽喉痛及静脉注射痛等。

在疼痛管理的临床实践中应用评分量表时,一般可考虑以下标准:①易于管理和评分;②错误应用的比例低;③有灵敏合用的类型数目;④有灵敏统计的能力;⑤与用其他量表所得的结果有一定相关性。

疼痛评分随时间的变化趋势以及疼痛与患者状态(静止或运动)之间的关系比单独的疼痛评分更有帮助。关于疼痛性质的更多信息,无论是内脏性、伤害性或神经性,都可以帮助指导疼痛治疗。

二、常用镇痛药物

（一）非甾体抗炎药

非甾体抗炎药是一种强效镇痛药,通过抑制环氧合酶(cyclooxygenase,COX)和前列腺素的合成而发挥镇痛及抗炎的作用。非甾体抗炎药通常通过静脉或口服的途径给药,并应按规定时间预防性用药,而不是按需用药。

治疗急性轻度至中度疼痛,在多模式镇痛策略中复合使用非甾体抗炎药(包括 COX-2抑制剂),能产生良好的镇痛作用及减少阿片类镇痛药的使用。非甾体抗炎药存在镇痛的"天花板效应",并可能与血小板障碍、胃肠道刺激或出血及肾功能障碍有关。年龄超过 75岁的老年患者,非甾体抗炎药与阿片类镇痛药相比增加了胃肠道及手术部位出血的风险。临床常用的非甾体抗炎药及给药剂量和途径见表 5-2-1。

表 5-2-1　临床常用非甾体抗炎药及给药剂量和途径

药物	剂量	给药途径
对乙酰氨基酚	40~50mg/(kg·d)	口服、静脉
双氯芬酸	50mg,3 次 /d	口服
布洛芬	400~600mg,3~4 次 /d	口服、静脉
酮咯酸	30mg,2~3 次 /d	静脉
氟比洛芬酯	50mg,4 次 /d	静脉
帕瑞昔布	40mg,2 次 /d	静脉
塞来昔布	100~200mg,2 次 /d	口服

（二）γ- 氨基丁酸受体激动剂

γ- 氨基丁酸受体激动剂(加巴喷丁及普瑞巴林)最初是作为抗癫痫药设计的,但已被广泛用于治疗慢性神经性疼痛,在大多数炎症和术后疼痛的动物模型中是有效的镇痛药。加巴喷丁可作用于疼痛的上行和下行通路,影响疼痛的痛觉及情感成分。术前单次剂量给予加巴喷丁或普瑞巴林,可减少术后 24 小时疼痛和阿片类镇痛药消耗,但会增加术后镇静、头晕及视觉障碍的发生率。加巴喷丁通常在术后使用,老年患者及肾功能不全的患者应谨慎使用或减少剂量。

（三）N- 甲基 -D- 天冬氨酸受体拮抗剂

N- 甲基 -D- 天冬氨酸(N-methyl-D-aspartic acid,NMDA)受体拮抗剂与慢性疼痛的痛觉加工及发展相关,在围手术期使用是可取的一种策略。临床上可选择使用的 NMDA 受体拮抗剂包括氯胺酮、硫酸镁、氢溴酸右美沙芬和美沙酮。

氯胺酮一直作为静脉麻醉药而应用于临床,但可以在围手术期以亚麻醉剂量输注,并已被证明可以减少吗啡的消耗量。但这些益处在一定程度上被其剂量依赖性的不良反应所抵消,包括分泌物过多,恶心呕吐及精神系统症状(如噩梦、视物模糊及精神错乱)。氯胺酮的使用可以降低术后急性疼痛向慢性疼痛及持续性疼痛转变的可能性。目前大部分 ERAS 策略不建议将它作为术后疼痛的常规用药,但是它可能对不断增加阿片类镇痛药的患者有效。

硫酸镁也可以在围手术期通过静脉输注用药,研究数据表明,硫酸镁的输注与术后疼痛和阿片类镇痛药消耗的减少相关,且没有临床毒性作用。

(四) α_2 肾上腺素受体激动剂

α_2 肾上腺素受体激动剂,如可乐定和右美托咪定,可口服(仅限可乐定)、静脉注射、鞘内注射、周围神经注射或透皮给药,在围手术期均可使用。右美托咪定是一种高度选择性的 α_2 肾上腺素受体激动剂,它的 $\alpha_2:\alpha_1$ 选择性是 1 620:1,即它对 α_2 肾上腺素受体的选择性是可乐定的 8 倍。与阿片类镇痛药和其他镇静药(如丙泊酚)不同,右美托咪定能够在不引起呼吸抑制的情况下达到效果,并在脊髓及脊髓上水平产生镇痛作用。静脉注射右美托咪定在健康志愿者中呈线性药代动力学特征,其分布半衰期约为 6 分钟,最终消除半衰期为 2.1~3.1 小时,其血浆蛋白结合率为 94%。右美托咪定主要由肝脏代谢,肝功能障碍患者应谨慎使用,代谢后的产物大部分经肾脏排出。

尽管应用右美托咪定与减少阿片类镇痛药消耗和神经阻滞持续时间延长相关,但这些益处可能会被其镇静作用及降低血压作用抵消。考虑患者血流动力学变化,术后使用 α_2 肾上腺素受体激动剂需要监测生命体征。

(五) 曲马多

曲马多为非阿片类中枢性镇痛药,通过抑制神经元突触对去甲肾上腺素的再摄取,并增加神经元外 5- 羟色胺的浓度,影响痛觉传递而产生镇痛作用。其作用强度为吗啡 1/10~1/8。无抑制呼吸作用,依赖性小,镇痛作用显著。

曲马多代谢产物的排泄主要依赖于肾脏,故对于肝肾功能障碍的患者应减量使用或慎用。曲马多有多种应用途径及相关剂型,短效剂型在服用后 3 小时后血药浓度达到峰值,作用时间持续 5~7 小时,半衰期为 6 小时。长效和缓释制剂的生物利用度高,血药浓度更加稳定,服用后约 12 小时的血药浓度达到峰值,半衰期为 9 小时。

曲马多对不同类型的疼痛有疗效,包括切口痛及神经痛,急性和慢性疼痛,以及中度至重度疼痛。曲马多可增强几种药物的镇痛活性,如对乙酰氨基酚、非甾体抗炎药、吗啡、抗抑郁药、抗癫痫药、局部麻醉药、NMDA 受体拮抗剂、α_2 肾上腺素受体激动剂和皮质类固醇。曲马多的不良反应较少,患者的耐受性良好,最常见的不良反应是恶心(6.1%)、头晕(4.6%)、嗜睡(2.4%)、疲劳(2.3%)、出汗(1.9%)、呕吐(1.7%)和口干(1.6%)。其他不太常见的不良反应包括腹泻和心血管并发症(心动过速和直立性低血压:0.1%~1%),呼吸抑制、抽搐、震颤、心动过缓、幻觉和焦虑较少见(0.01%~0.1%)。

(六) 阿片类镇痛药

阿片类镇痛药一直是术后疼痛管理的主要手段,但副作用较多,包括恶心呕吐、镇静、胃肠道梗阻、免疫抑制和呼吸抑制,这些副作用可能会延迟患者康复。因此,大多数 ERAS 策略管理的目标是减少围手术期阿片类镇痛药的使用,不将阿片类镇痛药纳入常规的多模式镇痛策略。只有在其他非阿片类镇痛药镇痛失败时,在必要的基础上作为一种紧急用药给予处方。但对于术前已使用阿片类镇痛药的患者在围手术期应继续定期使用,以防止患者出现戒断症状。

三、区域镇痛技术

区域镇痛技术分为神经轴向(如硬膜外镇痛、鞘内镇痛)或外周(如腹横筋膜、椎旁神经、臂丛、股神经或坐骨神经、切口局部浸润）单次阻滞及置管连续阻滞。注射的主要药物是局部麻醉药及阿片类镇痛药，但也可复合使用其他佐剂（如右美托咪定）。此类阻滞可在术前进行，也可在术后实施，前者的优点是通过减轻痛觉及神经敏化过程来减少术中阿片类镇痛药的使用和术后即刻的疼痛评分。

（一）神经轴向镇痛

1. 连续硬膜外镇痛

硬膜外镇痛可以提供明确的术后镇痛效果，降低围手术期的心肺并发症，并促进胃肠道功能的早期恢复，对于开放手术及生理储备减少的患者更有益。长效局部麻醉药（如布比卡因、罗哌卡因）是硬膜外镇痛的最常用药物。

硬膜外镇痛的不良反应通常由留置导管连续给药引起，局部麻醉药的使用可导致低血压、肢体感觉运动功能障碍及尿潴留。与技术相关的并发症包括硬膜外导管导致背部疼痛、硬膜外穿刺后头痛、神经损伤及硬膜外血肿。使用抗凝药物的患者，特别是使用低分子量肝素、肝素、华法林或抗血小板药物（如氯吡格雷）的患者，由于可能增加硬膜外血肿的风险，应谨慎考虑实施硬膜外镇痛。此外，由于日间手术患者需要早期离院，硬膜外留置导管的护理及移除需要由专业医护人员完成，因此对于常规的日间手术来说，硬膜外连续镇痛并不适合。

选择复合使用阿片类镇痛药时，由于该类药物（如枸橼酸舒芬太尼）的脂溶性易被全身吸收而出现阿片类镇痛药的不良反应，如恶心、呕吐、皮肤瘙痒或呼吸抑制，因此应优先考虑仅使用局部麻醉药为主的方案。

2. 椎管内单次给予阿片类镇痛药

用于神经轴镇痛的阿片类镇痛药包括亲脂性阿片类镇痛药（如芬太尼、舒芬太尼），起效快但作用时间短；亲水类阿片类镇痛药（如吗啡、氢吗啡酮），起效慢但作用时间较长。术前单次鞘内注射，通常使用吗啡（0.1~0.5mg），可在注射后 6~24 小时内提供镇痛作用，可显著降低疼痛评分及全身阿片类镇痛药的需求。不良反应与其他途径使用阿片类镇痛药一样，包括恶心、呕吐、皮肤瘙痒及呼吸抑制。

（二）周围神经区域阻滞镇痛

周围神经阻滞（peripheral nerve block，PNB）是指在神经干、丛、节的周围注射局部麻醉药物，暂时阻断其冲动传导，使其所支配的区域产生麻醉作用以达到镇痛效果。PNB 的优势包括改善术后疼痛管理并减少阿片类镇痛药的使用，降低 PONV，加速术后早期离床活动，减少住院时间，降低再入院率，改善患者满意度。

PNB 是上肢（各个入路的臂丛神经阻滞），下肢（如腰丛、股神经、坐骨神经阻滞等）及胸腹壁（椎旁神经、腹横筋膜、腰方肌阻滞等）术后多模式镇痛的常用组成部分。其技术的进步包括使用超声引导下的穿刺技术和连续 PNB 的临床应用。

1. 单次周围神经阻滞

单次 PNB 在改善术后短期疼痛方面的效果明显，其局限性是大多数局部麻醉药的作用时间较短。单次 PNB 主要适用于术后疼痛持续时间不超过 24 小时的外科手术。否则，患者在离院后存在明显的反跳痛风险，即当 PNB 的作用消退后，术区疼痛的严重程度可能会迅速增加。发生反跳痛的相关风险因素包括低龄、女性、骨科手术、局部麻醉药使用、未使用地塞米松及未使用酮咯酸等。

使用更大剂量或更高浓度的局部麻醉药可能会延长阻滞时间,但也会增加运动功能阻滞和局部麻醉药全身毒性反应的风险。术后第 1 天持续性疼痛的外科手术需要考虑使用替代方法来克服这些限制,如提前使用其他类型的镇痛药进行疼痛管理。尽管单次 PNB 后反跳痛的发生率高(接近 50%),但患者对术后疼痛管理的满意度并不受其影响,表明 PNB 后的反跳痛只是患者围手术期经历中的一个次要或短暂的方面。

2. 连续周围神经阻滞

连续 PNB 是在周围神经周围置入导管用以持续镇痛的一种方法,可提供更长时间的术后镇痛效果。可能发生的并发症包括导管脱出、导管梗阻及导管部位药液渗漏等。正常活动的患者,导管脱出率高达 25%。虽然留置导管的细菌定植率很高,但临床相关的感染报道却很少见。在接受超声引导下导管置入的患者中,发生细菌定植的危险因素包括导管留置时间超过 48 小时、合并糖尿病及术前 1 个月使用抗生素。相比之下,单次 PNB 与局部感染的发生无明显相关。

3. 周围神经阻滞药物的佐剂

肾上腺素是最早和最常用的局部麻醉药物佐剂,可通过收缩局部血管、减缓药物的吸收以延长局部麻醉药的作用时间,并能提供额外的 α 肾上腺素受体相关的镇痛作用。近年来,许多其他类型的佐剂,如阿片类镇痛药、非甾体抗炎药、激素、氯胺酮及硫酸镁等均有相关的临床研究及经验被报告。根据系统性综述的研究结果,有足够的证据支持将 α_2 肾上腺素受体激动剂作为局部麻醉药的佐剂,而其他类型的佐剂辅助仍需要更多有力的证据支持。

4. 周围神经阻滞的风险

主要包括局部出血、神经损伤和局部麻醉药毒性反应。导致神经损伤的原因包括机械性(针刺)损伤、局部麻醉药神经毒性作用、高压注药损伤、神经缺血及手术源性创伤等。神经损伤表现为阻滞区域的感觉及肌力异常,可持续至术后数周至数月;多数病例可在短时期内恢复,长期或永久性神经损伤的发生率极低。

PNB 可能存在对肢体运动功能的影响,在患者离院时应充分评估阻滞区域功能(感觉及运动功能)的恢复情况,尤其应注意对下肢肌力恢复的评估。下肢神经阻滞尤其是股神经阻滞可导致患者的股四头肌无力,这可能会增加跌倒的风险。

理想的 PNB 技术应该有足够的镇痛持续时间以缓解剧烈的术后疼痛,但不应引起明显的运动阻滞。超声引导下进行 PNB 可降低穿破血管的风险,凝血功能障碍患者必须对其风险和收益进行综合分析。

(三) 切口局部浸润镇痛

局部麻醉药物的易用性和安全性已得到广泛的认可,在手术结束时将药物直接注射到皮下或手术切口中,可直接阻断痛觉信号的传导,同时抑制局部的炎症反应,降低术后痛觉过敏的风险。

切口局部浸润镇痛作为围手术期疼痛管理的单纯或多模式镇痛方案越来越受到关注。可以是单次单剂量,也可以进行术区持续浸润阻滞。

术区持续浸润阻滞,又称切口持续输注(wound catheter infusion,WCI),是指将局部麻醉药通过放置于术区部位的导管进行持续输注,以提供更持久的镇痛效果。该技术包括将导管放置在皮下、筋膜下、腹膜前、腹膜内、肩峰下、骨内及关节内等多个部位。术区持续浸润阻滞技术可有效地缓解患者的静息及运动痛,减少阿片类镇痛药的使用并提高患者满意度。

局部浸润镇痛的不良反应发生率低。但需要注意的是需要与麻醉医师对镇痛方式进行提前沟通,以避免局部镇痛技术的重复应用。局部留置导管可能在术后出现移位、断裂或堵塞,输液泵可能会出现故障或错误。另外,导管护理与移除可能需要返回医院处理。因此,对于日间手术患者而言,术区持续浸润阻滞通常不是最佳的选择。

四、非药物性镇痛技术

非药物干预镇痛的手段可以在整个围手术期用于辅助术后疼痛的管理。

(一) 心理干预

负面情绪可降低疼痛阈值,抑郁和焦虑可导致更加严重的术后疼痛。心理干预应贯穿于整个围手术期,重点是减少焦虑、痛苦和抑郁,从而减少疼痛。

心理干预手段包括放松疗法、心理教育和认知行为疗法(cognitive behavioral therapy, CBT)。放松疗法涵盖了多种干预手段,包括音乐疗法、音乐与放松结合疗法、引导意向和催眠疗法。心理教育是指对患者疼痛状态以及应对疼痛策略的特定教育,可以采取面对面的教学指导以及阅读相关教育材料的方式。CBT 包括基于患者个人需求的认知重构、重塑及重新评估策略,这种治疗方案侧重于挑战患者的不适应行为,同时针对特定的问题来发展个人的应对技能。

(二) 分散注意力

研究发现,在影响疼痛的因素中,认知过程具有很大的相关性。通过大脑的功能成像技术已经发现,参与认知和疼痛调节的脑部区域之间具有显著的重叠。而在认知过程中,注意力是疼痛体验的主要因素之一。而人体注意力资源的提供被认为是有限和普遍的,可以在特定的时刻分配给一个或多个任务。因此,将注意力资源分配给其他的行为过程,可以减少分配给疼痛的部分。分散注意力所带来的镇痛作用取决于将注意力资源从与疼痛相关的感觉或情绪反应转移至其他感觉刺激的处理。研究发现,安慰剂治疗和分散注意力策略通过独立的疼痛缓解机制而发挥作用,联合其他镇痛药物会产生更强的镇痛效果。

具体的方法包括音乐疗法、芳香疗法、宠物疗法及虚拟现实疗法等,在缓解患者焦虑及疼痛方面已显示出较大的益处。

(三) 物理疗法

神经肌肉电刺激(neuromuscular electrical stimulation, NMES)是一种神经调节技术。当特定肌肉群(如全膝关节置换术后的股四头肌)的自发激活损害时,该技术可以用来增强肌肉力量。具体操作方法是在皮肤上放置电极,电极通过外部发生器向靠近放置点的肌肉发送电脉冲。在受损肌肉中,通过 NMES 产生的肌肉收缩强度可能大于自主收缩,这使对白肌纤维(快收缩肌纤维)的募集较自主运动更大,最终导致更多的力量增益。一些证据表明,NMES 可能在疼痛管理中发挥作用。

在手术切口和 / 或穴位对应的椎旁皮肤上使用经皮神经电刺激(transcutaneous electrical nerve stimulation, TENS)可以改善术后的疼痛管理。TENS 被认为可以激活阿片受体和其他内源性脊髓与脑干抑制中心,从而降低中枢神经系统的敏感性,产生镇痛作用。

局部低温治疗可以降低局部酶的活化速率并诱导皮下组织的血管收缩,同时低温可减慢神经信号的传导产生短暂的麻醉及镇痛作用。另有研究证明,局部冷却可降低前列腺素的水平,从而减少疼痛。局部压迫技术可通过增加间质的间隙压力以防止组织水肿,从而减少局部肿胀及炎症反应,进而发挥协同镇痛的作用。

由于这些非药物性技术手段几乎不会产生任何不良反应,可考虑作为常规药物治疗的辅助手段,并将其作为多模式镇痛方案的一部分,特别是对于传统镇痛技术失败或伴有严重药物相关不良事件的患者。

五、围手术期疼痛管理的质量监测指标

围手术期疼痛管理和 ERAS 策略实施的质量监测指标可以用中重度术后疼痛的发生比例来评价。

$$中重度术后疼痛发生比例 = \frac{术后发生中重度疼痛患者人数}{同期日间手术患者人数} \times 100\%$$

1. 分子

中重度术后发生疼痛患者的人数,指对日间手术患者进行术后疼痛评估时,应用数字评价量表法的得分在 4 分及以上,一般需要使用镇痛药物来缓解疼痛。

2. 分母

指同期的全部日间手术患者的人数。

3. 指标内涵

(1)反映日间手术医疗单元 ERAS 策略的实施水平。

(2)中重度术后疼痛的发生比例越低,日间手术患者的就医体验感越好。术后疼痛控制不佳会直接影响患者的满意度,降低日间手术中心的运行质量。此外,中重度术后疼痛还会导致患者延期出院和非计划再次入院的比例升高。

(孙德峰　冯　艳)

第三节　手术部位感染的管理

手术部位感染(surgical site infection,SSI)在有皮肤切口的手术中比较常见,大多数出现在术后 30 天内,又称术后伤口感染。术后发生 SSI 的概率为 1%~3%,占全部医院感染的15%,占外科患者医院感染的 35%~40%。日间手术的 SSI 相对较低,文献报告,日间手术的手术部位感染率在术后 14 天、30 天分别为 0.31%、0.48%。这有 2 个主要的原因:①因为日间手术是经筛选的择期手术,微创或创伤小,手术时间相对较短,术中出血少;②日间手术患者的术后伤口处理在医院外完成,通常是在随访或非计划急诊和再就诊时发现,部分 SSI 未能及时监测和记录。另外,日间手术需要患者出院后自行处理伤口和换药,存在 SSI 的潜在风险。

SSI 是日间手术患者非计划再入院的最常见原因,会延缓患者康复,甚至引起术后严重并发症,诱发患者紧张、焦虑。随着人口老龄化,接受日间手术的患者的数量和复杂性增加,将会导致更多 SSI 的发生。因此,SSI 需要引起开展日间手术外科医师的足够重视,做好预防、降低感染风险,及时发现、及早处理。

一、手术部位感染的分类

SSI 是指发生在手术切口、深部器官和腔隙的感染,在术后 30 天内(如果涉及植入物,则在术后 1 年内)发生在手术部位的感染。SSI 常分为 3 种类型,包括切口浅部组织感染、切口深部组织感染、器官和腔隙感染。器官和间隙感染包括脓肿、吻合口瘘和植入物相关感染。

1. 切口浅部组织感染

即术后 30 天内发生、仅累及皮肤及皮下组织的感染,并具备以下情况之一。

(1)切口浅部组织有化脓性液体。

(2)从切口浅部组织的液体或组织中培养出病原体。

(3)具有感染的症状或体征,包括局部发红、肿胀、发热、疼痛和触痛,外科医师开放的切口浅层组织缝线脓点及戳孔周围感染不列为手术部位感染。

2. 切口深部组织感染

包括无植入物者在术后 30 天以内、有植入物者(包括人工心脏瓣膜、人工血管、人工关节等)在术后 1 年内发生的累及深部软组织(如筋膜和肌层)的感染,并符合下列条件之一。

(1)从切口深部引流或穿刺出脓液,但脓液不是来自器官或腔隙部分。

(2)切口深部组织自行裂开或由外科医师开放的切口。同时,患者具有感染的症状或者体征,包括局部发热、肿胀及疼痛。

(3)经直接检查、再次手术探查、病理学或影像学检查,发现切口深部组织脓肿或其他感染证据。

同时累及切口浅部组织和深部组织的感染归为切口深部组织感染;经切口引流所致器官和腔隙感染,无须再次手术也归为深部组织感染。

3. 器官和腔隙感染

指术后 30 天内(如有人工植入物,包括人工心脏瓣膜、人工血管、人工关节等,则术后 1 年内)发生在手术涉及部位的器官或腔隙的感染,需要手术切开引流或其他方式来处理,并至少具备以下情况之一者。

(1)放置于器官和/或腔隙的引流管或穿刺有脓性引流物。

(2)器官和腔隙的液体或组织培养有致病菌。

(3)经直接检查、再次手术、病理学或影像学检查,发现器官或腔隙脓肿,或者有其他器官或腔隙感染的证据。

二、手术部位感染的危险因素

掌握 SSI 的危险因素,对于预防日间手术患者的 SSI 有着至关重要的作用。影响手术感染的危险因素可以从 4 个方面分析,包括患者因素、术前准备、术中因素和术后因素。

1. 患者因素

(1)年龄:<15 岁和>60 岁人群中 SSI 发生率较高。

(2)肥胖:BMI>30kg/m^2,SSI 发生率明显增高。

(3)术前住院时间:术前住院时间较长,增加了交叉感染和感染耐药细菌的机会。

(4)合并基础疾病:合并糖尿病、恶性肿瘤及新辅助治疗、身体其他部位的感染、慢性肝病、腹水、肾功能不全、COPD。

（5）术前术后的营养状态：营养不良、低蛋白血症、贫血。

（6）药物因素：使用激素、免疫抑制药物等。

（7）ASA 评分：评分高者，SSI 的发生率较高。

（8）其他：吸烟、饮酒，鼻腔中携带高浓度金黄色葡萄球菌等。

2. 术前准备

（1）对 SSI 危险因素的认识和估计不足。

（2）未能有效控制合并疾病。

（3）术区皮肤准备不当。

（4）肠道手术准备不当。

3. 术中因素

（1）手术切口分类：Ⅰ类切口的感染率最低，Ⅱ、Ⅲ类切口的感染率增高。

（2）手术时间长短：手术的时间越长，SSI 的发生率越高。

（3）手术技术因素：缝合技术欠缺、使用电刀不当，止血不彻底，污物异物残留，引流不当等，均增加 SSI 的发生率。

（4）急诊手术：接受急诊手术患者的病情常又急又重，且术前准备有限。

（5）术中低体温：低体温影响中性粒细胞的功能，降低机体免疫力。

（6）无菌操作及手术室管理：无菌原则是预防 SSI 的关键。参观人员过多，走动频繁，手术、麻醉等医师的手卫生情况不佳等，均易造成 SSI 的发生。

（7）未预防性应用抗菌药物或用药不合理。

4. 术后因素

（1）术后 SSI 的预警不及时。

（2）抗菌药物使用不当。

（3）液体治疗不当。

（4）切口换药和引流管理不当。

（5）合并疾病的处理和术后代谢紊乱的纠治不当。

三、手术部位感染的预防

日间手术患者手术部位感染的预防需要根据日间手术流程的特点，制订相对应的预防策略，可以分为 3 个阶段，即入院前预防、住院与术中预防、出院后预防。

（一）入院前的预防策略

1. 术前沐浴

日间手术预约岗护士需要准确完整地告知所有手术患者，在手术日前 1 晚，应该使用抗菌或非抗菌肥皂，或其他抗菌剂进行淋浴或全身沐浴，以确保皮肤清洁，特别是在切口部位。术前沐浴可显著降低 SSI 的发生率，使用抗菌或非抗菌肥皂均可。

2. 手术部位毛发只能用剪刀剪除

患者手术部位有毛发覆盖并可能影响手术操作时，医务人员务必清晰地告知患者，只能使用剪刀去除毛发。无论是在术前或在手术室，任何情况下均强烈反对使用剃刀去除毛发。去除毛发虽然有利于暴露手术切口和做标记，但是去除方法不当可增加皮肤的创伤，增加 SSI 的发生率。

3. 戒烟

吸烟与 SSI 和其他并发症的风险增高有关。在理论上,择期手术前戒烟 4~6 周,可以降低肺部并发症的风险,也可减少伤口并发症,包括 SSI。日间手术预防岗的医务人员需要敦促日间手术患者从预约之时起开始戒烟。

4. 控制和稳定血糖

接受日间手术的糖尿病患者和非糖尿病患者在围手术期若积极控制血糖,可以降低 SSI 的发生风险。血糖控制目标可设定为 6.1~8.3mmol/L。

由于手术应激,患者在术中和术后均会出现血糖升高,而高血糖可增加糖尿病和非糖尿病患者发生 SSI 的风险。围手术期严控血糖较常规调控血糖可显著降低 SSI 发生率,而且严控血糖降低 SSI 发生风险的效果在糖尿病和非糖尿病患者中均有体现;此外,在术中调控血糖减少 SSI 的效果弱于术后调控或术中联合术后调控。

5. 术前需控制好潜在的远处感染

预约日间手术时间时,若患者明确存在远处部位有活动性的感染时,应在术前完成对感染的治疗,特别是在预计需要放置内置材料的情况下,更应该严格地进行抗感染治疗。

6. 纠正术前低蛋白血症

应关注患者术前的营养状况。与处于正常白蛋白水平的患者相比,低蛋白血症使 SSI 发生风险增加 6 倍。术前低蛋白血症的患者更有可能出现术后器官(如心脏、肺部、肾脏、肝脏、神经系统)功能障碍,胃肠道出血,鼻腔感染,机械通气天数增多和延长在重症监护室的停留时间,甚至死亡风险增高。

7. 不以预防 SSI 为目的在术前停用免疫抑制剂

免疫抑制剂通常用于预防移植器官的排斥反应或治疗炎性疾病,可能会导致愈合延迟和感染风险增高。而停药则可能导致疾病复发,抗药抗体生成,从而减弱药物的疗效。不建议以预防 SSI 为目的在术前停用免疫抑制剂。

(二) 住院与术中的预防策略

术中感染控制是预防 SSI 的一个重要部分。有效的感染控制可以将 SSI 的发生率降低 40%。除了清洁的手术室环境外,预防 SSI 最重要的因素包括术前及时使用有效的抗生素,术者严格执行手卫生,手术范围皮肤严格消毒,规范穿着手术服和放置隔离装置,维持患者体温恒定,减少手术室来往人员,以及应用手术室层流。

日间手术的切口关闭,应用可吸收缝线或抗菌缝线,有利于减少 SSI。同时,小切口可考虑使用不需要拆线的皮下或皮内缝合方法。

1. 优化术前预防性使用抗生素的给药时间

根据不同手术和切口类别决定是否预防性使用抗生素。有必要预防性使用抗生素时,应在手术切皮前 30~120 分钟给予。同时,需考虑抗生素的半衰期,以保障术中抗生素在手术部位维持在有效的血药浓度。

2. 术中应用切口保护套

切口保护套可有效绝缘切口与周围组织,防止血液、体液、冲洗液渗透,从而减少手术切口污染机会,并能减少手术对切口组织的过分牵拉及破坏,从而降低切口感染风险。

3. 应用引流管

手术部位的充分引流有利于减少 SSI。日间手术患者,使用引流管比引流膜更便于术后的伤口管理,患者可以带引流管出院。

需要引流的手术切口,术中应当首选密闭负压引流,并尽量选择远离手术切口、位置合适的部位进行置管引流,确保引流充分。

（三）出院后的预防策略

出院后的伤口管理是日间手术患者的薄弱环节,需要通过健康教育充分告知患者做好出院后 SSI 的预防。

1. 患者理解出院后伤口管理的基本原则

患者需要主动保持伤口及敷料干净清洁,了解伤口换药及拆线的时间点,伤口异常疼痛或不适时要及时就医。

2. 适时换药

患者需要在居住地找合适的医院或伤口中心换药,发生伤口敷料湿润或不洁、异常疼痛时及时换药,处理伤口。不建议患者在家自行处理伤口。

3. 引流管管理

患者带引流管出院时,需要保持引流通畅,并了解引流液的正常色泽、量,出现异常时需要及时就诊,并了解引流管的拔除时间点。

四、手术部位感染的诊断及处理

日间手术患者的 SSI 一般发生在出院后,需要通过随访来指导患者早期发现,及时处理。询问患者伤口疼痛、肿胀、发热、渗液等症状是日间手术中心出院后随访的重要内容之一。当怀疑有 SSI 时,应指导患者返回医院或就近在二级以上医院外科就诊,检查伤口。症状明显时,可以看急诊。

外科感染的基本处理原则为：探查与清创、使用有效抗生素、伤口后续处理。抗生素的使用由感染程度、全身表现和合并症(如合并糖尿病)来综合考虑。在伤口周围有蜂窝织炎,或有全身感染的症状和体征时,需要使用抗生素。处理切口浅部组织感染不一定需要使用抗生素,但治疗切口深部组织感染与器官和腔隙感染时一般需要使用抗生素。

1. 切口浅部组织感染

切口浅部组织感染的症状包括局部肿胀、发热、有或无异味的引流液、伤口裂开、切口周围红斑和切口部位疼痛,触摸伤口部位可出现压痛。少数患者会有全身感染症状(如发热、白细胞增多)。脓性引流液或伤口边缘分离常提示存在感染,无须强行拆开伤口或进一步影像学检查就可以诊断为切口浅部组织感染。

对可疑切口浅部组织感染的处理包括经皮引流或开放伤口,必要时清创坏死组织,引流液进行病原体培养。在可能存在切口深部组织感染风险的情况下,打开伤口比经皮引流更可取。如果切口周围皮肤有红斑,或者有全身感染症状和体征,则需要使用抗生素。

2. 切口深部组织感染

筋膜或肌肉感染是切口深部组织感染的标志。与切口浅部组织感染一样,切口深部组织感染的症状可包括局部肿胀、发热、有或无异味的引流液、伤口裂开、切口周围红斑和切口部位疼痛。触诊伤口部位有触痛或波动性的肿块。切口深部组织感染多伴有发热和局部压痛。全身感染症状可能包括发热、白细胞增多或其他急性炎症标志物的升高,如 C 反应蛋白或降钙素原。影像学检查(如 B 超、CT)有助于评估感染的深度和范围。

确认筋膜或肌肉受累时,需要打开伤口,彻底清创处理。对疑似切口深部组织感染的探查和检查通常需在手术室进行,以方便检查和清创。

3. 器官和腔隙感染

器官和腔隙感染的患者常表现为身体不适、发热及手术区域触痛,不一定伴有皮肤变化。影像学检查可发现手术区域积液,对引流液(经皮引流或手术引流)进行革兰氏染色和培养分析可以证实。

治疗方面,可在 B 超或 CT 引导下行脓肿穿刺引流。同时,明确病因很关键,需要从源头上控制感染。

(陶　燃)

第四节　日间手术患者静脉血栓栓塞的预防

静脉血栓栓塞(venous thromboembolism,VTE)包括深静脉血栓形成(deep vein thrombosis,DVT)与肺栓塞(pulmonary embolism,PE)。VTE 是住院患者常见的并发症,也是医院内非预期死亡的重要原因之一,具有发生率较高、病死率高和住院费用高的特点。与传统住院手术相比,日间手术的创伤性更小,持续时间更短,这可以使患者更早恢复正常的身体活动,可减少 VTE 的风险因素。

1856 年,Rudolf Virchow 首次提出了 VTE 发生的 3 大因素,即血管内皮损伤、血流淤滞和血液高凝状态。上述 3 个因素相互作用、相互影响,导致静脉血栓事件的发生。尽管日间手术相对而言,手术时间短、创伤小、下床活动早,但导致 VTE 的因素依然存在。随着微创外科和加速康复外科理念的进步,适宜日间手术的种类和术式逐步放宽,部分四级手术开始采用日间手术模式,以及越来越多的老年患者等具有血栓高危因素的人群开始接受日间手术模式,VTE 的风险可能逐渐升高。因此,需要根据日间手术的流程特征,在预约阶段就关注 VTE 的评估,对高风险患者进行 VTE 的健康教育,并在住院期间和出院后针对 VTE 采取有效的预防措施。

一、静脉血栓栓塞的风险评估

研究日间手术 VTE 危险因素的文献较少,但可以参考住院手术 VET 的相关研究。有 VTE 病史、血栓性疾病、恶性肿瘤、静脉曲张、口服避孕药、肥胖和高龄都是术后 VTE 的重要危险因素。

日间手术患者 VTE 风险评估的时间节点与普通住院手术患者不同。普通住院手术患者 VTE 风险评估的时间节点通常选择在入院后。日间手术模式应在住院前完成术前评估、手术预约和健康教育,住院当天即接受手术,若选择在住院后再评估 VTE 风险将影响整个住院治疗流程。因此,日间手术患者 VTE 术前评估宜在门诊预约日间手术和健康教育时完成。

常采用 Caprini 血栓风险因素评估表对 VTE 风险进行评估(表 5-4-1)。日间手术的 VTE 高风险患者,应做好风险告知,并在预约住院手术时做好标识和相应预案,以方便后续住院时按预案进行血栓防治。在手术完成后,根据术中情况由手术医师再次进行血栓风险的评估,并确定出院后的血栓防治方案。

表 5-4-1 Caprini 血栓风险因素评估表

| 科别: | 床号: | 姓名: | 性别: | 年龄: | 住院号: |

A1 每个危险因素 1 分	B 每个危险因素 2 分
□ 年龄 40~59 岁	□ 年龄 60~74 岁
□ 计划小手术	□ 大手术(<60 分钟)
□ 近期大手术	□ 腹腔镜手术(>60 分钟)
□ 肥胖(BMI>30kg/m²)	□ 关节镜手术(>60 分钟)
□ 卧床的内科患者	□ 既往恶性肿瘤
□ 炎性肠病史	□ 肥胖(BMI>40kg/m²)
□ 下肢水肿	C 每个危险因素 3 分
□ 静脉曲张	□ 年龄 ≥ 75 岁
□ 严重的肺部疾病,合并肺炎(1 个月内)	□ 大手术持续 2~3 小时 *
□ 肺功能异常(慢性阻塞性肺疾病)	□ 肥胖(BMI>50kg/m²)
□ 急性心肌梗死(1 个月内)	□ 浅静脉、深静脉血栓或肺栓塞病史
□ 充血性心力衰竭(1 个月内)	□ 血栓家族史
□ 败血症(1 个月内)	□ 现患恶性肿瘤或化疗
□ 输血(1 个月内)	□ 肝素引起的血小板减少
□ 下肢石膏或肢具固定	□ 未列出的先天或后天血栓形成
□ 中心静脉置管	□ 抗心磷脂抗体阳性
□ 其他高危因素	□ 凝血酶原 20210A 阳性
	□ 凝血因子 V Leiden 阳性
	□ 狼疮抗凝物阳性
	□ 血清同型半胱氨酸酶升高
A2 每个危险因素 1 分(仅针对女性)	D 每个危险因素 5 分
□ 口服避孕药或激素替代治疗	□ 脑卒中(1 个月内)
□ 妊娠期或产后(1 个月)	□ 急性脊髓损伤(瘫痪)(1 个月内)
□ 原因不明的死胎史	□ 选择性下肢关节置换术
复发性流产(≥3 次)	□ 髋关节、骨盆或下肢骨折
由于毒血症或发育受限原因早产	□ 多发性创伤(1 个月内)
	□ 大手术(超过 3 小时)

危险因素总分:_____

注:①每个危险因素的权重取决于引起血栓事件的可能性。如癌症的评分是 3 分,卧床的评分是 1 分,前者比后者更易引起血栓。② * 只能选择 1 个手术因素。

静脉血栓栓塞的预防方案(Caprini 评分)

危险因素总分 / 分	深静脉血栓形成发生风险	风险等级	预防措施
0~1 分	<10%	低危	尽早活动,物理预防
2 分	10%~20%	中危	药物预防或物理预防
3~4 分	20%~40%	高危	药物预防和物理预防
≥5 分	40%~80%,死亡率 1%~5%	极高危	药物预防和物理预防

在日间手术的临床实践中,各医疗机构和日间手术中心可根据开展的专科手术种类和患者人群特点建立静脉血栓的风险评估模型。

二、日间手术患者静脉血栓栓塞的预防方法

VTE 常用预防方法有基本预防、机械性预防和药物预防。日间手术患者的 VTE 预防需要将重点放在基本预防,适当辅助机械性预防,只有少数具有严重 VTE 风险的患者才需要预防性使用抗凝药物。

(一)重点做好基本预防

对日间手术患者,需要对患者及其陪护进行健康教育,讲解血栓预防的相关知识,指导患者养成科学合理的饮食习惯,改善生活方式,如控制血糖、血脂等。鼓励卧床患者早期活动和腿部锻炼以促进静脉回流,尽早下床活动。肢体制动时尽早开始下肢的主动或被动活动。避免脱水,在患者病情允许的情况下,鼓励患者饮水,饮水量宜为每天 1 500~2 500ml。同时给予适度补液,避免血液浓缩,保障有效的循环血量。

(二)辅助机械性预防

机械性预防是采用各种辅助装置和器械,促进下肢静脉回流,以减少 VTE 发生的方法。常用方法包括使用抗血栓袜、间歇充气加压装置和足底加压泵。

针对高风险的日间手术患者推荐使用机械性预防时,医护人员应告知患者及其近亲属 VTE 的发生风险和后果,以及采取机械性预防措施的必要性,指导正确地应用机械性预防的措施,告知应用方法、持续时间及应用期间的注意事项、可能出现的不良反应和应对方案。

日间手术患者机械性预防的适应证包括:①VTE 风险的低危患者。预防措施以健康教育、鼓励活动为主,也可以选择机械性预防。②VTE 风险的中危或高危患者。如有抗凝禁忌证,建议单用机械性预防。③VTE 风险的高危患者。建议采取机械性预防与药物预防的联合应用。

但当患者存在可疑的新发 DVT、血栓性静脉炎、下肢血管严重动脉硬化或其他缺血性血管病、下肢严重畸形、严重的下肢水肿时不建议行机械性预防。

(三)抗血栓袜

抗血栓袜(anti-embolism stockings,AES)预防 VTE 的原理是在踝关节部位建立最高支撑压力,顺着腿部向上压力逐渐递减,以促进下肢静脉血液回流,减少血流淤滞。AES 穿戴方便、安全,经 Caprini 评分为高风险的日间手术患者,尤其是高龄、下肢手术需要制动、下肢静脉曲张和存在血栓性疾病的日间手术患者,可推荐常规使用。

使用 AES 的注意事项:①需要根据医师的判断和患者的偏好选择合适的长度(大腿型或膝下型)。膝下型 AES 的测量部位分别为踝部最小周长处、小腿最大周长处;大腿型 AES 的尺寸确定除需测量以上 2 个部位外,还应增加测量腹股沟中央部位向下 5cm 部位的周长。可以按 AES 的说明书测量腿围。②使用前由经过培训的医护人员演示方法,并需要评估患者是否有穿脱的能力或是否有近亲属帮助,确保患者或近亲属已掌握正确的穿脱步骤和清洗方法。③建议患者白天、晚间和夜间均穿戴,直到活动量不再明显减少或恢复到疾病前的活动水平。每天应至少脱下一次以评估患者下肢的皮温、皮肤颜色、足背动脉搏动情况以及肢体有无疼痛、麻木等。④保持腿部清洁,确保抗血栓袜平整,避免袜身下卷。如出现皮肤损伤,应及时评估损伤部位和严重程度,视情况停止使用。若患者穿着后腿部肿胀,在

排除 VTE 后,需重新测量腿部周长,以配置合适尺寸的 AES。

(四)间歇充气加压装置

使用间歇充气加压(intermittent pneumatic compression,IPC)装置是临床常用的 VTE 机械性预防措施,其工作原理是利用间歇式机械充气的外力压迫下肢静脉,促进血液回流,从而起到预防 VTE 的作用。

IPC 主要用于术后下肢制动的患者,有 VTE 中高风险的日间手术患者在术中及术后均可使用 IPC 治疗。推荐采用便携式、可记录使用时间的机器,并尽可能在双腿实施。腿套长度方面,选择大腿型或膝下型均可,充气压力 35~40mmHg,约 10 次 /min,建议每天使用 18 小时(除非因其他操作需移除),一旦患者可以下地活动即可停止。

使用 IPC 时,应注意腿套上充气管要保持在腿套外表面,以避免器械相关性损伤,操作过程中要注意患者保暖,防止体温过低。协助患者正确使用设备并做好健康教育。如一侧肢体存在伤口等情况不宜应用,可在对侧肢体实施预防。确保患者在行走前告知护士及时移除装置,以防绊倒或跌倒。当多个患者使用同一设备时,必须采取适当的措施防止交叉感染。

(五)足底静脉泵

足底静脉泵(venous foot pump,VFP)是一种模仿"生理性足泵"、能有效预防 DVT 的空气脉冲物理治疗仪。其原理是通过脉冲气体在极短时间内快速冲击足底的方式,使肢体的静脉血获得类似行走状态下的脉冲性加速,从而大幅度提高血流速度。

VFP 应用时的压力设置为 130mmHg 左右,使用时间为每次 30~60 分钟,每天 2~3 次。

日间手术患者宜进行 VTE 的风险评估。在手术预约阶段,可通过 Caprini 评分表评估患者的 VTE 风险,将患者的 VTE 风险分为高风险、中风险及低风险,并对 VTE 高风险患者进行标识。当患者术后出现其他影响血栓风险的重大事件时,应再次评估 VTE 风险。并将 VTE 的风险、后果及预防方法告知患者。VTE 低风险患者,做好基础预防,尽早下床活动。VTE 中、高风险的日间手术患者,可采取抗血栓袜、间歇充气加压装置等机械性预防方法;如果出血风险很低,可以使用药物预防。

日间手术患者出院时应告知 VTE 风险,指导降低血栓风险的治疗方法。使用药物预防的患者,应告知药物预防的必要性以及可能的副作用。使用机械性预防血栓的患者应告知器械的正确使用方法。VTE 高风险的出院患者,在随访时应询问患者有无 VTE 的典型症状,若出现下肢肿胀疼痛,小腿后方或大腿内侧有压痛时提示下肢 DVT 可能,应指导患者及时就医处理。

(屈　展)

第六章
日间手术室的管理

手术室管理是日间手术流程中手术当天的关键节点。综合医院开展日间手术的手术室设置可以有多种形式,包括设置专门日间手术室和在中心手术室设置日间手术专区,也可以与普通病房择期手术患者共用手术室。

手术室是开展日间手术必不可少的重要场所,不管是建设专门的日间手术室还是共用医院中心手术室,手术室的管理水平直接影响日间手术的质量安全与效率。日间手术室的管理在遵循手术室管理规范的前提下,还需要遵循日间手术运行模式和日间手术的特殊需求。本章重点介绍了日间手术室的设置、人力资源配置与岗位设置、日间手术室的设备与物品管理、日间手术室的安全质量管理、效率管理、标本管理、质量与效率监测指标,以及代表性专科日间手术的手术护理配合等。

第一节　日间手术室的设置

综合医院开展日间手术时手术室设置有以下几种基本形式:①设置专门的日间手术室;②中心手术室设置日间手术专区;③日间手术患者与专科病房择期手术患者共用手术日或手术室。3种设置方式各有利弊,主要取决于医疗机构开展日间手术的运行模式、预期规模、创建日间手术中心的预算以及中心手术室现有的资源状况等。

一、专门的日间手术室

医疗机构开展日间手术建设专门的日间手术中心时,常配套建设专门的日间手术室、PACU、日间手术中心病房及其他功能区,以及组建日间手术管理团队。

(一)日间手术室的归口管理

新设立的日间手术室可以隶属于日间手术中心或者中心手术室。根据国内医疗机构的设置办法和手术室管理的实际情况,建议日间手术室由中心手术室统筹安排但相对独立运行。中心手术室安排专门团队负责日间手术室的运行管理,根据日间手术的量合理配置手术室资源并动态调整护理人力。日间手术室可设立护士长,成立护士长领导下的"日间手术运行核心组"。该核心组成员由固定在日间手术室的专职护士组成,其中设立总调度员。

日间手术室还可配置轮转护士和机动岗护士，由"日间手术运行核心组"负责对其培训，确保每位护士能熟悉日间手术的相关制度、流程和规范。

日间手术室归属于日间手术中心管理，单独配置人力资源，则成本高、培训周期长。而且，综合医院规模扩大对手术室的质量控制管理工作提出了挑战，在不同院区、不同科室、不同病种之间，质量控制管理通常缺乏统一标准。日间手术室由医院中心手术室统筹，可缩短人员培训周期，降低人力资源综合成本，也可使日间手术中心能更好地将工作重心放在优化日间手术流程、协调专科工作和完善管理体系上。

各级医疗机构开展日间手术时，无论是设置专门的日间手术中心还是专科病房日间手术单元，均不同程度地要经历开展日间手术的探索期、发展期、成熟期阶段。在探索期阶段，常存在患者少，日间手术中心病房床位和手术室使用不饱和现象；在发展期阶段，存在每个工作日的日间手术量分布不均衡，如可能存在周一、周二手术量少，周四、周五手术量多的峰谷现象。在日间手术数量分布不均衡时，中心手术室能够统筹调配人力和设备资源。在成熟期阶段，三级综合医院探索、拓展更多三、四级日间手术病种和术式时，中心手术室能够用优质、充足的人力和资源来保障创新，并实现全院手术室管理质量的均质化。

日间手术中心管理团队的目标任务是优化诊疗流程、协调各专科工作及建立日间手术管理体系。具体工作包括根据医院的自身特点及发展需要遴选出日间手术的病种和术式，建立日间手术的具体实施规范及考核标准，依据日间手术流程的特点设计并逐步改进日间手术的预约系统、电子病历系统，畅通护理单元、临床专科、手术室及相关辅助科室的工作流程，配合医务管理部门对全院日间手术的开展情况进行考核评审等。设置专门的日间手术中心有利于提高日间手术的运行效率，节省专科开展日间手术的人力成本。

(二) 日间手术室的配置

设置专门日间手术室时，其类别为洁净手术室或普通手术室，宜根据医院级别、日间手术类型、日间手术患者的特点设计手术室及辅助用房。

日间手术室数量可根据医院类型、级别动态调整，按照下述公式计算：$A = B \times 365/(T \times W \times N)$，式中 A 指手术室数量，B 指计划日间手术患者的床数，T 指平均住院天数，W 指手术室全年工作日数量，N 指平均每个手术室每日承担手术台数。日间手术室建设洁净手术室时，以 II 级洁净手术室为主，辅以少量的 III 级洁净手术室。

在日间手术中心的探索期和发展期，一般是选择相对简单的择期手术为主，如腹腔镜胆囊切除术、腹股沟疝修补术等。但随着日间手术模式的成熟和发展，日间手术病种和术式逐渐拓展，普通外科、泌尿外科、眼科、妇科、口腔颌面外科、胸外科等专科均可筛选适宜的病种和术式进入日间手术行列，四级手术占比增高后，要适当增加日间手术室数量。

依靠大型仪器设备（如腹腔镜、显微镜、关节镜、机器人手术系统、激光器等）开展手术的专科，可考虑提前设定专科手术室，以避免重新部署引起的仪器损坏和反复技术校准。辅助用房要考虑日间手术患者的特点，设计足够大的使用空间，如手术患者等候室、PACU 等。

日间手术室的环境设计应注重舒适感和个性化。因日间手术耗时短，患者卧床时间短，日间手术室的空间设计应考虑患者视觉、听觉、灯光和温度等方面的需求，以利于缓解手术患者的紧张情绪。

专门日间手术室可以是新建，也可以是改扩建，其建设标准及建筑布局要符合《综合医院建筑设计规范》《医院洁净手术部建筑技术规范》。由于日间手术患者的手术时间相对较短,周转快,接送患者的频次高,手术连台的工作量大,对流程、布局的要求更高。专门的日间手术室邻近日间手术中心病房,或两者在同一楼面或上下层,可以方便日间手术室接送手术患者。

二、日间手术专区

日间手术专区的设立形式可以分为 2 种:①在中心手术室设立专门区域,即在中心手术室选定相邻区域的手术室专门用于开展日间手术;②设立日间手术专区困难时,可以在中心手术室设立专门的日间手术日,固定几个手术日优先用于开展日间手术。

以专科病房的日间手术单元方式开展日间手术时,中心手术室设立日间手术专区有利于日间手术的快速发展,尤其是在手术日紧张的综合医院,提供相对宽松的手术日是激励手术医师多做日间手术的有效方法,不占用手术医师在其专科病房的手术日是综合医院能够较快开展日间手术的基本保障条件。

（肖映平　林　莉）

第二节　日间手术室的人力资源管理

人力资源管理是指运用科学方法,协调人与事的关系,处理人与人之间的矛盾,充分发挥人的潜能,使人尽其才,事得其人,人事相宜,以实现组织目标的过程。因此,人力资源管理需要从数量和质量两个方面来考虑。

一、日间手术室护理人员配置

1. 人员编制

日间手术室的人员配置在国内没有独立的标准,总的原则是遵循医院手术室的人员配置要求。综合医院手术室的数量与外科床位数的比例为 1 : (20~25),手术室护士与手术室之比为 3 : 1,教学医院的比例相对提高为 3.5 : 1。因医院级别不同、手术室开放时长不一、手术类型不一致,人员配置也有不同;也可以参考护理人力的资源配置公式:所需护理人员 = 每年所需工作总时数 / 每名护理人员实际可提供的工作时数 + 机动数(20%~25%)。

2. 专门日间手术室的人员配置

(1)日间手术运行核心组:是指成立日间手术护理专业组,可设组长和副组长。小组人员固定在日间手术室,每年年初实施护理人员的专科轮换,专科组长、副组长原则上不轮换。日间手术运行核心组的人数以开放的日间手术室数量的 2 倍为宜。

(2)轮转护士:是指护理人员相对固定一段时间在日间手术室,实行周期轮转,可以 2~3 个月为一周期。人员数量以日间手术运行一段时间(一般以 3~6 个月为宜)后,每天实际安排的人力数据为基线来调整比例进行确定。

(3)机动护士:是指根据每日实际排程的日间手术量,从中心手术室增补到日间手术室的护理人力。机动护士在日间手术室的上班时长以实际需求来定,当日上班时长不足 1 日工作时长时,可酌情调配回中心手术室上班。

通过上述结构安排来配置日间手术室的护理人员,以保障日间手术的顺利运行、快速发展与创新探索。

专门的日间手术室在护理人员的配置比例上还需考虑:①开放手术室的数量、每日手术室的开放时长、日间手术量、手术病种和术式;②日间手术室的管理模式,即是否归属于医院中心手术室统一管理,人力资源是否实施统一调配;③配置医疗辅助人员情况,即是否有医疗辅助人员来承担一些非护理性的工作,使手术室护士从非护理工作岗位脱离出来,减少护士的非护理时间。

3. 护理人员的结构及准入要求

日间手术室的护理人员应具备丰富的临床经验,有较强的沟通能力。在日间手术室护理人员的配置上不应只关注人员配置的数量,更要注重护理人员的专业护理知识结构,即质量问题。同时,还要避免人员配置上的观念误区,认为日间手术室只做小手术,不上晚夜班,工作轻松,将高龄、身体不适等需要照顾的人员安排到日间手术室工作。可以参照 Benner 模式,将护士分为 N0、N1、N2、N3 和 N4 共 5 个能级,序号越大,层次越高。宜根据日间手术室的特点实施护理人员的能级管理,具体配置为:N4 级护士占 20%,N3 级护士占 50%,N2级护士占 30%,无 N1 级护士。

二、日间手术室护理人员的管理

日间手术室的护理人员在日间手术运行的诸多环节中,是保障日常工作质量、手术顺利运行、患者舒适与安全的主体,如何对有限的护理人力资源进行合理的安排,最大限度地激发护理人力的潜能和工作积极性,是每一位手术室管理者应思考和关注的重点。

中南大学湘雅医院于 2014 年 6 月成立日间手术中心,设立了相对独立的日间手术室和PACU,由中心手术室管理,人、财、物等资源实施统筹调配。

1. 手术室护士的排班

日间手术室的调度护士(或主班护士)由 2 人担当,1 人班次为 7:30—15:30,1 人班次为 8:00—12:00、15:00—18:00,负责手术排程、手术调度协调、手术等候室患者的管理、手术用物及物资准备、收费确认、质控数据统计等,另有 1 名医疗辅助人员协作。

日间手术室护士的排班原则:①以护士综合能力、能级搭配为原则,实施双人成组、固定手术室,手术室内的所有排程手术由成组人员负责完成,科室确定护理人员担任器械护士、巡回护士的周频次比例。同一手术室的 2 名护士可以互换角色,但需要在手术开台之前确定角色,不允许在术中进行调换。②每周汇总统计护理人员工时,动态调整(以季度为周期)手术室护士,以解决工时不均衡问题。

2. 护理人员的培训方法

以中心手术室的系统培训和日间手术室的个性化培训相结合的方式进行日间手术室护理人员的培训。

(1)完成规范的"三三三"培训:新入职人员在入职后的前 3 年按照医院护理部计划要求完成"三三三"规范化培训,由中心手术室统一组织。

中南大学湘雅医院护理部高度重视对护士胜任力的培养,创建了以岗位需求为导向的"三三三"规范化护士培训模式。即用 3 年的时间进行护士的岗前培训、轮科培训、专科培训;划分护理部、片区(同类科室)、病区 3 个管理层级;采取一对一导师制、集中培训、互联网 +

学习 3 种方式进行人员培训。

（2）坚持在职人员继续教育：科室确定每周进行 1 次业务学习，每月前 3 周为系统培训时间，内容为分管护士长制定的年度计划内容；每月最后 1 周为专科学习日，由各专科组长组织，内容为专科组长制定的年度计划内容，要体现专科特点、个性化需求。

（3）定期开展护理查房和讲座，开展专科医护手牵手活动。

（4）定期进行针对性的考核、评估。

三、医疗辅助人员

医疗辅助人员是指在医院临床工作岗位的非在编辅助人员。手术室的非护理专业性工作占用了大量的护士人力资源，合理配备日间手术室的医疗辅助人员不仅可让手术室护士从非护理专业性的工作中解脱出来，专注于配合手术和提高手术室的运行效率，保障日间手术患者的安全，并可节约医院的人力成本。同时，通过完善制度、规范培训、加强监督等系列举措，推行医疗辅助人员的标准化工作流程，但要杜绝"以工代护"的不良现象。

日间手术室可合理配置医疗辅助人员，推行医疗辅助人员的标准化工作流程，规范医疗辅助人员的行为，以提高服务质量和运行效率。

1. 医疗辅助人员的分类

按照医疗辅助人员所从事工作的难易程度和风险高低，可分为高级、中级和一般性医疗辅助人员。因医疗辅助人员承担部分手术室正式在编护士的岗位工作，其岗位的设置及职责需要根据实际的执业要求、安全风险、工作难度系数等要素来确定；并采用标准操作规程（standard operating procedure，SOP）的管理模式。

（1）一般性医疗辅助人员：即传统的手术室工人，主要职责是患者转运、物品运送、环境保洁、标本运送等。

（2）中级医疗辅助人员：介于一般和高级医疗辅助人员之间，主要职责是辅助运行、协调、门禁管理、无菌物品转运等。

（3）高级医疗辅助人员：可按岗设置，如手术室助理护士岗、无菌物品供应岗、手术患者等候管理岗、护士站文秘岗等。

1）手术室助理护士岗：主要安排在实施"短、频、快"手术的手术室，如手术台次多且集中排程的眼科白内障手术、泌尿外科包皮环切手术等。手术室助理护士岗的主要职责为协助手术室护士进行术前一次性无菌物品、无菌器械包的准备，连台手术室的准备，手术患者的转运等。

2）无菌物品供应岗：负责无菌包、手术低值耗材的管理、发放。

3）手术患者等候管理岗：负责维护等候区的秩序、辅助核对手术患者的信息、实施心理护理、建立静脉通路等。

4）护士站文秘岗：负责协助手术排程、手术量统计、护理质控数据的录入等文书工作。

2. 医疗辅助人员的配置方法

日间手术室医疗辅助人员的配置可依据开放手术室数量、日间手术量、手术种类等因素考虑。建议非高级医辅人员与日间手术室数量的配比为 1：1。

（肖映平　李　宁）

147

第三节 日间手术室的设备及物品管理

一、日间手术室的设备配置与管理

手术室不仅需要洁净无菌的空间环境、规范的感染控制监管机制,还必须有与其配套的设备与设施,主要包括手术室的基础设施(如气液供给平台、感染控制系统、信息管理系统等),各种手术相关的设备(如急救与生命支持设备、麻醉与麻醉监护设备、术中影像设备、微创手术设备、手术能量平台、专科手术设备等)。

日间手术室的基础设施与中心手术室相同,在手术设备的配置上要根据所开展的日间手术病种、术式类别、日间手术量来决定。专门的日间手术室由中心手术室统筹管理,实施资源共享,能够为日间手术的发展提供强有力的保障,尤其在日间手术运行初期和快速发展期。

1. 日间手术室设备配置的方法

中南大学湘雅医院成立日间手术中心之初,日间手术中心病房床位 50 张,专门的日间手术室开放手术室 7 间,设有专门的日间手术 PACU。日间手术的发展方向以微创手术为主,先期与普通外科、泌尿外科、骨科、耳鼻咽喉头颈外科、口腔科等专科开展合作,逐步完善流程后,稳步推动医院日间手术室的建设和发展。基于这种思路与定位,日间手术室通过 3 种方式进行常规手术器械及设备的配置。

(1)中心手术室调配手术器械包和手术相关设备:手术器械包有普通外科手术器械包(如胆囊手术器械包、疝手术器械包、甲状腺手术器械包等),耳鼻咽喉头颈外科手术器械包(如耳前瘘管切除包、鼓室置管包、支撑喉镜手术器械包、鼻内镜手术器械包等);基础手术设备(如高频电刀、超声刀、输血输液加温仪、充气加温仪、电动气压止血仪、关节镜设备等)。

(2)日间手术中心作为医院公共平台购置新的大型或贵重设备:如腹腔镜设备及器械、钬激光、输尿管软镜、鼻内镜手术的设备及器械、支撑喉镜手术的设备及器械、手术显微镜、耳科动力系统等。

(3)手术专科提供专科设备及器械:如妇科宫腔镜设备及器械、骨科关节镜设备及器械。

在启动、运行初期以这种模式来配置日间手术室的基础器械与设备,既能保障日间手术的正常和有序开展,也能充分利用医院已有资源,节约前期的投入成本。在发展过程中,手术专科探索开展新的三、四级日间手术时,可由中心手术室提供手术所需的各种器械、设备设施。待这些新术式的日间手术流程成熟、手术量稳定后再实施设备购置计划。

2. 设备管理的原则

日间手术室的设备管理中,人是关键性因素,包括管理人和使用人。制度是保障措施,完善的设备管理制度和管理体系是设备安全、高效使用的有力保障。其管理遵循 5 个基本原则:①建立规章制度;②健全管理网络;③强化使用管理;④强化设备培训;⑤严格考核机制。

二、日间手术室物品的管理

手术物品是手术过程中和手术患者治疗中的必备用品,物品的种类不同,管理方法也不同。日间手术室物品管理的目的是保障手术顺利实施,保障患者安全。日间手术"短、频、快",物品准备要多而全,存放位置要方便拿取、符合规范。

日间手术室物品的管理包括无菌物品的管理、医用耗材的管理、药品的管理、危化品的管理等。本节重点介绍无菌物品和医用耗材的管理。

(一) 无菌物品的管理

无菌物品是指经过物理或化学方法灭菌后未被污染的物品,包括无菌器械包、无菌敷料等。无菌物品的管理应从存储、发放、使用管理3个方面完善相关的制度与流程。

1. 无菌物品存储的管理要求

(1) 无菌物品存储间的数量和面积应根据手术室数量和工作流程来设定:设置在洁净区,为独立的储存空间,位置选择宜以便捷为原则。

(2) 无菌物品间的环境条件符合消毒技术规范要求:温度和湿度恒定,温度 ≤ 24℃,湿度 ≤ 70%,无菌物品的存放宜使用存放架,应距地面高度 ≥ 20cm,离墙 ≥ 5cm,距天花板 ≥ 50cm。

(3) 存放无菌物品的检查内容:物品包名、包装有效性、灭菌器编号、批次号、灭菌日期和失效期等。

(4) 利用标签及颜色进行目视管理:无菌物品间可设计无菌物品摆放示意图、"先进先出"温馨提示卡、标签牌、各类化学指示物灭菌前后效果对比标识图示卡等。

(5) 贵重物品、稀少物品存放于柜内并上锁:可设置取用登记本、配备清点检查单。

2. 无菌物品发放的管理要求　手术室与消毒供应中心之间应设立无菌物品的专用洁净通道(无菌物品专用转运梯)。若无专用通道,应选择密闭式的运输方式。消毒供应中心发放无菌物品时,应严格审核,尤其是使用需要生物监测结果的无菌物品时,要在生物监测合格后发放。

手术室进行手术配包时应遵循"先进先出"的原则,其配备、发放的工作流程为:①操作前进行手卫生;②按照手术需求(科室可建立日间手术备物宝典),确定所需无菌物品的种类及数目;③再次核对无菌物品的包装质量、有效期、灭菌方式等;④记录发放无菌物品的信息。

3. 无菌物品使用的管理要求　取用或清点无菌物品前应进行手卫生。无菌物品应实施严格的发放前审核,达到放行标准才能发放。使用无菌包前,均须检查包外、包内化学指示物,确保灭菌效果。若无菌物品过期或未注明有效期、包装质量不合格、指示胶带或指示卡未变色或变色不达标、无菌器械有污渍或锈渍等情况时禁止使用。

(二) 一次性医用耗材的管理

医用耗材是指经药品监督管理部门批准的使用次数有限的消耗性医疗器械,包括一次性和可重复使用的医用耗材。医用耗材包括高值耗材、一般耗材、临床检验试剂和手术器械。一次性医用耗材是指手术使用的不可复用的高值医用耗材和一般医用耗材。一般医用耗材在临床上又称低值医用耗材。

一次性医用耗材的管理属于医用耗材管理中的一个部分,是指对耗材从采购、储存、使用、追溯、监测、评价、监督等全过程进行有效的组织实施和管理,以促进临床科学、合理使用,是医疗管理工作的重要组成部分。

各医院耗材管理的模式不一,手术平台使用请领及管理的方式会有不同。中南大学湘雅医院耗材管理为 SPD 供应链管理模式,即供应(supply)、加工(processing)、配送(distribution)的供应链管理模式。

1. **管理方法**

(1)耗材管理的主体:医院物流配送中心负责耗材的管理,派遣医院物流配送中心的本院人员与 SPD 平台运营人员在手术室耗材库进行耗材管理。手术室安排 1 人负责对接联络及日常事务的处理。

(2)设立耗材库房:SPD 平台设立耗材库房(仓间),包括院外仓、院内仓和前置仓(周转仓),前置仓设立在手术室附近。

(3)耗材请领:不可收费耗材由手术室负责人员每周请领,SPD 平台的运营人员负责每日补充至手术室,手术室内耗材的种类、品规及基数由手术室确定,以 2 日用量为基数;可收费耗材为寄售制,由 SPD 平台的运营人员根据使用情况进行请领,请领数量以保障临床使用为基准。

(4)配置与配送:可收费耗材分低值医用耗材和高值医用耗材,按照手术需要组合成手术套包,根据手术申请的需求配送至手术套包柜或手术室。术中使用后由手术室护士计费,SPD 平台的运营人员负责核对回收耗材与计费情况。非备货类耗材(指内植入耗材)根据申请品牌进行备货,术前 1 天送至 SPD 平台并验收,由消毒供应中心消毒后送至手术室,再由 SPD 平台的运营人员配送至手术室。

(5)记账与核账:使用后由手术室护士负责计费,SPD 平台的运营专职核账人根据耗材的退回情况进行计费核账,物流配送中心的监管人员进行督导、督查。

2. **库房管理**

周转库设置在手术室附近。存放区域、条件及设施要符合存放种类、数量的需求,符合产品说明书、标签的要求。贮存环境条件要符合库房管理的规定。

3. **低值医用耗材的请领流程**

低值可收费耗材,如留置针、引流管、三通管等,以套包的形式进行请领。低值可收费耗材手术套包由手术室护士根据不同专科、不同手术的需求情况进行品目、基数的配置。手术室护士于术前 1 日申请,SPD 平台的运营人员将申请的套包存放在耗材套包柜内,手术室护士于手术当日到套包柜内拿取。

4. **高值医用耗材的请领流程**

高值医用耗材主要是指直接作用于人体、对安全性有严格控制、价值相对较高的医用耗材,一般为手术专科的个性化耗材。其请领由手术医师在手术申请时同步进行,SPD 平台的运营人员根据手术医师申请的耗材种类、数量进行配置打包,形成该手术所需的高值耗材套包,于术前 1 日存放在耗材套包柜内,手术室护士于手术当日到套包柜内拿取。

5. **非备货类耗材的请领流程**

大多为植入性高值医用耗材,如关节置换手术所需的人工关节等。手术医师在手术申请时同步进行耗材的品规申请,SPD 平台的运营人员根据手术医师申请的耗材品牌、型号于手术开始前送至手术室并进行交接。

所有术中使用的一次性医用耗材在开启使用前,均需检查包装的有效性、产品的有效期、消毒灭菌的方式及灭菌的效果、产品的型号规格,实施双人核对后再开启,尤其是植入性高值医用耗材。植入性高值医用耗材的产品信息等资料要贴于患者手术同意书背面留存并记录。

(肖映平　赵焕东)

第四节　日间手术室的安全质量管理

在现代医院管理中,患者安全始终是最核心的问题。手术室的安全管理是通过实施规章制度、技术和教育等多方面的措施来有效地减少安全事故的发生,创建安全性较高的手术环境。日间手术室是为日间手术提供优质、高效、安全的治疗护理配合平台,不能因其手术类型较少、手术时间较短等特性,而降低安全管理的标准。

日间手术模式有周转快、衔接紧、患者当天入院等特点,使日间手术室具有手术安全核查的时间缩短、人员更换的频次增加、手术变动因素较多等特点,增加了日间手术室安全管理的难度。因此,要通过加强护理质量的管理,重点环节质量的把控,探索科学有效的安全质量管理方法,来保障日间手术室护理的安全。

一、安全质量管理体系

完善的安全质量管理体系,对于提高手术室的运行质量及患者的安全至关重要。日间手术室安全质量的管理应明确组织管理架构,建立日间手术室的质量标准及监测指标,确定质控方式,以形成完整的护理安全质量的管理体系。依据日间手术室的规模,需要配备一定的设备和人力,制定并落实人员职责、工作制度、规范流程、质量标准并进行持续改进,以减少或杜绝不良事件的发生,保障护理质量,确保患者安全。

(一) 组织管理结构

合理、完整的管理结构是做好护理质量管理工作的基础。建立完善的护理质量管理组织,明确规定每一个护理人员在工作中的具体任务、职责和权限,才能有效地开展护理质量的管理活动。日间手术室质量管理小组成员由护士长、日间小组组长、感染监控人员、质量控制人员及高年资有责任心的护士等成员组成。质量管理小组还应注意选择有参与管理意愿、具备良好沟通能力且工作态度认真的人员参加。

各医疗机构日间手术的运行管理模式不同,日间手术室的质量管理涉及的组织管辖范围及内容也有所不同。中南大学湘雅医院日间手术室的管理模式为中心手术室一体化管理:①中心手术室护士长全面负责。②日间手术室设立分管护士长,负责日常运行。③日间手术运行核心组负责专科质控及协调管理。该核心组成员由固定在日间手术室的专职护士组成,其中设立总调度员。④设立专项质控组,如教学培训、感染控制等专项组。

质量控制小组在护士长的领导下,全面负责日间手术室的行政和业务技术管理的质量控制与监督工作,负责制定质量管理的计划及目标,协助完善质量管理制度及检查标准,定期进行督查、反馈及分析。

（二）质量评价指标

手术室的质量评价指标是衡量护理质量的重要工具，具有易观察、易操作和科学性等特征，可作为护理质量评价和改进的依据。构建日间手术的质量评价指标，能够明确日间手术室安全管理的内容，规范日间手术患者安全管理的标准，使管理者明确日间手术室日常管理的重点，对影响其护理安全的各级因素采取针对性的预防措施并优化管理方法以减少护理风险，同时为日间手术室护士的规范化培训提供参考依据。

日间手术室的质量管理内容包括环境质量管理、物品质量管理、器械集中管理、感染管理、患者安全管理、患者安全核查、患者体位管理、患者低体温管理与预防、病理标本安全管理及护理不良事件管理等。

在日间手术室质量评价体系中，可以基于"结构—过程—结果"理论模型进行构建：①结构指标。着重于评价医院所提供的基本工作条件，可以从日间手术室的人力配置、设备物品配比、相关制度及培训等方面制定细化的指标。②过程指标。针对日间手术的过程，如手术患者的身份识别、手术部位的标识与核对、手术物品的准备、物品的清点核对、手术体位的摆放及手术标本的准确送检等。③结果指标。针对医疗照护过程所带来的结局表现，如医师及患者的满意度、患者皮肤的完好性、器械清点的正确性等。

（三）质量控制的方法

质量控制方法可包括自我控制、内部控制及外部控制。

1. 自我控制

是指护士对自己的工作行为及工作质量进行控制。通过手术室护士的主观能动性和自觉性，对标岗位职责和工作标准等内容进行自查，发现问题及时解决，以实现对手术室护理质量的自我控制。

2. 内部控制

是指手术室管理者或质控小组依据目标管理项目及要求，按照计划每日、每周、每月、每季度对日间手术室的护理质量指标进行随机、固定、专项等检查。力求从管理环节、制度、人员等因素上寻找原因，进行分析反馈，提出改进措施，针对性实施质量持续改进。

3. 外部控制

医院组织如医务科、护理部、医院感染科或院外组织定期或不定期对手术室进行现场检查和指导，也是日间手术室实施外部质量控制的重要形式。

二、安全质量管理的方法

质量管理的方法与工具是在质量管理的基本原理指导下，通过成功实践的经验积累总结出来的，能科学且经济有效地解决质量问题的通用方法与技术，在推动质量管理水平的提升方面发挥着重要的作用。

手术室管理者可运用PDCA循环、根本原因分析等安全质量管理的方法及工具，改善日间手术室管理的效果和效率以及提高护理安全的质量。

（一）PDCA循环

PDCA循环是指将质量管理分为4个阶段，即计划（plan）、执行（do）、检查（check）和处理（act）。在质量管理活动中，要求把各项工作按照作出计划、计划实施、检查实施效果进行阶段分解，然后将成功的经验纳入标准，不成功的部分留待下一循环去解决。PDCA循环在质量管理领域已经得到了广泛认可,成为医院管理体系中最基本的科学工作方式。

(二) 根本原因分析

根本原因分析(root cause analysis,RCA)是一项结构化的问题处理方法,用以逐步找出问题的根本原因并加以解决,而不是仅仅关注问题的表征。

(三) 全面质量管理

全面质量管理(total quality management,TQM)是把患者的需求放在首位,强调全员参与,并力争形成一种文化,帮助所有的护理人员提高质量管理的意识,不断改进业务水平和服务质量,更加高效地反馈和解决出现的问题。其主要组成要素为结构、技术、人员和变革推动者,3个主要特征为全员参与、贯穿全过程、全面管理。

(四) 品管圈

品管圈(quality control circle,QCC)也是改进护理工作质量常用的手法。应用品质管理的手法或工具进行分析,解决工作场所中所存在的问题,以达到改善业绩的目标。其核心价值是强调每一个质量问题的解决不可能一蹴而就,必须坚持多次 PDCA 的循环往复,直至达到质量持续改进目标的实现。

(五) 六西格玛质量管理

六西格玛管理(six sigma management)是通过设计和监控过程,将可能的失误减少到最低限度,从而做到质量与效率最高、成本最低、周期过程最短、让顾客全方位满意。流程执行的能力用西格玛来表示,如果数值越大,表示流程的意外情况越少,那么成本、时间周期和患者满意度都能达到最理想的程度。这样的管理模式可以帮助医院实现科学管理的规范化流程。

三、安全质量管理的实施

护理质量的标准和评价是质量管理的关键环节,是护理管理的重要依据,它不仅是衡量护理工作优劣的准则,也是指导护士工作的指南。建立系统科学和先进的日间手术室的质量标准与评价体系,并得以有效到位地实施,能提高护理的质量和保障患者的安全。

(一) 制定日间手术室工作质量的评价标准

手术室护理质量的评价标准是实施全面质量管理的工具,也是规范护理人员行为的依据。护理质量的评价标准依据质量指标的设定可分为基础质量标准、环节质量标准和终末质量标准。评价标准应明确评价标准的内容、评价的要求、评分办法等,避免质控人员的盲目性和随意性。只有建立完整的护理质量的评价标准体系,才能实现手术室标准化管理,并定期结合新规范、条例进行适时的修订和补充使其具有可操作性和有效性。

(二) 定期培训与强化全员危机意识

作为优质高效的新型服务模式,每家医院开展日间手术的理念和规模不同,使得日间手术室的设计、管理、运行模式都无法做到统一,加之日间手术“短、频、快”的特点,特别在实施日间手术的初期阶段,手术类别逐渐增加和随时调整,使日间手术室人员的培训难度大大增加。

日间手术室的培训内容既与中心手术室有相同之处,也有日间手术室的特征。培训时应依据日间手术室的工作质量评价标准,及时调整培训内容,探索适合日间手术室的培训方式。同时,应加强日间手术室人员的危机意识教育,提高预见性,对现存的或潜在的护理危机进行原因分析、制定对策,在工作中防患于未然,养成良好的自查行为,提升应对危机的能力,用临危不乱、处变不惊的态度来正确处理危机。通过建立长效的培训与考核机制,提升日间手术专科护士的职业内涵。

(三) 建立质量督查制度

日间手术室的质量控制管理分为三级,即科护士长负责的一级质控、护士长负责的二级质控、专科组长及质控员负责的三级质控。

推行项目质量管理,即护士长可以根据近期质量控制管理中发现的问题、质量控制小组成员反映的问题、医院感染管理科和护理部发现的问题,作为本周或本月的专项内容进行质量控制,如手术体位的摆放、手术患者的压力性损伤、手术物品的核对、手术患者的交接班等。

实行专人专项管理,即日间手术室按照全面质量管理模式,所有的工作人员,不管是管理层,还是普通的护理人员,全员必须参与到质量改进的活动中。体现在人人有事做,事事有人管。每人都有专项管理的内容,各司其职,并保障所进行质量控制的工作目标最终达成。

(四) 持续质量改进

持续质量改进(continuous quality improvement,CQI)是在全面质量管理的基础上发展起来的,以系统论为理论基础,以追求更高的过程效果和效率为目标,更注重过程管理、环节质量控制的一种新的质量管理模式。持续质量改进强调的不是一次性活动,而是需要长期坚持的过程,它是质量管理的灵魂,也是提高护理质量的根本动力。

从质量管理的模式上,日间手术室应适应和满足患者提出的更高要求而改进,从系统论的角度出发,质量需要不断提高,通过 PDCA 循环的方法,不断评价措施效果并及时地提出新方案,使日间手术室的质量不断循环上升。

(林　莉　黄　惠)

第五节　日间手术室的效率管理

日间手术室的工作效率直接关系到日间手术患者的周转率及满意度。如果手术室的工作效率不高,不仅影响到医院的经济效益和社会效益,还会延长患者的无效住院时间,增加患者的经济负担,甚至可能成为医院管理中影响医疗质量的瓶颈。

日间手术室运行管理效率可以从日间手术室人力资源的配置、首台手术开台时间、日间手术的排程及调度、手术室的利用效率等方面着手,找出可管控的核心问题,制定有效的措施,从而提高日间手术室的效率。

一、日间手术室的人力资源配置

人力资源是影响生产力的最重要因素,合理配置人力资源是提高工作效率的关键所在。

1. 影响手术室工作效率的人力资源因素

(1) 人力资源不足:医疗服务量日益增长和人力成本的管控,可能导致日间手术室的人力资源量相对不足。具体表现为手术室的护士或麻醉医师数量不足,影响手术按时开台;保洁工人数量不足,清洁手术室的工作延迟完成;PACU 的转出周期延长,导致手术室的周转效率降低。

(2)专业技能配置不合理:职称与岗位技能的不匹配、工作目标不清晰、积极性不高等问题,直接影响着工作质量及手术室效率。应根据个人能力、专长等安排工作岗位,赋予其职责,确保人尽其才。临床经验欠丰富的医师较经验丰富医师做同级别手术的手术时间可明显延长,手术难度较大时未配置相应级别的麻醉医师,可导致麻醉的手术风险增高,手术室护士的专业能力欠佳并与手术医师配合不默契可明显延长手术时间。

(3)团队协作不默契:手术团队的协作体现在整个手术过程中,是手术质量和效率的重要保障。手术室涉及多层次,多专业,多学科,多人员(手术医师、麻醉医师、手术室护士、辅助人员)的合作,若有工作职责不明确、沟通不到位、专业不熟练、团队意识不强等因素存在,可直接影响到工作效率,甚至危及患者的生命安全。

2. 提高手术室工作效率的人力资源管理措施

工作的效率和质量与人员配置是否充足、结构是否合理、使用是否得当有着直接的关系。要通过改善人力资源配置,来确保人力资源管理的科学性、合理性与有效性。

(1)人员基数配置与统筹调配相结合:为保障日间手术室的人力资源充足,应先配置一定基数的人力资源,再适时、有针对性地调整资源配置,使人员数量与手术需求保持一致。日间手术室在运行初期会存在手术类型不确定、手术量不稳定,对护理人力的需求不同。以固定人力基数与统筹调配补充人力相结合的措施,能保障日间手术室的运行人力需求。

(2)完善人力资源组合:运用科学的管理机制,优化排班模式,建立有效激励机制,按照人员工作职能进行优化,使人员的能级、优势、资历等与工作岗位更适合。

(3)加强团队建设:手术室医疗资源的高效利用,与手术医师、麻醉医师、手术室护士、病房护士、后勤保障部门的密切协作相关,是一体化的团队式管理,提高手术室的工作效率需要整个团队共同努力。

二、首台日间手术的开台时间

首台日间手术患者进入手术室的时间是影响准点开台率的关键因素和制约手术室运行效率的瓶颈。日间手术患者常于手术当日早晨入院,经过一系列术前准备工作后方能进入手术室接受手术,较多的医疗环节与紧迫的开台时间之间存在矛盾。为了缓解这一矛盾,保障日间手术室的运行效率,需制定日间手术准点开台率的考核指标,并落实保障患者准点进入手术室的各项措施。

1. 首台日间手术开台延迟的影响因素

首台日间手术开台时间的延迟可以分为两种情形:首台手术患者进入手术室的时间延迟和首台手术开始切皮的时间延迟。首台手术患者实际进入手术室的时间延迟是影响首台手术开台时间延迟的主要原因。

(1)影响首台手术患者进入手术室的时间延迟的因素:①手术患者未按时到院或因医院原因未能及时办理住院手续和安排住院床位;②病房的术前准备工作未完成,如未完成术前谈话和签署手术同意书;③手术室接患者不准点等。

(2)影响首台手术开始切皮的时间延迟的因素:①手术室术前物品准备不完备;②麻醉医师未按时进行麻醉;③手术医师未按时入手术室。

2. 首台日间手术患者准点开台的管理措施

日间手术中心病房、麻醉医师和日间手术室应充分沟通,理顺工作流程,制定首台日间手术患者进入手术室的时间要求和标准,并形成一系列的制度保障措施,包括对患者抵达病房的时间、入院时再评估、术前处置、医疗文书的撰写、手术知情同意书的签署、术前麻醉再评估、患者转运进入手术室等流程的持续性优化和细节方面的管理制度,打通部门间的"壁垒",提高跨部门协作的效率,确保患者能够准点进入手术室,手术准点开台。

此外,患者抵院时间存在不确定性,日间手术中心病房可以通知每个手术室前2台手术的患者提前抵达医院,优先办理住院手续。若原计划第一台手术患者未能如期到院,可以调整第二台手术提前进行。在手术排程时也应尽量满足手术医师的个性化需求,以避免手术排程与手术医师时间冲突,导致不能准点开台。

三、日间手术排程与调度

手术排程是手术室资源调配、控制的关键环节,如果手术排程不准确、缺乏合理的调度,就容易导致手术室资源浪费,降低日间手术室的运行效率。

1. 影响日间手术排程效率的因素

(1)手术排程未采用信息化:基于纸张的手术调度会导致排程时间多且效率低下,还会阻碍手术医师及相关人员获取整个手术过程所需信息的渠道,不利于排程信息及调度协作的资源共享。

(2)沟通不畅:手术室的排程人员与手术医师、麻醉医师沟通不到位可能导致首台手术开台时间的延迟、手术室空置的时间长、手术连台衔接不紧凑等情况。手术室的排程人员与日间手术中心病房、手术室负责患者转运的辅助人员沟通不畅可导致患者术前准备不完善、转运时间过长而影响手术效率。

(3)排程人员的能力局限性:排程人员若不能熟练运用排程系统,不知晓排程的流程、基本规则和灵活调度,没有良好的沟通能力,以及对于手术室的运行管理和设备调配不专业,均可导致排程的质量及效率低下。

2. 提高日间手术排程效率的措施

(1)建立日间手术管理的信息化平台:管理者应关注手术排程对手术运行的影响,科学设置手术运行的管控目标,精准实施手术周转的管控,利用完善的信息化手段提高手术室的运行效率。日间手术管理信息平台需与医院现有门诊电子病历系统、住院电子病历系统、实验室信息系统、影像信息系统及手术麻醉系统等进行对接。

(2)手术排程的管理应以提高手术室的效率为重要指标,通过信息化的排程系统,将时间表准确地反馈给手术医师及相关人员,并合理安排手术及灵活调度以实现手术室的高效运转。

(3)排程人员需与手术医师及相关人员保持有效、开放的沟通,以实现最大化的信息与资源共享,保障患者的安全及提高效率。排程人员要具备良好的敬业精神、全面的业务水平、良好的沟通能力,能够提升手术排程的质量。

四、手术室的利用效率

手术室的利用效率直接影响手术室的工作效率及日间手术患者的周转。手术室的调度和运行费用也是医院成本管理的重点之一,最大化地利用手术室是一种控制医疗成本的有效方法。

（一）影响手术室利用效率的因素

提高手术室的利用效率需要关注手术操作时长和手术连台之间的衔接时长。

1. 手术操作时长

指患者入手术室开始直至离开手术室的时长。每个手术的平均手术时长可以预估，但因术中患者的病情变化、术式改变、术中等待专科医师会诊、等待快速病理结果、等待临时申请特殊器械耗材等因素，可造成手术时间的延长，影响手术室的利用效率。

2. 手术连台之间的衔接时长

指手术结束和下一台手术开始之间的周转时间。接台期间的准备事项主要包括运送手术完毕的患者到麻醉恢复室，对手术室进行卫生清洁，接下一台手术患者到手术室，麻醉药品与耗材的准备，以及护士的输液准备，麻醉的诱导或阻滞，手术医师利用接台的时间间隙进用午餐等。容易导致衔接时长增加的影响因素如下。

（1）接台患者未准点进入手术室：日间手术流程一般采取患者手术当天入院的方式，存在患者因交通拥堵未能及时抵达医院、术前准备不完善、手术室接患者不准时等原因，使接台患者不能准时进入手术室，导致手术室的空置时间延长。

（2）手术室的重新安排：由于安排的手术室不适合实际的手术需求，需要临时安排其他手术室，导致接台手术的衔接时间延长。

（3）PACU拥挤：由于PACU床位的周转慢或者等待担架等运输工具，导致患者长时间占用手术室。

（4）手术室的清洁及准备工作过长：上一台手术后，保洁工人没有及时清理术后手术室或手术室的清洁管理工作缺乏一定的规范和标准，延长了手术室的空置时间。

（二）提高手术室利用效率的措施

需要通过具体的数据收集，全面掌握手术室的运行效率情况，针对手术室利用效率不足的原因进行分类分析，找出影响手术室运行效率的根本原因，从流程、制度、监管等方面制定提高手术室利用效率的方法并加以实施。

1. 手术室或医务管理部门制定手术通知单预约申请的内容及时间节点。

2. 医务管理部门制定手术医师首台手术开台时间的要求和标准，督促手术医师合理安排病房和手术室工作，降低非计划因素的影响。

3. 确立标准化的手术室运行流程，完善卫生清洁工作质量的管理体系，明确手术各级各类人员的职责，针对性地进行流程优化，有效管理开台周转的时间，从手术、麻醉、护理等多方面构建多元化的全流程环节的管控措施，加强各环节的衔接效率，提高手术室的利用效率并形成持续改进的长效机制。

（林　莉　肖映平）

第六节　日间手术室的标本管理

日间手术患者的住院时间短，办理出院结算的时间通常是手术当日或次日早晨，病历归档需在出院后3日内完成，因此需建立一套适合日间手术模式的工作流程，能够在有限的时间内保障手术标本的病理送检、信息核对、计价收费、诊断报告归档等环节及时完成。

病理标本的送检环节中,在保存方法、信息核对等常规要求的基础上,需强调标本送检的时效性,务必在患者结账出院前完成信息核对、计价收费等步骤。

日间手术患者的组织标本可以进行特殊标识,如在标本袋及病理检查申请单上做标记或设立日间手术标本的存放专区,必要时还可增加日间手术病理标本的转运频次,从而保障手术标本可及时、快速地转运至病理科。

日间手术室可在电子病历信息系统中标注患者有无病理标本送检,以便于病理科快速识别与核对。病理科可设立专门窗口对接日间手术的病理标本,及时完成信息核对、计价收费等环节。

为了满足病历归档时间的考核要求,病理科应优先安排日间手术患者组织标本的病理检查并及时发送诊断报告,保障日间手术中心及时向患者反馈病理诊断的结果和将病理诊断报告单随病案归档。

病理标本送检失误是日间手术室重点关注的风险之一,一旦出现组织标本丢失、送检信息错误、未按时记账等情况将影响患者的疾病诊断,甚至延误治疗。日间手术室应通过落实标本管理制度、规范病理标本的送检流程,杜绝差错事故发生。送检标本要严格执行双人核对,标本袋标签的填写信息要完整、清晰、工整,与病理申请单上所填项目的内容完全一致,有条件时可使用打印标签。打印标签和条形码技术可以减少错误和优化送检流程。

(林　莉　陈　艳)

第七节　日间手术室的质量与安全监测指标

日间手术室需要重点监测的质量与效率评价指标包括质量指标和效率指标。与日间手术室质量相关的指标包括空气卫生学监测合格率、无菌物品合格率、手术安全核查执行率、手术病理标本正确率及术中异物遗留发生率。与日间手术室效率相关的指标包括首台手术准点进入手术室率、首台手术准点开台率、连台手术的衔接时间、手术室利用率和手术取消率等。

一、质量相关的监测指标

1. 空气卫生学监测合格率

指检测时期内空气卫生学监测抽样合格例数与抽样总例数之比。

$$空气卫生学监测合格率 = \frac{监测合格例数}{同期监测总例数} \times 100\%$$

(1)分子:指特定时期内监测手术室、辅助间等区域的合格例数。

(2)分母:指同期监测手术室、辅助间等区域的总例数。

(3)指标内涵:通过对该指标的监测,可以查找传染源,切断传播途径,以控制手术室相关感染的发生。

2. 无菌物品合格率

无菌物品是指经物理或化学方法灭菌后,未被污染的物品。无菌物品合格率指统计时期内无菌物品抽样合格的件数与该物品抽样总件数之比。

$$无菌物品的合格率 = \frac{抽样合格的件数}{同期该物品总件数} \times 100\%$$

(1)分子:指在特定时期内抽取无菌物品合格的数量。

(2)分母:指同期所有同类无菌物品的总数量。

(3)指标内涵:反映无菌物品规范管理的执行情况,可以确保无菌物品的安全使用,有效防止手术患者发生术后医院内感染。

3. 手术安全核查执行率

手术安全核查是指具有执业资质的手术医师、麻醉医师、手术室护士三方,分别在麻醉实施前、手术开始前和患者离开手术室前,共同对手术患者的身份和手术部位等内容进行核查。统计正确执行安全核查的例数与同期手术的总例数之比。

$$手术安全核查执行率 = \frac{正确执行手术安全核查的患者例数}{同期抽样手术安全核查患者的总例数} \times 100\%$$

(1)分子:指正确执行手术安全核查的患者例数。

(2)分母:指同期抽样手术安全核查患者的总例数。

(3)指标内涵:通过对该指标的监测,可以督促手术人员严格执行手术安全核查的制度和流程,有效防止手术患者、手术部位及手术方式发生错误,以保障患者的安全。

4. 手术病理标本的正确处理率

手术病理标本正确处理率是指单位时间内,正确处理的手术标本数量与同期抽样手术标本的总数之比。

$$手术病理标本的正确处理率 = \frac{正确处理的手术标本数}{同期手术的标本总数} \times 100\%$$

(1)分子:指特定时期内正确处理的手术标本数。

(2)分母:指同期手术的标本总数。

(3)指标内涵:正确处理手术标本是保障病理诊断质量的首要环节。通过对该指标的监测,可提高手术团队对手术标本管理的重视,严格执行手术标本的管理制度,落实送检流程,防止手术标本错误的发生。

5. 术中异物遗留发生率

术中异物遗留是指手术过程中发生因各种原因导致手术相关物品(如纱布、缝针、器械等)在患者体内的遗留。术中异物遗留发生率指统计发生术中异物遗留手术例数与同期手术患者人数之比。

$$术中异物遗留发生率 = \frac{手术过程中异物遗留患者体内例数}{同期手术患者人数} \times 100\%$$

(1)分子:指特定时期内手术过程中异物遗留患者体内的例数。

(2)分母:指同期手术患者人数。

(3)指标内涵:通过该指标的监测分析,发现术中物品清点存在的问题,从人为因素、系统设计、规范操作等方面分析研究,进行改进,杜绝后患。

二、效率相关的监测指标

1. 首台日间手术患者准点进入手术室比例

日间手术中心病房、麻醉医师和日间手术室应充分沟通,理顺工作流程,制定首台日间手术患者进入手术室的标准时间。如制定每天首台日间手术进入手术室的标准时间为早晨 8:30。

$$首台日间手术患者准点进入手术室比例 = \frac{首台日间手术患者在标准时间之前进入手术室的人数}{同期的首台患者总人数} \times 100\%$$

(1)分子:首台日间手术患者在要求的标准时间之前进入手术室的人数。

(2)分母:同期的首台日间手术患者总人数。在手术室充分使用时,每天的首台日间手术人数等于开放给首台日间手术患者的手术室数。

(3)指标内涵

1)直接说明日间手术中心病房患者术前准备的完善情况。

2)反映承担日间手术流程各关键环节任务的日间手术中心病房、手术医师、麻醉医师和日间手术室工作人员之间沟通协调的程度。

3)首台日间手术患者是否准点进入手术室、是否准点开台是影响日间手术室效率的主要原因之一。

4)在影响首台手术时间延迟的原因中,手术医师的原因居首,其次是患者因素、麻醉因素、管理因素、护士因素。

2. 首台日间手术准点开台比例

医务管理部门可以根据日间手术的流程特征制定首台日间手术患者开台时间的定义及准点开台的标准时间。开台时间可以定义为手术医师开始切皮的时间。首台日间手术准点开台的标准时间可以设定为 9:00。

$$首台日间手术准点开台比例 = \frac{首台手术在标准时间之前开台的患者人数}{同期的首台患者总人数} \times 100\%$$

(1)分子:首台日间手术患者在标准时间之前开台的人数。

(2)分母:同期的首台日间手术患者的总人数。在手术室充分使用时,每天的首台日间手术人数等于开放给首台日间手术患者的手术室数。

(3)指标内涵

1)直接反映日间手术室的工作效率,包括手术室、麻醉医师、手术医师、日间手术中心病房之间的工作协调程度。首台手术开台的延迟会影响后续手术的进度和工作安排,降低手术室使用效率,延长工作人员的工作时间和患者的等待时间。

2)影响首台手术开台时间的因素是多方面的,需要逐台分析原因,包括日间手术中心病房是否按照计划完成首台手术患者的术前准备、让患者准点进入手术室,手术室、麻醉医师是否按照手术要求做好手术器械的准备和麻醉前的准备,手术医师能否在麻醉前抵达手术室等。

3. 连台手术的衔接时间

连台手术的衔接时间是指第一台手术结束时间(以切口敷料包扎完毕为准)与第二台手术开始时间(以切皮为准)的差值,以分钟为单位。

(1)连台手术的衔接时间因医院而异:可以规定为 ≤40 分钟。连台手术的衔接时间太长会造成手术资源的浪费;衔接时间太短,则不利于手术室的消毒和净化,影响手术室的空气质量,易导致手术患者发生感染等不良后果。

(2)连台手术的衔接时间是反映手术室运行效率的关键指标:影响连台手术衔接时间的因素多,涉及手术室、手术医师及患者。手术室要配备合理的人力、物力及空间,优化连台手术的工作流程,这是保障连台手术衔接效率的基础。

(3)缩短连台手术的衔接时间,需要完善日间手术的流程:良好的医护配合,能够在患者办理住院手续后的短时间内快速完成全部术前准备;建立畅通的手术室护士与手术医师的沟通方式,手术医师能够准时到达手术室并实施术前准备和手术。

(林　莉　肖映平)

第八节　日间手术室的护理配合

日间手术室的护士熟悉并掌握专科手术的配合要点是日间手术顺利完成的关键要素之一。综合医院开展的日间手术专科多、手术类型多,手术医师也多;除各专科的手术都有其自身的特点外,手术医师也有各自的偏好与习惯。因此,日间手术室的护理配合显得非常重要。本节重点介绍了 7 个专科代表性的日间手术的手术护理配合要点。

一、普通外科手术的护理配合

普通外科适宜开展日间手术的病种多、术式多,如腹腔镜胆囊切除术、腹股沟疝修补术已成为常规的日间手术术式,甲状腺恶性肿瘤根治术也逐步以日间手术的模式实施。以腹腔镜胆囊切除术、腔镜下甲状腺肿瘤切除手术为例,介绍其手术的护理配合。

(一)腹腔镜胆囊切除术

腹腔镜胆囊切除术(laparoscopic cholecystectomy,LC)的手术创伤小、恢复快,是肝胆外科最常见的日间手术。

1. 手术步骤与配合

(1)消毒、铺单:消毒剂消毒皮肤,协助术者铺无菌单。

(2)连接设备:器械护士将摄像头数据线、导光束、电凝线、注气管、抽吸管整理好交巡回护士连接相应设备,操作端固定于手术台上。

(3)建立气腹:11 号刀片在脐轮下缘 0.5cm 处做一横切口,长约 1.5cm,递 2 把手巾钳提起腹壁,插入气腹针,连接注气管,建立气腹。

(4)建立操作孔:脐部切口置入 1 个 10mm 穿刺鞘,将腹腔镜镜头置入腹腔,探查腹腔情况。巡回护士调整手术床为 30° 头高足低位,并向左倾斜 15°;依次在剑突下至脐部上 1/3 略偏右和右锁骨中线与肋缘交点右下方 2cm 处穿刺 1 个 10mm 和 5mm 穿刺鞘。

(5)解剖胆囊三角：用弹簧抓钳和电凝钩切开胆囊三角区的浆膜，游离出胆囊管和胆囊动脉。

(6)处理胆囊管和胆囊动脉：在胆囊管距胆总管0.5cm处上1个或2个血管夹，远端上1个钛夹，在两者之间用剪刀剪断，向上分离胆囊动脉，并用1个血管夹夹闭并切断胆囊动脉。

(7)切除胆囊：术者左手持弹簧抓钳提起胆囊，右手用电凝钩将胆囊从胆囊床剥离，将切下的胆囊放置于肝膈面右侧，检查胆囊床，用电凝棒止血，仔细检查有无出血和胆汁漏，吸尽腹腔内的残留液体。

(8)取出胆囊：用小弯钳将标本袋经10mm穿刺鞘放入腹腔中，将胆囊和结石装袋后一同取出至切口边缘，用取石钳在标本袋中粉碎结石块，再将其取出或稍延长切口取出。

(9)缝合切口：器械敷料核对无误后，排空腹腔内的CO_2，撤除内镜器械，以2-0圆针缝线缝合切口。

2. 护理配合要点

(1)查看患者的各项检查，是否有急性胆囊炎。术中如果发现胆囊粘连严重、解剖困难时，需要提前做好开腹准备。

(2)置入腹腔镜后将手术体位调整为头高足低左倾斜位。

(3)术中胆囊破裂或从胆囊管冲洗出的结石或胆汁，必须冲洗腹腔、清理干净。

(二) 腔镜下甲状腺次全切除术或全切除手术

甲状腺结节的好发群体是中年女性，40~50岁人群高发，疾病进展缓慢。随着诊断技术的进步，甲状腺疾病的诊断率逐年增高，外科手术的治疗需求随之增大。腔镜下甲状腺手术有术后康复快、颈部无痕等优点，受到患者青睐。随着腔镜甲状腺手术技术的成熟，其适应证也从良性病变逐渐扩展到甲状腺恶性肿瘤，术中可实现选择性区域淋巴结清扫。

1. 手术步骤与配合

(1)消毒、铺单：消毒剂消毒皮肤，上至下颌，下至脐部，两侧至腋后线；协助术者铺无菌单。

(2)连接设备：器械护士将摄像头数据线、导光束、电凝线、注气管、抽吸管整理好递给巡回护士连接相应的设备，操作端固定于手术台上。

(3)建立操作空间：递肾上腺素盐水行皮下注射，达深筋膜浅层，使穿刺隧道膨隆，递11号刀片切开皮肤，然后递橄榄头分离棒向上分离达胸骨上窝处；游离皮下隧道，置入10mm穿刺鞘，连接注气管，放入腹腔镜镜头，设定气腹机压力为6mmHg，注入CO_2气体扩大空间。采用经胸乳晕入路时，同法在左右两侧乳晕上缘穿刺，分别置入5mm穿刺鞘，放入腔镜无损伤钳。

(4)显露甲状腺：从深筋膜间隙进入，暴露双侧胸锁乳突肌，用超声刀分离胸筋膜、深筋膜至颈部括约肌深层；用超声刀切开颈白线及舌骨下肌群、甲状腺外层被膜，显露甲状腺；暴露困难时，用4-0三角针丝线悬吊颈前肌群于皮肤上，用分离棒剥离瘤体。

(5)切除甲状腺：点、线、面法切除甲状腺。用超声刀游离甲状腺下动、静脉，用无损伤钳将甲状腺向上向内翻转，暴露甲状腺上动脉，游离上极血管并用超声刀切断，离断甲状腺悬韧带及甲状腺峡部，切除甲状腺，注意暴露喉返神经并保护好甲状旁腺。

(6)取标本：将切下来的标本放入标本袋中，从10mm穿刺鞘取出，送术中快速冷冻切片病理检查，如报告提示良性，则结束手术；如报告提示恶性，则继续行中央区淋巴结清扫术，以点、线、面法切除中央区淋巴结。术毕,彻底止血创面,放置 14 号硅胶引流管。

(7)缝合切口:器械、敷料清点无误后,用 3-0 圆针可吸收缝线缝合颈白线及颈前肌群;关闭气腹机;用 2-0 圆针和 3-0 三角针可吸收缝线分层缝合切口;固定引流管;撤除腔镜镜头及器械。

2. **护理配合要点**

(1)经胸乳晕入路:静脉通路应建立在左上肢,腔镜设备显示屏置于患者头侧。术者站于患者两腿之间。

(2)经腋入路:术者位于患侧,腔镜设备显示屏置于对侧;器械护士应熟悉术中拉钩及器械放置的位置。

(3)充气压力设定:宜设定为 6mmHg。

(4)皮瓣分离器的准备:头部用 4 层纱布包裹捆紧,剪去多余的纱布。

(5)摆放体位注意事项:采用仰卧位时注意颈部不要过伸,以保护颈椎。

二、眼科手术的护理配合

眼科适宜日间手术模式的疾病和术式多,包括斜视矫正术、白内障超声乳化联合人工晶体植入手术、小梁切除术、玻璃体腔注药术、玻璃体切割术、经鼻内镜鼻腔泪囊吻合术等。以鼻内镜下鼻腔泪囊吻合术为例,介绍其手术护理配合。

1. **手术步骤与配合**

(1)消毒、铺单:消毒面部皮肤,协助术者铺无菌单。

(2)收缩鼻黏膜:用赛洛唑啉纱条填塞鼻腔,以收缩鼻黏膜。

(3)泪囊定位:鼻内镜探查鼻腔并找到泪囊定位点。

(4)显露泪囊窝骨壁:做鼻黏膜瓣,暴露泪囊窝骨壁,上方切口尽可能起至中鼻甲附着端。

(5)显露泪囊:自泪骨后缘咬除骨质,暴露泪囊,骨窗大小应根据泪囊大小充分暴露泪囊。

(6)探查泪囊:从下泪小点插入探针,45° 插入泪囊观察骨窗是否开放足够,并在泪囊内滑动观察泪囊大小。

(7)制作泪囊瓣:自泪囊前部切开泪囊,制作往后翻转的泪囊瓣,修剪鼻黏膜瓣至合适大小,将泪囊黏膜与鼻黏膜相互贴合。

(8)填充泪囊开口周围及创面:明胶海绵填至泪囊开口周围及创面,表面注射曲安奈德。

(9)止血:以可降解吸收止血敷料填至术腔局部压迫止血并维持泪囊开口。

2. **护理配合要点**

(1)术中注重患者的心理护理:大多数患者为局部麻醉,患者意识清晰,心理压力大,术中多关注患者,实施心理护理。

(2)术中密切关注患者生命体征:为了减少出血,术中有可能实施控制性降压,实施过程中更需密切关注患者生命体征变化。

三、泌尿外科手术的护理配合

泌尿外科开展的日间手术有腹腔镜下左侧精索静脉高位结扎术、经皮肾镜碎石取石术、经尿道输尿管镜碎石取石术、经尿道膀胱肿瘤激光剜除术、经尿道前列腺电切术、睾丸鞘膜翻转术等。膀胱肿瘤是泌尿系统中最常见的肿瘤,多数为移行上皮细胞癌,在膀胱侧壁及后壁最多,其次为三角区和顶部,其发生可为多中心。因在上述普通外科手术的护理配合中已介绍了腹腔镜手术的护理配合,这里选取经尿道膀胱肿瘤激光剜除术为例,介绍其手术的护理配合。

1. 手术步骤与配合

(1)消毒、铺单:皮肤消毒剂消毒会阴部,协助术者规范铺单。

(2)镜检:通过电切镜查看肿瘤位置。

(3)标记肿瘤:距肿瘤周围 0.5~1.0cm 处做环形标记。

(4)剜除肿瘤:根据标记的范围,用光纤尖端挑切黏膜下层,如果是体积过大的肿瘤先气化肿瘤的表面组织,光纤移行至尖端剥离分层,逐步向内推挤浅肌层,然后上顶肿块将肿瘤整块剜除。

(5)止血:肿瘤切除后,进行创面修整并止血。

(6)取出标本:使用灌吸装置灌吸肿瘤组织,或钳夹取出肿瘤标本。

2. 护理配合要点

(1)预防患者术中低体温:术中冲洗液使用多,需注意患者保温、输液加温,以预防患者术中低体温。

(2)关注出血情况:术后需要进行膀胱持续冲洗,注意密切观察冲洗液的颜色变化,以便尽早发现手术创面出血。

四、妇科手术的护理配合

妇科开展的日间手术有宫颈锥切术、巴氏腺囊肿切除术,以及腹腔镜下卵巢囊肿剥离术、子宫肌瘤切除术或子宫全切术等。宫颈锥切术是切除子宫颈的一种手术,由外向内呈圆锥形切下一部分宫颈组织,一方面是可以做病理检查,确诊宫颈的病变性质,另一方面也是切除病变的一种治疗方法。以宫颈锥切术为例,介绍其手术的护理配合。

1. 手术步骤与配合

(1)消毒、铺单:消毒会阴部皮肤及阴道,协助术者规范铺单。

(2)注射药物:在宫颈处注射垂体后叶素或肾上腺素。

(3)标记切除范围:用碘酊试验明确切除范围并标记切除位置。

(4)切除宫颈组织:用高频电刀锥形切除标记范围内的宫颈组织。

(5)创面止血:用 2-0 圆针可吸收缝线缝合切缘或用电刀行电凝止血,必要时行阴道填塞纱布。

(6)送检标本:测量好切除组织的高度与宽度后送病理检查。

2. 护理配合要点

(1)关注患者的心率变化:术中在注射垂体后叶素或肾上腺素后以及术后要密切观察患者的生命体征,特别是心率的变化。

(2)观察阴道流血的情况:术后密切观察阴道流血的情况,要做到尽早发现和及时处理。

五、口腔颌面外科手术的护理配合

口腔颌面外科开展的日间手术有多生牙、阻生牙拔除,颌骨囊肿刮治,唇畸形术后矫正,颌下腺导管结石取出,腮腺肿物切除,口腔病损切除等。以上颌骨囊肿刮治术为例,介绍其手术的护理配合。

颌骨囊肿是口腔颌面外科的常见病、多发病。根据其组织来源不同而分为牙源性和非牙源性囊肿。牙源性囊肿好发于青壮年,非牙源性囊肿好发于青少年。因囊肿发病的早期无明显自觉症状,患者通常未能及时就诊。当囊肿范围明显增大后,导致口腔颌面局部组织膨隆,或伴发感染后出现口腔颌面部肿痛或牙齿疼痛时,患者才来就诊,甚至有些患者是体检时意外发现而就诊。随着现代医疗水平的进步,针对颌骨囊肿,提倡定期检查,争取在囊肿发病的早期及时发现并及早手术治疗,去除病灶,提高患者的生活质量。

1. 手术步骤与配合

(1)消毒、铺单:消毒皮肤,用稀释的聚维酮碘进行口内消毒,协助术者规范铺单。

(2)设计切口:探查口腔,根据囊肿位置进行切口入路的设计。

(3)显露病变区:沿切口入路进行切开,将皮瓣翻转显露病变区域。

(4)刮除囊肿:用剥离子、刮匙、剪刀沿囊壁周围刮除囊壁及内容物。

(5)缝合切口:在囊腔内填入骨粉后,用缝线缝合切口。

2. 护理配合要点

(1)关注体位:手术体位为仰卧位,去枕平卧,肩部垫高,头稍后仰,用沙袋固定头部,以避免颈部被过度牵拉,头部不稳。

(2)保护眼睛:消毒时要注意眼部的保护,避免消毒液流入眼内造成化学性灼伤。

六、关节镜下膝关节手术的护理配合

骨科开展的日间手术有骨组织活检术、内固定物取出术、关节镜下手术等,后者包括膝关节镜下的病损切除术、膝关节清理术、交叉韧带重建术等。以关节镜下膝关节清理术、前交叉韧带重建为例,介绍其手术的护理配合。

(一)关节镜下膝关节清理术

1. 手术步骤与配合

(1)摆放膝关节镜设备:整套关节镜设备置于患者的健侧近头处,刨削刀及等离子刀设备的脚踏置于术者脚旁。

(2)绑扎止血带:患肢绑扎止血带,通气管道朝向肢体近端的外侧上方。

(3)消毒、铺单:消毒皮肤,协助术者规范铺单。术野贴医用手术薄膜,固定医用无菌保护套做好防水。

(4)连接设备:整理摄像头数据线、导光束、刨削刀手柄线、等离子刀头、一次性吸引管、一次性使用冲洗管。巡回护士检查摄像系统、灌注系统、刨削系统、等离子刀系统,并连接到各设备的端口。

(5)止血带充气:驱血带驱血,止血带充气止血,记录充气时间。

(6)建立操作孔:选择合适的关节镜入路,11号刀片切开皮肤,套管穿刺并灌注关节囊。置入关节镜,打开灌注系统灌注关节腔,使术野清晰,按顺序检查关节腔。根据手术的需要可另加切口。

(7)探查关节腔：探针拨开阻挡视野的软组织，显露关节内结构，探查韧带或半月板张力，探触关节软骨的硬度，确定病变部位或损伤程度。

(8)滑膜切除：根据情况选择不同口径的滑膜刨刀依次切除滑膜，必要时取滑膜送检，同时结合等离子刀进行烧灼。

(9)止血、冲洗：等离子刀止血，充分灌注冲洗关节腔，检查手术创面，清点物品数目。

(10)缝合、包扎切口：撤除膝关节镜，再次消毒皮肤，缝合伤口。弹性绷带加压包扎。松开止血带。

2. 护理配合要点

(1)正确使用止血带。

(2)保持手术台干燥：关节镜手术中要使用大量的灌注液，一般使用约10L生理盐水冲洗关节腔，因此手术台的防湿措施很重要。防湿措施为肢体下垫防水床单。使用医用无菌保护套，其开口置于患肢下方、固定于一次性大孔被上，下端垂于患肢手术床侧。确保进、出水管连接正确。使用地漏。

(二)关节镜下前交叉韧带重建术

1. 手术步骤与配合

(1)摆放膝关节镜设备：整套关节镜设备置于患者健侧近头处，刨削刀及等离子刀设备的足踏置于术者脚旁。

(2)绑扎止血带：患肢绑扎止血带，通气管道朝向肢体近端的外侧上方。

(3)消毒、铺单：消毒皮肤，协助术者规范铺单。术野贴医用手术薄膜，固定医用无菌保护套做好防水。

(4)连接设备：整理摄像头的数据线、导光束、刨削刀的手柄线、等离子刀头、一次性使用吸引管、一次性使用冲洗管路。巡回护士检查摄像系统、灌注系统、刨削系统、射频等离子刀，连接到各设备的端口。

(5)止血带充气：驱血带驱血，止血带充气止血，记录充气时间。

(6)建立操作孔，置入关节镜，探查关节腔：前外侧及前内侧入路，11号刀片切开皮肤及筋膜层，小直钳分离扩大切口，分别放入关节镜和器械。常规关节镜检查，探查关节内结构，重点检查前交叉韧带。清理、冲洗关节腔，填充和处理伴随的半月板损伤和软骨损伤，刨刀和咬钳清理髁间窝内的瘢痕组织及滑膜。

(7)切取半腱肌肌腱：用20号刀片在胫骨结节内侧2cm处做纵向切口2~3cm，甲状腺拉钩暴露切口，止血钳、直角钳、组织剪、取腱器切取半腱肌肌腱。

(8)处理半腱肌肌腱：20号刀片刮除半腱肌肌腱上的肌肉，切除近端须状部分，在肌腱游离端用2号缝线行麦穗状缝合，测量肌腱的直径与长度，置于工作台上预牵张。

(9)建立股骨隧道：经前内侧入路安放股骨隧道导向器，插入导针，使用直径4.5mm的空心钻沿导针钻孔，穿透股骨外侧髁骨皮质后，测量尺测量长度，根据肌腱移植物的直径选取空心钻，沿导针钻取移植物骨道。

(10)建立胫骨隧道：经前内侧入口放入胫骨隧道定位器的定位钩，于取肌腱切口处顺定位器的导向管钻入导针，顺导针钻入相应型号的空心钻建立胫骨隧道。经胫骨隧道放入刨刀清理关节内口周围的软组织和骨碎屑，有利于移植物的通过。

（11）植入和固定移植物：选择微型钢板,在其两侧小孔穿入不同颜色的牵引线,通过带尾孔的导针穿过骨隧道,将移植物拉入关节腔;移植物进入关节腔后,牵拉另一根牵引线,使钢板横置,拉紧移植物的胫骨牵引线,反复屈伸膝关节,用可吸收界面螺钉挤压固定。

（12）止血、冲洗：等离子刀止血,充分灌注冲洗关节腔,检查手术创面,清点物品数目。

（13）缝合、包扎切口：撤除膝关节镜,消毒皮肤,缝合伤口。弹性绷带加压包扎。松开止血带。

2. 护理配合要点

保护自体或异体肌腱。取出来的自体肌腱,在无菌台上编织好后,应以湿润的无菌纱布垫保护好。如果是使用异体肌腱,应以加入了庆大霉素、地塞米松的温盐水浸泡后再行编织。

七、胸外科手术的护理配合

胸外科开展的日间手术有漏斗胸矫正术、漏斗胸术后钢板取出、胸壁肿物切除术、胸腔镜下交感神经切断术、机器人辅助下肺癌根治术等。以机器人辅助下肺癌根治术为例,介绍其手术的护理配合。

1. 手术步骤与配合

（1）达芬奇机器人的设备布局：将机器人患者手推车推至患者左侧,图像车推至患者右侧。

（2）消毒、铺单：消毒皮肤,协助术者规范铺单。

（3）机器人机械臂的安装：巡回护士将患者手推车逆时针旋转使机械臂朝外,洗手护士安装机械臂并套上无菌保护套。

（4）连接设备：将摄像数据线、光源线、电刀及超声刀、抽吸器连接并固定。

（5）建立操作孔：递11号刀片切开皮肤,电刀止血,置入胸腔镜切口套管,用胸腔镜行手术探查后决定式式。递11号刀片、电刀建立操作切口1~2个。切口位置根据手术的需要和切除肺叶的位置而定。

（6）离断肺静脉：递电凝钩或超声刀分离病变所在肺叶的肺静脉,递血管夹夹闭叶间细小的肺静脉分支,递超声刀离断,递腔内直线型切割缝合器离断肺静脉。

（7）离断肺动脉：递肺叶钳、五爪拉钩将非病变肺叶牵开,递电凝钩分离病变所在肺叶的肺动脉,递血管夹夹闭叶间细小的肺动脉分支,递超声刀离断,递腔内直线型切割缝合器离断肺动脉。

（8）离断支气管：递电凝钩或超声刀分离并暴露支气管,递腔内直线型切割缝合器离断支气管,递大弯钳夹持聚维酮碘棉球消毒支气管残端,递持针器夹持3-0聚丙烯线连续缝合支气管残端。

（9）取出切除病肺：递标本袋,将切除的病肺装入标本袋,从切口取出。

（10）清扫淋巴结：根据病灶的位置,递分离钩或超声刀清扫淋巴结。

（11）冲洗胸腔,放置引流管：用稀释的温聚维酮碘盐水、生理盐水、灭菌用水冲洗胸腔。同时检查缝合的支气管残端有无气泡漏出,若有漏气,递持针器夹持3-0聚丙烯线缝合。将冲洗液抽吸干净。置入胸腔引流管,用丝线缝合固定引流管。

（12）缝合切口：彻底止血后,缝合伤口。

2. 护理配合要点

(1)注意术中的隔离技术:严格执行无菌、无瘤技术,避免肿瘤细胞脱落种植。

(2)预防术中的压力性损伤:侧卧位手术患者,注意受压点的皮肤保护,避免发生术中压力性损伤。

(3)使用温水冲洗胸腔:冲洗胸腔时注意冲洗用水的温度,宜为 38~40℃,同时注意患者的保暖,以预防患者术中的低体温。

（王　彦　曾宇峰　许　琼）

第七章

日间手术的麻醉管理

临床麻醉技术的发展伴随着日间手术模式的诞生、发展和创新。1847 年苏格兰产科医师 James Y.Simpson 发现了三氯甲烷的麻醉特性,从此三氯甲烷广泛应用于分娩和儿科的日间手术。新型麻醉药物和麻醉监测技术的不断创新与临床应用,多模式疼痛控制、术后恶心呕吐防治等围手术期处理的进步,促进了日间手术模式的发展,并逐渐成为择期手术的首要选择。同时,外科技术的创新也推动着麻醉技术的进步。日间手术患者的住院时间短、周转快,对麻醉管理也提出了更高的要求。

综合医院设立专门的日间手术中心并配备日间手术室,有利于快速跨越日间手术发展曲线的探索阶段,是日间手术规模化发展的必要条件。在医院启动日间手术的探索阶段,麻醉科需要在人力资源、麻醉设备、PACU 等配备方面向日间手术室倾斜,建议安排负责日间手术的专职副主任。同时,相对固定日间手术室麻醉岗位的麻醉医师,每 3~6 个月轮转,并安排一位高度认可并愿意执行日间手术模式和 ERAS 策略、沟通能力强、具有副高级及以上职称的麻醉医师负责日间手术的日常麻醉操作。

麻醉医师应深度参与日间手术患者的全流程管理,从麻醉门诊的术前评估与病例筛选、术前二次麻醉评估到术中精准麻醉的管理以及术后的麻醉复苏等环节,都离不开麻醉医师的精准把控及管理。麻醉医师能协助识别患者围手术期并发症的风险,并使用适当的方法来降低这些风险,从而确保日间手术患者的安全,促进日间手术中心的平稳运行。

日间手术流程中的麻醉门诊术前评估已在本书第四章第四节详细介绍。本章重点介绍日间手术的术前二次麻醉评估、麻醉方式的选择、围手术期麻醉管理及术后麻醉复苏。

第一节　术前二次麻醉评估

除不需麻醉和局部麻醉以外的日间手术患者在预约手术前必须通过麻醉医师的术前评估与管理,这是保障患者手术安全和按照日间手术流程完成治疗计划的重要环节。日间手术患者按预约时间办理住院后,实施手术麻醉的主要麻醉医师需要在术前访视患者,再次实施麻醉评估,称为术前二次麻醉评估。

一、术前二次麻醉评估的必要性

在日间手术的运行实践中常存在一个误区,认为需要麻醉的日间手术患者在预约阶段已在麻醉门诊通过麻醉医师的术前评估,术前二次麻醉评估是多余的,是在浪费人力资源。但 ASA 发布的术前评估指南中,提出手术当日再次进行麻醉评估是日间手术术前评估的基本原则和必要环节。强调日间手术当日需要进行二次麻醉评估的原因至少包括以下几方面。

第一,负责实施日间手术麻醉的麻醉医师在术前访视患者,能够确保全面了解并评估患者的情况,制定具体的麻醉方案,预测并提前预防可能出现的围手术期并发症;通过与患者及其近亲属的沟通,在签署麻醉知情同意书的同时解答有关手术麻醉风险的咨询和困惑,有利于消除患者的紧张焦虑,建立良好的医患关系。

第二,部分患者在术前麻醉门诊评估后的等候手术期间可能发生病情变化,负责日间手术麻醉的医师如果仅依据麻醉门诊评估报告的诊疗意见实施麻醉,可能出现因为掌握患者病情不全面或不准确而增加围手术期的风险。

第三,部分患者对在术前麻醉门诊评估时麻醉医师所要求的基础疾病或慢性病的处置不配合或未充分理解,没有遵医嘱达到既定的诊治优化目标,这类合并有基础疾病的患者需要通过术前二次麻醉评估来确认其是否适合进入日间手术流程。

第四,由于不同麻醉医师的日间手术管理理念存在差异,偶尔也会导致麻醉门诊评估时在病史及体格检查等方面存在评估缺陷。

因此,有必要建立符合日间手术流程特点的、有的放矢的麻醉前二次评估制度。负责实施日间手术的麻醉医师应在麻醉门诊评估报告单的基础上,对患者的病史、体格检查、合并疾病的严重程度、治疗、用药及病情变化等情况,进行复习及二次评估,以最大限度地保障患者安全。

二、术前二次麻醉评估的责任人

负责当日手术的麻醉医师团队是术前二次评估的主要人员,需要亲自询问患者的病史和查阅主要的检查结果。日间手术中心或麻醉科可采用数字化智能设备,由患者通过自我评估问卷进行初步评估,再由麻醉医师进行审核,这种方法可以明显提高访视和评估效率。

术前二次麻醉评估既需要严格遵循普通住院手术麻醉术前访视评估的标准,保障患者的手术安全;又要结合日间手术流程的特点,保障日间手术中心病房和手术室工作的有效、快捷衔接,尽量减少由于二次麻醉评估与麻醉门诊术前评估的结论不一致导致手术取消的情况。日间手术在手术日当天的取消,将造成手术室资源的浪费,应尽量避免。

三、术前二次麻醉评估的实施时间和地点

除无须麻醉和局部麻醉以外的日间手术患者,麻醉医师必须在术前完成患者的术前二次麻醉评估,填写并签署术前麻醉评估表,同时与患者或其近亲属进行充分沟通、告知麻醉方案和风险并签署麻醉知情同意书。

基于日间手术流程,一般是安排患者手术当天才住院,术前二次麻醉评估的地点可以选

择日间手术中心病房,也可在手术室的谈话室。如果选择在手术室的谈话室进行术前二次麻醉评估,转运患者至手术室的双方安全核查可以依据麻醉门诊的术前评估报告。术前麻醉评估报告单和麻醉知情同意书是日间手术中心病房护士和手术室辅助人员交接流程中必须查看的医疗文书之一。

四、术前二次麻醉评估的具体内容

术前二次麻醉评估应包括病史采集、麻醉风险评估、麻醉专科检查、麻醉方案和风险告知及心理疏导等内容。其形式应做到简单明了,但又不能遗漏重要病史。

应制定术前二次麻醉评估的相应流程和术前二次麻醉评估单(电子或纸质形式),可以使用普通住院手术病历中的术前访视评估单;也可制定专用于日间手术的术前二次麻醉评估单,在麻醉门诊评估内容的基础上进行适当精简。

1. 询问病史

参考麻醉门诊评估量表,重新对患者现病史、既往史、手术麻醉史及用药治疗史进行复习及核对,根据患者的术前检查结果对并存疾病的优化状态进行判断。

2. 体格检查

气道评估是麻醉相关体格检查中的重点内容,应对包括患者颌面部和口腔的解剖结构、张口度、牙齿活动度及头颈活动度等方面进行检查。拟实施椎管内麻醉的患者应对脊柱有无畸形及穿刺位点是否合并感染等情况进行检查。其他的体格检查可结合患者的并存疾病情况进行重点关注,如心肺听诊及肢体感觉、运动功能的检查。

3. 拟定围手术期麻醉管理的方案

根据拟行手术式式、患者生理功能的情况及个人意愿拟定具体的麻醉方案、围手术期疼痛及术后恶心呕吐的管理方案。

五、术前麻醉评估的质量监测指标

可以应用术前两次麻醉评估结果的一致性比例,作为术前麻醉评估的质量监测指标。日间手术取消比例是日间手术流程管理的重要质量监测指标(详见第四章第七节),包括麻醉门诊术前评估和术前二次麻醉评估在内的多环节因素可影响日间手术的取消比例。

$$术前两次麻醉评估结果一致性比例 = \frac{办理住院手续且麻醉门诊评估通过的患者总人数 - 术前二次麻醉评估不通过人数}{同期办理住院手续且麻醉门诊评估通过的患者总人数} \times 100\%$$

1. 分子

指已办理住院手续且麻醉门诊评估通过的患者中被术前二次麻醉医师评估不通过的人数。

2. 分母

指已办理住院手续且麻醉门诊评估通过的全部患者人数。

3. 指标内涵

(1)直接说明麻醉科门诊的评估医师和负责手术麻醉医师的评估标准不一致,或麻醉门诊的评估在询问病史、检查结果评估等存在重要遗漏,导致患者手术取消或延期。

（2）反映麻醉科在日间手术麻醉评估流程和标准管理及规范化培训与执行的效能。

（孙德峰　冯　艳）

第二节　麻醉方式的选择及管理

日间手术麻醉药物和技术的选择应该从安全、质量和成本等多方面进行考虑，其中安全是最重要的因素。医疗机构需要筛选适宜的日间手术病种和术式，并有严格的患者准入条件，患者病情稳定且整体健康状况良好或者经过了积极的术前治疗和准备，意味着从日间手术患者的安全角度来讲，发生严重并发症的风险较低。但反过来，日间手术患者一旦发生意外，患者及其近亲属和社会很难容忍和接受。临床麻醉工作质量的内涵包括临床麻醉的效果、围手术期疼痛和恶心呕吐的预防管理，以及患者的总体满意度。患者术后的加速康复、按时离院、最大程度地降低再次住院及出院后并发症的发生率，能够直接降低医疗成本、并发症的治疗费用及医疗事故的赔偿风险。这也意味着，日间手术诊疗过程中患者的满意度更高，所有参与者的成本更少。

对于日间手术麻醉方法的选择及管理而言，应该根据零死亡和零永久残疾的要求进行选择，然后再考虑质量与成本。

一、麻醉的安全和质量

即使是在完善、科学的流程下实施日间手术，也无法完全保障患者的零死亡率。荷兰一项涉及 80 余万例住院和日间手术患者的大型调查研究显示，麻醉药品的质量和麻醉处理的流程细节对保持围手术期的低死亡率至关重要，其中包括必备的麻醉和监测设备、术中或术后复苏全程由同一麻醉医师指导和参与、全职工作的高级麻醉护士、肌肉松弛药残余作用的拮抗、采取局部麻醉技术作为术后镇痛方案的组成部分。

理想的麻醉方案应包括最大限度地降低围手术期的应激反应，维持平稳的血流动力学指标以保障重要器官的灌注，纠正并维持内环境的稳定，精准用药以达到苏醒迅速，多模式预防及治疗围手术期的疼痛及恶心呕吐，力争减少患者围手术期的不良反应及并发症发生率。这些措施对于患者而言，均是确保临床安全并提高舒适度与满意度的关键环节。

从麻醉状态迅速恢复，对于日间手术患者而言，是一种非常良好的主观体验。如果麻醉药物作用的消退过程延迟，患者可能需要经历较长的术后康复期才能完全清醒，康复过程会伴随头晕、疲劳和不适感，这也是日间手术患者术后不能按计划出院的常见原因。如果患者苏醒迅速，可以尽早离开手术室和 PACU，有助于快速出院。

精准及充分的围手术期麻醉管理可最大限度地减少患者术后恶心呕吐、尿潴留及疼痛等不良反应的发生，这是患者按时离院的保障，同时在医疗经济效益方面也尤为重要。因此，合理的麻醉方式、精准的药物配伍及完善的术中监测是保障日间手术顺利开展的基础。

二、监护麻醉

监护麻醉（monitored anesthesia care，MAC）是指在患者接受诊断和治疗的过程中，由麻醉科医师以及麻醉辅助人员(包括已获得麻醉证书注册的护理人员、规范化培训中住院医师及有执照的麻醉助理)提供的特殊麻醉服务,监护和控制患者的生命体征,并根据需要给予适当的麻醉药物或其他治疗。MAC 的主要目的是确保患者术中的舒适、安全以及诊断和治疗操作的顺利进行。麻醉医师常常是通过镇静、镇痛方式来消除患者的焦虑、恐惧及部分或全部的术中记忆,以提高患者的耐受性及舒适性;同时积极监测患者的生命体征,并进行相应的治疗处理,以保障患者的安全。

MAC 是日间手术较常用的麻醉管理手段,主要应用在局部麻醉手术中。局部麻醉技术可满足部分日间手术的需要,围手术期并发症的发生率更低,术后恢复更快。但局部麻醉的主要局限性是在某些情况下不能提供足够的镇痛作用,而使用大量的局部麻醉药会增加药物的毒性风险。另外,部分患者可能会有不愉快的经历或产生恐惧、焦虑等不良情绪。因此,MAC 管理可以增加患者及手术医师的满意度,使患者对手术治疗有更好的依从性。

(一)监护麻醉实施的主要内容

与全身麻醉的要求一样,MAC 的实施主要包括以下内容。

1. 进行常规术前访视,如果需要,给予相应的药物治疗和术前处理。

2. 在整个麻醉过程中,麻醉科医师或麻醉辅助人员均应在场,并能够对紧急事件作出及时的诊断和处理。

3. 持续监测患者的生命体征,并保障患者的呼吸道通畅及充分通气。

4. 给予患者镇静、抗焦虑、镇痛以及麻醉的相关药物,根据需要还可给予其他药物或服务,以确保安全顺利地完成整个诊治操作。

(二)与适度镇静和全身麻醉的区别

明确 MAC 与适度镇静和全身麻醉的界定,能更好地理解和实施 MAC。

1. **适度镇静与 MAC**

这两种方法均被广泛应用于各种诊治操作中,并且仅从监测方法和所用药物方面很难区分。MAC 与适度镇静的不同主要有 2 点。

(1)MAC 必须由麻醉科医师或麻醉辅助人员提供:MAC 由麻醉医师或麻醉辅助人员评估并处理患者实际极可能发生的生理功能紊乱和相关疾病。适度镇静可由执业医师或医师指导下的医护人员实施。

(2)实施 MAC 的合格人员必须是当需要由 MAC 转成全身麻醉时可以继续管理患者,并且在 MAC 过程中能够保障患者的呼吸道通畅。

2. **MAC 与全身麻醉**

这取决于患者在整个操作过程中可维持其保护性反射(即深度镇静)时间的长短。如果大部分时间内,患者的保护性反射消失即可定义该项操作为全身麻醉。如无痛内镜检查时,由于在大多数操作时间内患者的意识和保护性反射丧失,因此通常将无痛内镜检查所需的镇静程度界定为全身麻醉。

(三)镇静和镇痛

最初 MAC 主要是在牙科的相关操作中应用,美国牙科协会(American Dental Association,ADA)曾提出清醒镇静的概念。清醒镇静是指在牙科操作时给患者应用镇静、镇痛药物,使患者的意识受到一定程度的抑制,但能够维持呼吸道通畅,并能对语言和物理刺激作出正确反应的一种状态。此概念的主要缺陷是,未明确镇静的程度,没有强调对患者监护的重要性。这不仅有导致患者镇静程度过深的危险,而且还有导致对患者监护放松警惕的可能。因此,ASA 在给非麻醉科医师实施 MAC 的指导中明确提出了清醒镇静一词不够准确,并建议采用镇静和镇痛的概念。

1. 镇静和镇痛的概念

镇静和镇痛管理是指让患者可以耐受不愉快的操作,并维持满意的循环和呼吸功能,且能对语言指令或触觉刺激作出正确的反应。如果患者对疼痛刺激仅有回缩反应,则这种状态比镇静和镇痛的抑制程度更深。另外,镇静和镇痛概念也强调,镇静、镇痛药物对中枢神经系统的抑制作用具有剂量依赖性和明显个体差异的特点,临床工作中对患者生命体征的监护非常重要。因此,镇静和镇痛比清醒镇静更准确地指出了 MAC 的目的和内容。MAC 在一定程度上也可理解为镇静和镇痛管理。

2. 镇静和镇痛的作用

镇静和镇痛的主要任务是维持患者舒适与安全之间的平衡,缩短麻醉后的恢复时间。镇静和镇痛管理既是一门科学,又是一门艺术。如何在各种不同的患者中把握好舒适与安全之间的平衡,恰到好处地用药,需要经验的积累和敏感性的培养。一般认为镇静和镇痛管理的作用包括以下几方面。

(1)监护并确保患者术中生命安全:在进行 MAC 管理时,麻醉医师不能因患者麻醉浅或手术小而放松警惕性。

由 MAC 管理所致的严重并发症甚至患者死亡也有文献报道,主要原因是未对患者采取严格的监护措施和应急准备不够充分,并且其中绝大部分是由非麻醉科医师实施 MAC。

(2)降低患者术中不适感或疼痛感:镇静和镇痛药物可减轻患者对手术疼痛的反应,缓解手术操作引起的不适感和长时间躺在手术台上的酸痛感。

(3)减轻手术操作给患者心理带来的不良刺激,消除患者对不愉快经历的记忆:大部分患者不愿体验手术室紧张刺激的环境,满意的 MAC 管理可使患者术后有类似全身麻醉样的遗忘效果。

(4)控制患者术中行为:具有一定合作能力的患者是进行 MAC 管理的合适人群。合理应用镇静、镇痛药物不仅可缓解患者术中的紧张焦虑情绪,而且可提高患者对不良刺激的耐受性。部分小儿或不合作的患者,可采用深度镇静来控制患者术中的行为。但是,在决定采用深度镇静之前,必须考虑患者是否适合此种麻醉管理的方式。肥胖、睡眠呼吸暂停综合征和困难气道患者在实施深度镇静处理时有导致呼吸道控制丧失的风险。

(5)缩短患者麻醉后恢复的时间,减少医疗费用。

3. 镇静和镇痛的适应证

早期 MAC 管理仅用于一些被认为属于高风险性手术而不宜采用全身麻醉的患者,如姑息性手术患者。此后,MAC 管理逐渐被应用于一些接受较小手术但因过度紧张而不能很好配合的患者。随着近年来微创外科手术的开展,以往需要很大切口的手术已可在较小的创伤下完成,部分微创外科手术也可在 MAC 管理下进行。随着新型、短效和起效快速的镇静镇痛药物的出现,MAC 管理的应用范围也正在扩大。MAC 管理的主要优点是,可避免全身麻醉的一些并发症,降低吸入性肺炎的发生率,减少术后的护理工作,并可提供术后早期的镇痛。根据文献报道,适用于 MAC 管理的手术和治疗性或检查性操作包括以下几方面。

(1)头、颈部手术:龋齿拔除术、睑成形术、上睑下垂修复术、白内障摘除术、除皱术、鼻成形术、内镜鼻窦手术、撕裂伤缝合术、颈部肿物活检术或切除术、面颈部黑痣和瘢痕切除术等。

（2）胸壁表浅手术：乳房组织活检术和肿物切除术，隆乳、巨乳缩小等乳房整形术，胸膜腔引流管置入术，胸背部的体表手术等。

（3）四肢手术：手、腕腱鞘囊肿切除术，肌腱修复术，神经瘤切除术，膝关节镜检查，并指切除术，四肢表浅手术等。

（4）胃肠道、腹部手术：疝修补术、腹腔镜探查术、胃肠道内镜检查、体外碎石术、腹壁脂肪抽吸术、腹壁整形术等。

（5）血管手术：心脏导管造影术、血管造影术、外周血管成形术、经皮主动脉瓣置换术等。

（6）妇科手术：宫颈扩张术、刮宫术、宫腔镜检查、经阴道病变灼烧术等。

（7）泌尿外科手术：尿道扩张术、内镜检查等。

4. 镇静和镇痛的禁忌证

严格地讲，MAC 没有绝对禁忌证，但以下情况应慎用 MAC。

（1）进行体腔或深部组织的手术，当局部麻醉或神经阻滞无法保障良好的镇痛效果时，MAC 则难以保障术中镇静和镇痛的需要。

（2）有无法自控的精神疾病、老年痴呆、帕金森病或完全耳聋的患者，低龄儿童，极度紧张且不合作的患者。

（3）需要特殊体位和手术时间过长的患者。

三、区域阻滞麻醉

区域阻滞麻醉是日间手术较常用的麻醉方法，与全身麻醉相比，其术后不良反应较少，如术后较少发生恶心、呕吐、眩晕、乏力等。建议尽可能采用超声引导下的神经阻滞技术。低浓度的局部麻醉药在手术部位的局部浸润，是减少术中阿片类镇痛药的剂量和减轻术后疼痛最简便、最安全的方法，有利于日间手术患者术后早期离院。

（一）蛛网膜下腔阻滞

蛛网膜下腔阻滞由于起效快、麻醉效果确切，是下腹、下肢和会阴部手术通常选用的麻醉方法。又称脊椎麻醉（spinal anesthesia，SA），俗称腰麻。其优点在于消除了气道操作的需要，并可避免镇静、镇痛及肌肉松弛药等全身麻醉药物的相关副作用。避免使用全身麻醉可能对于一些高危患者特别有益，如肥胖、阻塞性睡眠呼吸暂停及可能存在术后认知能力下降的高风险老龄患者。此类患者采取蛛网膜下腔阻滞，可以在避免使用人工气道和不必承受全身麻醉药物的残留效应中获益。另外，接受蛛网膜下腔阻滞的患者在术后即刻的疼痛评分更低，术后对镇痛药物的消耗量更少，术后恶心呕吐的发生率更低。但对日间手术患者实施蛛网膜下腔阻滞仍需要关注以下问题。

1. 低血压

蛛网膜下腔阻滞所引起的头晕、低血压及尿潴留是日间手术患者不能按计划出院的常见原因。术后直立性低血压也可能导致住院时间延长或再次急诊入院的发生。尤其是在高危患者中，难治性低血压可能使患者并发症的发生率显著增高，如器官功能障碍等。蛛网膜下腔阻滞下行髋关节、膝关节日间手术后易发生头晕和恶心，也是患者不能按计划出院或出院后再次入院的主要原因。

2. 术后长期运动无力

当使用长效局部麻醉药（如布比卡因）的情况下，可能导致患者运动功能的延迟恢复并延长住院时间。

3. 术后尿潴留

术后尿潴留（postoperative urinary retention，POUR）是指患者在术后 6 小时内无法恢复自主排尿。实施蛛网膜下腔阻滞的患者，其排尿功能通常是最后恢复的。由于考虑到尿潴留、膀胱膨胀、尿路感染及潜在的肾损伤，排尿功能的恢复通常被认为是接受蛛网膜下腔阻滞手术患者离院的标准要求之一。POUR 的危险因素包括高龄、糖尿病、充血性心力衰竭、术前存在泌尿系统症状（如前列腺肥大等）、某些相关的手术类型（如泌尿系统手术）和手术时间超过 2 小时。

4. 硬脊膜穿刺后头痛

硬脊膜穿刺后头痛（post-dural puncture headache，PDPH）是蛛网膜下腔阻滞后常见的并发症，其特征是首发额部和 / 或枕部的疼痛，常放射至颈部和肩部，并伴有其他症状，如恶心、呕吐、眩晕、复视、耳鸣和听觉亢进等。PDPH 的临床表现特点是与患者的体位相关：坐位及立位时恶化，平卧位时改善。有研究认为 PDPH 的发生与采用的局部麻醉药的类型无关，而使用细针行麻醉穿刺已将 PDPH 发生风险降低至 1% 左右。但值得注意的是，20 岁及以下患者与 20~45 岁患者相比，其 PDPH 的发生率几乎增加了 3 倍，提示年龄与 PDPH 的发生相关。

5. 马尾综合征

马尾综合征（cauda equina syndrome，CES）是一种少见但已知的蛛网膜下腔阻滞并发症，其临床表现特点为鞍区麻醉、肠和膀胱的功能障碍、下肢瘫痪等。CES 与未诊断的椎管狭窄、使用大剂量的局部麻醉药而导致药液分布不均及骶部药液淤积有关，提示压力导致的脊髓缺血或局部麻醉药分布受限及药物毒性都可能是导致 CES 的原因。

6. 短暂性神经系统综合征

短暂性神经系统综合征（transient neurologic syndrome，TNS）是由局部麻醉药的神经毒性导致，常以感觉和运动阻滞消除后放射至下肢的臀部疼痛为特征。所有可用于蛛网膜下腔阻滞的局部麻醉药物均有发生，但最常见的局部麻醉药是利多卡因。

使用利多卡因行蛛网膜下腔阻滞的起效时间最短，但由于发生 TNS 的风险较高，已被放弃使用。布比卡因引起 TNS 的风险很低，但其较长的作用时间可进一步延迟患者出院时间并增加再次住院的风险。布比卡因已被报道适用于日间手术模式的全髋关节及全膝关节置换术。重比重及等比重的布比卡因均能提供有效的麻醉，并且在手术相关并发症及不良反应方面均无差异。但重比重的布比卡因在日间手术麻醉中可能更具有优势，因其可提供相对较快的起效时间和较短的运动功能阻滞时间。短效局部麻醉药（如氯普鲁卡因）已被证明可以提供可靠的麻醉效果而并不延迟出院时间。有研究证明，接受日间关节置换手术的患者，使用氯普鲁卡因较布比卡因缩短了手术时间并增加了手术当日的出院率。

鞘内复合使用阿片类镇痛药应用于蛛网膜下腔阻滞可提高麻醉的质量、延长麻醉的持续时间并减少局部麻醉药的用量。亲水性阿片类镇痛药（如吗啡）并不适用于日间手术，因为有延迟性呼吸抑制的风险。而亲脂性阿片类镇痛药（如芬太尼和舒芬太尼）具有更良好的临床效果,但会增加术后恶心呕吐、皮肤瘙痒和 POUR 的发生率,可能导致患者延期出院。总的来说,不推荐日间手术患者在实施蛛网膜下腔阻滞时鞘内使用阿片类镇痛药。

(二)硬膜外阻滞

20 世纪 90 年代和 21 世纪初开始,硬膜外阻滞被认为是治疗急性中重度术后疼痛的"金标准",具有包括降低心、肺及胃肠道并发症的发生率,甚至可以降低术后死亡率的优势。但近年来,有更多有力的证据反对常规使用硬膜外镇痛用于术后疼痛的管理。一项荟萃分析比较了腹部大手术后使用硬膜外镇痛与静脉自控镇痛的效果,得到的结论是两组镇痛效果无显著差异,然而硬膜外镇痛方法与镇痛失败、皮肤瘙痒及低血压的风险增高相关。

硬膜外阻滞的起效时间相对更长,且可能出现阻滞不完善,术后易引起行走受限和排尿困难等情况,如果需要应用于日间手术则应掌握好用药时机和药物种类。由穿刺及硬膜外置管导致的椎管内感染和出血等并发症可能在术后数日内才会出现,一般不推荐日间手术优先选用硬膜外阻滞的方式。

总的来说,硬膜外阻滞及镇痛技术的临床应用价值正在减弱。随着区域阻滞技术应用的推广普及,其创伤和并发症发生率更低,优先推荐使用的趋势更加明显。

(三)周围神经区域阻滞

日间手术的围手术期疼痛管理详细介绍了周围神经区域阻滞的方法和药物选择(详见第五章第二节)。随着神经刺激仪和超声可视化技术的应用,周围神经区域阻滞麻醉的成功率大幅提高,同时也使新的阻滞技术不断涌现。因此,推荐日间手术患者选择超声引导周围神经区域阻滞。

1. 精确定位,降低穿刺难度

传统的周围神经区域阻滞麻主要依赖体表解剖标志来定位神经,易出现针尖位置或药物扩散不理想的情况导致阻滞失败。而在解剖定位困难的患者,反复穿刺和操作时间延长会导致患者不必要的疼痛和组织损伤,并使操作者产生挫败感。超声引导可清晰地识别神经及其周围血管、肌肉、骨骼及内脏结构。穿刺前预扫描可识别神经、血管及周围组织可能存在的解剖变异,有助于设计个体化进针路径。进针过程中可提供穿刺针行进的实时影像,以便在进针的同时随时调整进针的方向和深度,以更好地接近目标结构,减少穿刺次数。

2. 缩短起效时间,提高阻滞成功率

使用超声引导行神经阻滞,注药时可以看到药液扩散,有利于及时调整针尖位置,使药液更好地沿神经扩散,可明显缩短药物起效时间,提高阻滞成功率。

3. 减少穿刺相关并发症和降低麻醉药物的用量

超声定位可以减少穿刺次数,降低周围组织、脏器及血管损伤风险,尤其对存有解剖变异的患者,更可明显地提高成功率,降低反复穿刺带来的风险,降低穿刺相关出血和血肿的发生率。特定部位的阻滞,如锁骨上臂丛神经阻滞和胸椎旁阻滞,超声定位可以明显降低气胸等穿刺相关并发症的发生率。

超声定位可将局部麻醉药液精准地注射到目标结构周围,在获得良好阻滞效果的同时,明显降低局部麻醉药的临床用量。颈丛或臂丛神经阻滞,可明显降低膈神经、喉返神经、星状神经节等邻近神经结构被阻滞所带来的风险。

四、全身麻醉

全身麻醉是日间手术应用最广泛的麻醉方式。麻醉深度监测、肌肉松弛监测、静脉靶控输注技术及静吸复合麻醉在全身麻醉管理中的合理应用,有利于日间手术患者术后的快速恢复。

(一) 气道管理

气道管理一般可选择气管插管、喉罩、口咽通气道等人工气道来维持呼吸道的通畅及有效的通气。喉罩作为一种声门上的通气装置,是介于气管插管和面罩之间的一种特殊的人工气道,可行机械通气,也可保留患者的自主呼吸,特别适用于日间手术患者。与气管插管相比,喉罩能适当减少麻醉药物的用量,可在不使用肌肉松弛药的情况下顺利置入,有利于加快术后的肌力恢复和患者苏醒,降低麻醉诱导期及苏醒期患者血流动力学的波动,同时也可减少肌肉松弛药及拮抗药物的过多使用。但值得注意的是,喉罩不能完全隔离气道和食管,不能完全避免反流误吸的发生,饱胃、呕吐及上消化道出血的患者不宜使用。

(二) 麻醉药物的选择

日间手术的麻醉药物选择应遵循以下原则:起效迅速、消除快、作用时间短、镇痛和镇静效果好、心肺功能影响轻微、无明显不良反应和不适感。丙泊酚、依托咪酯、瑞芬太尼、阿芬太尼、七氟烷及地氟烷等药物适用于日间手术的麻醉。丙泊酚能减少术后恶心呕吐的发生,苏醒的质量高,患者的舒适度好,已成为日间手术应用最广的静脉麻醉药。依托咪酯也具有起效快、作用时间短及恢复迅速的特点,其最显著的特点是对循环功能影响小,呼吸抑制作用也较轻。瑞芬太尼是新型的超短效阿片类镇痛药,消除迅速,但术后疼痛的发生时间也相对较早,故应根据手术进程适当联合使用其他镇痛药物。阿芬太尼较芬太尼的作用持续时间短,也适用于短时程手术的麻醉,但长时间持续输注后的维持时间可能延长。吸入麻醉药如七氟烷容易调节麻醉深度,术中易于维持血流动力学的稳定且无刺激性气味而被广泛应用于面罩吸入诱导以及术中的麻醉维持,尤其适用于小儿日间手术麻醉。地氟烷作为短效的吸入麻醉药,苏醒快,适用于日间手术的麻醉。肌肉松弛药的使用应根据手术情况来选择,短时间的浅表手术可不使用肌肉松弛药,需要完成气管内插管或在术中需要肌肉松弛时可根据情况选择中、短效的肌肉松弛药。

(三) 靶控输注

靶控输注(target-controlled infusion,TCI)是一种静脉麻醉的新方法,指在输注静脉麻醉药时,应用药代动力学和药效动力学原理,通过调节目标或靶位(血浆或效应部位)的药物浓度来控制或维持麻醉在适当的深度,以满足临床要求的静脉给药方法。TCI 的应用使全身静脉麻醉的用药更加精准,可控性更高。

1. 靶控输注与传统给药方法的区别

(1)单次静脉注入法:按体重单次静脉注入静脉麻醉药,麻醉时间有限,对手术时间较长者需要重复注药。这种注药方法的主要问题是血药浓度波动很大。由于不同药物在血浆与效应部位的药物浓度发生平衡所需的时间不同,血浆浓度在峰值时容易产生副作用,血药浓度低时又不能满足临床要求。这不仅难以维持麻醉的稳定性,长时间麻醉时还很容易引起药物的蓄积导致麻醉后的效应时间延长,如清醒延迟、呼吸抑制等。尤其在复合用药时,给药时机很难掌握。

(2)持续静脉输注法:根据患者情况,将静脉麻醉药按一定的量和速度以微量泵持续静脉输注。如果要达到稳态浓度则需要 4~5 倍的分布半衰期时间,使麻醉诱导时间明显延长。部分药物随着输注时间的延长,清除速率减慢,血药浓度也逐渐升高,产生蓄积作用。而且很难根据患者的反应和手术刺激的强度随时调节血药浓度。

(3)靶控输注:依据手术刺激的强度和患者的反应随时调节血药浓度或效应室浓度。当重新设置较高的靶浓度时,输注速度则加快;而降低靶浓度时,将会停止输注;待达到靶浓度后,再以适当的输注速度维持靶浓度。这样可维持一个稳定的、符合临床要求的血浆或效应室浓度。但是,计算机的输注程序是根据不同药物的药代动力学特点和大样本不同个体(群体)对药物的反应为基础而编制的,而且在临床实践中个体之间的差异很大,因此,并不能完全由计算机控制麻醉过程,麻醉医师需要根据临床的各种需求来调节靶位药物的浓度,并维持麻醉的稳定。如果能建立包括血药浓度、生理变化及监测参数等在内的反馈调节系统,则有可能更精准地控制靶位的血药浓度。

2. 靶控输注的优点

(1)麻醉深度容易控制:可根据临床所需和患者对药物的反应及时调整靶位药物的浓度,以适应不同麻醉深度的需要。麻醉过程平稳,可减少因血药浓度过度改变而引起的循环和呼吸的波动。通过麻醉诱导期的观察,可预测麻醉维持的效果。麻醉结束后,可以预测患者清醒的时间。

(2)使用方便:操作简便,从麻醉诱导到麻醉维持可连续控制,如同吸入麻醉药的蒸发器一样,容易使麻醉深度达到临床需要。TCI 以血浆或效应室的药物浓度为标准来控制药物的输注速度,靶位药物浓度的变化可以用曲线显示,给药时间和输注药物总量也可以用数据显示。能自动补偿中断的药物输注,节省计算药量或输注速度的时间。

3. 靶控输注技术的注意事项

(1)TCI 要获得满意的麻醉效果,必须熟悉所选择药物的血药浓度 - 效应关系,以便于设置准确的靶浓度。

(2)药物的起效时间是麻醉诱导时合理用药的关键。理论上讲,起效慢者先输入,起效快者后输注,当所有药物发挥峰效应时插管最好。否则,插管时的反应很大,而插管后又出现明显的低血压。

(3)在选用复合用药时,注意药物之间的相互作用,以最小的药量达到最佳效果,同时避免或减少药物的副作用。

总之,日间手术麻醉方式的选择应确保患者应激最小化及舒适度最大化,并充分结合各种临床风险及收益来决定。

(孙德峰　冯　艳)

第三节　围手术期麻醉管理

一、术前准备

术前准备是手术麻醉能成功实施不可或缺的保障条件之一。无论是准备接受手术的患者,还是准备给患者实施麻醉的医师,或者是准备实施手术的手术医师,都应该重视术前准备。日间手术麻醉的术前准备需要注意以下基本原则。

1. 对患者及其近亲属进行日间手术的临床路径及管理方案的健康教育,使其掌握手术、术后护理及紧急情况的处理等相关信息后,签署手术麻醉知情同意书。

多数患者在术前存在不同程度的焦虑、恐惧、紧张等心理波动,情绪激动或彻夜失眠,导致中枢神经系统活动过度,削弱了患者对麻醉手术的耐受力。为此,术前必须设法解除患者的焦虑情绪,从关怀、安慰、解释和鼓励着手,酌情恰当阐明手术的目的、麻醉方式、手术体位,以及麻醉或术中可能出现的不适等情况。

2. 对患者的情况进行综合的风险评估,同时提出优化方案以促进术后康复。

3. 常规禁食、禁饮准备,术前 8 小时禁食固体食物,术前至少 2 小时禁止摄取清亮液体。

4. 原则上不需要使用术前用药,有明显焦虑、迷走张力偏高等情况的患者可酌情用药。

二、术中监测

实时监护麻醉期间患者生命体征的变化,帮助麻醉医师作出正确的判断和及时的处理,以维持患者生命体征的稳定,保障手术期间患者的生命安全。

日间手术患者的监测项目应与普通住院手术患者基本一致,在麻醉期间所有患者的通气、氧合、循环状态等均应得到实时和连续的监测,必要时采取相应的措施维持患者呼吸和循环功能正常。常规项目包括心电图、无创或有创血压、脉搏、氧饱和度、呼吸末二氧化碳分压、体温,有条件者还可进行肌肉松弛监测及麻醉深度的监测,其余监测项目可以根据患者的生理功能及术中的具体情况酌情考虑使用。

任何监测设备都不能取代麻醉医师实时的临床观察和判断,不能低估视、触、听等临床诊断技能的重要性。

三、预防术后及离院后恶心呕吐

术后恶心呕吐(postoperative nausea and vomiting,PONV)是术后最常见的不良事件之一,在普通外科手术患者人群中的发生率为 30% 左右,在高危人群中的发生率可高达80%。PONV 是一种非常痛苦的经历,与患者满意度低密切相关,亦影响到患者住院时间的延长、医疗费用的增加及再次入院的发生率。成人患者发生 PONV 的特异性危险因素包括女性、既往有 PONV 病史、晕动病病史、不吸烟和低龄等。手术方面相关的风险因素包括手术时间超过 3 小时、腹腔镜手术、减重与代谢外科手术、妇科手术和胆囊切除术等。麻醉方面相关的风险因素包括使用挥发性麻醉剂、氧化亚氮(N_2O)和术后应用阿片类镇痛药镇痛等。

需要建立基于日间手术流程特点的 PONV 及离院后恶心、呕吐的防治策略,既能够保障患者按计划出院,又能够保障患者出院后有良好的手术体验。总的防治策略包括降低PONV 的基线风险、预防性用药和治疗。

(一) 降低日间手术患者 PONV 的基线风险
在日间手术的围手术期可以应用以下策略来降低 PONV 的基线风险。

1. 优先考虑复合区域神经阻滞的技术。

2. 优先选择丙泊酚作为麻醉诱导及维持的主要麻醉用药。

3. 避免使用挥发性麻醉药物,并且在预计持续时间超过 1 小时的手术中避免使用氧化亚氮。

4. 在手术结束后对肌肉松弛药残余作用进行拮抗。

5. 使用多模式镇痛方案尽量减少围手术期阿片类镇痛药的剂量。

6. 适宜且充分的液体量。

(二)围手术期 PONV 的预防策略

存在 1 个或多个风险因素的日间手术患者,需应用多模式的预防策略。

1. 5-羟色胺 3(5-HT₃)受体拮抗剂

(1)昂丹司琼:是临床最常应用及研究最广泛的一种 5-HT₃ 受体拮抗剂,被认为是 PONV 治疗的金标准。昂丹司琼可 4mg 静脉注射或 8mg 口服,单独或联合使用,对 PONV 的治疗效果与 4~8mg 地塞米松及氟哌利多相似,较甲氧氯普胺 10mg 静脉注射及右美托咪定有效,其不良反应有头痛、转氨酶升高及便秘等。

(2)雷莫司琼:是第二代 5-HT₃ 受体拮抗剂,预防及治疗 PONV 最有效的成人剂量和给药途径是 0.3mg 静脉注射,其副作用包括嗜睡、头晕、肌肉疼痛、镇静、便秘及腹泻等。

(3)帕洛诺司琼:也是第二代 5-HT₃ 受体拮抗剂,其半衰期为 40 小时,同时具有 5-HT₃ 及神经激肽 1(NK-1)受体拮抗作用,对 PONV 的预防及治疗更有效。

2. NK-1 受体拮抗剂

阿瑞匹坦是一种 NK-1 受体拮抗剂,其半衰期为 40 小时,可静脉注射或口服用药。阿瑞匹坦 40mg 口服与帕洛诺司琼 0.075mg 静脉注射具有相同的 PONV 预防作用。

3. 糖皮质激素

围手术期使用糖皮质激素降低 PONV 发生率的效果已得到证实,推荐地塞米松,使用剂量为 4~10mg,静脉注射。在用药时机方面,研究数据支持在手术开始的早期使用效果更明显。该剂量地塞米松并不会明显地增加术后感染的发生率,且其升高血糖的作用也被认为是在可接受的范围内。其他糖皮质激素在减少 PONV 的方面也具有类似的疗效,甲泼尼龙 125mg 静脉注射已被证实可有效减少 PONV。

4. 多巴胺受体拮抗剂

氟哌利多能有效地预防 PONV,剂量为 0.625~1.25mg,建议在手术结束时使用以优化术后的止吐效果。2001 年美国食品药品监督管理局(Food and Drug Administration,FDA)对其发出黑盒警告,认为氟哌利多使用剂量大于 25mg 时与心源性猝死的风险相关。氟哌啶醇 0.5~2mg 对 PONV 的预防有效,其疗效及副作用与 5-HT₃ 受体拮抗剂相似。甲氧氯普胺 10mg 对 PONV 的预防可能有效,但缺乏有力的证据证明。

5. 抗组胺药

苯海拉明对 PONV 的预防有效,但用于 PONV 管理的最佳剂量、用药时机和副作用尚不清楚。异丙嗪对 PONV 有治疗效果,使用低剂量 6.25mg 及更高剂量一样有效,且镇静效果不显著。2009 年 FDA 对其发布了黑盒警告,认为在静脉注射过程中药物可能会从静脉外渗而对外周组织造成严重损害。

6. 抗胆碱药

东莨菪碱透皮贴对 PACU 患者及术后 24 小时内 PONV 的预防有效,可在术前 1 晚或术前使用。常见的副作用包括视觉障碍、口干和眩晕,一般症状较轻。

7. 其他药物

咪达唑仑术前肌内注射或口服以及用于麻醉诱导均可以减少 PONV，与昂丹司琼的作用效果相似。但其具有明显的镇静作用，应在有监护的情况下酌情使用。咪达唑仑联合其他镇吐药较单独使用的效果更佳，低剂量与高剂量之间没有差异。

手术结束前肌内注射麻黄碱 0.5mg/kg 可显著降低术后 3 小时以内的 PONV，且无明显的平均动脉压及心率的变化，但合并缺血性心脏病的患者应谨慎使用。

8. 非药物性预防策略

刺激内关穴可显著降低 PONV 的风险，并减少治疗性镇吐药的使用，在麻醉诱导前或者之后刺激穴位均可降低 PONV 的发生率。另外，同时刺激合谷和足三里也可显著降低 PONV 的发生率。

充足的液体量是降低 PONV 风险的有效策略，可通过尽量缩短禁食禁饮时间、术后尽早恢复经口进食及使用静脉补充液体来维持正常的液体量。

有研究表明，术后嚼口香糖可帮助腹腔镜手术或女性乳腺手术患者减少 PONV 的发生，其效果不逊色于昂丹司琼。

（三）PONV 治疗策略

当发生 PONV 时，患者应接受与预防时使用的不同药物种类进行镇吐治疗。研究表明，在 6 小时内反复使用同一类型的镇吐药不会带来更佳的治疗效果，如果已超过 6 小时可考虑给予第 2 次 5-HT$_3$ 受体拮抗剂。给予 PONV 患者药物治疗外，还应评估是否存在引起 PONV 的其他原因，如阿片类镇痛药过量、平均动脉压低及机械性肠梗阻等。

据统计，日间手术患者离院后恶心的发生率为 17%，呕吐的发生率为 8%。有研究证据支持采取预防离院后恶心、呕吐的多模式策略，该策略与预防 PONV 的策略相同。

四、围手术期的液体管理

术中液体管理的目标是实现液体"零"平衡。日间手术的患者应实施 ERAS 策略的液体管理措施。包括术前补充适当的液体，术后尽早恢复经口饮食。大部分的日间手术不存在较大的体液丧失及液体转移，因此一般不会出现较大的液体失衡。

日间手术的实施过程中可以 3ml/(kg·h) 的平衡盐溶液持续输注，维持液体量的基线水平，或以相对宽松的开放输液模式（20~40ml/kg）进行术中液体的管理。手术创伤较小、手术时间较短及相对健康的日间手术患者，相对自由宽松的补液策略可以明显降低患者术后口渴、PONV、头晕、疼痛和疲劳感的发生率，增加患者的满意度，并可缩短住院时间。

随着日间手术模式的成熟，更多的三、四级手术或部分 ASA 3 级患者被纳入日间手术范畴，此类患者的液体管理应该采取更加谨慎的态度以减少术后心肺并发症的发生率。

麻醉学正在向围手术期医学发展，而围手术期医学的主要特征是关注患者的术后转归及重大并发症的防治。目标导向液体疗法（goal-directed fluid therapy，GDFT）是通过设定能够反映患者血管内容量的监测指标，在围手术期加以实时动态监测与处理，始终将该指标维持在正常范围，由此保障患者组织器官的灌注，来降低术后重大并发症的发生率，并改善患者的术后转归。GDFT 将术中的液体管理与术后转归进行相关性研究，不断推进有效的液体导向指标的探索，以期更有效地指导临床，改进患者的术后转归。随着中国老龄化及危重患者的不断增加，GDFT 在临床麻醉中的价值将逐渐得以凸显。

五、围手术期的体温管理

体温、血压、脉搏、呼吸和疼痛共同构成了五大生命体征，维持体温恒定是保障机体新陈代谢和正常生命活动的必要条件，而体温异常可引起代谢功能紊乱，甚至危及生命。

正常人核心体温为 36~38℃，体表温度约为 33℃。核心体温是指机体深部重要脏器的温度，与体表温度的概念相对应，两者之间的温度梯度为 2~4℃。

围手术期由各种原因导致机体核心体温低于 36℃ 的现象称为围手术期低体温，又称围手术期意外低体温，应与以医疗为目的的控制性低体温相区别。围手术期低体温的发生率较高（7%~90%），2015 年北京地区的报告数据为 39.9%，2017 年全国部分地区的横断面调查报告的数据为 44.5%。

低体温是围手术期的常见并发症，可导致凝血功能障碍、伤口延迟愈合及免疫功能降低，进而增加术后感染及压力性溃疡的发生率，并延长患者的住院时间。因此，在围手术期提供和维持正常的体温，对于获得最佳的手术效果以及保障患者的安全和满意度是非常重要的。研究表明，所有接受全身麻醉或蛛网膜下腔阻滞超过 30 分钟的手术患者都有围手术期低体温及其并发症的风险。因此，主动进行体温管理对所有患者是有效并有益的。

（一）术前主动体温保护

术前主动体温保护是指患者在术前等待时（包括手术室或患者等候区等），给予衣物或暖毯覆盖以减少体温丧失，使术前患者的体温保持正常。术中热量的再分布和体内热量短时间快速流失，术后一旦发生低体温很难被迅速纠正，因此术前及时给予体温保护措施可达到预防的目的。

1. 术前主动体温保护的原则

（1）患者术前体温<36℃，应尽快实施主动加温。

（2）即使患者术前体温 ≥ 36℃，也应于麻醉诱导前实施至少 20 分钟的主动体温保护措施。

（3）维持环境温度（包括手术室或患者等候区等）不低于 23℃。

（4）保持患者良好的热舒适感，麻醉前的核心体温不应低于 36℃。

（5）积极采取体温保护措施并贯穿整个围手术期。

2. 术前预保温

术前预保温是指在麻醉前采用主动保温措施对体表或外周组织进行 20 分钟以上的预先保温，使患者四肢和体表温暖并储存足够的热量，降低核心与外周的温度梯度，减少甚至避免因热量再分布导致的体温降低。

主动预保温干预虽不能消除麻醉后 1 小时内的体温降低，但相比未实施预保温措施的患者，术中复温速度更快，且围手术期低体温的发生率明显降低。同时，预保温可提高患者的满意度，降低其术前焦虑。有研究发现，预保温还可减少术中出血量并缩短住院时间等。

（二）麻醉期间的体温保护

麻醉期间的体温保护指从麻醉开始至手术结束离开手术室的期间进行的各项体温保护的措施。首先应常规对患者体温进行监测，时刻评估患者是否有低体温的症状和体征，包括患者清醒状态下的热舒适感。

1. 麻醉期间体温保护的原则

(1) 全身麻醉诱导前测量和记录患者的体温,随后每 15~30 分钟测量并记录 1 次,直至手术结束。术中做好被动隔离以保存热量。

(2) 维持环境温度不低于 21℃,建立主动加温后方可下调环境温度。

(3) 患者的核心体温 ≥36℃方可进行麻醉诱导。

(4) 即使手术时间<30 分钟,围手术期的高危低体温患者,同样建议在麻醉诱导前使用压力暖风毯等加温设备进行体温保护。

(5) 手术时间 ≥30 分钟的患者,建议在麻醉诱导前使用压力暖风毯等加温设备进行体温保护。

(6) 输注超过 500ml 的液体以及冷藏血制品时,需使用输液加温仪加温至 37℃再输注。

(7) 所有的腹腔冲洗液建议加热至 38~40℃后再使用。

2. 麻醉期间体温保护的措施

所有患者均需尽量减少术野的暴露。麻醉期间体温保护包括被动保温和主动保温的措施。被动保温的措施包括覆盖棉毯、手术单、保温毯等,可减少 30% 的热量散失,但不足以预防及改善麻醉后患者的体温降低,仍需实施主动保温措施。主动保温的措施主要包括以下几种。

(1) 压力暖风毯:是安全、有效和广泛使用的主动加温方法之一。该方法不仅适用于普通成人,还可用于特殊人群如新生儿、婴幼儿、肥胖患者,不增加切口感染的概率。加热后通过空气对流或接触传导使机体加温,减少热量丢失,从而维持患者的核心体温处于正常范围。压力暖风毯相比被动隔离(棉被、棉毯等),更能有效地预防围手术期的体温降低并能加速低体温患者的复温。非低体温的患者,接受手术时间<30 分钟的非体腔手术时,使用压力暖风毯与被动隔离的方式在术后机体的耗氧、寒战不适、疼痛等方面并无差异。但手术时间 ≥30 分钟时,推荐使用压力暖风毯。压力暖风毯的加温效果与选择覆盖的压力暖风毯的压力及热量是否均匀分布有关。

(2) 使用输液加温设备:包含各类隔热的静脉输液管道、水浴加温系统、金属板热交换器、对流加温系统等低流速或高流速的加温设备。

(3) 其他保温措施:包括将各种体腔灌洗液、冲洗液加温至 38~40℃、提高手术室的温度不低于 21℃等方式,均可有效地减少术中热量丢失。

(三) 术后的体温保护

术后的体温保护指患者从手术室离开后的 24 小时内恢复阶段的体温保护,包括在 PACU、病房等。保持体温正常是患者舒适医疗的重要指标,特别是患者在术后及麻醉的恢复期,此时需关注患者的整体满意度,改善患者预后,缩短麻醉的恢复时间甚至住院时间等。

术后在患者进入 PACU、病房时应及时测量患者的体温,评估并熟知患者的低体温风险。如患者可以交流,可评估患者的热舒适度,并预知患者潜在的低体温的症状与体征,如寒战等。

1. 日间手术 PACU 体温保护的原则

(1) 每隔 15~30 分钟测量 1 次患者的体温,在进入和离开 PACU 时必须记录体温数据,同时对术中低体温的发生率进行质控。

(2) 如果患者的体温正常,可采用被动的温度保护措施如覆盖棉毯等,同时要维持 PACU

室温不低于 23℃。

（3）如果患者体温<36℃,应立即启用主动保温措施,建议采用压力暖风毯,并可采用其他措施包括使用输液加温设备、吸入暖湿氧气等,直到患者的体温恢复正常。

（4）动态评估患者的热舒适度,警惕可能出现的低体温症状如寒战、竖毛反应等。

（5）在患者离开 PACU 时,告知患者及其主管医师术后体温保护的相关注意事项,如使用输液加温设备、覆盖保温毯等,以避免术后再次出现低体温。

（6）术后体温保护措施同术中。一般情况下,患者体温 ≥ 36℃方可转出 PACU。

另外,可给予药物以减轻或抑制寒战,达到体温保护的效果。抑制寒战常用的药物包括哌替啶、曲马多、右美托咪定、氯胺酮等,但这些药物抑制寒战的机制尚不明确,可能与降低机体的寒战阈值有关。

2. 日间手术中心病房体温保护的原则

患者返回病房即应监测并记录体温,随后每 4 小时监测 1 次。指导患者和陪护继续做好体温保护,如使用温水、毛毯、衣物及升高房间温度等。如患者体温<36℃,应立即采用主动加温措施,在复温期间需每隔 30 分钟监测 1 次体温,直至恢复正常。

六、围手术期麻醉管理的质量监测指标

日间手术围手术期麻醉管理的质量监测可以应用以下指标。

1. 麻醉评估相关因素致日间手术取消比例

详见第四章第四节。

2. 中重度术后疼痛发生比例

详见第五章第二节。

3. 中重度术后恶心呕吐发生比例

$$中重度术后恶心呕吐发生比例 = \frac{术后发生中重度恶心呕吐患者人数}{同期日间手术全麻患者人数} \times 100\%$$

（1）分子:术后发生中重度恶心呕吐的患者人数,指麻醉复苏后发生需要使用镇吐药方能缓解的术后恶心呕吐的患者人数。

（2）分母:指同期的全部日间手术全身麻醉患者的人数。

（3）指标内涵

1）反映日间手术医疗单元 ERAS 策略的实施水平。

2）中重度 PONV 发生的比例越低,日间手术患者的就医体验感越好。PONV 常导致患者的周转比例降低、延期出院,并可能增加再次非计划入院的概率。

（孙德峰 冯 艳）

第四节 日间手术麻醉后的监测治疗

麻醉后的监测治疗是指管理麻醉恢复期间患者的医疗活动,其目的主要是恢复患者的保护性反射,监护和治疗出现的生理功能紊乱,以保障患者生命体征的平稳,识别和及时处

理麻醉和术后并发症,降低患者的发病率和死亡率。麻醉后的监测治疗是麻醉管理的重要组成部分,所有接受过全身麻醉、区域阻滞或监护麻醉的患者均应接受适当的麻醉后监测治疗。因此,日间手术后患者宜在 PACU 恢复并由经过专业化训练的医务人员进行管理。

一、日间手术麻醉后监测治疗室的功能

PACU 已成为现代医院麻醉科的标准配置,是由麻醉科医师对麻醉后的患者进行集中严密的监测和继续治疗,直至患者的生命体征恢复稳定的医疗单元。日间手术 PACU 的主要功能包括以下几方面。

1. 麻醉后患者的苏醒和早期恢复,生命体征恢复到接近基线的水平。

2. 术后的早期治疗,包括麻醉和术后早期并发症的发现和治疗。

3. 改善患者情况,以利于日间手术中心病房的进一步治疗。

4. 评估决定患者转入日间手术中心病房或直接出院。

5. 特殊情况下(如在 PACU 复苏的患者需要紧急再次手术时)对患者的状况进行术前处理和准备。

6. 特殊情况下可临时提供 ICU 服务。

二、日间手术麻醉后监测治疗室的管理和人员职责

PACU 是由麻醉科管理的独立医疗单元,应建立完善的 PACU 管理制度和岗位职责,应有患者转入、转出的标准及各项工作流程。

1. 日间手术 PACU 的人员职责

PACU 的工作人员在麻醉科主任的领导下,依照科室制定的工作职责开展工作。

(1)麻醉科医师负责患者的评估管理、开具临时医嘱、进行气管拔管和患者转出的决策。

(2)护士是 PACU 的主要医务人员,负责为患者提供监测与护理,应以床旁护理为主。PACU 作为独立的护理单元,可设立 1 名护士长负责 PACU 的日常管理和护理工作。

(3)PACU 可设医师辅助人员岗位,协助进行患者转运。

2. PACU 护士的日常工作

PACU 应制定护士的工作职责,日常工作包括以下几方面。

(1)PACU 内的医疗设施、设备、床位以及急救药品、急症气道工具车的准备与日常维护。

(2)接收转入 PACU 的日间手术患者,连接监护设备及给氧装置或呼吸机;检查和妥善固定各种导管。

(3)遵照医嘱为患者进行血气分析、血糖检测或其他快速的实验室检查。

(4)负责患者的重要生命体征的监测和危急值的识别,并报告麻醉医师,同时对患者的疼痛进行初步评估。

(5)初步评估患者是否适合转出 PACU。

(6)医疗文书的记录与保管。

三、日间手术麻醉后监测治疗室的监测

全身麻醉患者的苏醒期可分为以下 4 个阶段:①麻醉深度减浅、感觉和运动功能逐步恢复;②出现自主呼吸并能逐渐维持正常呼吸;③呼吸道反射恢复;④清醒。麻醉恢复期的患

者出现恶心、呕吐、上呼吸道梗阻、低血压、低氧血症和延迟苏醒等并发症的发生率高,应对 PACU 患者的病情进行持续监测与评估,避免漏诊或延误诊断导致严重后果。

术后监测应遵循与术中监测类似的原则,应由训练有素的医护人员进行持续的临床观察,包括观察患者的脉搏、血氧饱和度、气道通畅度、呼吸情况、循环情况以及对患者的疼痛进行评分。应监测心电图,并根据患者病情和手术因素选择其他方面的监测内容(如尿量及引流量的监测)。至少每 15 分钟记录 1 次患者的生命体征,病情发生变化时应随时记录。PACU 的详细记录应保存在患者的病历中(表 7-4-1),有条件的医疗机构应用麻醉手术信息系统自动记录并保存患者的监测资料。接受椎管内麻醉及周围神经区域阻滞的患者还需额外观察麻醉平面、肢体感觉与运动功能的恢复情况。

表 7-4-1　麻醉后监测治疗室常用的监测指标

项目	监测指标
体温	体温
疼痛	疼痛评估(VAS 疼痛评分)
呼吸功能	气道通畅、呼吸频率、氧饱和度、呼吸末二氧化碳分压
心血管功能	心率、血压、心电图、容量状态
神经肌肉功能	体格检查、神经肌肉阻滞监测(必要时)
神经系统	意识/精神状态、瞳孔大小和对光反应
消化系统	术后恶心呕吐
泌尿系统功能	排尿功能及尿量
手术部位	引流/出血量

四、日间手术麻醉后监测治疗室的转出标准

1. 日间手术患者转出 PACU 的标准

病情稳定、恢复良好且达到离室标准的患者可送回日间手术中心病房。日间手术患者转出 PACU 时需达到以下标准。

(1)意识完全清醒,定向能力恢复,平卧时抬头>10 秒,能辨认时间地点,能完成指令性动作。

(2)能维持气道通畅、气道的保护性反射恢复,呼吸和氧合恢复至术前基础水平。

(3)循环稳定,没有不明原因的心律失常或严重的出血,心排血量能保障充分的外周组织器官的灌注。

(4)疼痛和恶心、呕吐得到基本控制,并有转出 PACU 后的镇痛措施。

(5)体温在正常范围内。

(6)提出对术后氧疗和补液的建议。

(7)完善所有麻醉后苏醒与恢复早期的记录,包括从 PACU 转出的记录单。

(8)椎管内麻醉的患者出现感觉和运动阻滞消退的征象,且感觉阻滞平面不高于 T_{10} 水平。

(9)患者在 PACU 的停留时间一般不应少于 30 分钟。

临床常用的患者转出 PACU 的评估量表有 Steward 苏醒评分表(表 7-4-2)和改良

Aldrete 评分表（表 7-4-3）。Steward 苏醒评分>4 分或改良 Aldrete 评分表>9 分可考虑患者转出 PACU。

表 7-4-2 Steward 苏醒评分表

项目	评分 / 分
清醒程度	
完全清醒	2 分
对刺激有反应	1 分
对刺激无反应	0 分
呼吸通畅程度	
可按医师吩咐咳嗽	2 分
不用支持可以维持呼吸道通畅	1 分
呼吸道需予以支持	0 分
肢体活动程度	
肢体能做有意识的活动	2 分
肢体无意识活动	1 分
肢体无活动	0 分

上述三项总分为 6 分,当患者评分>4 分,可考虑转出麻醉后监测治疗室。

表 7-4-3 改良 Aldrete 评分表

项目	评分 / 分
运动	
能够自主或者根据指令移动四肢,肌力 4 级	2 分
自主或者根据指令移动两肢,肌力 2 级	1 分
不能自主或者根据指令移动肢体,肌力 0 级	0 分
呼吸	
可深呼吸和随意咳嗽	2 分
呼吸窘迫或呼吸受阻	1 分
无呼吸	0 分
循环	
血压波动 ±20%	2 分
血压波动 ±（20%~49%）	1 分
血压波动 ±50%	0 分

续表

项目	评分/分
意识	
完全清醒	2分
嗜睡但可被叫醒	1分
对刺激无反应	0分
血氧饱和度（SpO$_2$）	
吸空气 SpO$_2$>92%	2分
需吸氧才能维持 SpO$_2$>90%	1分
吸氧条件下 SpO$_2$ 仍<90%	0分

总分为10分,当患者评分>9分,可以转出麻醉后监测治疗室。

2. PACU 患者直接出院的标准

日间手术患者经 PACU 恢复后也可直接出院,意识状态、血压、恶心呕吐、疼痛是评估患者出院的关键指标。日间手术患者符合术后出院评分标准,可安排出院(详见第四章第十节)。患者必须在陪护人的陪同下方能回家,可以减少不良后果的发生。医务人员应以书面形式向患者和陪同的近亲属交代离院后的医嘱、注意事项和紧急联系电话,以备发生特殊情况时及时联系。

3. PACU 患者转普通病房的条件

当出现下列情况时日间手术患者需要及时转专科病房或 ICU 继续治疗。

(1)病情不稳定且有发生严重并发症的可能性。

(2)已发生严重并发症,经过及时救治后病情恢复稳定,但需要继续监测。

(3)已发生严重并发症,经过救治后病情仍然不稳定,需要转入 ICU 继续治疗。

五、麻醉后监测治疗室患者的转运

日间手术后患者需要在手术室、PACU、日间手术中心病房或 ICU 之间进行转运,需制定规范、统一的标准以保障医疗质量与患者安全(图 7-4-1)。

PACU 的麻醉医师下达患者转回日间手术中心病房的医嘱后,PACU 的护士和医辅人员执行转运任务,将患者从 PACU 转运回日间手术中心病房。PACU 和日间手术中心病房的护士需要使用 PACU 患者交接单进行双方核对后才能完成患者交接。

PACU 患者转运的注意事项:①PACU 的护士转运前应检查并确认患者静脉通道正常,各种管道通畅,切口敷料完好,PACU 记录单书写完整,病历资料齐全无遗漏。明确患者从 PACU 转回日间手术中心病房的接送人员。②PACU 护士提前通知手术专用电梯并做好搬运准备。提前通知日间手术中心病房做好交接准备。1 位患者需要 2 名或以上人员护送,其中应有 1 名医护人员。③交接麻醉记录、PACU 记录单等医疗记录。④转运途中需要密切观察患者的生命体征有无变化并及时处置,保护好各种管道,防止患者坠床,并注意保护隐私和保暖。⑤患者到病房后,与日间手术中心病房的医护人员进行当面交接,详细交代临床需要关注的重要问题。应对留置导管、引流管、输液及注射泵等进行交接。

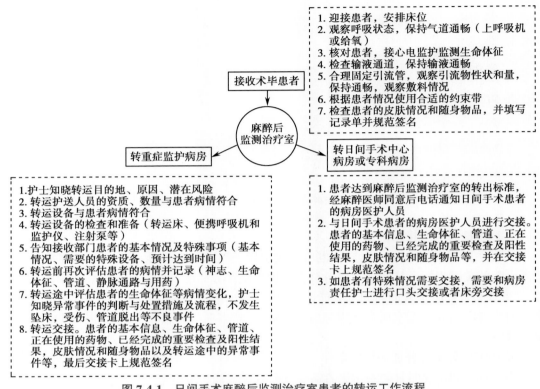

图 7-4-1　日间手术麻醉后监测治疗室患者的转运工作流程

六、日间手术麻醉后监测治疗室的质量监控

日间手术 PACU 应设立质量管理小组,建立日间手术 PACU 的质量监测指标体系,实施质量控制与持续质量改进制度,降低麻醉恢复期患者并发症的发生率,提高医疗质量及 PACU 的利用率。

1. 日间手术 PACU 质量监控的指标

质量安全评估指标是全面改进医疗服务和医疗效果的重要组成部分。在 PACU 中监测和评估手术和麻醉不良事件的发生率是反映日间手术医疗质量的重要指标(表 7-4-4)。监测指标包括:①需要紧急处置的术后出血;②非计划输血;③心搏、呼吸骤停;④无法控制的恶心、呕吐;⑤无法控制的疼痛;⑥麻醉苏醒延迟;⑦重返手术;⑧PACU 监测时长(超过 2 小时)。

2. PACU 并发症和突发事件的处置流程和预案

应建立 PACU 并发症登记表(表 7-4-5)和突发事件的处置流程和预案(图 7-4-2),及时有效地处置 PACU 各种突发或意外事件。

表 7-4-4　××××年××月日间手术麻醉后监测治疗室质量安全评价指标

	第1周					第2周					第3周					第4周					合计
	星期一	星期二	星期三	星期四	星期五	星期一	星期二	星期三	星期四	星期五	星期一	星期二	星期三	星期四	星期五	星期一	星期二	星期三	星期四	星期五	
需要紧急处理的术后出血																					
非计划输血																					
心搏、呼吸骤停																					
无法控制的恶心呕吐																					
无法控制的疼痛																					
麻醉苏醒延迟																					
重返手术																					
入PACU超过2小时																					

备注:

191

表 7-4-5　××××年××月日间手术患者麻醉后监测治疗室并发症统计表

		第1周					第2周					第3周					第4周					合计
		星期一	星期二	星期三	星期四	星期五	星期一	星期二	星期三	星期四	星期五	星期一	星期二	星期三	星期四	星期五	星期一	星期二	星期三	星期四	星期五	
呼吸	低氧血症																					
	高 CO_2 血症																					
	重建气道																					
	严重喉痉挛																					
循环	高血压																					
	低血压																					
	心律不齐																					
	心动过速																					
	心动过缓																					
体温	高体温>38℃																					
	低体温<35℃																					
	寒战																					
神志	谵妄、躁动																					
	嗜睡																					

续表

		第1周					第2周					第3周					第4周					合计
		星期一	星期二	星期三	星期四	星期五	星期一	星期二	星期三	星期四	星期五	星期一	星期二	星期三	星期四	星期五	星期一	星期二	星期三	星期四	星期五	
其他	疼痛>5分																					
	苏醒延迟																					
	过敏反应																					
	恶心、呕吐																					
	电解质异常																					
	非病房转归																					

备注：
1. 谵妄：又称为急性脑综合征，表现为意识障碍，行为无章，没有目的，注意力无法集中，患者的认知功能下降。
2. 高血压：>20% 术前或 160/95mmHg，或需药物处理者。
3. 低血压：<20% 术前或收缩压 <80mmHg，或需药物处理者。
4. 过敏反应：明显皮疹／瘙痒，低血压，喉头水肿等严重表现者。
5. 电解质异常：请标明类别和例数，如高钾 2 例，低钾 1 例。
6. 非病房转归：请标明因病情变化，转 ICU 或再次手术等。

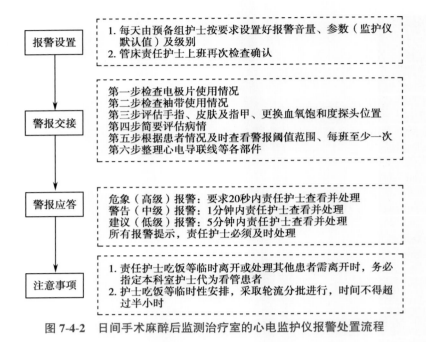

图 7-4-2　日间手术麻醉后监测治疗室的心电监护仪报警处置流程

（卢应青）

第八章

日间手术的风险管理

日间手术中心病房患者住院时间短，流动性大，医患沟通交流的机会和时间较普通病房更少，出现患者身份识别错误、给药错误的潜在风险更高，同时也存在跌倒、窒息、心搏骤停等风险。因此，日间手术中心病房需要加强患者的风险管理意识。本章重点介绍了日间手术中心病房的患者身份识别错误、给药错误、输液外渗/渗出、跌倒、窒息、心搏骤停，以及血源性病原体职业暴露等风险的防范、处置措施和处理流程。

第一节　身份识别错误的防范与应急处置

患者身份识别是指医务人员在医疗活动中对患者身份进行查对和核实，以确保正确的治疗、检查用于正确患者的过程。患者身份的正确识别是医务人员实施正确操作的首要环节，是确保各项诊疗、治疗能安全有效执行的基础。日间手术中心应增强医护人员的风险防范意识和应急处置能力，制定身份识别错误的防范与应急处置预案，最大程度地减少对患者的危害，保障患者安全。

一、防范措施

1. 在日间手术的诊疗活动中，如问诊、给药、标本采集、检查、输血或血制品、治疗、侵入性操作、手术之前，以及患者转运交接时，所有医务人员须进行患者的身份识别，至少同时使用患者姓名、出生年月日或 ID 号等 2 种以上方式核对患者的身份，禁止以房间号或床号作为识别的唯一依据。

2. 医务人员在门诊为日间手术患者提供医疗服务时，应通过询问患者的姓名、出生年月日，核查电脑信息系统的患者信息与各种表单中的患者信息是否一致，来确认患者的身份。

3. 在日间手术的预约阶段，工作人员需认真核对患者的姓名、出生年月日、年龄、性别、家庭住址和保险类别等相关信息。

4. 日间手术患者入院时，责任护士或值班护士通过电脑打印患者手腕带并核对时，应由 2 人独立核对，并请患者或陪同的近亲属参与核对后佩戴于患者手腕，并告知腕带的重要性。手腕带上的信息包括科室、ID 号、出生年月日、患者姓名、性别、年龄、诊断、药物过敏等项目，并含电子病历系统中的默认信息，且带条码扫描信息。

5. 进行患者身份识别时，医务人员需亲自与患者沟通，使用开放式提问的方式询问患者，如"请问您的姓名是？""请问您的出生年月日是？"等方式要求患者陈述其姓名及出生年月日；然后核查患者手腕带上的姓名、出生年月日、ID 号等是否与电子病历系统中、各种表单中的信息一致，或扫描患者手腕带上二维码确认其身份信息。

6. 对无法有效沟通但近亲属在身旁的患者，可让患者近亲属代为陈述患者的姓名；对无法有效沟通且近亲属不在身旁的患者，如儿童、有语言沟通障碍或在镇静期间的患者，在进行诊疗操作前除了核对医嘱执行单以外，应核对手腕带以识别患者身份。

7. 当患者手腕带丢失时，需重新确认患者身份，尽快制作并佩戴新的手腕带。

8. 在进行日间手术患者的床位安排时，避免将姓氏相同或相似的患者放在同一个房间或区域中。

二、处置措施

1. 当患者口头提供的信息或手腕带上的信息与医嘱单或电子病历系统上的信息不一致时，立即停止正在进行的治疗及护理活动，并做进一步的调查并确认。

2. 在对患者进行给药、标本采集、输血或血制品、治疗、侵入性操作时，如发生身份识别错误，应密切观察患者的病情变化，根据医师的医嘱积极进行处置。如出现病情变化，应立即抢救。

3. 妥善处置后，适时与患者或其近亲属沟通，取得理解和配合。

4. 报告不良事件。科室及时讨论、分析，针对事件引发的原因进行整改，根据情节和对患者的影响提出处理意见。

三、处置流程

一旦发现患者身份识别错误，护士应立即启动身份识别错误的应急处置流程（图 8-1-1）。

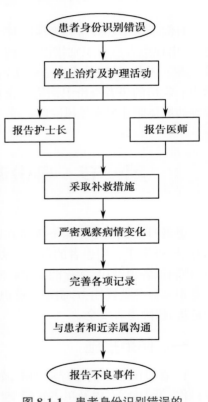

图 8-1-1　患者身份识别错误的
应急处置流程

（莫　洋）

第二节　给药错误的防范与应急处置

给药错误是指在遵医嘱给患者用药的过程中，发生的药物名称、给药对象、给药时间、给药方法、给药剂量及给药速度等方面的错误。

日间手术涉及的专科多、病种多,病房使用的药品品种、规格较多,同时由于日间手术周转快,用药安全方面存在一定的风险。日间手术中心病房的医务人员需要提高警惕,防范发生给药错误。为保障日间手术患者的用药安全,应制定给药错误的防范与应急处置预案,增强医务人员的风险防范意识和应急处置能力,最大程度地减少对患者的危害,保障患者的安全。

一、防范措施

1. 妥善保管药物。药物的放置需要符合药物说明书的存储要求,以专柜(专屉)、分类、原包装的方式存放。药品如有标签模糊、变色、浑浊、沉淀及过期等现象,禁止使用。有效期在 3 个月内的药品,包装盒贴上黄色标识"近效期药品,有效期至某年某月某日"。高警戒药物需要单独存放,有醒目标识。易混淆(药品名音似、药品包装形似、一品多规格)的药品应分开存放。

2. 麻醉药品及第一类精神药品由专人负责,专柜双锁保管,专用处方,专册登记,班班交接,账物相符。

3. 抢救药品应做到"五固定"(定品种、定数量、定位置、定人负责、定期检查)和"一及时"(及时补充)。

4. 杜绝过期药物。坚持"先进先出""需多少领多少"的原则,定时清理,及时更换快过期的药物,报废过期的药物。

5. 杜绝不规范处方与口授处方(非紧急情况下),及时识别和纠正有问题的医嘱,从源头杜绝或减少用药错误的发生。

6. 正确执行医嘱。做到在正确的时间、对正确的患者、以正确的剂量、正确的途径和正确的方式给药,认真观察患者用药后的反应。

7. 严格落实查对制度。坚持"三查八对一注意"(操作前、操作中、操作后都要核查;核对患者床号、姓名,核对药名、效期、剂量、浓度、时间、用法;注意用药后的反应),并严格检查药品的质量。

8. 用药前再次核对床号、姓名及药物,询问患者的用药史和药物过敏史,倾听患者的主诉,如有疑问,停止用药,再次查对无误时,方可执行。

9. 加强学习与培训,如药物适应证、药理作用、常规剂量、用药途径、配伍禁忌、使用注意事项等。

10. 严格掌握静脉输液的适应证,减少不必要的应用。

二、处置措施

1. 发现给药的药物错误或用药对象错误后,立即停止药物的使用,报告医师和护士长,迅速采取相应的补救措施,尽量避免对患者身体造成进一步损害,将损害降至最低程度。

2. 发现输液瓶内有异物、絮状物,疑为真菌或其他污染物质时,应立即停止液体输入,更换输液器,遵医嘱进行相应的处置。如抽取患者血样做细菌培养及药物敏感实验,或进行抗真菌、抗感染治疗等。

3. 监测患者的生命体征,密切观察患者的病情变化,稳定患者及其近亲属的情绪,完善各种记录。采取补救措施的过程中,尽量不惊动患者,避免发生正面冲突而影响补救措施的实施。

4. 妥善处置后,适时与患者或其近亲属沟通,取得理解和配合。

5. 保存剩余药物备查。如患者或其近亲属有异议,在医患双方在场时封存剩余液体,及时送检。

6. 报告不良事件。科室及时讨论、分析,针对事件引发的原因进行整改,根据情节和对患者的影响提出处理意见。

三、处置流程

一旦发现患者给药错误,护士应立即启动给药错误的应急处置流程(图 8-2-1)。

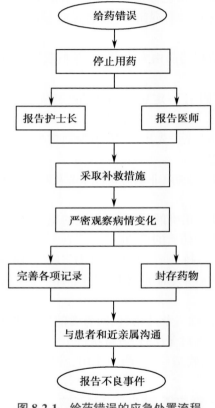

图 8-2-1　给药错误的应急处置流程

（莫　洋）

第三节　药物渗出与外渗的防范与应急处置

药物渗出是指在静脉输液过程中非腐蚀性药液进入静脉管腔以外的周围组织;药物外渗是指在静脉输液过程中腐蚀性药液进入静脉管腔以外的周围组织。药物外渗增加了患者的痛苦,使原有的治疗被推迟或中断,延长治疗时间,加重患者的经济负担,严重的外渗还可导致肢体坏死,造成医疗事故。日间手术中心应提高护士对药物外渗风险的防范意识及应急处置能力,最大程度地减少对患者的危害,保障患者的安全。

一、防范措施

1. **日间手术患者输注部位的评估和选择**　为保障麻醉和术中输液输血的顺利进行,在选择静脉穿刺部位时,要根据手术部位及手术体位来选择穿刺点,既要方便麻醉医师用药,有利于手术医师的站位及操作,又要有利于巡回护士管理。避免选用腕部掌侧、手足背等部位的静脉,避开关节、水肿、病变血管等部位。如腹腔镜胆囊切除术、妇科腹腔镜手术的静脉通道宜建立在患者右侧,开放式甲状腺切除手术的静脉通道一般选择患者的右下肢,腔镜下甲状腺切除手术可选择患者的右上肢,双器官手术宜选择健侧器官侧肢体。

2. **日间手术输注工具的选择**　日间手术患者的住院时间短,术后一般会针对病情给予短期输液治疗,而且术中可能需要短时间大量输液,或需要静脉注射麻醉药物。因此,不能选用头皮钢针,宜根据手术部位和手术的需要,正确选择静脉留置针的种类和留置针的型号。

3. **静脉给药的方法、浓度及速度**　输注腐蚀性药物、麻醉药物前必须先用生理盐水建立静脉通路;静脉注射给药时,应边注射药液边抽回血,确定输注工具在血管内;间断输液时,在输注结束后应进行冲封管,避免堵管;输液时,要根据患者的年龄及药物性质调节输液速度。

4. **手术室、日间手术中心病房、PACU 的护士应加强巡视和交接班**　需检查、评估建立的静脉通路是否有效,并随时观察输液部位是否出现渗漏或静脉炎,必要时更换输液部位。输液过程中应注意观察及调整输液速度,输液不畅时及时寻找原因。

5. **加强静脉治疗相关知识的培训和考核**　对静脉输液的基础理论知识、本科室常用药物的性能特点及注意事项、药物外渗的早期识别及处置方法、健康教育、静脉输液外渗的风险等知识进行系统的培训和考核,做到人人过关。定期进行留置针静脉输液等基础技能的考核,提高护士的穿刺技能和服务水平。

6. **加强患者及其陪同近亲属的教育**　输注药物前讲解药物的作用、不良反应及药物渗漏的危险因素及渗漏后的处置原则。输注药物的过程中尽量减少患者躯体活动的频率,以免导致输注工具的移位;避免输液肢体受压,否则影响血液回流,可造成药物渗漏;患者或其近亲属发现输液速度明显减慢,或输注部位有疼痛、肿胀等感觉时应立即通知护士,及时处置。

二、处置措施

1. 一旦发现药物渗出或外渗时,应立即停止液体输入,保留输注工具,连接注射器回抽,尽量吸出局部渗漏的残余液体。

2. 正确评估渗出或外渗药物的种类、名称、浓度、渗透压、酸碱度及对局部组织的刺激性;观察发生药物外渗的部位(是否为关节处、局部皮下组织的厚度)、面积、渗漏量,判断渗漏的原因;观察患者渗漏部位的皮肤颜色、温度,局部有无红、肿、热、痛。同时上报护士长和值班医师。

3. 根据渗出或外渗药物的性质、种类、刺激强度,给予适当的处置措施并记录过程。根据药物性质进行局部冷敷或热敷,局部肿胀明显时,辅以药物湿敷来消除肿胀。

4. 抬高患肢,促进局部的血液循环,减轻局部水肿;禁止在外渗和渗出侧肢体肿胀未完全消退前继续进行输液治疗。同时做好患者及其近亲属的健康教育和沟通。

5. 详细记录药物渗漏发生的时间、部位、范围、渗漏药物的名称、渗漏量、处置方法、患者主诉、局部皮肤情况。必要时申请静脉治疗及伤口中心会诊。

6. 密切观察局部的皮肤、血管情况。询问患者主诉,加强床头交接班,重点了解患者穿刺点及周围皮肤的情况。各班次应持续观察药物渗漏部位的恢复及预后,在出院前再次查看药物渗漏部位的症状有无改善,指导患者及其近亲属学习如何观察评估药物渗漏部位的变化与针对性护理,出院后也应随访持续追踪,直到患者完全康复。

7. 填写不良事件报告表,如果输液外渗与手术室或 PACU 有关,应加强部门之间的交流沟通,对药物外渗事件进行讨论分析,采取针对性的改进措施,以减少输液并发症的发生,减轻患者的痛苦。

三、处置流程

一旦发现患者发生药物渗出或外渗时,护士应立即启动应急处置流程(图 8-3-1)。

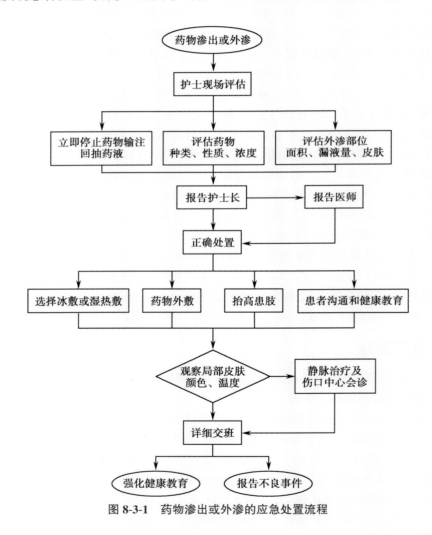

图 8-3-1 药物渗出或外渗的应急处置流程

(莫 洋)

第四节　跌倒的防范与应急处置

　　跌倒是指突发的、不自主的、非故意的体位改变,倒在地上或更低的平面上。按照国际疾病分类第 10 版(ICD-10)对跌倒的分类,跌倒包括以下 2 类:①从一个平面至另一个平面的跌落;②同一平面的跌倒。跌倒是我国伤害死亡的第 4 位原因。日间手术中心病房的医务人员需要提高对患者跌倒风险的防范意识及应急处置能力,最大程度地减少对患者的危害,保障患者的安全。

一、防范措施

　　1. 应对日间手术患者实施全面的、动态的跌倒风险的评估和措施的调整,识别跌倒高风险的患者并予以重点防范。

　　2. 应告知患者及其照护者跌倒的相关风险,采取多种形式的健康教育增强患者及照护者的防范意识。

　　3. 定期检查病房设施,保持设施完好,杜绝安全隐患。

　　4. 保持病室地面无水渍、障碍物,保持病室及活动区域的光线充足。

　　5. 在转运日间手术患者时,轮椅及平车需加安全带或护栏。

　　6. 全身麻醉日间手术患者在未完全清醒时,不应下床活动以防止跌倒。术后第 1 次小便,可鼓励患者在床上完成;确实需要起床小便时,应有照护者在旁守护,防止因直立性低血压或体质虚弱而致跌倒。

　　7. 改变体位时,应遵循下床"三部曲":平卧 30 秒→坐起 30 秒→站立 30 秒后再行走。第 1 次下床活动应有照护者守护。

　　8. 日间手术后的患者如无恶心、呕吐等不适,宜尽早恢复进饮进食,避免因禁食时间过长引起低血糖而发生跌倒。

　　9. 当患者出现头晕、乏力、步态不稳和不能移动时,立即原地坐(蹲)下或靠墙,呼叫他人帮助。

　　10. 对于出院时仍有跌倒风险(如关节外科手术)的患者,医务人员宜告知其居家预防跌倒的要点,出院后可对患者进行随访。

二、处置措施

　　1. 一旦发现患者跌倒,应立即进行初步评估,如有需要通知其他医护人员进行下一步处置。

　　2. 医护人员进一步评估患者的情况,如意识、血压、脉搏、呼吸、肢体活动等。遵医嘱完善相关检查,给予对症处理,如 X 线检查、CT 检查、清创缝合等。

　　3. 密切观察患者的病情变化,并记录该跌倒事件及相关的处置。

　　4. 再次评估患者的跌倒风险,并告知患者 / 照护者跌倒预防的注意事项。

　　5. 填写不良事件报告表并上报,科室对跌倒事件进行讨论分析,并制定改进措施。

三、处置流程

一旦发现患者发生跌倒,第一知悉护士应立即启动跌倒的应急处置流程(图 8-4-1)。

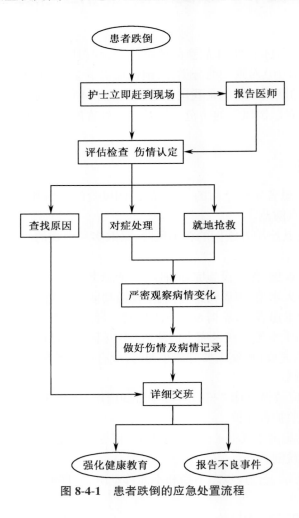

图 8-4-1　患者跌倒的应急处置流程

（莫　洋）

第五节　窒息的防范与应急处置

窒息是指患者的呼吸过程因某种原因受阻或异常,导致全身器官组织缺氧,CO_2 潴留而引起的组织细胞代谢障碍、功能紊乱及形态结构损伤的病理状态。随着日间手术模式的成熟和推广普及,各级医疗机构的甲状腺外科、口腔科、耳鼻咽喉头颈外科将逐渐扩大适宜日间手术的病种和术式,这些专科手术后的气道管理尤为重要。

一、防范措施

1. 评估患者发生窒息的风险。术前术后有吞咽、咳嗽反射的障碍,进行头颈部手术,呼吸道分泌物多,喉头水肿,伤口出血压迫气道等是发生窒息的高危因素。

2. 对可能窒息的高危患者要采取相应措施。头颈部手术后床旁备负压抽吸装置、气管切开包等急救装置;不能自行排痰的患者,及时抽吸口鼻、呼吸道分泌物和痰液,保持呼吸道的通畅。

3. 全身麻醉日间手术后应密切观察患者生命体征的变化,特别注意呼吸和血氧饱和度;加强对陪护相关知识的健康教育,如患者出现声音嘶哑、憋气、呼吸表浅等异常表现时应及时呼叫医务人员。

4. 肥胖及有打鼾症状的日间手术患者,应加强夜间观察,注意有无呼吸抑制或睡眠呼吸暂停综合征的发生,如有发生应立即唤醒患者。

5. 术后指导并鼓励患者做深呼吸和有效的咳嗽运动,保持呼吸道通畅。

6. 头颈部手术后应注意观察引流液的颜色、量及性状的变化。密切观察切口敷料的渗血情况,注意有无颈部增粗、呼吸困难等情况出现。如伤口渗血较多,应严密查看切口情况并询问患者的呼吸主诉。如切口局部隆起,张力增大,患者自诉胸闷、气促、呼吸不畅或呼吸困难时应考虑血肿可能,要立即通知医师给予相应处置。

7. 头颈部手术后应注意患者的发音和吞咽情况,观察患者有无神经损伤的表现,如声音嘶哑、呼吸困难、呛咳等症状。

8. 加强急救意识,强化日间手术团队医护人员急救能力的培训与考核。

二、处置措施

1. 一旦发现患者发生窒息,值班护士立即采取措施解除窒息,同时迅速报告医师,查找窒息原因。

2. 针对窒息的原因采取相应的抢救措施。

(1)咯血导致窒息:立即有效解除呼吸道的阻塞,清除呼吸道内的血液,保持呼吸道畅通。若发现咯血过程中咯血突然减少或停止,患者出现烦躁、表情恐惧、发绀等窒息先兆时,应立即用吸引器吸出咽喉或支气管部位的血块。

(2)头颈部手术后的窒息:迅速报告值班医师和手术医师,协助医师进行紧急处置。因痰液堵塞导致呼吸困难,应立即吸痰,必要时行气管内插管、气管切开术。

3. 密切观察患者的病情变化,并记录该窒息事件与相关的处置,做好交接班。

4. 再次评估患者的窒息风险,并强调预防窒息发生的注意事项,必要时转专科治疗。

5. 填写不良事件报告表,科室对窒息事件进行讨论分析,并制定改进措施。

三、处置流程

一旦发现患者发生窒息,第一知悉护士应立即启动窒息的应急处置流程(图 8-5-1)。

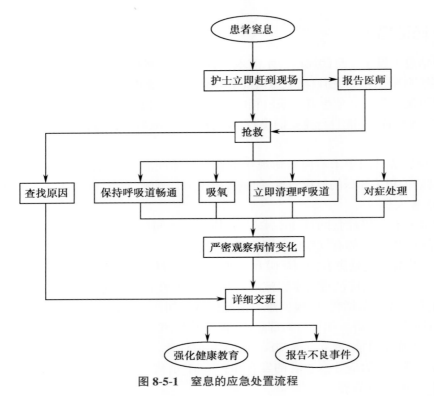

图 8-5-1　窒息的应急处置流程

（莫　洋）

第六节　心搏骤停的防范与应急处置

心搏骤停是指心脏泵血功能的突然停止,造成全身循环的中断,呼吸停止和意识丧失。心搏骤停发生后,由于脑血流突然中断,10秒左右患者即可出现意识丧失,如不及时抢救会危及患者生命。随着外科麻醉技术及加速康复策略的不断推进,日间手术患者的年龄范围不断放宽,病种不断扩大,手术级别不断提升,日间手术占择期手术的比例不断扩大,日间手术随之带来的风险也在增加。日间手术中心病房的医务人员需要提高心搏骤停的风险防范意识及应急处置能力,熟悉心肺复苏的流程。

一、防范措施

1. 日间手术中心病房的值班人员应严格遵守医疗核心制度,坚守岗位,按时巡视患者,尤其对高危患者应重点巡视,及早发现病情变化并采取相应的处置措施。

2. 急救、生命支持系统的仪器装备应当始终保持在待用状态,性能完好备用率达 100%。

3. 日间手术中心的医护人员应熟练掌握常用生命支持设备的使用方法及注意事项。

4. 日间手术中心的医护人员应熟练掌握心肺复苏的流程。

5. 定期开展对心搏骤停等意外事件的应急演练,确保医务人员掌握处置要求,对医务人员处置高风险意外事件的能力进行培训及考核。

二、处置措施

1. 第一目击者应迅速识别,立即呼救启动急救反应系统。立刻进行胸外心脏按压、人工呼吸等急救措施。

2. 救援人员携带抢救车、除颤仪到达后,根据患者情况,按心肺复苏抢救流程,医护团队配合进行抢救。

3. 保持呼吸道通畅,予以吸氧、吸痰,必要时给予气管插管。

4. 畅通静脉通路,遵医嘱使用药物。

5. 密切监测生命体征的变化。

6. 参加抢救的医护人员应密切配合,做到有效的闭环式沟通;严格查对,及时记录。

7. 认真做好与患者近亲属的沟通、安慰等心理护理工作。并要注意对同室患者进行安慰。

8. 抢救结束后的 6 小时内,据实、准确地记录抢救过程。

三、处置流程

一旦发现患者心搏骤停,第一目击护士应立即启动心搏骤停应急处置流程(图 8-6-1)。

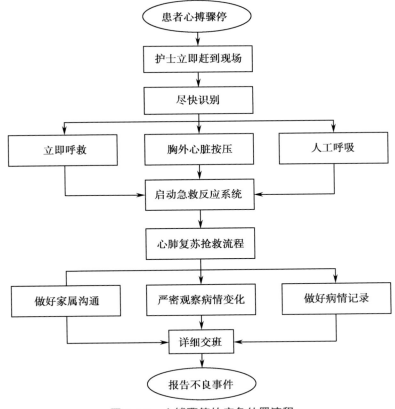

图 8-6-1　心搏骤停的应急处置流程

（莫　洋）

第七节　血源性病原体职业暴露的防范与应急处置

血源性病原体职业暴露是指医务人员从事诊疗、护理等工作过程中意外被含血源性病原体的血液或其他潜在传染性物质污染了皮肤或黏膜，或者被含有血源性病原体的血液、体液污染的针头及其他锐器刺破皮肤，有可能被血源性病原体感染的情况。血源性病原体是指存在于血液或某些体液中能够引起人体疾病的病原微生物，如梅毒螺旋体（treponema pallidum，TP）、乙型肝炎病毒（hepatitis B virus，HBV）、丙型肝炎病毒（hepatitis C virus，HCV）和人类免疫缺陷病毒（human immunodeficiency virus，HIV）等。日间手术中心的医务人员应特别注意职业安全，提高自我防护的意识，有效地预防在工作中发生职业暴露感染的风险。

一、防范措施

1. 科室应提供足量有效的防护用品，如手套、围裙、工作服、面具或者面罩、护目镜、外科口罩等，以及提供洗手及洗眼的设施。

2. 医务人员应当遵照标准预防的原则，对所有患者的血液、体液及被血液、体液污染的物品均视为具有传染性的病原物质，医务人员接触这些物质时，必须采取防护措施。

3. 日间手术患者在术前应进行血源性病原体的筛查，入院前预约护士应查看患者的检查结果，TP、HBV、HCV、HIV 感染的患者，应提醒病房和手术室医护人员及手术医师引起重视并做好个人防护措施，避免发生职业暴露。

4. 医务人员接触病原物质时，应当采取以下防护措施。

（1）医务人员进行有可能接触患者血液、体液的诊疗和护理操作时必须戴手套，操作完毕、脱去手套后应立即洗手，必要时进行手消毒。

（2）在诊疗、护理的操作过程中，有可能发生血液、体液飞溅时，医务人员应戴手套、防渗透性能的口罩、防护眼镜、防渗透性能的隔离衣或者围裙。

（3）如果医务人员手部皮肤有破损，在进行有可能接触患者血液、体液的诊疗或护理操作时，必须戴双层手套。

5. 医务人员在进行侵袭性诊疗、护理操作的过程中，要保障充足的光线，并特别注意防止被针头、缝合针、刀片等锐器刺伤或者划伤。

6. 使用后的锐器应当直接放入耐刺、防渗漏的利器盒，或者利用针头处置设备进行安全处置，也可以使用具有安全性能的注射器、输液器等医用锐器，以防刺伤。禁止将使用后的一次性针头重新套上针头套。禁止用手直接接触使用后的针头、刀片等锐器。禁止重复使用一次性医疗用品。

7. 从源头减少锐器的使用。如建立无针输液系统，或选择有保护装置的锐器。

8. 制定并遵守环境操作的规程，包括医疗废物的处理、工作场所的清理清洁和被服的清洁。

9. 保障生物标本的处理与运送安全。在收集、处理、操作、储藏和运输标本的过程中，可能造成血液或其他潜在传染性物质污染的标本应放在防泄漏的容器中。

10. 医护人员在发生针刺伤或黏膜、有创伤口发生血液、体液等的职业暴露后,及时报告医院感染控制中心。

11. 病房应定期收集整理血源性病原体职业暴露的数据,进行原因分析,从而寻求有效的预防措施,减少职业感染的危险性。

二、处置措施

1. 一旦发生血源性病原体职业暴露时,应立即进行局部紧急处置。处置方法如下:

(1)用肥皂液和流动水清洗被污染的皮肤,用生理盐水冲洗被污染的黏膜,冲洗职业暴露的部位 1~3 分钟。

(2)如有伤口,应当轻轻由近心端向远心端挤压,避免挤压伤口局部,尽可能挤出损伤处的血液,再用肥皂水和流动水进行冲洗。

(3)受伤部位的伤口冲洗后,用 75% 乙醇或 0.5% 聚维酮碘进行消毒,并包扎伤口。被污染的黏膜在冲洗干净后,必要时去外科或眼科(眼部黏膜暴露)进行处理。

2. 发生暴露后应查阅患者的病历资料,了解乙肝、丙肝、梅毒、艾滋病等传染病的检查结果。

3. 暴露者带患者相关资料到医院感染控制中心门诊或感染病科门诊就诊。遵医嘱采用预防性的药物或观察、抽血进行基线检测。

4. 根据医院的相关制度进行职业暴露的上报和工伤认定,并进行随访追踪。

三、处置流程

一旦医务人员发生血源性病原体职业暴露,应立即启动血源性病原体职业暴露的应急处置流程(图 8-7-1)。

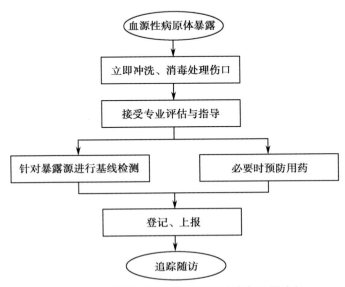

图 8-7-1　血源性病原体职业暴露的应急处置流程

（莫　洋）

第九章
日间手术的质量与安全评价指标

科学的指标是医疗质量评价的关键,可规范临床诊疗行为,促进各医疗机构之间医疗服务的标准化、同质化。日间手术的医疗质量评价指标需要根据其流程特征来制定,体现可比性和可操作性等原则,方便利用医院电子病历信息系统收集数据,并加强对医疗质控指标的分析、统计。

IAAS 特别重视日间手术的医疗质量指标,并制定了适合独立日间手术中心发展的评价指标,以及用于比较地区与国家之间日间手术发展状况的评价指标。

本章在介绍 IAAS 日间手术医疗质量指标的同时,重点介绍了基于"结构 - 过程 - 结果"的三维质量评价模型制定的日间手术医疗质量评价指标,可用于国内日间手术中心的日常运行状况的动态评价,也可应用于医院之间的日间手术发展的比较评价。

第一节 国际日间手术学会推荐的质量与安全评价指标

IAAS 为了确保为患者提供高质量的服务,持续监控日间手术,提出其工作的一个重要目标是为日间手术建立广泛认同、稳定可靠的临床评价指标体系,其实质是在推广日间手术的同时,能够确保提供高质量的日间手术服务。

IAAS 认为质量指标是衡量医疗服务质量的定量或定性标准,能够反映对患者或人群提供医疗服务的效果。指标应具有易于界定和分析、有效可靠、方便定期测量并从多方面反映服务质量等特征。

IAAS 根据质量指标的应用目的分为 2 大类:一类是应用于日间手术中心的评价,可以理解为对特定区域或者国内日间手术中心之间医疗质量的比较;一类是应用于国家和地区之间的日间手术比较。

IAAS 从投入、可及性、过程、产出、结果、安全、患者满意度、成本与效率等方面制定了具体的质量指标,并根据 2 大分类明确了每一项质量指标是必要的基本指标还是可选择的合适指标(表 9-1-1)。

表 9-1-1　国际日间手术学会推荐的日间手术医疗质量指标

分类	指标名称	日间手术中心		国家或地区日间手术	
		基本指标	可选指标	基本指标	可选指标
投入	日间手术床位数		√		
	日间手术床位数占外科病床总数的比例		√		
	公立和私立日间手术中心的数量和所占比例			√	
	日间手术专用手术室数量及其占手术室总数的比例				√
可及性	日间手术患者的平均等待时间（单病种、所有手术）	√		√	
过程	术前麻醉评估比例	√			√
	术前标准化评估和检查的比例		√		
产出	日间手术总例数	√			
	日间手术占择期手术的比例	√		√	
	单病种日间手术的比例	√		√	
结果	术后 30 天内死亡比例	√		√	
	非计划过夜住院比例	√		√	
	24 小时内非计划再手术比例		√		√
	24 小时内或 7 天内非计划再入院比例或者急诊就诊比例	√		√	
安全	左右错误、部位错误、患者错误、术式错误、植入物错误的发生比例	√		√	
	手术切口感染比例	√			
	手术切口感染再入院比例				√
	术后 2 小时和 24 小时内需要处理的术后出血发生比例		√		
	非计划输血发生比例		√		
	心搏呼吸骤停发生比例		√		
	2 小时和 24 小时内无法控制的恶心发生比例		√		
	2 小时和 24 小时内无法控制的疼痛发生比例		√		
	患者跌倒发生比例		√		
	术后败血症发生比例		√		√
	用药错误等发生比例		√		

续表

分类	指标名称	日间手术中心		国家或地区日间手术	
		基本指标	可选指标	基本指标	可选指标
患者满意度	患者总体满意度	√			√
成本与效率	爽约比例	√			
	手术取消比例	√			
	手术延误比例		√		
	单病种日间手术的平均手术时间		√		
	日间手术的直接费用及其占医疗总费用的比例			√	

1. 投入指标

包括综合医院的日间手术中心的数量、独立日间手术中心的数量，以及专用日间手术室的数量等。可利用的资源是提供服务的先决条件，在国家层面评价日间手术资源分配的简单方法是有关日间手术中心的数量和比例。

2. 可及性指标

包括一项指标，即日间手术中心或各类日间手术的平均等待时间，是从确定日间手术到实际手术的等待时间。用于评价在一个特定的地理区域或人口范围内日间手术中心的可利用性，重点评价从诊断到手术的等待时间。随着老龄人口的增长、手术需求的增加，术前等待已是一个不可回避的问题。

3. 过程指标

包括完成术前标准化检查和评估的百分比、完成术前麻醉评估的比例。日间手术"术前麻醉评估的比例"关系到日间手术的医疗服务是否组织良好、是否对患者的潜在风险有所了解，防止仅在手术即将开始前或者术中甚至术后才发现患者的手术禁忌证，从而导致手术取消和手术并发症发生。

4. 产出指标

包括日间手术中心的年手术量、年日间手术总量、某单病种的日间手术占该单病种择期手术的比例、医院日间手术的总量占择期手术的比例。产出指标显示一个日间手术中心或一个医疗体系内医疗活动的总量。全院日间手术的总量占择期手术的比例、纳入适宜日间手术病种的某单病种的日间手术比例是评价医疗服务适宜性的指标，反映各医院推广日间手术的力度。

5. 结果指标

包括术后 30 天内死亡的比例、非计划过夜住院的比例（手术、麻醉、医疗、社会、管理等因素）、24 小时内非计划再手术的比例、24 小时内或 7 天内非计划再入院的比例或者急诊就诊的比例。术后 30 天内死亡的比例是所有公立和私立的日间手术中心必须统计的数据，应根据不同专科和不同手术分别统计，如白内障手术和膝关节置换术的风险显然是不同的。如果发生日间手术患者非计划住院、术后 24 小时或者术后 1 周内返院或再次手术，就清晰地表明在日间手术的医疗和管理过程中有问题,应视为一种不可忽视的不良过程的警告,必须加以管理。类似事件若频繁发生,则提示管理者和医务人员要深入研究日间手术的服务,重新考虑其组织构架、流程、手术类型的选择和对医务人员进行再培训。

6. 安全指标

包括术中左右错误、部位错误、患者错误、术式错误、植入物错误的发生比例、手术切口感染的比例;术后 2 小时和 24 小时内需要处理的术后出血、非计划输血、心搏骤停、2 小时和 24 小时内无法控制的恶心、2 小时和 24 小时内无法控制的疼痛、患者跌倒、术后败血症、用药错误等发生的比例。这些是在医疗服务提供过程中可以防范并避免发生的不良事件。从 1999 年美国医学科学院发表"是人总会犯错的"的研究开始,患者安全就成为现代医疗体系中不可忽视的主题。大量研究表明,医疗服务过程中的差错和不良事件比过去想象的要多得多,且约 50% 是可以防范的。除了给患者造成伤害外,这些可以防范的不良后果还会增加住院时间和医疗费用,明显增加医疗机构和包括日间手术中心在内的整个医疗系统的经济负担,这些差错常会损害医务人员个人、团队和整个日间手术中心的声誉。因此,必须监控医疗差错和不良事件。

7. 患者满意度指标

医疗服务体系和医疗服务机构的目的是解决民众的健康问题,医疗机构持续质量改进的核心是以满足患者的需要和期望为目标。创建并维持优质医疗服务的根本就是充分了解患者及其需求,要持续不断地了解、评估并满足患者的期望。出院患者对临床医疗、工作人员的态度和医疗机构书面投诉的比例对日间手术中心的管理而言相当有用,满意度调查应该实现标准化,并且根据具体情况制定相应的指标以便于分析。

8. 成本与效率指标

包括爽约比例(患者未事先通知的手术取消比例)和手术取消比例(患者到达后计划手术的取消比例),手术延误比例(手术开始时间比计划时间推迟 30 分钟及以上),各病种日间手术的平均手术时间、日间手术的直接费用及其占医疗总费用的比例,手术室实际利用占每周计划手术的比例等。管理者的主要目标是在有限的投入下使效率最大化,用经济学家的语言来说,就是在额定的可用资源条件下永远要努力做得更好。

(刘蔚东 张 珂)

第二节 基于结构 - 过程 - 结果的质量与安全评价指标

结构 - 过程 - 结果(structure-process-outcome,SPO)的三维质量评价模型常用 3 个维度评估医疗服务质量:结构(structure,S)、过程(process,P)和结果(outcome,O)。S 是指医疗机构中的组织机构、诊疗范围及项目、总床数、人力资源配置等;P 是医疗机构运行的效率质量,如各类制度的流程、诊疗路径、措施督查、培训考核等;O 是医疗机构的终末质量,包括门急诊患者数量、手术量、住院比例、发病比例、医院感染比例、剖宫产比例、死亡比例等。SPO

模型是常用于全面评价管理对象的医疗卫生服务质量的经典模型。广义角度上,它不仅涵盖诊疗质量的内容,还强调患者的满意度、医疗工作的效率、医疗技术的经济效果(投入产出关系)以及医疗的连续性和系统性。可以基于 SPO 模型构建日间手术的质量指标体系(表 9-2-1)。

表 9-2-1 结构 - 过程 - 结果的质量与安全评价指标

一级指标	二级指标	三级指标	基础指标	可选指标
结构指标				
	制度规范	日间手术的管理规范	√	
		日间手术的应急预案	√	
		日间手术病种的临床路径	√	
	人力资源管理	床护比		√
		日间手术中心病房配备专职医师的数量		√
		日间手术中心病房专职医护人员急救技能培训合格比例	√	
	硬件设施	日间手术中心床位数	√	
		专科病房日间手术单元床位数		√
		手术室专用日间手术室数量	√	
过程指标				
	术前准备与评估	预约等待的时间		√
		患者术前禁食、禁饮合格比例	√	
		一次性正确开具全部术前检查申请单比例		√
		术前麻醉评估完成比例	√	
		麻醉评估相关因素致日间手术取消比例		√
	手术与麻醉管理	手术部位标识合格比例	√	
		首台日间手术患者准点进入手术室比例	√	
		首台手术准点开台比例		√
		连台手术的衔接时间		√
	出院后管理	出院患者随访的比例	√	

一级指标	二级指标	三级指标	基础指标	可选指标
结果指标				
	医院功能定位	日间手术的数量	√	
		出院患者手术占比	√	
		日间手术占择期手术比例	√	
		微创手术占比	√	
		四级手术占比		√
		抗菌药物的使用强度	√	
		出院患者病历 3 天归档比例	√	
	安全管理	给药错误发生比例	√	
		在院期间并发症发生比例		√
		出院后并发症发生比例		√
	就医体验	出院患者的满意度	√	
		中重度术后疼痛发生比例		√
		中重度术后恶心呕吐发生比例		√
	医疗结果	日间手术爽约比例	√	
		日间手术取消比例	√	
		延期出院比例（>24 小时）	√	
		转专科发生比例	√	
		非计划再次手术比例(24 小时 /30 天内)	√	
		非计划急诊就诊比例(7 天内)		√
		Ⅰ类切口手术部位感染比例	√	

一、结构指标

(一) 制度规范

1. 日间手术管理规范

医疗机构成立日间手术中心或者启动开展日间手术时,需要制定管理规范,明确日间手术的组织管理形式、准入管理、人员岗位职责、就诊流程、应急预案、监督管理及医疗考核指标等。

2. 日间手术应急预案

日间手术中心或者专科病房应制定日间手术的应急预案,包括手术部位出血、窒息、心搏骤停等严重并发症,以及对发生身份识别错误、给药错误、药物渗出与外渗、跌倒、血源性病原体职业暴露等情况的防范与应急处置流程(详见第八章)。

3. 日间手术病种的临床路径

医疗机构应制定日间手术的适宜病种与术式的临床路径管理实施细节及考核制度(详见第四章第十四节)。

(二)人力资源管理

1. 床护比

可以反映不同日间手术中心的护理工作强度和基础护理人力资源,专门的日间手术中心病房宜适当提高床护比。

2. 日间手术中心病房配备专职医师的数量

专门日间手术中心病房是否配备专职医师,根据各医疗机构的日间手术管理模式而异,可以配备外科方向全科医学医师。

3. 日间手术中心病房专职医护人员的急救技能培训合格比例

日间手术中心宜加强病房医护人员的急救技能培训,作为应急预案管理的重要内容。

(三)硬件设施

1. 日间手术中心的床位数

床位数体现日间手术中心的规模大小。同时,日间手术中心病房宜设置等候区,在等候区可以配备靠椅或者躺椅,用于早晨入院的当天手术患者的术前等候和术前准备,患者可以直接从等候区进入手术室,待手术结束或麻醉复苏后再转运至正式病床。

2. 专科病房日间手术单元的床位数

专科病房开展日间手术时,设置日间手术单元或者设置专用日间手术床位,这有利于日间手术患者的管理。

3. 手术室专用日间手术室的数量

详见第六章第一节。

二、过程指标

(一)术前准备与评估

1. 预约等待时间

指完成术前检查、术前麻醉评估并预约手术时间的登记日至实际手术实施日的间隔时间,一般以天为单位。

2. 患者术前禁食、禁饮不合格比例

以医疗机构麻醉科明确要求的日间手术患者的术前禁食、禁饮时间作为评价依据,如果践行 ERAS 策略,一般要求术前禁饮 2 小时、禁食 6 小时。

$$日间手术患者术前禁食、禁饮不合格比例=\frac{禁食、禁饮时间不合要求取消或延期患者人数}{同期需要术前禁食、禁饮的日间手术患者人数}\times100\%$$

(1)分子:禁食、禁饮时间不合要求,导致日间手术患者手术取消或延期的人数。

(2)分母:指同期因手术或麻醉的需要,术前禁食、禁饮的日间手术患者的人数。

(3)指标内涵

1)反映日间手术预约环节和术前 1 天手术通知时患者健康教育的工作质量、有效性。

2)患者术前禁食、禁饮时间不符合手术麻醉的要求,是日间手术取消的主要原因之一。

3)反映日间手术患者的理解、配合的程度,可用于与患者年龄、学历程度等方面的相关性分析研究。

3. 一次性正确开具全部术前检查申请单比例

详见第四章第三节。

4. 麻醉评估相关因素致日间手术取消比例

详见第四章第四节。

(二)手术与麻醉管理

1. 手术部位标识合格比例 详见第四章第九节。

2. 首台日间手术患者准点进入手术室比例 详见第六章第七节。

3. 首台手术准点开台比例 详见第六章第七节。

4. 连台手术的衔接时间 详见第六章第七节。

(三)出院后管理

出院患者随访的比例:详见第四章第十二节。

三、结果指标

(一)医院功能定位

1. 日间手术的数量

指一段时间内日间手术单元实施手术或者操作的患者人数,采用《手术操作分类代码国家临床版 3.0》的手术或者操作分类。

2. 出院患者手术占比

详见第十二章第二节。

3. 日间手术占择期手术比例

详见第十二章第二节。

4. 微创手术占比

详见第十二章第二节。

5. 四级手术占比

详见第十二章第二节。

6. 抗菌药物的使用强度

详见第十二章第二节。

7. 出院患者病历 3 日归档比例

详见第十章第四节。

(二)安全管理

1. 给药错误发生比例

$$给药错误发生比例 = \frac{给药错误的人次数}{同期用药患者的总人数} \times 100\%$$

(1)分子:给药错误的人次数指日间手术患者在住院期间发生的任何类型的给药错误的人次数,包括患者错误、药品错误、给药时间错误、给药途径错误、遗漏给药、给药日期错误、输液速度错误、频率错误、剂量错误、漏给药物、未授权用药及未遵医嘱给药等。

（2）分母：指同期用药患者的总人数。

（3）指标内涵：反映护士工作的规范水平，以及工作强度。日间手术患者的周转快，每天都是新入院患者，而且存在术前在等候区、麻醉复苏后回病房方有正式床位的情况，会造成护士对所分管患者的基本信息了解不足，而发生给药错误。这是日间手术护理单元护士长需要重点关注的质量控制指标。

2. 在院期间并发症发生率

参考第十二章第二节。

3. 出院后并发症发生率

参考第十二章第二节。

（三）就医体验

1. 住院患者满意度

详见第十二章第二节。

2. 中重度术后疼痛发生比例

详见第五章第二节。

3. 中重度术后恶心呕吐发生比例

详见第七章第三节。

（四）医疗结果

1. 日间手术爽约比例

详见第四章第五节。

2. 日间手术取消比例

详见第四章第七节。

3. 延期出院比例（>24 小时）

详见第四章第十一节。

4. 转专科发生比例

详见第四章第十一节。

5. 非计划再次手术比例（24 小时或 7 天）

非计划再次手术指术后 24 小时（在同一次住院期间）或者 7 天内，因各种原因导致患者需进行的计划外再次手术。

$$24 \text{ 小时或 } 7 \text{ 天内非计划再次手术比例} = \frac{24 \text{ 小时或 } 7 \text{ 天内非计划再次手术人数}}{\text{同期日间手术患者人数}} \times 100\%$$

（1）分子：指术后 24 小时或 7 天内发生的非计划再次手术人数。

（2）分母：指同期日间手术患者的人数。

（3）指标内涵

1）非计划再次手术的原因可分为 2 类：①医源性因素，即手术或特殊诊治的操作造成患者出现严重的术后并发症或疗效不佳，必须实施再次手术；②非医源性因素，即由于患者病情的发展而需要进行再次手术。

2）非计划再次手术是我国三级综合医院住院医疗质量与安全监测方面的重点指标。对任何原因发生的非计划再次手术，日间手术医疗单元都需要组织手术医师进行病例讨论，并按照医院内医疗安全不良事件的应急预案管理流程上报医务管理部门。

6. 非计划急诊就诊比例(7日内)

指日间手术患者出院后7日内,因各种原因导致患者需要急诊就医的比例。

$$非计划急诊就诊比例(7日内)=\frac{出院后7日内非计划急诊就诊人数}{同期日间手术患者人数}\times100\%$$

(1)分子:指出院后7日内非计划急诊就诊的人数。

(2)分母:指同期日间手术患者的人数。

(3)指标内涵

1)反映日间手术围手术期的处理措施、出院评估及患者准入评估的合理性,是日间手术医疗质量监测的重要指标。

2)导致日间手术患者出院后需要急诊就诊的原因多,如出血、中重度术后疼痛、中重度PONV、伤口感染等手术并发症,甚至包括离院过程中突发性低血糖昏厥导致患者需要去急诊室处理的情况。

7. Ⅰ类切口手术部位感染比例

详见第十二章第二节。

(刘蔚东　莫　洋)

第十章

日间手术的病历管理

随着国家将日间手术列入深化医药卫生体制改革的重点工作,日间手术的服务模式将成为医疗机构常规诊疗工作的重要组成部分。由于日间手术住院时间短、病种多、周转快,病历书写的工作量较大,普通病历的书写规范很难适应日间手术的临床需要。

《日间手术管理导则(2016 版征求意见稿)》曾指出,完整的日间手术病历应包括病历首页、日间手术入出院记录、授权委托书、知情同意书、手术安全核查表、手术风险评估表、手术记录、麻醉记录及评估表、出院评估表、实验室检查及特殊检查、医嘱单等。2016 年由上海市病历质量控制中心起草出台的《日间病房病历书写规范(草案)》《上海地区日间病房病历质控标准(试行)》《上海地区日间病房病历质量考核评价标准考核表(试行)》是我国省市级出台的第一套比较完整的日间病历书写规范。

国家卫生健康委员会办公厅于 2022 年 11 月 20 日印发的《医疗机构日间医疗质量管理暂行规定》(国卫办医政发〔2022〕16 号)中与病历书写有关明确要求:"日间病历应当包括住院病案首页、24 小时内入出院记录、术前讨论结论、手术 / 治疗记录、手术安全核查记录、手术清点记录、各类知情同意书、医嘱单、辅助检查报告单、体温单、护理记录单以及入院前完成的与本次诊疗相关的医疗文书资料等。24 小时内入出院记录内容中应当包括患者主诉、入院情况、入院前检查结果、治疗前评估、诊疗经过、治疗后评估、出院前评估、出院医嘱等内容。凡在手术 / 治疗前已完成的医疗行为应当在手术 / 治疗前完成相关文书书写或填写。"

在该文件出台之前,由于在医疗实践中发现,书写 24 小时入出院记录不能完全满足日间手术流程和医疗核心制度关于手术安全核查的要求,中南大学湘雅医院组织医务管理、病案、网络信息中心、手术科室和法律顾问等管理部门与临床专家围绕提高日间手术的质量安全和工作效率,制定了一套既符合病历管理规范和 18 项医疗核心制度的基本要求又兼顾日间手术服务特色的《中南大学湘雅医院日间手术住院病历书写规范》,并在临床工作中进行了实践。由此,2019 年国家老年疾病临床医学研究中心(中南大学湘雅医院)组织国内日间手术相关的管理、临床医师(外科、麻醉)、护理、医务、病案与信息管理、律师等各领域专家共同制定了《日间手术病历书写规范专家共识(2019 年)》,提出了日间手术病历书写的基本要求、内容和相应的一套格式模板。

第一节　日间手术病历管理的基本要求

一、日间手术病历管理的基本特征

日间手术病历是医务人员在日间手术医疗活动过程中形成的文字、符号、图标、影像、切片等资料的总和。作为一种新的择期手术模式,日间手术属于住院医疗服务的范畴,其病历书写应依据《病历书写基本规范》(卫医政发〔2010〕11号)的要求完成,做到客观、真实、准确、及时、完整、规范。内容包括住院病案首页、入院记录、病程记录、术前讨论、手术同意书、麻醉同意书、输血治疗知情同意书、特殊检查(特殊治疗)同意书、病危(重)通知书、医嘱单、辅助检查报告单、体温单、医学影像检查资料、病理资料、护理记录单等。患者的手术医师是病历书写的直接负责人,可以由实施手术的医疗团队完成,也可以由日间手术中心病房医师团队协助完成。

1. 日间手术的临床路径要求有简化、高效的病历书写规范

日间手术诊疗流程具有短、频、快的特点,患者在门诊完成术前检查、评估和术前准备,入院当天接受手术,短期观察后出院,床位处于快速周转的状态。若按现行《病历书写基本规范》,作为对患者入院情况的系统评估,首次病程记录应由经治医师或值班医师在8小时内书写完成,入院记录由经治医师在24小时内书写完成。这些记录中不但包含了大量患者的现病史、既往史、个人、婚育、月经和家族史、全身体格检查等内容,还包括了病例特点、拟诊讨论等临床分析的记录。而在围手术期的相关医疗记录中,术前小结、术前讨论记录、手术记录和术后首次病程记录等也存在内容上的重复;再加上要对出院患者及时提供出院记录以及病案科要求住院病历及时归档的要求,对开展日间手术的医师而言,这种住院病历的书写无疑是繁重而又刻不容缓的文书记录负担。

根据日间手术临床路径的要求,简化病历书写以提高临床工作效率是日间手术临床管理的共同呼声。日间手术在我国各地区的发展不平衡,在国家层面没有出台相应的日间手术病历书写规范的探索时期,各医疗机构结合自身特点在不断摸索和逐步完善中形成了不同的日间手术病历书写制度,样式各异,水平参差不齐。多数医院仍沿用普通住院病历的格式,简化内容,或者采用24小时出入院记录。也有医院基于日间手术患者在门诊有严格的筛选标准和准入条件,患者在入院前已完成病情评估,且术前检查、诊断和手术方式等均已明确,采用的日间手术的病历书写突出了对门诊评估的确认,甚至将门诊病历作为手术安全核查的病历文书依据。

考虑到日间手术患者存在一定比例的延期出院或者转专科病房继续住院治疗的情况,如果参照24小时入出院记录模式书写日间手术病历,当患者延期出院或者转专科治疗时,则需要遵循普通住院病历的要求重新书写入院记录;那么这种对已完成的病历资料进行更换或者修改的行为存在一定的法律风险。

2. 手术安全的核查制度要求有相适应的日间手术病历的书写规范

日间手术的病历书写如果参照24小时入出院记录,将入院记录与出院记录合二为一

进行书写,可能发生经治医师书写 24 小时入院记录的时间不及时,甚至在出院时才能完成书写并打印形成纸质病历的情况。也就是说,当一个接受日间手术的患者进入手术室实施手术时,可能存在以下情况:其 24 小时入出院记录的入院部分未按时完成;或即使完成但其格式(有未完成的出院部分)也不适宜打印成纸质版,并由医师签字后加入随患者带入手术室的病历夹中,以供手术室的护士及麻醉医师核查的情况。以上这些都不符合手术室安全核查的基本要求。日间手术以择期手术为主,患者进入手术室前应当有书写完全的入院记录。

3. 医保支付政策要求有相适应的日间手术病历书写规范

日间手术的病历书写规范还应结合医保政策的要求。医保支付要求病程记录、医嘱、处方、检查单等各种原始记录相一致。各地医保对于日间手术的认可程度、费用报销机制不尽相同。常见问题是,日间手术流程要求在住院前完成术前检查,导致术前检查的医嘱时间不在患者的实际住院时段内,相关医疗文书不符合报销要求等。部分地区也暂不认可将日间手术患者的门诊检查费用纳入住院费用来报销。部分医疗机构经过与医保协商,采取术前自费预住院,手术当天正式住院并转医保结算的方式。因此,在开展日间手术的过程中,需要医疗机构与当地卫生行政部门和医保部门进行沟通,共同确定日间手术的管理模式、准入病种及病历书写的要求。

综上所述,需要基于日间手术的临床路径特征,制定出一种减少书写工作量、保障临床工作高效的、专门的日间手术病历书写规范,使之既能够符合国家有关的病历书写规范和18 项医疗质量安全核心制度的基本要求,又能够满足医保支付与核查的要求。

日间手术病历的保管、保存、借阅与复制、封存与启封、保存、病历质控等,应根据《医疗机构病历管理规定》(国卫医发〔2013〕31 号)的要求参照普通住院病历进行同质化管理。日间手术病历管理应实行手术医师负责制,负责签署手术同意书及其他围手术期医疗文书,并在患者出院后 72 小时内检查、审核病历,对病历质量负责。

二、日间手术病历优化的基本思路

制定日间手术病历的书写规范需要依据《病历书写基本规范》和国家卫生健康委 2018 年正式发布的《医疗质量安全核心制度要点》中 18 项医疗质量安全核心制度的要求,具有医疗纠纷时医方举证所要求的全部基本要素和内容,在此基础上探索日间手术病历形式上的合理优化。

日间手术的病历书写应重点突出日间手术流程管理的核心环节,简化、整合重复的病历书写内容,增加必要的日间手术评估和随访内容。

1. 制定专门的日间手术入院记录格式及模板

整合入院记录、首次病程记录和术前小结,制定专门的日间手术入院记录的书写格式及模板。普通住院病历中术前的书写内容包括入院记录、首次病程记录、术前小结。首次病程记录主要是在入院记录的基础上作出概述性的临床诊疗分析。术前小结是在完善术前全部检查、术前讨论的基础上,系统地总结分析患者手术的必要性、术前准备、手术适应证与禁忌证及注意事项。而接受日间手术的患者在门诊预约阶段已完成了全部术前检查和麻醉评估、术前准备,手术医师已制定了明确的手术计划,术前小结的主要内容可以体现在日间手术的入院记录中。

因此,根据日间手术临床路径和诊疗流程特征,可参考《病历书写基本规范》24 小时入出院记录的书写基本要求,整合入院记录、首次病程记录和术前小结的主要要求和内容,制定日间手术入院记录的基本框架,这也是简化日间手术病历的书写中最重要的部分。

与 24 小时入出院记录的入院部分不同之处在于,日间手术入院记录增加了患者的联系人及通信信息、门诊诊断和诊疗计划。同时,由于日间手术患者有严格的准入标准和术前多次的评估,从提高工作效率的角度出发,一般对既往史、个人史、家族史、婚育史、女性月经史,以及非专科内容的头颅颈部、心肺、腹部等体格检查应用简单表格的形式进行描述,仅要求记录发现的重要异常结果;但妇科手术患者应如普通入院记录一样详述婚育史、女性月经史;患者若为儿科日间手术患者时,应如普通入院记录一样详述生长发育史。为确保日间手术病历书写的真实、客观性,还应要求患者本人或其近亲属作为病史陈述者在入院记录首页确认并签字。

2. 术前讨论结论可以单独书写亦可在日间手术入院记录中体现

国家卫生健康委印发《医疗机构日间医疗质量管理暂行规定》(国卫办医政发〔2022〕16 号)明确要求日间手术的病历书写内容中有术前讨论结论,这是强调日间手术需要遵循18 项医疗质量安全核心制度的要求,但可适当简化术前讨论的记录方式。术前讨论指以降低手术风险、保障手术安全为目的,在患者手术实施前,医师必须对拟实施手术的手术指征、手术方式、预期效果、手术风险和处置预案等进行讨论的制度。除以紧急抢救生命为目的的急诊手术外,所有住院患者手术必须实施术前讨论,术者必须参加。术前讨论的范围包括医疗组内讨论、病区内讨论和全科讨论。术前讨论完成后,方可开具手术医嘱,签署手术知情同意书。

在《医疗机构日间医疗质量管理暂行规定》(国卫办医政发〔2022〕16 号)出台之前,日间手术病历中是否需要书写术前讨论是临床一线医护人员和病案信息管理人员争议最大的问题。由于日间手术是经过筛选并适宜日间手术模式的择期手术,已经过专科门诊医师的初始诊断和筛选、麻醉门诊的术前麻醉评估,甚至日间手术中心预约医师的评估,术前讨论也可以在手术医师的医疗组内开展并记录。

有医疗机构采取较简化的方式来记录术前讨论,即在日间手术的入院记录中,明确标识"经术前讨论拟行某种日间手术"这些文字来代替普通住院病历中的术前讨论记录。

3. 书写术后首次病程记录

术后首次病程记录应清晰记录手术实际采取的方式、术后诊断、术后注意事项和出院医嘱。手术医师在术前已基本明确日间手术患者的手术方式和麻醉方式,但影响手术和麻醉方式的不确定性因素很多,更改手术方式、麻醉方式或者术中出现异常情况是临床的常见现象。因此,要求手术医师及时书写术后首次病程记录,对于日间手术中心病房的医务人员了解手术的基本情况和指导患者的术后康复具有重要价值。

4. 制定专门的日间手术入院告知书

普通住院患者入院后需要签署入院患者告知书、住院患者谈话记录、患者权利义务及维权途径告知书、24 小时陪护告知书等,可以将这些整合成专门的日间手术知情同意书,并增加日间手术的相关告知事项。手术医师可以根据不同患者的临床情况及对应的告知内容,尽可能在同一份知情同意书的表单内按需勾选对应的告知事项,对患者及其近亲属一次性告知相关事项,并得到确认和签字,以此来简化知情告知的形式。

5. **书写日间手术出院记录**

在普通出院记录的基础上增加规范的出院医嘱的内容,包括饮食及营养指导、生活方式指导、出院用药指导、随访指导及专科注意事项等内容。

日间手术患者的住院时间短,与医护人员的沟通交流少,用文字方式明确、详细地告知出院后康复的注意事项,可以方便患者在康复过程中遇到困惑或者问题时了解解决方案,以及查找日间手术中心的联系方式。

6. **严格实施日间手术患者的出院评估**

出院评估是保障患者医疗质量安全的必要环节,需要记入日间手术住院病历。出院评估应由手术医师实施,也可以由手术医师、麻醉医师、日间手术中心病房医师和护士联合查房的形式开展。评估内容要兼顾标准化和个性化,建议以生命体征、活动水平、恶心呕吐、疼痛、外科出血等 5 个方面作为基础评估,结合专科、专病的特点以及患者的具体情况进行个体化的综合评估,其中基础评估以标准化制式表单逐项进行评估计分。

7. **其他医疗文书**

日间手术患者一般在手术当日或者次日出院,通常不要求书写术后首次病程记录以外的其他病程记录。但如果患者病情发生变化时,如发生抢救、有创操作、延期出院、转入专科普通病房等情况时,应及时书写抢救记录、操作记录、病程记录、转科记录等,应客观详细地记录原因、病情变化、采取的措施及效果,必要时书写主治医师或主任医师查房记录。

实际工作中,各医疗机构除了制定医院内统一、通用的日间手术病历书写模板外,还可以制定简单、适用的专病日间手术病历书写模板。部分医疗机构已经尝试将日间手术病历由传统的书写方式转为标准制式的表单式勾选结合少量文字补充的形式。另外,随着现代信息技术的发展,可探索加入语音输入、电子签名、医患沟通录音等丰富的电子病历记录方式,同时加强医护记录的"一体化"建设,使医护人员进一步从繁重的文字记录工作中"解放"出来。

（谭　亮　刘蔚东）

第二节　中南大学湘雅医院日间手术病历的书写规定

依据《病历书写基本规范》和《日间手术管理导则(2016 版征求意见稿)》,参照《日间手术病历书写规范专家共识(2019 年)》,中南大学湘雅医院提出了一种通用的日间手术病历的书写要求。各医疗机构可以结合自身学科或者专科、专病特点,制定合适的日间手术病历书写要求(表 10-2-1)和管理制度,并报主管卫生行政部门备案。

一、入院记录

采用表格式设计(表 10-2-2),包括基本信息、主诉、现病史、既往史、个人史、体格检查等。在一般基本信息中增加了联系人、与联系人关系、联系方式,以便于术后随访。增加门(急)诊诊断,以反映患者从门诊到预约到入院过程中可能出现的病情变化。增加诊疗计划"拟入院于 ×× 年 ×× 月 ×× 日完善何种术前准备后在何种麻醉下行何种手术"。

表 10-2-1　日间手术病历书写主要内容及要求

序号	病历内容	书写时限	内容与格式要求
1	病案首页	参照普通住院病历	参照普通住院病历
2	日间手术入院记录	术前完成	表 10-2-2
3	术后首次病程记录	术后 8 小时完成	表 10-2-3
4	转科及接收记录	参照普通住院病历	转出日间手术中心病房患者须记录,内容与格式同普通住院病历
5	三级医师查房记录	参照普通住院病历	延期出院病例须记录,内容与格式同普通住院病历
6	其他病程记录:抢救记录、有创诊疗操作记录、介入治疗记录、会诊记录等	参照普通住院病历	参照普通住院病历
7	术前讨论记录	术前完成	2 级及以上手术患者须书写,内容与格式同普通住院病历
8	手术记录	手术当日完成	参照普通住院病历
9	日间手术出院记录	出院时完成	表 10-2-4
10	麻醉门诊术前分析与评估或日间手术麻醉前分析与评估	入院前完成	全身麻醉患者必须通过表 10-2-5 或表 10-2-6
11	麻醉记录(包括麻醉即刻评估单、麻醉记录 -1、麻醉记录 -2 等)	参照普通住院病历	参照普通住院病历
12	手术风险评估表	术前完成	参照普通住院病历
13	手术安全核查表	术前完成	参照普通住院病历
14	日间手术入院告知书	参照普通住院病历	表 10-2-7
15	日间手术患者出院通用评估表	出院前完成	表 10-2-8
16	手术同意书	术前完成	参照普通住院病历
17	麻醉同意书	麻醉前完成	参照普通住院病历
18	其他类知情同意书:输血治疗、特殊检查(特殊治疗)等	参照普通住院病历	参照普通住院病历
19	各类辅助检查报告单	参照普通住院病历	参照普通住院病历
20	医嘱单	参照普通住院病历	参照普通住院病历
21	日间手术护理记录单	参照普通住院病历	表 10-2-9
22	日间手术中心病房一般护理记录单	参照普通住院病历	表 10-2-10
23	手术护理记录单	参照普通住院病历	延期出院病例参照普通住院病历
24	一般护理记录单	参照普通住院病历	延期出院病例参照普通住院病历

表 10-2-2 日间手术入院记录

姓名：	出生日期：	病人 ID：
科室：	床号：	住院号：

姓名： 性别： 年龄：

婚姻： 民族： 职业：

籍贯： 住址： 电话：

联系人： 关系： 电话：

门(急)诊诊断：

病史陈述者：

病史属实。病史陈述者确认并签字：_____

病史可靠程度：

入院时间：

主诉：

现病史：

既往史：平素健康状况(□良好　□一般　□差)；

　　　　　□无传染病 □有传染病(描述)_____

　　　　　□无过敏史 □有过敏史(描述)_____

　　　　　□无手术外伤史　□有手术外伤史(描述)_____

　　　　　□无输血史　□有输血史(描述)_____

　　　　　□无糖尿病、高血压、冠心病史

　　　　　□有糖尿病、高血压、冠心病史(描述)_____

　　　　　其他_____

个人史：吸烟　□无 □偶尔 □有____年,平均____支 /d □已戒____年

　　　　饮酒　□无 □偶尔 □有____年,平均____g/d □已戒____年

　　　　冶游史 □无　□有(描述)_____

　　　　其他　□无　□有(描述)_____

家族史：□无特殊　□有特殊(描述)_____

婚育史：□无特殊　□有特殊(描述)_____

(女性)月经史：□无特殊　□有特殊(描述)_____

体格检查：T____℃　P____次 /min　R____次 /min　BP____/____mmHg

头颅颈部：□无异常　□异常(描述)_____

心肺：　□无异常　□异常(描述)_____

腹部：　□无异常　□异常(描述)_____

专科情况：

辅助检查结果：

入院诊断：

诊疗计划：经术前讨论,拟于____年____月____日完善术前准备后在____麻醉下行_____手术。

　　　　　　　　　　　　　　　　　　　　　　　实习医师：

　　　　　　　　　　　　　　　　　　　　　　　住院医师：

　　　　　　　　　　　　　　　　　　　　　　　主治医师：

　　　　　　　　　　　　　　　　　　记录日期：____年____月____日

二、病程记录

要求书写术后首次病程记录(表10-2-3)。如果患者病情稳定,顺利按照日间手术流程完成全部的诊疗过程,不要求书写其他病程记录。若患者出现病情变化(如延期出院、抢救、有创操作、转入专科病房等),须及时记录。患者因病情变化,出现需转入专科病房住院治疗等情况,需按照《病历书写基本规范》中普通住院病历的要求继续书写病程记录。

表 10-2-3 日间手术病程记录

姓名:	出生日期:	病人 ID:
科室:	床号:	住院号:

××-×-××　　××:××　　术后首次病程

今于____麻醉下行_____术。

术后诊断:

术后处理:

术后注意观察事项:

若无特殊病情变化,按计划出院医嘱:

　　饮食及营养指导:

　　生活方式指导:

　　出院用药指导:

　　随访指导:

　　其他:

　　　　　　　　　　　　　　　　　　　　　　　　　　　　　　医师签名:

××-×-××　　××:××　　病程记录或主治医师查房记录或主任医师查房记录(若延期出院)

　　　　　　　　　　　　　　　　　　　　　　　　　　　　　　医师签名:

××-×-××　　××:××　　抢救记录(若发生抢救)

　　　　　　　　　　　　　　　　　　　　　　　　　　　　　　医师签名:

××-×-××　　××:××　　操作记录(若发生有创操作记录)

　　　　　　　　　　　　　　　　　　　　　　　　　　　　　　医师签名:

××-×-××　　××:××　　转出记录(若转科)

　　　　　　　　　　　　　　　　　　　　　　　　　　　　　　医师签名:

三、出院记录

日间手术的出院记录(表10-2-4)包含患者基本信息、入院时间、出院时间、诊疗经过、出院时情况、出院诊断和出院医嘱。入院情况在此不再重复记录而省略,同时出院医嘱细分为饮食及营养指导、生活方式指导、出院用药指导和随访指导,并增加患者或其近亲属的签字以明确患者或其近亲属已理解相关信息。

表 10-2-4 日间手术出院记录

姓名:	出生日期:	病人 ID:
科室:	床号:	住院号:

姓名:	性别:	年龄:
婚姻:	民族:	职业:
籍贯:	住址:	电话:
联系人:	关系:	电话:

入院时间:

出院时间:

住院天数: 天

诊疗经过:

出院时情况:

出院诊断:

出院医嘱:

  饮食及营养指导:

  生活方式指导:

  出院用药指导:

  随访指导:

  其他:

实习医师:

住院医师:

主治医师:

记录日期:＿＿＿年＿＿＿月＿＿＿日＿＿＿时

如患者或近亲属已清楚知晓以上情况,请按出院医嘱注意相关事项,并在指定处签名。患者或近亲属代表＿＿＿＿＿＿＿＿＿(签字),与患者关系＿＿＿＿＿＿＿＿。

签字时间＿＿＿年＿＿＿月＿＿＿时＿＿＿分

四、术前麻醉评估

日间手术患者的术前检查完成后,需要应用麻醉的手术患者应在麻醉门诊完成术前麻醉评估(表 10-2-5 或表 10-2-6,前者为通用的包括非日间手术的术前麻醉与分析评估表,后者为专门的日间手术麻醉评估表)。表格式的麻醉门诊术前分析与评估单,内容较详细且简单明了,可以使麻醉科门诊医师的工作简化和流程化。通过麻醉门诊的术前分析与评估,可以评估患者是否有日间手术或者麻醉的适应证与禁忌证,排除不适合日间手术模式的患者。术前麻醉评估表应保存在住院病历中。

表 10-2-5 麻醉门诊术前分析与评估

| 姓名： | 性别： | 年龄： 岁 | 就诊日期： |
| 科室： | 门诊号： | 病人 ID： | 出生日期： |

术前诊断：

拟施手术：

身高： cm； 体重： kg； BP： mmHg； P： 次 /min； R 次 /min； T ℃

其他：

系统	有无异常	现在情况	其他 / 既往情况
心血管	□有 □无	□高血压 □冠心病 □心力衰竭	
肺与呼吸	□有 □无	□慢性阻塞性肺疾病 □肺炎 □哮喘 □咳嗽 □气管炎 □感冒	
泌尿生殖	□有 □无	□肾功能不全 □尿毒症 □月经	
肝胆肠胃	□有 □无	□肝病 □胃潴留 □反流	
神经肌肉	□有 □无	□卒中 □抽搐 □瘫痪	
血液	□有 □无	□血红蛋白低 □血小板低	
内分泌 / 代谢	□有 □无	□糖尿病 □甲状腺功能亢进 / 减退	
精神	□有 □无	□精神分裂症 □ 抑郁症	
吸烟、药物依赖	□有 □无	□吸烟 □药物依赖	
家族史 / 外科情况	□有 □无		
特殊药物使用	□有 □无	□药物过敏 □食物过敏	
既往麻醉史	□有 □无	□全身麻醉 □椎管内麻醉 □区域阻滞	
意识情况	□有 □无	□清醒 □嗜睡 □昏迷	
气道通畅度	□有 □无	□张口 <3cm □颈短 □头 □后仰受限 □小下颌 □鼾症	
牙齿	□有 □无	□松动 □缺失 □戴冠	
麻醉穿刺部位	□有 □无	□感染 □畸形 □外伤	
血常规和凝血功能	□有 □无	□正常 □异常 □未做	
胸部 X 线	□有 □无	□正常 □异常 □未做	
心电图	□有 □无	□正常 □异常 □未做	

其他：

建议完成检查和治疗：

| ASA 分级： 级 | 麻醉分级： 级 |

麻醉方法：

| 总体意见： | |

医师签字：

负责日间手术的麻醉医师在进行手术麻醉前还需要进行二次麻醉评估（表 10-2-6），也可采用普通住院手术病历中的术前访视评估单。两次麻醉评估表均应保存在住院病历中。

表 10-2-6　日间手术麻醉前分析与评估

姓名：	性别：	年龄：　岁	就诊日期：
科室：	门诊号：	病人 ID：	出生日期：

术前诊断：

拟施手术：

病史：

心血管病史：

呼吸系统病史：

过敏史：

药物应用史：

糖尿病史：

麻醉手术史：

基本情况：血压：　　　mmHg；　心率：　　　次 /min；

　　　　　　呼吸：　　　次 /min

器官功能情况：□正常　　□大致正常　　□异常

其他情况：

麻醉 ASA 分级：

结论：　　适合日间手术　　□是　　□否

麻醉医师＿＿＿＿＿＿（签字）

＿＿＿年＿＿＿月＿＿＿日＿＿＿时＿＿＿分

五、日间手术入院告知书

医务人员在患者入院后需要告知入院诊断、诊疗计划和相关注意事项，由患者或其委托的近亲属确认并签署日间手术入院告知书（表 10-2-7）。

六、日间手术患者出院通用评估表

日间手术患者出院通用评估表（表 10-2-8），从生命体征、活动水平、恶心呕吐、疼痛、外科出血等方面进行评估。

表 10-2-7　日间手术入院告知书

姓名：	出生日期：	病人 ID：
科室：	床号：	住院号：

根据您目前的病史、体格检查、实验室检查和其他检查结果,现将您的医疗情况、权利和义务以及注意事项等向您和您的近亲属告知如下。

一、入院诊断：

二、诊疗计划：

三、本医疗组愿意按诊疗操作规程竭诚为您提供医疗服务,您可以随时向我组咨询。

医疗组成员：主任医师 / 副主任医师_____主治医师_____住院医师_____

四、患者享有以下权利

1. 不分性别、国籍、民族、信仰、社会地位和病情轻重,获得公正医疗、护理。

2. 在不影响正常医疗秩序的情况下,宗教信仰和民族习惯受到尊重。

3. 在诊疗过程中,获知有关诊断、病情、医疗措施、医疗风险、替代医疗方案、预后等信息,自主作出接受或拒绝某项医疗措施的决定。

4. 不经患者本人同意,个人资料,病情等隐私信息受到保护、不对外披露。

5. 要求复印本人病历的权利。

五、要求患者或近亲属承担以下义务

1. 尊重医务人员及其他患者的相关权利。

2. 向医务人员如实陈述病情,配合医务人员进行相关诊断、检查、治疗,如患者接受或拒绝进行某项医疗措施,本人及近亲属需在相关医疗文书上签字。

3. 按规定支付医疗费用及其他服务费用。

4. 遵守医院制度,爱护医院的公共财物,维护正常医疗秩序。

5. 不得要求医务人员做出超出其救治能力和执业范围的医疗行为。

6. 不得影响他人治疗,不将疾病传染给他人。

7. 接受强制性治疗(如急危患者、传染病、精神病等)。

六、注意事项

1. 不要在病房内使用电炉、电热杯、酒精炉等,以免发生火灾。医院营养科或食堂将为您提供饭菜。

2. 请妥善保管好您的贵重物品和现金,不要随便委托他人看管,以免丢失。

3. 请遵守防跌倒 / 坠床等相关规定,以防跌倒 / 坠床等事件的发生。

4. 医院规定探视时间为每天 16 :00—21 :00。新型冠状病毒感染疫情期严禁探视。

5. 请勿喧哗,不向窗外、地面倒水或扔垃圾,不在医疗区吸烟。

6. 投诉电话：

7. 病室联系电话：

七、限于目前医疗技术水平发展现状,即使医师尽了最大努力,还有很多医疗问题难以解决,因此,不论治疗结果如何,都请相信和理解医院。如有疑虑或异议,应按正常途径协商解决或通过法律手段解决。

1. 与我院进行协商或通过第三方调解。

2. 与我院共同委托,或单方面向卫生行政部门或专业鉴定机构申请医疗技术鉴定。

3. 向人民法院起诉。

4. 不得聚众滋事、围攻医务人员或妨碍医院的正常医疗秩序,否则,将承担后果及法律责任。

续表

八、医院严禁任何工作人员索取或接受患者及亲友的现金、有价证券、支付凭证及贵重礼品,请患者及近亲属配合我院工作。

谢谢您的信任、理解、支持与配合,祝您早日康复!

谈话医师_____(签字)

谈话地点_____

谈话时间____年____月____日____时____分

如患者或近亲属已清楚知晓以上情况,并愿意配合医院的诊断和治疗,请在指定处签字。患者_____(签字)或近亲属代表_____(签字),与患者关系_____。

签字时间____年____月____日

表 10-2-8 日间手术患者出院通用评估表

姓名:		出生日期:		病人 ID:	
科室:		床号:		住院号:	

手术名称:

手术时间:

评估时间:

分类	评分标准	评分 / 分
生命体征	2 分 = 血压和心率稳定在术前基础值<20% 1 分 = 血压和心率波动在术前基础值 20%~40% 0 分 = 血压和心率波动在术前基础值>40%	
活动水平	2 分 = 步态平稳 1 分 = 需要搀扶 0 分 = 不能行走	
恶心、呕吐	2 分 = 无或轻度恶心、呕吐,经口服药治疗有效 1 分 = 中度恶心、呕吐,经药物肌内注射治疗有效 0 分 = 重度恶心、呕吐,需连续反复治疗	
疼痛	2 分 = 无痛或轻度疼痛,口服用药能镇痛 1 分 = 中度疼痛 0 分 = 重度疼痛	
外科出血	2 分 = 轻度,无须更换敷料 1 分 = 中度,需要更换 2 次敷料 0 分 = 重度,需要更换 3 次以上敷料	
合计		
签名		

各类之和达到 9 分方可办理出院手续。

七、日间手术护理记录单

日间手术护理记录单(表 10-2-9)采用表单式设计,记录术前、术中、术后的主要护理信息。

表 10-2-9　日间手术护理记录单

姓名:	出生日期:	病人 ID:
科室:	床号:	住院号:
手术日期:_____	手术名称:_____	麻醉方式:_____

护理情况	术前:入室时间_____　　手腕带 □有 　　　　意识_____　　管道　□无　□有_____ 　　　　皮肤情况　□正常 □破损 / 压疮 / 其他_____ 　　　　术前用药　□不需要 □未用 □已用　　□禁食 □禁饮 　　　　手术部位体表标识　□有 　　　　手术用物灭菌指示标记　□达标 术中:体位　□仰卧位 □其他_____　　高频电刀　□无 □有 　　　　负极板位置　□小腿 □其他_____ 　　　　体位支撑用物　□沙袋 □枕头 □其他_____ 　　　　标本确认　□无 □有　送检　□普通 □快速 术毕:离室时间_____　　　　送至　□病室 □其他_____ 　　　　皮肤情况　□同前 □改变_____ 　　　　手术用物清点　□正确 　　　　其他_____ 　　　　　　交班护士:_____　　接班:_____

手术包灭菌标识粘贴

八、日间手术中心病房一般护理记录单

与常规住院病历相比,日间手术病历取消了体温单,以日间手术中心病房的一般护理记录单(表 10-2-10)替代,包括入院评估及术前相关知识健康教育、术前记录、术后记录 3 部分内容。

表 10-2-10 日间手术中心病房一般护理记录单

姓名：	出生日期：	病人 ID：
科室：	床号：	住院号：

入院评估及术前相关知识健康教育

入科时间：＿＿＿＿＿＿ 入院方式：□步行 □扶助 □平车 □轮椅 □其他＿＿＿

T：＿＿℃ P：＿＿次/min R：＿＿次/min BP：＿＿/＿＿mmHg 体重：＿＿kg 其他＿＿＿

意 识：□清醒 □模糊 □嗜睡 □昏睡 □昏迷

皮肤情况：□正常 □破损/压疮/其他＿＿＿

过敏 史：□无 □有

□人员、设施、环境介绍 □探陪制度 □安全制度(防跌倒/坠床、防烫伤、防火、防盗等)

□手术及麻醉方式 □术前知识健康教育(饮食、活动、心理等)

责任护士：＿＿＿＿＿＿ 时间：＿＿＿＿＿＿＿＿

术前记录

拟于今日＿＿＿＿麻醉下行＿＿＿＿＿＿术,患者术前准备已完善,于＿＿时＿＿分接入手术室。

责任护士：＿＿＿＿＿ 时间：＿＿＿＿＿＿＿＿

术后记录

返回病房时间：＿＿＿＿＿＿

T：＿＿℃ P：＿＿次/min R：＿＿次/min BP：＿＿mmHg

意识：□清醒 □模糊 □嗜睡 □昏睡 □昏迷

皮肤情况：□正常 □破损/压疮/其他＿＿＿

静脉输液：□无

□有：□留置针 □经外周静脉穿刺中心静脉置管 □植入式静脉输液港 □其他＿＿＿

伤口敷料：□无 □有：□有渗出 □无渗出 带管情况：□无 □有＿＿＿

疼痛评分：＿＿分 恶心/呕吐：□无 □有

术后处置：□输液 □心电监护 □吸氧 □雾化吸入 □其他＿＿＿

健康教育：□伤口护理 □管道护理 □饮食护理 □用药指导 □疼痛护理 □专科指导 □心理护理

特殊病情记录：＿＿＿＿＿＿＿＿＿＿＿＿＿＿＿＿＿＿＿＿＿＿＿＿＿＿＿＿

责任护士：＿＿＿＿＿＿ 时间：＿＿＿ ＿＿＿

1. 一般护理记录单

可采用表单式,也可采用描述性记录方式,简要记录患者入院时的基本情况。内容包括患者的一般资料、入院评估及术前相关知识的健康教育、术前记录、术后首次记录及出院记录。入院评估应记录患者的步态、生命体征、意识、皮肤状况、过敏史及戴管情况等,如有特殊病情应据实记录。术后应详细记录患者返回病房的时间及生命体征、意识、皮肤、伤口敷料、导管、疼痛评分、术后相关处置及相关健康知识的健康教育等情况。出院记录应包含患者出院时的生命体征、意识、伤口敷料、导管、疼痛评分、恶心呕吐及出院后相关知识的健康教育和明确的出院时间,如有特殊病情应据实记录。

2. 记录内容视病情及治疗的需要决定

术后留院观察期间发生病情变化、术后并发症、合并症等特殊情况时应详细记录。

3. 根据专科护理的特点进行书写

护理记录需要体现专科的特点,注意突出观察的重点、针对性的护理措施与效果等。

4. 日间手术应加强护理风险的识别和防范意识

根据患者病情综合评估和记录,包括跌倒/坠床、VTE 防治、疼痛等方面的评估。

(谭　亮　莫　洋　刘蔚东)

第三节　日间手术病历的归档管理

一、运行病历的排序

运行病历应按照以下顺序排序以便于查看:日间手术一般护理记录、医嘱单、日间手术入院记录、术后首次病程记录、术前讨论记录、手术同意书、麻醉同意书、日间手术麻醉前评估表、手术风险评估表、手术安全核查表、麻醉记录、手术记录、特殊检查(特殊治疗)同意书、授权委托书、日间手术患者入院告知书、会诊记录、病理报告、检验报告单、特殊检查报告。

二、归档病历的排序

归档病历应按照以下顺序排序:住院病案首页、日间手术出院记录、日间手术入院记录、术后首次病程记录、术前讨论记录、手术同意书、麻醉同意书、手术风险评估表、手术安全核查记录、麻醉记录、手术记录、特殊检查(特殊治疗)同意书、检验报告单、特殊检查报告、日间手术麻醉前评估表、病理报告、体温单、医嘱单、其他各类医疗文书。

(谭　亮)

第四节　日间手术病历的质量监测指标

病案管理的质量控制有一系列的指标,如入院记录 24 小时内完成率、手术记录 24 小时内完成率、出院记录 24 小时内完成率、病案首页 24 小时内完成率、病理检查记录符合率、手术相关记录完整率、主要诊断填写正确率、主要手术填写正确率,以及出院患者病历的 3 日归档比例等。根据日间手术的流程特征,患者的住院时间在 24 小时内,导致日间手术医疗单元每日的出院患者数量和相应的需要完成的出院病历常远大于一般专科病房,但由于需要按照国家卫生健康委的有关规定将病案首页按时上传国家医院质量监测系统等原因,日间手术医疗单元需要与专科病房一样,按病案管理的要求做到出院患者的病历要在 3 日内归档。日间手术患者的病理检查报告单,可以在病理科发出正式报告后再及时补充归档。因此,日间手术病历的质量监测指标可以重点考核出院患者病历的 3 日归档比例。

233

$$出院患者病历\ 3\ 日归档比例 = \frac{3\ 个工作日内完成归档的出院患者病历数}{同期出院患者的病历总数} \times 100\%$$

1. 分子

指 3 个工作日内完成归档的出院患者的病历数量。

2. 分母

同期出院患者的病历总数。

3. 指标内涵

(1)反映日间手术医疗单元的病案管理质量的水平。

(2)反映专门的日间手术中心运行管理中手术医师与日间手术中心医务人员之间的协作水平。

（谭　亮　刘蔚东）

第十一章
日间手术的信息化管理

医疗信息化即医疗服务的数字化、网络化,不仅能提升医务人员的工作效率,提高服务质量、挖掘医疗潜能,又能方便地调配医疗资源,更为重要的是对于保障医疗的安全具有重要意义。随着信息技术的发展,从以电子病历系统为核心的医院信息化建设,向智慧医院、互联网医院方向发展,逐步建立医疗、服务、管理"三位一体"的智慧医院系统,进一步发挥信息技术在现代医院建设管理中的重要作用。

大型医疗机构已建立了基于电子病历的医院信息平台技术,包括医院信息系统(hospital information system,HIS)、门诊医师工作站、实验室信息系统(laboratory information system,LIS)、放射信息系统(radiology information system,RIS)、影像存储和传输系统(picture archiving and communication system,PACS)、病区护士工作站、手术麻醉系统等,这些是服务于传统住院流程的信息系统并且已能够很好地满足临床需求。但是日间手术作为新型的医疗服务模式,其诊疗流程不同于传统的住院模式,两者存在着较大差异。现有电子病历信息系统不能满足日间手术的流程需求,包括日间手术患者的预约、术前麻醉评估、入院前床位管理和手术排程、日间手术病历的书写及出院后随访等流程节点,导致日间手术的某些流程节点被迫使用手工模式处理,严重影响到日间手术管理的工作效率。

随着国家将日间手术列为深化医药卫生体制改革的重点工作内容,日间手术的服务模式必将成为各医院常规诊疗流程的重要组成部分。各医院需要基于已建立的医院信息系统平台技术,实现院内不同系统的数据耦合与流转,建立能够满足专门的日间手术中心和专科病房的日间手术单元管理两种模式的日间手术信息化管理系统。

一、系统整体架构

整个系统需要与医院现有的多个信息系统实现数据对接,包括门诊医师工作站、住院医师工作站、护士工作站、手术麻醉系统、LIS、PACS 等。其中,门诊与住院医师的工作站、护士工作站可采用嵌入日间手术信息系统方式,通过网络页面的方式调用,手术麻醉系统、HIS、LIS、PACS 通过数据库实现数据的实时交互,整个系统实现统一展示,统一入口。通过该架构,可以实现准确、快捷、高效及专业的服务,满足了日间手术的工作需求,提高工作及管理的效率(图 11-0-1)。

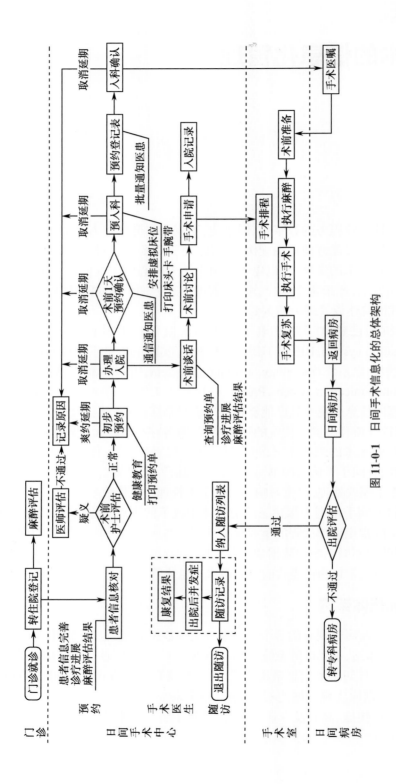

图 11-0-1 日间手术信息化的总体架构

二、系统功能的设计与流程

（一）日间手术申请

与门诊电子病历（electronic medical record，EMR）整合。

（二）日间手术管理工作站

日间手术管理功能分为流程管理、医师工作站、随访、数据统计分析等（图 11-0-2）。

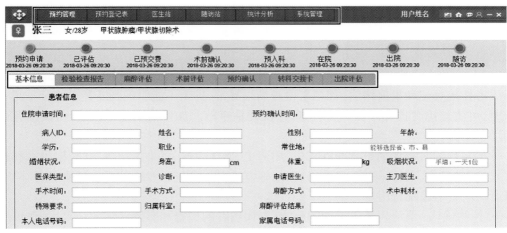

图 11-0-2 日间手术管理工作站

1. 流程管理

流程管理功能包括时间轴、患者信息、检查报告、麻醉评估、预约登记与评估、预约确认、术前确认、预入科管理、出院评估（图 11-0-3）。

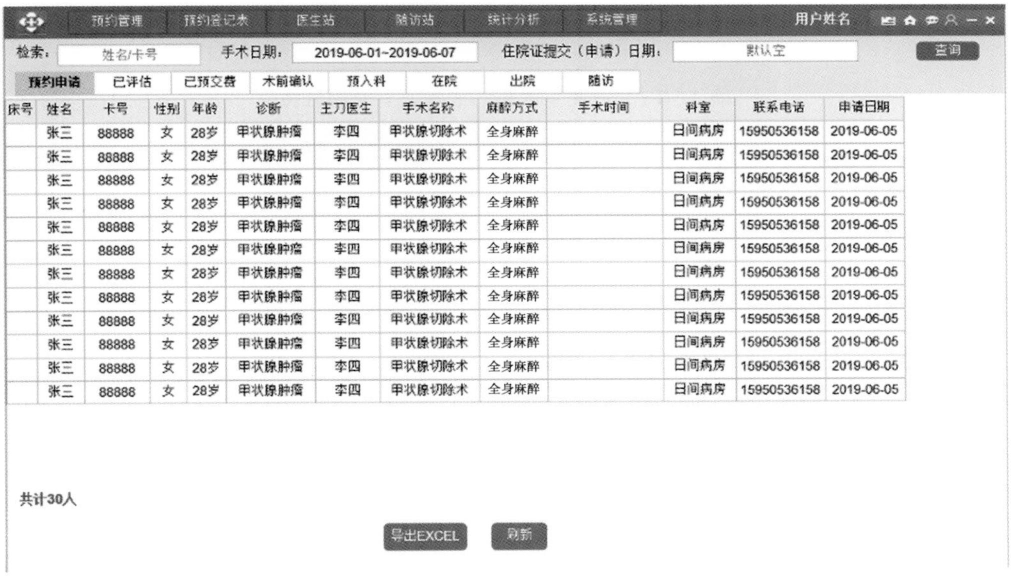

床号	姓名	卡号	性别	年龄	诊断	主刀医生	手术名称	麻醉方式	手术时间	科室	联系电话	申请日期
	张三	88888	女	28岁	甲状腺肿瘤	李四	甲状腺切除术	全身麻醉		日间病房	15950536158	2019-06-05
	张三	88888	女	28岁	甲状腺肿瘤	李四	甲状腺切除术	全身麻醉		日间病房	15950536158	2019-06-05
	张三	88888	女	28岁	甲状腺肿瘤	李四	甲状腺切除术	全身麻醉		日间病房	15950536158	2019-06-05
	张三	88888	女	28岁	甲状腺肿瘤	李四	甲状腺切除术	全身麻醉		日间病房	15950536158	2019-06-05
	张三	88888	女	28岁	甲状腺肿瘤	李四	甲状腺切除术	全身麻醉		日间病房	15950536158	2019-06-05
	张三	88888	女	28岁	甲状腺肿瘤	李四	甲状腺切除术	全身麻醉		日间病房	15950536158	2019-06-05
	张三	88888	女	28岁	甲状腺肿瘤	李四	甲状腺切除术	全身麻醉		日间病房	15950536158	2019-06-05
	张三	88888	女	28岁	甲状腺肿瘤	李四	甲状腺切除术	全身麻醉		日间病房	15950536158	2019-06-05
	张三	88888	女	28岁	甲状腺肿瘤	李四	甲状腺切除术	全身麻醉		日间病房	15950536158	2019-06-05
	张三	88888	女	28岁	甲状腺肿瘤	李四	甲状腺切除术	全身麻醉		日间病房	15950536158	2019-06-05
	张三	88888	女	28岁	甲状腺肿瘤	李四	甲状腺切除术	全身麻醉		日间病房	15950536158	2019-06-05

共计30人

图 11-0-3 日间手术流程管理

（1）时间轴：记录患者从预约开始到出院随访的日间手术流程的关键节点，形成闭环追溯的流程。时间轴记录的流程节点包括预约申请、已评估、已预交费、术前确认、预入科、在院、出院、随访，可作为各个功能的入口。患者住院期间使用医院的住院电子病历系统。

（2）患者信息：预约人员能够查询并完善患者的信息。

（3）检查结果：预约人员能够查看患者已完成的检查结果。

（4）麻醉评估：预约人员能够查看患者在麻醉门诊的评估内容及结果。

（5）预约登记与评估：患者在完成检查后，检查的结果自动反馈到日间手术信息平台。

预约登记时护士可在预约信息列表中查找患者，点击查看并完善患者一般资料和手术预约信息，包括身高、体重、学历、职业、家庭住址、患者联系方式及陪护联系方式、手术方式、手术时间、麻醉方式等。在系统中查看患者术前检查、麻醉评估的结果，达到准入标准者可进行患者住院登记和术前评估；如果患者检查结果异常，护士不能明确判断是否符合日间手术要求时，可将该患者提交给医师，由医师再次评估审核。如评估审核不通过，将该患者退出日间手术的流程。

护士在预约时需评估患者的既往史、用药史、血压情况、感染情况等，并根据手术和麻醉的方式，通过口头、书面、短信、二维码、微信等方式对患者进行专科的术前健康教育，同时提醒患者提前缴纳住院费用。

（6）预约确认：预约人员通过询问病史、查询患者的检查和麻醉评估的结果后，作出患者是否适宜日间手术的判断。确认后可以打印日间手术的预约单，并可对患者进行健康教育。

（7）术前确认：由护士在术前1天确认患者是否能按照计划来医院手术，当患者爽约、延期手术时予以记录并记录相关的原因。

术前1天，预约护士在系统中触发短信发送给患者进行手术确认。根据患者回复的内容，确定是否如期来院手术，如果患者不能如期手术而发生爽约，预约护士在系统中备注手术爽约原因。

手术爽约或取消的原因应分类记录（表11-0-1）

表11-0-1　日间手术爽约或者取消原因分类

来源	分类
患者因素	生理期
	感冒
	不愿意手术
	工作原因不能休假
	突发意外伤害
	没有合适的照护人
	全身麻醉患者未足够长时间禁饮禁食
	突发家庭意外事件

续表

来源	分类
手术医师因素	出差
	认为门诊医师手术指征评估不明确,无须手术
	风险大,不适合日间手术
	与普通择期手术时间冲突
	与教学、门诊等工作时间冲突
日间手术中心病房因素	床位紧张
	患者沟通困难,不宜日间手术
麻醉医师因素	风险大,不适合日间手术(术前麻醉评估不合理)
	年龄太大
	年龄太小
	认为术前检查内容不完善
手术室因素	手术量大,手术室紧张
	手术设备故障
	术前准备不充分
	患者办理入院时间太晚

(8)预入科管理:可以实现下一个工作日的床位分配、分时段的入院提醒和提前打印患者的手腕带、床头卡等功能。预约护士可以根据患者的性别、手术台次、手术和麻醉的方式合理安排下一个工作日手术患者的床位。为避免患者术前等待时间过长,可根据手术台次的情况发送短信提醒患者分时段入院。为缩短患者办理住院手续的等候时间,在患者入院前1天可在预入科管理的模块中提前打印患者的床头卡、手腕带、手术交接卡等住院的相关资料,以缓解手术当日集中办理入院带来的收治压力。

(9)出院评估:包括出院评估表、住院期间质量与安全事件的记录。

住院期间质量与安全事件的记录内容需要包括手术医师更换,手术方式更改,术中突发情况,中重度疼痛,中重度恶心呕吐,术后高热(39℃以上),非计划再次手术,手术并发症,其他非计划或意外情况(呼吸困难、过敏、手术部位错误、恶性发热、死亡等),以及延期出院、转专科等情况及其原因。

2. 医师工作站

包括手术的申请、日间手术入院记录和术前谈话记录的书写、查阅检查和门诊麻醉评估的结果、查看手术预约登记信息等功能模块。

手术医师或日间手术中心的医师根据日间手术信息系统的提示,确认下一个工作日手术患者的信息,并通过调用手术麻醉系统中的申请模块,为已预缴住院费的患者提交手术申请。

手术医师对已预缴住院费的患者可在日间手术管理平台中调用电子住院病历的术前谈话模块,完成术前谈话和相关风险告知;同时,可调用电子住院病历的日间手术入院记录模块,在患者实际住院前,提前书写日间手术入院记录并保存。

3. 随访

随访功能包括列出需要随访的患者清单及每位患者的就诊信息、随访记录、出院后并发症、康复结果等功能模块。

随访岗护士根据日间手术患者的疾病性质、术式、麻醉方式及术后康复的情况,以及根据随访的要求,在系统中选择随访的次数、时间和途径。系统自动汇总并显示当天需要随访的患者,预约护士可以通过短信和电话等方式进行出院随访,追踪患者的康复情况、有无并发症、提醒患者及时复诊、进行就医体验度调查等,并及时填写随访记录。随访的管理模块中可以查看患者病历资料,包括入院记录、出院记录、手术记录等,便于护士在随访时能更全面地掌握患者的相关资料,以便为患者提供有针对性的个性化随访。

随访记录包括日间手术患者需要随访的通用内容和专科内容。通用的随访内容包括伤口疼痛、伤口愈合、发热、恶心呕吐、食欲、睡眠、活动、抗菌药物的使用等,专科内容则要根据患者的病种和手术方式来确定。康复结果及日间手术的安全与质量指标,包括出院后并发症发生率、72 小时急诊就诊比例、7 日内非计划再次住院比例等,亦可调查日间手术患者的就医体验度及是否愿意向他人推荐日间手术。

4. 数据的统计分析

日间手术的信息化管理系统能够提供多种维度的日间手术查询和统计分析功能,实时动态地提供运营数据、工作量统计及日间手术的医疗质量与效率指标的数据分析。并通过可视化方式来实时动态地呈现,为各部门、各科室和医院管理者提供数据决策的支持。可统计分析的指标包括以下几方面。

(1)预约人数、爽约的人数与比例、手术当日取消的人数与比例。爽约和取消手术的人群分析(年龄、性别、文化程度、爽约原因等)。

(2)延期出院的人数、转专科的人数及其比例。

(3)首台手术患者的入手术室时间。

(4)专科、专科医师的日间手术数据分析。

(5)日间手术病种和手术方式、麻醉方式(全身麻醉、局部麻醉、其他)的数量及其比例。

(6)日间手术占全院择期手术的比例。

(7)日间手术中四级手术的病种、术式名称及其比例。

(8)出院随访的次数及其比例。

(9)出院后并发症、72 小时内急诊就诊、7 日内非计划再次住院及手术的患者数量及比例。

(莫　洋)

第十二章

日间手术与三级公立医院绩效考核

从 2009 年开始国家启动公立医院综合改革以来,中国的医院管理或者说医疗发展经历了质的飞跃。为进一步深化公立医院的改革,推进现代医院管理制度的建设,2019 年 1 月 30 日,国务院办公厅发布了《关于加强三级公立医院绩效考核工作的意见》(国办发〔2019〕4 号)(以下简称《意见》)。历经多次的修订版后,2022 年 3 月 30 日发布《国家三级公立医院绩效考核操作手册(2022 版)》(国卫办医函〔2022〕92 号)(以下简称《操作手册》)。全面推行绩效考核,是现代医院管理进程的一个重要里程碑,也是监管机构引导医院发展的指挥棒。

国家三级公立医院绩效考核的指标体系中,日间手术占择期手术比例、出院患者手术占比、出院患者微创手术占比、出院患者四级手术占比、手术患者并发症发生率、Ⅰ类切口手术部位感染率等三级指标与日间手术直接相关。本章从日间手术的功能定位、质量与安全的保障措施等角度,解读日间手术对三级公立医院绩效考核相关指标的影响。

第一节 三级公立医院绩效考核的目标和指标体系

一、政策背景

(一)三级公立医院从绩效评价到绩效考核

我国公立医院的绩效评价开始于 20 世纪 80 年代末期。卫生部于 1989 年 11 月 29 日制定了《医院分级管理办法(试行)》,对我国公立医院实施分级管理。在对医院进行分级评价的考核时,主要考核医院的规模、医院的功能与任务、医院管理、质量管理、思想政治工作与医德医风建设、医院安全和医院环境等七方面的内容。评价内容主要包括医院科室设置、人员配备、技术水平、医院管理、科室设备及各项统计指标。这种分级评价方法重点关注的是医院的能力而非医疗服务的过程与效果,重视的是医院的硬件和规模而非管理水平。随着我国经济的发展,这种分级评价体系已经不能满足新时代我国医院标准化、专业化和精细化的发展趋势。建立更符合时代需求的公立医院绩效考核制度成为我国医药卫生体制改革的动向之一。

2015 年 5 月 6 日发布实施的《国务院办公厅关于城市公立医院综合改革试点的指导意见》中明确要求,建立以公益性为导向的考核评价机制,制定绩效评价的指标体系。同年 12 月 10 日,国家卫生和计划生育委员会联合人力资源和社会保障部、财政部、国家中医药管理局印发了《关于加强公立医疗卫生机构绩效评价的指导意见》,进一步指导各地加强公立医疗卫生机构的绩效评价工作。

直至 2017 年 7 月 14 日,国务院办公厅发布的《关于建立现代医院管理制度的指导意见》中明确提出要建立以公益性为导向的考核评价机制,定期组织公立医院的绩效考核,考核结果与财政补助、医保支付、绩效工资总量以及院长薪酬、任免、奖惩等挂钩。而后续出台的《中共中央国务院关于全面实施预算绩效管理的意见》《深化医药卫生体制改革 2018 年下半年重点工作任务》再次对开展公立医院的绩效考核工作提出了要求。一系列文件的先后发布,使得公立医院的绩效评价转变为绩效考核,为三级公立医院绩效考核制度的正式建立奠定了政策基础。

(二)接轨国际医院评审标准

1965 年,美国国会通过的《医疗法》中明确规定:只有通过医疗卫生机构认证联合委员会(Joint Commission on Accreditation of Healthcare Organizations,JCAHO)认证(简称 JC 认证)的医疗机构才可以从美国联邦和各州政府得到 Medicare 和 Medicaid 两大医疗保险的偿付,即美国将 JC 认证提升至国家层面并赋予其特殊效力。JCI 是美国 JCAHO 对美国以外的医疗机构进行认证的分支机构,其评审标准强调医院在关键功能性区域上的表现,在国际医院评审中具有较大的影响力和公信力。2017 年 7 月 1 日生效的 JCI 标准第 6 版由 4 大部分内容组成:参与评审的要求、以患者为中心的标准、医疗机构管理标准和学术型医疗中心医院标准。JCI 标准涵盖 16 个子系统、1 217 个要素、304 项标准(图 12-1-1)。虽然美国 JCI 标准为医院的评审标准而非绩效考核标准,但是对于我国医院的评审和考核具有借鉴意义。

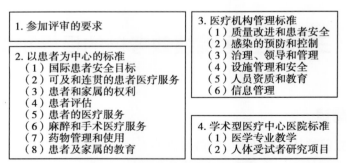

图 12-1-1 JCI 评审标准体系框架

我国三级公立医院绩效考核标准的制定,在确定三级医院功能定位以推进分级诊疗的基础上,秉承"以患者为中心、重视医疗质量"的理念,和国际医院的评审制度进行了有效接轨。

综上所述,在已建立医院分级管理制度的基础上,以三级公立医院绩效考核工作为突破口,国家从顶层设计层面指导三级公立医院建立现代医院的管理制度,引导三级公立医院进一步落实功能定位,提高医疗服务质量和效率,推进分级诊疗制度建设,为人民群众提供高质量的医疗服务。

二、绩效考核重点内容

(一)考核支撑体系和考核程序

截至 2017 年,我国三级医院数量已达到 2 340 个,其中三级甲等医院有 1 360 个。为了完成三级公立医院的绩效考核这项重大工程,《关于加强三级公立医院绩效考核工作的意见》(国办发〔2019〕4 号)要求建立统一的考核支撑体系,加强考核的标准化、规范化、电子化,确保考核数据客观、真实。国家卫生健康委员会负责建立了三级公立医院绩效考核的 4 大支撑体系(图 12-1-2),以及规范的考核程序,包括医院自查自评、省级年度考核、国家监测分析 3 个步骤,明确相应步骤完成的时间节点和责任主体。

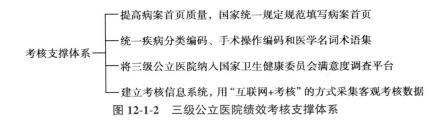

图 12-1-2　三级公立医院绩效考核支撑体系

(二)指标体系和考核指标

1. 考核指标体系

根据《操作手册》,在三级公立医院绩效考核的整个指标体系中,包含一级指标 4 个、二级指标 14 个、三级指标 55 个(定量 50 个和定性 5 个)、新增指标 1 个(图 12-1-3)。

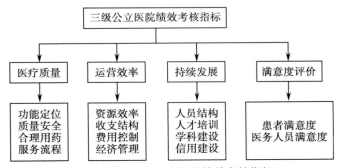

图 12-1-3　三级公立医院绩效考核指标

2. 绩效考核指标的导向目标

(1)回归三级公立医院的功能定位:早在《医院分级管理办法(试行)》中就明确,三级医院是向几个地区提供高水平的医疗卫生服务和执行高等教学、科研任务的区域性医疗中心,接诊对象为急危重症和疑难复杂疾病的患者。

由于国家三级公立医院的医疗水平较高,基层医院的医疗服务水平偏低,患者无论发生了什么疾病都希望优先选择三级公立医院,一方面造成三级公立医院超负荷接诊,另一方面基层医院缺乏患者资源,导致医疗资源的配比失衡,整体上降低了人民群众对医疗的满意度。由此,国家在推进分级诊疗的过程中,借助《意见》《操作手册》的绩效考核指标,希望三级公立医院回归其功能定位,逐步提高下转患者的人次数。

(2)合理用药考核取代单一的药占比考核:药占比作为医院绩效考核的重要考核指标,此前写入了国家文件中。《公立医院改革意见》中明确提出,力争到 2017 年试点城市公立医院的药占比(不含中药饮片)总体降至 30% 左右,而《意见》明确将用合理用药的相关指标取代了单一的药占比。

《操作手册》中合理用药的指标体系要求逐步提高点评处方占处方总数的比例,逐步降低抗菌药物的使用强度,逐步提高门诊和住院患者基本药物的使用比例以及逐步扩大国家组织基本药物的涵盖范围。

合理用药作为三级公立医院绩效考核的二级指标,一方面会促使三级公立医院提高药学服务能力,另一方面也会影响医药企业等供给端的产能和产品结构,中标的基本药物的产能将提高,而抗菌药物、辅助性药品以及非集中采购的中标药品的相应市场份额会相应减少。

(3)重视患者的服务质量和满意度:《意见》针对患者就医中的突出问题,有针对性地设计考核指标,如提高手术效率,考核日间手术占择期手术比例,缩短平均住院日,使患者更便捷地获得手术治疗,缩短等待时间;考核门诊患者的平均预约诊疗率、预约等待时间、减少往返医院的次数、在医院内的排队时间及门诊全程候诊时间,尤其是通过考核预约就诊患者的门诊全程候诊时间,以促进医院实施精准预约,节约患者就医的时间成本。《操作手册》还将满意度评价单独设立为一级考核指标体系,明确要求逐步提高患者(含住院和门诊)的满意度。

同时根据《意见》,2019 年 3 月底前全国三级公立医院已全部纳入国家满意度的调查平台。患者可通过手机扫描二维码进入平台,对自己的就医感受作出选择和回答,实现了监管机构对三级公立医院服务可及性的实时动态监控。

(4)按病种的质量考核:2017 年 6 月 20 日,国务院办公厅出台了《关于进一步深化基本医疗保险支付方式改革的指导意见》,其中明确提出了全面推行以按病种付费为主的多元复合式的医保支付方式,并选择部分地区开展按疾病诊断相关分组付费的试点。

三级考核指标中的"单病种质量控制",从医保支付层面为其提供数据评价的基础。在质控层面,《意见》提出通过代表性的单病种质量控制指标,考核医院重点病种、关键技术的医疗质量和医疗安全的情况。

(5)提高医务人员的收入水平及凸显工作能力的重要性:我国三级公立医院医师的薪酬大多与工龄、专业技术职称挂钩,如果工龄时间长、专业技术职称较高,一般基本工资也会相应较高。但是在实践中,医师专业技术职称的高低及其本人的能力、工作量并不能完全画等号,该差距的存在很容易造成医院内医务人员的收入分配不均,部分医务人员的工作积极性不高。

为了解决这一问题,《操作手册》:首先,从收入总量层面,要求逐步提高人员支出占医院业务支出比重;其次,明确监测比较每名执业医师日均住院工作负担;再次,从强调工作效率出发,要求逐步提高卫生技术人员科研成果的转化金额;最后,要求逐步提高医务人员的满意度,对该绩效考核指标的结果也是采用满意度调查平台进行实时的数据监控。

3. 绩效考核的影响及结果应用

虽然绩效考核是一项比较专业的行政管理工作,也不能据此对三级公立医院直接采取降级等相关的处分行为,但是每年的考核结果将影响到医院后续运营的各项基础性条件。

(1)考核结果的共享和公开:《意见》要求各地建立绩效考核信息和结果的部门共享机制,意味着三级公立医院的绩效考核结果不再局限于卫生管理部门的内部使用,其他部门(如财政部、国家发展和改革委员会、教育部、人力资源和社会保障部、国家医保局、国家中医药管理局等)也可以了解三级公立医院绩效考核的结果,该共享机制的建立为后期强化考核结果的应用落地埋下了伏笔。

另外,国家卫生健康委员会每年将以适当方式向社会公布三级公立医院绩效考核的结果。这将在一定程度上影响到患者对就诊医院的选择,部分考核结果分数较低的医院可能面临就诊患者减少的风险。

(2)绩效考核结果的应用:《意见》明确将绩效考核结果作为三级公立医院的发展规划、重大项目立项、财政投入、经费核拨、绩效工资总量核定、医保政策调整的重要依据,同时与医院的评审评价、国家医学中心和区域医疗中心的建设以及各项评优评先的工作紧密结合。

另外,从医院管理人员的角度来说,绩效考核的结果会作为选拔任用公立医院的党组织书记、院长和领导班子成员的重要参考。

(刘蔚东)

第二节　日间手术相关的三级公立医院绩效考核指标

三级公立医院绩效考核的 55 项三级考核指标中有日间手术占择期手术比例,同时还有出院患者手术占比、出院患者微创手术占比、出院患者四级手术占比等指标与日间手术密切相关。另外,手术患者并发症发生率、Ⅰ类切口手术部位感染率等指标与日间手术相关。这些指标作为公立医院综合改革的重要内容,紧贴临床一线的工作实际,旨在充分调动医务人员全员参与的积极性,提供高质量的服务,这符合当前国家对三级公立医院的功能定位,也包括"十四五",甚至到 2035 年远景目标的规划定位。

一、直接相关指标

日间手术与三级公立医院绩效考核的直接相关指标包括日间手术占择期手术比例、出院患者手术占比、出院患者微创手术占比、出院患者四级手术占比、手术患者并发症发生率、Ⅰ类切口手术部位感染率等。日间手术对这些指标的贡献度,除出院患者四级手术占比可能是逆向作用外,其他的指标都是正向作用。

1. 日间手术占择期手术比例

$$日间手术占择期手术比例 = \frac{日间手术台次数}{同期出院患者择期手术总台次数} \times 100\%$$

(1)分子:日间手术台次数,为日间手术室或住院部手术室内、麻醉状态下完成的择期日间手术人数。

(2)分母:同期出院患者的择期手术总台次,为择期手术 + 介入治疗人数。

(3)指标内涵

1）要求三级公立医院开展日间手术：通过创新服务流程，提高医疗效率，让优质的医疗资源服务更多患者。

2）需要逐步扩大日间手术的适宜病种和术式范围，来提高日间手术占择期手术的比例。

2. 出院患者手术占比

$$出院患者手术占比 = \frac{出院患者手术台次数}{同期出院患者总人次数} \times 100\%$$

（1）分子：出院患者手术台次数，以人数为单位进行统计，即同一次住院就诊期间患有同一疾病或不同疾病施行多次手术者，按 1 人统计，总数为手术和介入治疗人数累加求和。

（2）分母：同期出院患者总人次数，是指出院人数，即考核年度内所有住院后出院患者的人数。包括医嘱离院、医嘱转其他医疗机构、非医嘱离院、死亡及其他人数，不含家庭病床撤床人数。

（3）指标内涵

1）调节医院手术和非手术的病种结构，推动医院手术能力的提高。

2）三级公立医院发展日间手术，能够直接提高出院患者手术占比。

3）提高出院患者手术占比，无论是传统住院模式外科手术还是日间手术，均需要优化手术科室的医疗流程，包括缩短术前检查时间、等候手术时间，应用微创技术，推进 ERAS 策略的临床应用，促进患者早日康复等。

全面推广 EARS 策略，需要采取优化围手术期的处置方案，减少患者术后疼痛和呕吐的发生，提倡早进食、早活动等一系列的临床措施，既可以提高手术科室的工作效率，又可以促进患者早日康复，减少术后并发症的发生。

4）根据国家卫生健康委员会发布的日间手术推荐目录，日间手术既包括三级公立医院绩效考核指标中的手术类别，也包括一些临床处置项目，临床处置项目不能纳入出院患者手术台次数。因此，综合医院在筛选日间手术的病种和术式时，需要减少非手术类的临床处置项目，方能有助于提高医院的出院患者手术占比。

3. 出院患者微创手术占比

$$出院患者微创手术占比 = \frac{出院患者微创手术台次数}{同期出院患者手术台次数} \times 100\%$$

（1）分子：出院患者微创手术台次数，以人数为单位进行统计，即同一次住院就诊期间患有同一疾病或不同疾病施行多次微创手术者，按 1 人统计。

（2）分母：同期出院患者手术台次数，为手术和介入治疗人数累加求和。

（3）指标内涵

1）反映三级公立医院推动功能定位的落地情况，引导医院促进微创手术的发展。微创手术是过去 30 余年临床医学发展的突破性成就。以 20 世纪 90 年代腹腔镜胆囊切除术为标志，内镜、腹腔镜和机器人手术为代表的微创技术已广泛应用于临床各个学科。微创技术代表了外科新技术的发展方向，可以减少患者痛苦，促进患者早日康复。出院患者微创手术占比指标反映了手术科室的临床诊疗能力和新技术的创新与应用水平。

2）日间手术代表优化外科诊疗流程的新医疗模式，微创手术体现了临床诊疗技术的创新和应用能力，综合考核手术科室的诊疗流程和诊疗技术，能够在一定程度上反映其管理能力和诊疗水平。因此，综合性医院开展日间手术需要有明确的日间手术定位和发展方向，突出微创技术的特色,重点发展内镜和腹腔镜手术。

4. **出院患者四级手术占比**

$$出院患者四级手术占比 = \frac{出院患者四级手术台次数}{同期出院患者手术台次数} \times 100\%$$

(1)分子:出院患者四级手术台次数,指出院患者住院期间实施四级手术和按照四级手术管理的介入诊疗人数之和。

(2)分母:同期出院患者手术台次数,指出院患者手术(含介入)人数。同一次住院就诊期间患有同一疾病或不同疾病施行多次手术者,按 1 人统计。

(3)指标内涵

1)纳入绩效考核的四级手术为对健康危害大的疾病所实施的高风险、高难度、过程复杂的手术,反映三级公立医院推动功能定位的落地情况,引导医院收治疑难危重症患者。

2)一般认为日间手术是小手术,以一、二级手术为主,如果这样定位日间手术必然会降低出院患者四级手术占比。因此,三级公立医院开展日间手术要有明确的功能定位,在日间手术流程成熟、手术质量和安全有保障的前提下,可以逐步开展与医院功能定位一致的三、四级手术。普通外科的传统开放或腔镜甲状腺恶性肿瘤根治术、胸外科胸腔镜和机器人肺叶切除术等四级手术在技术成熟的医院可以选择作为日间手术的适宜病种和术式,髋关节置换的日间手术也已在部分医院成功开展。

5. **手术患者并发症发生率**

$$手术患者并发症发生率 = \frac{手术患者并发症发生例数}{同期出院的手术患者人数} \times 100\%$$

(1)分子:手术患者并发症发生例数,指择期手术和择期介入治疗患者并发症发生人数。统计住院病案首页中出院诊断符合"手术并发症诊断相关名称"且该诊断入院病情为"无"的病例。同一患者在同一次住院发生多个入院病情为"无"的择期手术后并发症,按 1 人统计。

(2)分母:同期出院的手术患者人数,指同期出院患者择期手术人数。统计单位以人数计算,总数为实施择期手术和介入治疗人数累加求和。不包括妊娠、分娩、围产期、新生儿患者。

(3)指标内涵

1)手术并发症,可以分为术中和术后并发症。术后并发症包括术后出血或血肿、术后伤口裂开、肺部感染、肺栓塞、深静脉血栓、败血症、猝死及呼吸衰竭等。术中并发症包括术中发生或由手术造成的休克、骨折、人工气道意外脱出等。

2)这是医疗质量管理和监控的重点,也是患者安全管理的核心内容,同时是衡量医疗技术能力和管理水平的重要结果指标之一。

3)日间手术的术中并发症的发生与普通住院手术是相同的。但相对而言,日间手术是经过术前评估和筛选的适宜患者,一般情况下患者的基础疾病和合并病较少,手术术式确切成熟,并发症的风险应相对较低。

4)日间手术的术后并发症通常在住院病历首页中的反映较少。日间手术患者在术后几个小时即离开医院,日间手术的术后并发症可能发生在患者离开医院后。因此,日间手术需要制定规范、严谨的随访制度来跟踪、反馈患者的术后并发症,以确保患者的安全。

6. Ⅰ类切口手术部位感染率

$$Ⅰ类切口手术部位感染率 = \frac{Ⅰ类切口手术部位感染人数}{同期Ⅰ类切口手术台次数} \times 100\%$$

(1)分子：Ⅰ类切口手术部位感染人数，指出院患者手术为Ⅰ类切口且病案首页中切口愈合等级字段填报为"丙级愈合"选项的人数。同一患者同一次住院有多个Ⅰ类切口丙级愈合手术，按1人统计。

(2)分母：同期Ⅰ类切口手术台次数，指同期出院患者手术为Ⅰ类切口人数，同一患者同一次住院多个Ⅰ类切口手术，按1人统计。

(3)指标内涵

1)反映医院感染的管理和防控情况。

2)日间手术一般是通过筛选的择期手术患者，以Ⅰ、Ⅱ类切口的手术为主。由于日间手术的管理模式，从住院病历首页体现的日间手术患者Ⅰ类切口手术部位的感染率为0。但手术部位感染是手术最常见的术后并发症，需要通过术后随访及时发现，指导患者正确处理伤口。

二、间接相关指标

日间手术与三级公立医院绩效考核的间接相关指标包括医疗服务收入(不含药品、耗材、检查收入)占医疗收入比例、抗菌药物使用强度、住院次均费用增幅、住院次均药品费用增幅、住院患者满意度、病例组合指数(case mix index，CMI)等。

1. 医疗服务收入(不含药品、耗材、检查检验收入)占医疗收入比例

$$医疗服务收入占比 = \frac{医疗服务收入}{医疗收入} \times 100\%$$

(1)分子：医疗服务收入，包括挂号收入、床位收入、诊察收入、治疗收入、手术收入、药事服务收入、护理收入。药品、耗材、检查检验收入除外。

(2)分母：医疗收入，指医院开展医疗服务活动取得的收入，包括门诊收入和住院收入。

(3)指标内涵

1)反映医院的收入结构，在降低药品、医用耗材费用和取消药品加成的同时，降低大型医用设备检查治疗的价格，合理调整体现医务人员技术劳务价值的医疗服务价格。

2)日间手术能够缩短平均住院日，可有效减少患者不必要的药品、耗材、检查的费用，使治疗、手术、麻醉等费用的占比上升，能够引导医疗机构强化内部管理，规范诊疗行为，控制药品和耗材的不合理使用，对逐步优化医院收入结构有着良性影响。

2. 抗菌药物使用强度

$$抗菌药物使用强度 = \frac{住院患者抗菌药物消耗量(累计 DDD 数)}{同期收治患者人天数} \times 100\%$$

(1)分子：住院患者抗菌药物消耗量(累计 DDD 数)，是住院患者在院期间抗菌药物应用情况，不包括住院患者出院带药。DDD 是限定日剂量(defined daily dose)，是药品用于治疗其主要临床适应证时的成人平均日用量，一般固定不变；累计 DDD 数即 DDDs，与用药频数有关。

(2)分母：同期收治患者人天数，指出院患者占用总床日数，是所有出院人数的住院床日

之和。

（3）指标内涵

1）反映不同年度的用药动态和用药结构，某抗菌药物 DDDs 大，说明用药的频度高，用药的强度大，对该药的选择倾向性大。

2）由于抗菌药物使用强度受多种因素影响，为使数据尽量可比，通过反映疾病复杂程度的 CMI 来校正。

3）日间手术一般具有标准化的临床路径，能够有效遏制不合理用药，降低 DDDs。但由于患者在院时间短，手术医师从术后恢复的安全性考虑，往往会嘱咐患者使用抗菌药物，或者患者出于焦虑自行购药，不合理地延长了抗菌药物的使用时间。因此，要对患者出院后的用药情况进行追踪，并对抗菌药物的使用进行个性化指导，保障抗菌药物的合理使用。

3. 住院次均费用增幅

$$住院次均费用增幅 = \frac{本年度出院患者次均医药费用 - 上一年度出院患者次均医药费用}{上一年度出院患者次均医药费用} \times 100\%$$

$$出院患者次均医药费用 = \frac{出院患者住院费用}{出院人次数}$$

（1）分子：出院患者住院费用即住院收入，是指医院开展住院医疗服务活动取得的收入。

（2）分母：出院人次数指出院人数。

（3）指标内涵

1）出院患者次均医药费用是指出院患者平均每次住院的医药费用，简称住院次均费用。是反映患者费用负担水平及其增长情况的重要指标。

2）由于出院患者的平均医药费用受多种因素影响，为使数据尽量可比，通过用反映疾病复杂程度的 CMI 来校正。

3）日间手术的时间短、花费少、恢复快，患者的医疗费用会明显降低，同时避免了各种不必要的费用支出，一定程度上减少了医疗资源的浪费，日间手术也成为合理控制医疗费用的"利器"。

4. 住院次均药品费用增幅

$$住院次均药品费用增幅 =$$
$$\frac{（本年度出院患者次均药品费用 - 上一年度出院患者次均药品费用）}{上一年度出院患者次均药品费用} \times 100\%$$

$$出院患者次均药品费用 = \frac{出院患者药品费用}{出院人次数}$$

（1）分子：出院患者药品费用，指患者住院期间的药品费用。

（2）分母：出院人次数，指出院人数。

（3）指标内涵

1）出院患者次均药品费用指考核年度出院患者平均每次住院的药品费用，简称住院次均药品费用。住院次均药品费用增幅是反映患者的药品费用负担水平及其增长情况的重要指标。

2）日间手术不仅对直接减少患者的住院费用具有积极作用，而且对降低次均药品费用也有明显的效果。日间手术能够控制药品费用的不合理增长，对于提高医院合理用药的水平具有重要的导向作用。

5. 住院患者满意度

住院患者满意度调查得分。指标内涵如下。

(1)调查问题维度包括医患沟通、医务人员的回应性、出入院手续和信息、疼痛管理、用药沟通、环境与标识、膳食质量、沟通态度等。

(2)我国在2017年提出深化医药卫生体制策略时,要求日间手术在三级医院作为试点开展,同时也出台了相关政策来推行这种新型的医疗服务模式,在一定程度上缓解了居民"看病难、看病贵"的状况。

(3)由于日间手术具有减少患者住院费用、缩短术前等待时间和住院时间等优势,能在一定程度上提高患者满意度。同时,医保的结算方式不能完全满足日间手术模式的需求,以及出院后处置发生不良反应的不便利性又会降低患者满意度,甚至导致医患矛盾。因此,要加强医务人员临床技能水平以及医患沟通能力的培养,做好术前健康教育工作和术后随访工作。

(4)日间手术可以开展"一站式"管理模式,通过设立全病程管理师,有效衔接院前、院中、院后的环节,让患者更加有归属感、安全感。

6. 病例组合指数

$$CMI=\frac{总权重}{该医院全体病例数}$$

(1)分子:总权重=∑(某DRG费用权重×该医院该DRG病例数)。某DRG费用权重=该DRG病例的平均费用或成本÷本地区所有病例的平均费用或成本。

(2)分母:该医院全体病例数,指纳入部权重计算的全部病例数。

(3)指标内涵

1)CMI是DRG在医疗服务产出分类评价过程中的重要指标,提示医院收治病例的平均技术难度,是国际上评判医疗服务技术难度的重要指标。如果所有医疗机构治疗此类疾病所消耗的医疗资源都较高,说明治疗此类疾病的难度较大。

2)日间手术中心通过逐步调整手术病种和术式结构,鼓励开展微创手术,绩效制度向重点手术和重点病种倾斜,剔除简单的一级小手术,鼓励开展相对复杂的三、四级手术等方式,CMI也能逐步提升。

3)CMI的提高对手术医师、麻醉医师、护士提出了更高的要求,要严格执行患者的筛选标准,做好术前检查和评估工作;并制定严格的出院评估制度与严密的随访计划,建立完整的应急预案,保障患者的安全。

（张　洁）

参考文献

［1］国家老年疾病临床医学研究中心 (湘雅), 中国日间手术合作联盟. 直肠肛门日间手术临床实践指南 (2019 版)[J]. 中华胃肠外科杂志, 2019, 22 (11): 1001-1011.

［2］国家老年疾病临床医学研究中心 (湘雅), 国家科技部内镜微创技术装备与标准国际联合研究中心. 综合医院日间手术室运行和管理中国专家共识 (2022 版)[J] 中华消化外科杂志, 2022, 21 (9): 1173-1179.

［3］国家老年疾病临床医学研究中心 (湘雅). 日间手术病历书写规范专家共识 (2019 年)[J]. 中国普通外科杂志, 2019, 28 (10): 1171-1176.

［4］国家老年疾病临床医学研究中心 (湘雅), 中华医学会运动医疗分会. 关节镜日间手术临床实践专家共识 [J]. 中国内镜杂志, 2020, 26 (6): 1-7.

［5］中华医学会小儿外科学会内镜外科学组. 小儿外科日间手术专家共识 [J]. 中华小儿外科杂志, 2020, 41 (8): 676-682.

［6］蒋灿华, 蔚新春, 张志愿, 等. 口腔颌面外科日间手术中国专家共识 [J]. 中国口腔颌面外科杂志, 2019, 17 (5): 385-390.

［7］李新营, 郑向前, 姜可伟. 甲状腺日间手术中国专家共识 (2021 版)[J]. 中国普通外科杂志, 2021, 30 (5): 499-509.

［8］张春芳, 高阳, 张恒, 等. 机器人胸外科日间手术临床实践专家共识 [J]. 中国内镜杂志, 2021, 27 (8): 10-20.

［9］郭曲练, 程智刚, 胡浩, 等. 麻醉后监测治疗专家共识 [J]. 临床麻醉学杂志, 2021, 37 (1): 89-94.

［10］国际日间手术学会, 中国日间手术合作联盟. 日间手术手册 [M]. 北京: 人民卫生出版社, 2015.

［11］国际日间手术学会, 中国日间手术合作联盟. 日间手术发展与实践 [M]. 北京: 人民卫生出版社, 2016.

［12］马洪升. 日间手术 [M]. 北京: 人民卫生出版社, 2016.

［13］于丽华. 中国日间手术发展的历程与展望 [J]. 中国医院管理, 2016, 36 (6): 16-18.

［14］马洪升. 日间手术: 一种富有挑战性的手术管理模式 [J]. 华西医学, 2019, 34 (2): 113-115.

［15］马洪升, 蒋丽莎, 刘洋, 等. 快速康复外科理念在日间手术中的实践 [J]. 中国普外基础与临床杂志, 2015, 22 (11): 1384-1385.

［16］莫洋, 瞿宏颖, 吴思容, 等. 全程管理模式在日间手术病房管理中的应用 [J]. 中华现代护理杂志, 2018, 24 (15): 1748-1752.

［17］莫洋, 刘蔚东. 机器人胸外科日间手术的围手术期护理 [J]. 机器人外科学杂志 (中英文), 2022, 3 (2): 104-109.

［18］莫洋, 陈亚玲, 石峰华, 等. 开展品管圈活动降低日间手术爽约率的效果分析 [J]. 华西医学, 2017, 32 (4): 488-492.

［19］刘蔚东. 日间手术合理调配诊疗资源 [J]. 中国卫生人才, 2016 (3): 27-30.

［20］陈亚玲, 莫洋, 谭亮, 等. 综合性医院日间手术中心的建设和运营管理 [J]. 华西医学, 2019, 34 (2): 127-132.

［21］胡晓, 刘倩, 黄晓萱, 等. 日间手术病房的精益管理策略 [J]. 华西医学, 2019, 34 (2): 159-163.

［22］ 石峰华, 黄晓萱, 刘倩, 等. 日间手术信息化平台建设与实践 [J]. 华西医学, 2021, 36 (2): 238-243.

［23］ 植艳茹, 李海燕, 陆清声, 等. 住院患者静脉血栓栓塞症预防护理与管理专家共识 [J]. 解放军护理杂志, 2021, 38 (6): 17-21.

［24］ 《中国血栓性疾病防治指南》专家委员会. 中国血栓性疾病防治指南 [J]. 中华医学杂志, 2018, 98 (36): 2861-2888.

［25］ 中国健康促进基金会血栓与血管专项基金专家委员会. 静脉血栓栓塞症机械预防中国专家共识 [J]. 中华医学杂志, 2020, 100 (7): 484-492.

［26］ 高卉. 围术期血糖管理专家共识 (快捷版)[J]. 临床麻醉学杂志, 2016, 32 (1): 93-95.

［27］ 中国健康促进基金会血栓与血管专项基金专家委员会, 中华医学会呼吸病学分会肺栓塞与肺血管病学组, 中国医师协会呼吸医师分会肺栓塞与肺血管病工作委员会. 医院内静脉血栓栓塞症防治与管理建议 [J]. 中华医学杂志, 2018, 98 (18): 1383-1388.

［28］ 欧阳文, 李天佐, 周星光, 等. 日间手术麻醉专家共识 [J]. 临床麻醉学杂志, 2016, 32 (10): 1017-1022.

［29］ 中国抗癌协会头颈肿瘤专业委员会, 中国抗癌协会甲状腺癌专业委员会. 甲状腺外科 ERAS 中国专家共识 (2018 版)[J]. 中国肿瘤, 2019, 28 (1): 26-38.

［30］ 支修益, 刘伦旭, 中国胸外科围手术期气道管理指南 (2020 版) 编写委员会. 中国胸外科围手术期气道管理指南 (2020 版)[J]. 中国胸心血管外科临床杂志, 2021, 28 (3): 251-262.

［31］ 中华医学会呼吸病学分会肺栓塞与肺血管病学组, 中国医师协会呼吸医师分会肺栓塞与肺血管病工作委员会, 全国肺栓塞与肺血管病防治协作组. 肺血栓栓塞症诊治与预防指南 [J]. 中华医学杂志, 2018, 98 (14): 1060-1087.

［32］ 曹晖, 陈亚进, 顾小萍, 等. 中国加速康复外科临床实践指南 (2021 版)[J]. 中国实用外科杂志, 2021, 41 (9): 961-992.

［33］ 中华医学会糖尿病学分会. 中国 2 型糖尿病防治指南 (2017 年版)[J]. 中国实用内科杂志, 2018, 38 (4): 292-344.

［34］ 杨晓宇, 王健, 孟彦, 等. 中国日间手术在探索中前行 [J]. 中国卫生经济, 2020, 39 (4): 19-22.

［35］ 戴燕, 黄明君. 日间手术护理管理的实践 [J]. 中国护理管理, 2021, 21 (6): 951-956.

［36］ 孙国强, 赵从朴, 朱雯, 等. 智能语音识别技术在医院应用中的探索与实践 [J]. 中国数字医学, 2016, 11 (9): 35-37.

［37］ 黄华平, 王海燕, 蒲杰, 等. 孕早期护士动态岗位管理应对护理人力资源短缺 [J]. 中国卫生质量管理, 2018, 25 (6): 73-76.

［38］ 陈世云, 陈超巧. 右美托咪定自控监护麻醉对眼鼻微创手术的影响 [J]. 中国内镜杂志, 2015, 21 (1): 17-21.

［39］ 李进燕, 袁雪莉, 王琦, 等. 以预住院模式优化日间手术流程 [J]. 中国卫生质量管理, 2020, 27 (5): 37-39.

［40］ 成翼娟, 黄丹莉, 李继平. 以能力为基础的护士人力资源管理一体化模式的构建 [J]. 中国护理管理, 2010, 10 (11): 73-75.

［41］ 张燕萍. 以临床需求为导向的日间手术信息管理系统设计与效果分析 [J]. 医院管理论坛, 2022, 39 (3): 94-96; 93.

［42］ 沈崇德, 童思木. 医院智能语音客户服务系统的创新研究与应用示范 [J]. 中国医学装备, 2013, 10 (1): 71-73.

［43］ 姜涛. 医院护理人才配置中存在的问题及对策 [J]. 人力资源, 2021 (2): 60-61.

［44］ 孙江洁, 何成森, 张利萍. 医生信任患者的相关因素 [J]. 中国心理卫生杂志, 2018, 32 (5): 407-409.

［45］ 俞德梁, 刘小南, 高博欣, 等. 医患助理助力提升围手术期管理质量 [J]. 中国卫生质量管理, 2021, 28 (5): 34-35; 43.

［46］ 高正, 干海琴. 眼科日间手术信息化管理体系的构建 [J]. 中华医院管理杂志, 2022, 38 (1): 47-50.

［47］ 王季芳, 洪怡莉, 周行涛, 等. 眼科日间手术术前管理的循证实践 [J]. 中华护理杂志, 2018, 53 (3): 267-271.

［48］ 伊晓瑜, 许雅静, 刘晓莉, 等. 信息化管理在日间手术诊疗过程中的应用价值 [J]. 医疗装备, 2022, 35 (10): 43-45.

［49］ 卫荣, 侯梦薇, 盖晓红, 等. 物联网技术在日间手术管理中的应用 [J]. 中国卫生质量管理, 2019, 26 (5): 86-88.

［50］ 张薛晴, 翁艳翎, 宋玉磊, 等. 我国护理人力资源结构配置研究进展 [J]. 中国医院管理, 2020, 40 (8): 88-90.

［51］ 吴疆, 熊宇红. 资源护士调配中的决策分析与临床应用 [J]. 中国临床护理, 2020, 12 (4): 362-365.

［52］ 杨婷, 刘小颖, 吴新民. 围术期患者焦虑抑郁状态调查及其影响因素分析 [J]. 中华医学杂志, 2009, 89 (23): 1597-1601.

［53］ 杨一枭, 冀洪峡, 赵娜. 围术期肺康复训练在肺癌患者中的研究进展 [J]. 护理实践与研究, 2020, 17 (19): 49-51.

［54］ 谢昉, 冯艳, 孙德峰. 围手术期规范化麻醉评估流程在日间手术中的应用 [J]. 华西医学, 2021, 36 (2): 144-151.

［55］ 储萍萍, 顾君君. 微信平台延续性护理干预模式对日间膝关节镜手术患者的应用效果及评价 [J]. 海军医学杂志, 2020, 41 (1): 76-80.

［56］ 管利. 提高患者身份识别规范执行率的品管圈实践 [J]. 齐鲁护理杂志, 2015, 21 (22): 102-104.

［57］ 朱道珺, 张世辉, 戴燕, 等. 四川大学华西医院日间手术室护理管理规范 [J]. 华西医学, 2019, 34 (2): 140-144.

［58］ 蒋丽莎, 谢晓兰, 戴燕, 等. 四川大学华西医院日间手术入院前管理规范 [J]. 华西医学, 2019, 34 (2): 133-136.

［59］ 戴燕, 张雨晨, 马洪升. 四川大学华西医院日间手术护理规范 [J]. 华西医学, 2017, 32 (11): 1693-1695.

［60］ 戴燕, 赵晓燕. 日间手术病房管理护理模式实践 [J]. 中国循证医学杂志, 2010, 10 (7): 882-884.

［61］ 孙德峰, 侯源源, 孙忠良, 等. 规范化围术期综合评估图 (量) 表在日间手术模式实施中的应用 [J]. 医学与哲学 (B), 2017, 38 (7): 80-83; 90.

［62］ 王忠庆, 何苗, 邵尉. 数字化医院日间手术系统设计与应用 [J]. 中国数字医学, 2019, 14 (12): 42-44.

［63］ 乐霄, 赵体玉, 余云红, 等. 术前等待间手术患者焦虑状态及影响因素 [J]. 中国护理管理, 2017, 17 (7): 886-892.

［64］ 黄素华, 柯丹纯. 手术部位标识管理在手术患者中的应用 [J]. 护理实践与研究, 2017, 14 (8): 102-104.

［65］ 李诗涵, 杜姣姣, 戴燕, 等. 社区医院延续性护理对日间手术患者护理需求满足效果分析 [J]. 华西医学, 2016, 31 (4): 615-618.

［66］ 贾同英, 杨丽, 郑培永, 等. 上海市级医院日间手术发展的影响因素研究 [J]. 中国医院, 2015, 19 (4): 13-15.

［67］ 翁卫群, 施海燕, 严丽华, 等. 三级甲等综合医院优质护理服务示范病区护理人力配置研究 [J]. 护理学杂志, 2013, 28 (4): 1-4.

［68］ 刘红, 薛菊兰, 刘芸, 等. 三方考核管理模式提高择期手术术前准备质量 [J]. 护理学杂志, 2011, 26 (10): 19-20.

［69］ 邵维君, 朱华, 闻大翔, 等. 日间手术诊疗全过程信息化管理 [J]. 中国卫生质量管理, 2018, 25 (4): 6-9.

［70］ 厉玲玲, 郭佳奕, 郑盼, 等. 日间手术在分散型模式下的同质化管理实践 [J]. 中国医院, 2021, 25 (3): 85-87.

［71］ 郭晶, 刘素珍, 李继平, 等. 日间手术医院社区一体化协作网的建立及管理 [J]. 中华护理杂志, 2013,

48 (11): 986-988.

［72］ 栾伟, 杭晨, 贾润宇, 等. 日间手术医院- 社区联合随访模式的应用及效果评价 [J]. 中华医院管理杂志, 2019 (7): 533-535.

［73］ 李静怡, 周毅, 王国锋, 等. 日间手术信息系统的设计与应用效果分析 [J]. 中国医疗设备, 2018, 33 (4): 115-118.

［74］ 俞斌, 马戈, 张涛. 日间手术信息化管理功能模块建设经验分享 [J]. 华西医学, 2022, 37 (2): 278-281.

［75］ 李丽华, 张庆. 日间手术麻醉新进展 [J]. 医学综述, 2010, 16 (14): 2211-2213.

［76］ 傅文静, 李晓玲. 日间手术临时取消的现状及其干预的研究进展 [J]. 广西医学, 2020, 42 (18): 2429-2432; 2462.

［77］ 罗永, 罗利, 白会芳, 等. 日间手术两种管理模式的评价 [J]. 中国卫生事业管理, 2016, 33 (9): 667-670; 690.

［78］ 陈益, 沈杨, 谢浩芬, 等. 日间手术精细化运营管理实践及体会 [J]. 中国医院, 2022, 26 (8): 14-17.

［79］ 龚兴荣, 骆华杰, 贾昊, 等. 日间手术集中式与分散式管理模式的研究及实践 [J]. 中国医院, 2015, 19 (8): 37-38.

［80］ 杨艳. 日间手术绩效核算方案探讨 [J]. 医院管理论坛, 2019, 36 (5): 23-24; 16.

［81］ 宋文洁, 文黎敏, 王军, 等. 日间手术绩效管理体系的探索与实践 [J]. 华西医学, 2020, 35 (2): 141-145.

［82］ 刘美玲, 龚桂芳, 曹晓均, 等. 日间手术患者智能随访服务系统的设计与应用 [J]. 中国卫生信息管理杂志, 2020, 17 (2): 218-222.

［83］ 赵艳君, 肖雪青. 日间手术患者延续性护理服务需求调查与分析 [J]. 实用医药杂志, 2020, 37 (8): 752-756.

［84］ 张丽青, 蒋碧媛, 许多, 等. 日间手术患者术后护理需求的调查 [J]. 解放军护理杂志, 2015, 32 (10): 52-53; 65.

［85］ 胡燕华, 周会兰, 梁杨, 等. 日间手术患者焦虑情绪管理研究现状 [J]. 中国护理管理, 2019, 19 (7): 4.

［86］ 袁秀群, 杨艳, 吴晓蓉, 等. 日间手术患者出院准备评估研究进展 [J]. 中国实用护理杂志, 2016, 32 (24): 1917-1920.

［87］ 毛中亮, 杜晓霞, 苏茂生. 日间手术管理信息系统的设计与应用 [J]. 中国卫生信息管理杂志, 2018, 15 (2): 197-201.

［88］ 缪传文, 钟力炜, 王理伟, 等. 日间手术管理模式的实践探讨 [J]. 医学信息, 2013 (18): 31-32.

［89］ 王红迁, 汪鹏, 王飞, 等. 日间手术管理服务信息化体系构建研究 [J]. 中国卫生信息管理杂志, 2020, 17 (2): 211-214; 252.

［90］ 安燚, 王振军. 日间手术的概念和基本问题 [J]. 中国实用外科杂志, 2007, 27 (1): 38-40.

［91］ 张莹, 辛科道, 黄辉, 等. 日间手术存在的问题与发展策略研究 [J]. 医学与哲学 (B), 2018, 39 (1): 84-87.

［92］ 王黎, 景剑, 申文荣, 等. 人性化弹性排班管理模式在乳腺外科护理人力资源优化配置中的应用 [J]. 齐鲁护理杂志, 2022, 28 (2): 164-166.

［93］ 付雪, 尤黎明, 郑晶, 等. 全面二胎政策下护理人力现状及管理策略研究进展 [J]. 解放军护理杂志, 2019, 36 (8): 73-75.

［94］ 周红, 周文娟. 全髋关节置换术患者术后功能锻炼指导单的设计与应用 [J]. 护理学杂志, 2011, 26 (4): 90-91.

［95］ 中华人民共和国卫生和计划生育委员会. 全国护理事业发展规划 (2016—2020 年)[J]. 中国护理管理, 2017, 17 (1): 1-5.

［96］ 郑佩君, 谢浩芬, 任松静. 宁波市分时段预约就医模式的实践与探讨 [J]. 医院管理论坛, 2021, 38 (3): 47-49; 18.

［97］ 万昕乐, 王恺, 陈丽君. 面向择期患者的多医院手术室联合排程研究 [J]. 工业工程与管理, 2018, 23 (1): 71-78; 85.

［98］ 田孝东, 杨尹默. 理念更新引领行为进步:《加速康复外科中国专家共识及路径管理指南 (2018 版)》外科部分解读 [J]. 协和医学杂志, 2018, 9 (6): 485-489.

［99］ 王天佑. 快速康复外科理念与胸外科 [J]. 中国胸心血管外科临床杂志, 2014, 21 (1): 3-4.

［100］ 谢浩芬, 陈巧女, 朱薇薇, 等. 课题达成型品管圈在日间手术护理模式优化中的应用 [J]. 中华现代护理杂志, 2019, 25 (34): 4436-4440.

［101］ 谭明英, 罗敏, 王萍, 等. 精细化管理在门诊分时段就诊的实施现状与对策探讨 [J]. 中国医院管理, 2016, 36 (4): 45-46.

［102］ 郭林, 管理定. 健康中国建设背景下医疗服务满意度的实证评价与政策优化 [J]. 中山大学学报 (社会科学版), 2020, 60 (1): 188-197.

［103］ 杨沁岩, 陈钰铨, 陈强, 等. 监护麻醉对局部麻醉手术应激反应的调控效果 [J]. 中国医师进修杂志, 2015, 38 (7): 518-521.

［104］ 赵静, 王欣, 徐晓霞, 等. 甲状腺癌加速康复外科围术期护理专家共识 [J]. 护理研究, 2022, 36 (1): 1-7.

［105］ 黄艳. 家属同步健康教育在日间手术病房的应用及效果分析 [J]. 中国卫生标准管理, 2018, 9 (7): 159-161.

［106］ 谢周龙龙, 李倩, 张蓉, 等. 加速康复外科理念在儿童日间手术围术期的应用 [J]. 中国卫生质量管理, 2021, 28 (12): 4-7.

［107］ 程智刚, 王云姣, 李靖怡, 等. 加强麻醉恢复室管理 提高围术期患者安全 [J]. 临床麻醉学杂志, 2021, 37 (1): 5-8.

［108］ 朱桂华, 潘宁, 王云, 等. 集中收治分散管理模式下日间手术的实践 [J]. 中国卫生标准管理, 2017, 8 (14): 191-193.

［109］ 徐燕, 胡文娟. 集中式日间手术管理模式下的排班管理 [J]. 护理学杂志, 2014, 29 (20): 42-43.

［110］ 许敏, 姚建蓉, 李正锡, 等. 基于智能云随访系统的妇科日间手术术后随访模式的构建 [J]. 预防医学情报杂志, 2020, 36 (7): 924-927.

［111］ 丁涛, 潘继强, 杨宏伟, 等. 基于信息化的日间手术闭环管理流程探究 [J]. 中国卫生质量管理, 2019, 26 (4): 91-93.

［112］ 喻潇葳, 陈红艳, 江良县. 基于信息化的日间手术闭环管理流程探究 [J]. 中医药管理杂志, 2020, 28 (12): 55-56.

［113］ 伊晓瑜, 林婷婷, 许小红, 等. 基于信息化的闭环管理在日间手术中的应用价值 [J]. 中国卫生标准管理, 2022, 13 (3): 4-6.

［114］ 蔡坚雄, 王家爵. 基于文献计量学的我国患者就医选择的价值观与偏好特征和影响因素分析 [J]. 广西医学, 2019, 41 (17): 2206-2210.

［115］ 吕砚青, 展翔, 王平. 基于区域协同的日间手术模式探索 [J]. 华西医学, 2019, 34 (2): 198-201.

［116］ 张雅琴, 王晓杰, 马玉芬, 等. 基于分时段入院提高患者入院体验满意度的效果评价 [J]. 中国医院管理, 2018, 38 (6): 64-65; 68.

［117］ 赵洁, 陈振毅, 张美琴, 等. 基于闭环管理理念的日间手术管理信息系统设计与实践 [J]. 护理实践与研究, 2021, 18 (14): 2188-2192.

［118］ 张渊. 患者偏好与医患共同决策 [J]. 协和医学杂志, 2019, 10 (6): 679-684.

［119］ 王淑玲, 江淑敏, 孟霞. 护士核心胜任力研究现状 [J]. 国际护理学杂志, 2020, 39 (3): 571-574.

［120］ 翁艳翎, 程立辉, 柏亚妹, 等. 护理人力资源效率评价指标体系构建 [J]. 护理研究, 2019, 33 (11): 1855-1859.

［121］ 董婷婷, 王思, 杨昆. 护理人力资源投入与病人护理安全结局的相关性分析 [J]. 护理研究, 2021, 35 (15): 2761-2765.

［122］ 李孟玲, 胡晓姣, 丁霞, 等. 护理人力资源配置研究热点的共词聚类分析 [J]. 中国临床护理, 2022, 14 (1): 36-40.

［123］ 张莉莉, 张澜, 秦江梅. 护理人力资源配置方法研究进展 [J]. 护理学杂志, 2008, 23 (18): 75-78.

［124］ 国务院办公厅. 国务院办公厅关于加强三级公立医院绩效考核工作的意见 [J]. 中华人民共和国国务院公报, 2019 (5): 22-30.

［125］ 翁艳翎, 陶岚, 陈丽方, 等. 国内外护理人力资源效率指标的研究进展 [J]. 护理研究, 2019, 33 (12): 2049-2052.

［126］ 杨宝燕, 郭彩云, 叶文琴, 等. 国内外护理人力资源配置政策的现况及思考 [J]. 解放军护理杂志, 2014, 31 (2): 42-43; 52.

［127］ 孙博, 刘雷, 王东光. 国内日间手术发展进程、存在问题与对策建议 [J]. 中国卫生质量管理, 2018, 25 (5): 17-20.

［128］ 曹庆, 王颖, 朱毅. 关于加速康复外科理念在日间手术应用的探讨 [J]. 中国康复医学杂志, 2020, 35 (7): 876-880.

［129］ 陈朝文, 谷云飞, 孙峰, 等. 肛门良性疾病手术加速康复外科专家共识 [J]. 中国微创外科杂志, 2021, 21 (11): 961-966.

［130］ 李淑玲, 刘春霞, 周艳红, 等. 二孩政策下护理人力资源管理模式的改革及效果评价 [J]. 全科护理, 2020, 18 (21): 2708-2711.

［131］ 何炜婧, 柳龚堡, 陆毅群, 等. 儿童专科医院日间手术混合管理模式探讨 [J]. 中国卫生质量管理, 2021, 28 (3): 3-5.

［132］ 胡娜, 厉春林, 方继锋, 等. 多媒体视频应用于神经外科术前集体健康教育的效果 [J]. 护理学杂志, 2016, 31 (4): 75-76.

［133］ 和晖, 赵婷, 杨秀贤. 动机性访谈在前交叉韧带重建术后患者功能训练中应用的效果评价 [J]. 中国护理管理, 2018, 18 (9): 1186-1192.

［134］ 陈桂英. 当护理邂逅 "互联网 +" 会擦出怎样的火花——访首都医科大学护理学院院长吴瑛 [J]. 中国护理管理, 2016, 16 (3): 289-291.

［135］ 王兴鹏, 唐国春, 钟力炜, 等. 大数据驱动下日间手术管理与决策的思考 [J]. 中国卫生质量管理, 2018, 25 (4): 29-31.

［136］ 刘子嘉, 黄会真, 黄宇光. 从加速康复外科理念看日间手术: 英国 2019 年日间手术指南解读 [J]. 协和医学杂志, 2019, 10 (6): 570-574.

［137］ 杨艳, 吴晓蓉, 胡潇泓, 等. 出院准备评估表在日间手术病房的运用效果评价 [J]. 上海护理, 2016, 16 (5): 80-83.

［138］ 马正良, 黄宇光, 顾小萍, 等. 成人日间手术加速康复外科麻醉管理专家共识 [J]. 协和医学杂志, 2019, 10 (6): 562-569.

［139］ 庄雅丽, 张雪美. 不同护理健康教育方式对不同文化程度和年龄患者的效果评价 [J]. 齐鲁护理杂志, 2015, 21 (6): 35-36.

［140］ 缪传文, 钟力炜, 王理伟, 等. 不同管理模式在日间手术中的应用实践 [J]. 中国医院管理, 2015, 35 (3): 21-22.

［141］ 李晓华, 曹岐新. 鼻内镜下鼻腔泪囊造孔支架术治疗慢性泪囊炎围手术期护理 [J]. 护士进修杂志, 2013, 28 (24): 2252-2253.

［142］ 徐蕾, 刘小南, 宁鹏涛, 等. 《2019 版英国日间手术指南》解读 [J]. 中国医药导刊, 2021, 23 (7): 481-485.

［143］ 刘月辉, 曹秀堂, 冯丹. "手术服务标准"在非计划取消手术管控中的应用 [J]. 中国卫生质量管理, 2021, 28 (1): 5-8.

［144］ 郭辉, 沙丽艳, 蒲丛珊, 等. "互联网 +"应用于术后患者延续性护理的研究进展 [J]. 中国护理管理, 2019, 19 (7): 1045-1049.

［145］ 贾若雅, 常芸, 郑雪梅. Teach-back 方法在患者健康教育管理中的应用研究现状 [J]. 护理管理杂志, 2018, 18 (6): 430-433; 437.

［146］ GUPTA A. Wound infiltration with local anaesthetics in ambulatory surgery [J]. Curr Opin Anaesthesiol, 2010, 23 (6): 708-713.

［147］ MACARIO A, VITEZ T S, DUNN B, et al. Where are the costs in perioperative care？ Analysis of hospital costs and charges for inpatient surgical care [J]. Anesthesiology, 1995, 83 (6): 1138-1144.

［148］ POURMAND A, DAVIS S, MARCHAK A, et al. Virtual reality as a clinical tool for pain management [J]. Curr Pain Headache Rep, 2018, 22 (8): 53.

［149］ HAUFLER K, HARRINGTON M. Using nurse-to-patient telephone calls to reduce day-of-surgery cancellations [J]. AORN J, 2011, 94 (1): 19-26.

［150］ WU A, HUANG C C, WEAVER M J, et al. Use of historical surgical times to predict duration of primary total knee arthroplasty [J]. J Arthroplasty, 2016, 31 (12): 2768-2772.

［151］ BRUFSKY A M, ORMEROD C, BELL DICKSON R, et al. Understanding the needs of patients with metastatic breast cancer: results of the make your dialogue count survey [J]. Breast J, 2017, 23 (1): 17-25.

［152］ SMITH R B, COUGHLIN A. Thyroidectomy Hemostasis [J]. Otolaryngol Clin North Am, 2016, 49 (3): 727-748.

［153］ SQUIZZATO A, VENCO A. Thromboprophylaxis in day surgery [J]. Int J Surg, 2008, 6 (Suppl 1): S29-S30.

［154］ SAMAMA C M, BENHAMOU D, AUBRUN F, et al. Thromboprophylaxis for ambulatory surgery: results from a prospective national cohort [J]. Anaesth Crit Care Pain Med, 2018, 37 (4): 343-347.

［155］ YAHIA Z, ELTAWIL A B, HARRAZ N A. The operating room case-mix problem under uncertainty and nurses capacity constraints [J]. Health Care Manag Sci, 2016, 19 (4): 383-394.

［156］ SAMOILA G, FORD R T, GLASBEY J C, et al. The significance of hypothermia in abdominal aortic aneurysm repair [J]. Ann Vasc Surg, 2017, 38: 323-331.

［157］ STEWART J, GASANOVA I, JOSHI G P. Spinal anesthesia for ambulatory surgery: current controversies and concerns [J]. Curr Opin Anaesthesiol, 2020, 33 (6): 746-752.

［158］ JOSHI G P, CHUNG F, VANN M A, et al. Society for ambulatory anesthesia consensus statement on perioperative blood glucose management in diabetic patients undergoing ambulatory surgery [J]. Anesth Analg, 2010, 111 (6): 1378-1387.

［159］ CHARLES C, GAFNI A, WHELAN T. Shared decision-making in the medical encounter: what does it mean？ (or it takes at least two to tango)[J]. Soc Sci Med, 1997, 44 (5): 681-692.

［160］ YOUNG T, SKATRUD J, PEPPARD P E. Risk factors for obstructive sleep apnea in adults [J]. JAMA, 2004, 291 (16): 2013-2016.

［161］ DEXTER F, MAXBAUER T, STOUT C, et al. Relative influence on total cancelled operating room time from patients who are inpatients or outpatients preoperatively [J]. Anesth Analg, 2014, 118 (5): 1072-1080.

［162］ RAE A. Reasons for delayed patient discharge following day surgery: a literature review [J]. Nurs Stand, 2016, 31 (11): 42-51.

［163］ SCHRAAG S, PRADELLI L, ALSALEH A, et al. Propofol vs. inhalational agents to maintain general anaesthesia in ambulatory and in-patient surgery: a systematic review and meta-analysis [J]. BMC Anesthesiol, 2018, 18 (1): 162.

[164] RAZZANO L. Preventing venous thromboembolism in the ambulatory surgical setting [J]. AORN J, 2015, 101 (5): 567-570.

[165] FIELDS A C, PRADARELLI J C, ITANI K. Preventing surgical site infections: looking beyond the current guidelines [J]. JAMA, 2020, 323 (11): 1087-1088.

[166] BALDINI G, FERREIRA V, CARLI F. Preoperative preparations for enhanced recovery after surgery programs: a role for prehabilitation [J]. Surg Clin North Am, 2018, 98 (6): 1149-1169.

[167] ABDULLAH H R, CHUNG F. Postoperative issues: discharge criteria [J]. Anesthesiol Clin, 2014, 32 (2): 487-493.

[168] LAHR J, ELLIOTT B. Perspectives from home care for guiding patients and families to a successful transition home after same-day surgery [J]. J Perianesth Nurs, 2018, 33 (3): 348-352.

[169] JOSHI G, GANDHI K, SHAH N, et al. Peripheral nerve blocks in the management of postoperative pain: challenges and opportunities [J]. J Clin Anesth, 2016, 35: 524-529.

[170] LIN E, CHOI J, HADZIC A. Peripheral nerve blocks for outpatient surgery: evidence-based indications [J]. Curr Opin Anaesthesiol, 2013, 26 (4): 467-474.

[171] MATHIS M R, NAUGHTON N N, SHANKS A M, et al. Patient selection for day case-eligible surgery: identifying those at high risk for major complications [J]. Anesthesiology, 2013, 119 (6): 1310-1321.

[172] LOZADA M J, NGUYEN J T, ABOULEISH A, et al. Patient preference for the pre-anesthesia evaluation: telephone versus in-office assessment [J]. J Clin Anesth, 2016, 31: 145-148.

[173] ANSELL G L, MONTGOMERY J E. Outcome of ASA Ⅲ patients undergoing day case surgery [J]. Br J Anaesth, 2004, 92 (1): 71-74.

[174] KEHLET H, WILMORE D W. Multimodal strategies to improve surgical outcome [J]. Am J Surg, 2002, 183 (6): 630-641.

[175] KÜHLMANN A, DE ROOIJ A, KROESE L F, et al. Meta-analysis evaluating music interventions for anxiety and pain in surgery [J]. Br J Surg, 2018, 105 (7): 773-783.

[176] HANSEN J, RASMUSSEN L S, STEINMETZ J. Management of ambulatory anesthesia in older adults [J]. Drugs Aging, 2020, 37 (12): 863-874.

[177] ROSERO E B, JOSHI G P. Hospital readmission after ambulatory laparoscopic cholecystectomy: incidence and predictors [J]. J Surg Res, 2017, 219: 108-115.

[178] BAILEY C R, AHUJA M, BARTHOLOMEW K, et al. Guidelines for day-case surgery 2019: guidelines from the association of anaesthetists and the british association of day surgery [J]. Anaesthesia, 2019, 74 (6): 778-792.

[179] GAN T J, BELANI K G, BERGESE S, et al. Fourth consensus guidelines for the management of postoperative nausea and vomiting [J]. Anesth Analg, 2020, 131 (2): 411-448.

[180] JAENSSON M, DAHLBERG K, NILSSON U. Factors influencing day surgery patients' quality of postoperative recovery and satisfaction with recovery: a narrative review [J]. Perioper Med (Lond), 2019, 8: 3.

[181] BARRY G S, BAILEY J G, SARDINHA J, et al. Factors associated with rebound pain after peripheral nerve block for ambulatory surgery [J]. Br J Anaesth, 2021, 126 (4): 862-871.

[182] MONCEL J B, NARDI N, WODEY E, et al. Evaluation of the pediatric post anesthesia discharge scoring system in an ambulatory surgery unit [J]. Paediatr Anaesth, 2015, 25 (6): 636-641.

[183] AFSHARI A, AGENO W, AHMED A, et al. European Guidelines on perioperative venous thromboembolism prophylaxis: executive summary [J]. Eur J Anaesthesiol, 2018, 35 (2): 77-83.

[184] ABELES A, KWASNICKI R M, DARZI A. Enhanced recovery after surgery: current research insights

and future direction [J]. World J Gastrointest Surg, 2017, 9 (2): 37-45.

［185］ SIMMONS J W, DOBYNS J B, PAISTE J. Enhanced recovery after surgery: intraoperative fluid manage-ment strategies [J]. Surg Clin North Am, 2018, 98 (6): 1185-1200.

［186］ LJUNGQVIST O, SCOTT M, FEARON K C. Enhanced recovery after surgery: a review [J]. JAMA Surg, 2017, 152 (3): 292-298.

［187］ MERCHEA A, LARSON D W. Enhanced recovery after surgery and future directions [J]. Surg Clin North Am, 2018, 98 (6): 1287-1292.

［188］ FELDHEISER A, AZIZ O, BALDINI G, et al. Enhanced recovery after surgery (ERAS) for gastro-intestinal surgery, part 2: consensus statement for anaesthesia practice [J]. Acta Anaesthesiol Scand, 2016, 60 (3): 289-334.

［189］ ARMSTRONG K A, COYTE P C, BROWN M, et al. Effect of home monitoring via mobile app on the number of in-person visits following ambulatory surgery: a randomized clinical trial [J]. JAMA Surg, 2017, 152 (7): 622-627.

［190］ WALDRON T, CARR T, MCMULLEN L, et al. Development of a program theory for shared decision-making: a realist synthesis [J]. BMC Health Serv Res, 2020, 20 (1): 59.

［191］ GROOT G, WALDRON T, CARR T, et al. Development of a program theory for shared decision-making: a realist review protocol [J]. Syst Rev, 2017, 6 (1): 114.

［192］ GILMARTIN J, WRIGHT K. Day surgery: patients'felt abandoned during the preoperative wait [J]. J Clin Nurs, 2008, 17 (18): 2418-2425.

［193］ AHONEN J. Day surgery and thromboembolic complications: time for structured assessment and prophylaxis [J]. Curr Opin Anaesthesiol, 2007, 20 (6): 535-539.

［194］ RAWAL N. Current issues in postoperative pain management [J]. Eur J Anaesthe-siol, 2016, 33 (3): 160-171.

［195］ CORREA R, MENEZES R B, WONG J, et al. Compliance with postoperative instructions: a telephone survey of 750 day surgery patients [J]. Anaesthesia, 2001, 56 (5): 481-484.

［196］ KADDOUM R, FADLALLAH R, HITTI E, et al. Causes of cancellations on the day of surgery at a tertiary teaching hospital [J]. BMC Health Serv Res, 2016, 16: 259.

［197］ ORTEL T L, NEUMANN I, AGENO W, et al. American society of hematology 2020 guidelines for management of venous thromboembolism: treatment of deep vein thrombosis and pulmonary embo-lism [J]. Blood Adv, 2020, 4 (19): 4693-4738.

［198］ POOLE E L. Ambulatory surgery: the growth of an industry [J]. J Perianesth Nurs, 1999, 14 (4): 201-206.

［199］ RASMUSSEN L S, STEINMETZ J. Ambulatory anaesthesia and cognitive dysfunction [J]. Curr Opin Anaesthesiol, 2015, 28 (6): 631-635.

［200］ SMALL C, LAYCOCK H. Acute postoperative pain management [J]. Br J Surg, 2020, 107 (2): e70-e80.

［201］ AHMAD N Z, BYRNES G, NAQVI S A. A meta-analysis of ambulatory versus inpatient laparoscopic cholecystectomy [J]. Surg Endosc, 2008, 22 (9): 1928-1934.

［202］ HAIR B, HUSSEY P, WYNN B. A comparison of ambulatory perioperative times in hospitals and free-standing centers [J]. Am J Surg, 2012, 204 (1): 23-27.

附　录

附录一　代表性日间手术并发症的观察及处置

综合医院日间手术中心作为医院开展日间手术的公共平台,其医护人员面对的专科和亚专科多、病种和术式多、手术医师多,如何拓展相关专科的知识面和服务能力,能够准确解答患者及其近亲属的咨询,配合手术医师正确做好围手术期手术并发症的观察和应急处置是日间手术中心病房医护人员面临的最大挑战。日间手术中心应加强专科知识的培训,编写日间手术常见病种和术式的并发症观察及应急处置的口袋书,并在日间手术的运行中补充和修订,一人一册。本附录列举了 8 个常见日间手术病种的手术并发症的观察和应急处置内容。

一、甲状腺肿瘤

甲状腺肿瘤的切除手术是普通外科日间手术的适宜术式之一。随着三级公立医院绩效考核的实施,由于甲状腺恶性肿瘤的开放或腔镜下部分和全部切除手术属于四级手术,对考核指标有正向作用,越来越多的三级公立医院开展日间甲状腺肿瘤的切除手术。

值班护士应密切监测日间甲状腺肿瘤切除手术后患者的体温、呼吸、脉搏和血压的变化,观察患者的发音和吞咽情况,发现术后并发症时应及时通知医师,并积极配合应急处置。

(一) 手术部位出血

多见于术后 24 小时以内。

1. 原因

(1)甲状腺的血液供应非常丰富,术中止血不彻底。

(2)术后颈部过度活动或血压升高导致血管结扎线脱落,以及超声刀闭塞血管重新张开。

(3)过早进食过烫食物。

2. 临床表现

(1)引流袋内引流出鲜红色的血性液体。

（2）伤口敷料的渗血多。

（3）手术部位血肿压迫气管，颈部有紧迫感或进行性肿胀，出现进行性呼吸困难，甚至窒息。

3. 应急处置

（1）术后床旁常规放置气管切开包等急救设备。

（2）密切观察患者的生命体征，注意观察伤口敷料渗血渗液的情况及引流管引流液的颜色、量及性状，如果引流量>100ml/h，考虑存在活动性出血，应立即通知手术医师，并配合医师及时行清创止血术。

（3）出现呼吸困难时应首先保持呼吸道通畅，紧急情况下可床旁打开切口，首先缓解血肿对气管的压迫。

（4）术后 48 小时内，避免颈部过度活动和进食过烫食物。

（二）呼吸困难和窒息

最危急的并发症，多发生于术后 48 小时内。

1. 原因

（1）手术部位出血，血肿压迫气管：多因术中止血不彻底，偶尔是由血管结扎线滑脱或超声刀闭塞血管重新张开引起。

（2）喉头水肿：主要是手术损伤导致，也可由气管插管引起。

（3）气管塌陷：气管壁长期受肿大甲状腺的压迫而发生软化，切除大部分的甲状腺后软化的气管壁失去支撑，导致气管塌陷。

（4）声带麻痹：由双侧喉返神经损伤导致。

2. 临床表现

患者出现进行性的呼吸困难，烦躁，发绀，甚至窒息、死亡。

3. 应急处置

（1）血肿压迫导致的呼吸困难和窒息，应立即剪开缝线，敞开伤口，迅速去除血肿，结扎出血的血管。予以吸氧，必要时行气管切开，待病情好转后再行进一步的检查、止血或其他处理。

（2）轻度喉头水肿者无须治疗，中度者应嘱其不说话，可采用糖皮质激素做雾化吸入和静脉输注。严重者应紧急行环甲膜穿刺或气管切开。

（三）喉返神经损伤

甲状腺肿瘤切除手术中喉返神经损伤的发生率约为 0.5%。

1. 原因

多数由手术直接损伤，如神经被切断、扎住、挤压或牵拉等。少数由术后血肿压迫或瘢痕组织牵拉导致。

2. 临床表现

一侧喉返神经损伤时，术后同侧声带麻痹，出现声音嘶哑、饮水呛咳。双侧喉返神经损伤时，术后可出现呼吸困难，甚至危及生命。

3. 应急处置

（1）术后出现声音变化：需要对其声带的活动和发音功能进行评估，针对不同原因，可采取神经修复、声带注射治疗、杓状软骨内移术和嗓音训练等方法，改善和恢复发音的功能。

(2)术后出现严重的呼吸困难:立即予以气管切开,保障气道通畅。

(四) 喉上神经损伤

1. 原因

一般因术中处理甲状腺上极时损伤喉上神经的内支(感觉)或外支(运动)。

2. 临床表现

若损伤外支,可使环甲肌瘫痪,引起声带松弛,声调降低。若损伤内支,使咽喉黏膜的感觉丧失,进食特别是进水时,丧失喉部的反射性咳嗽,易引起误吸或呛咳。

3. 应急处置

患者术后喝水或进食流质饮食时出现呛咳,但吃半流食和较干的食物时未出现呛咳,需要考虑喉上神经内支损伤,可以适当口服甲钴胺等营养神经药物,逐渐恢复正常。如症状没有缓解,应及时到医院就诊。

(五) 甲状旁腺功能减退

甲状腺肿瘤切除手术后发生甲状旁腺功能减退,多于术后第 1~2 天发现。

1. 原因

一般由术中甲状旁腺被误切、挫伤或其血液供应受累导致甲状旁腺功能减退,血钙浓度降低,神经肌肉应激性显著提高引起手足抽搐。

2. 临床表现

多数患者临床表现不典型,起初仅有面部、唇部或手足部的针刺感、麻木感或强直感。严重者可出现面部肌肉和手足持续性痉挛伴有疼痛,甚至可发生喉痉挛和膈肌痉挛,引起窒息导致死亡。

3. 应急处置

(1)一旦发生,应适当限制肉类、乳品和蛋类等食品的摄入,因其含碘较高,影响钙吸收。

(2)术后出现低钙症状时,应监测患者甲状旁腺激素和血钙水平。暂时性的甲状旁腺功能减退,可补充钙剂和维生素 D 制剂缓解症状。永久性的甲状旁腺功能减退需终身补充钙剂及维生素 D 制剂。

(3)出现严重低血钙、手足抽搐时,立即予以 10% 葡萄糖酸钙或氯化钙静脉注射,可重复使用。

(六) 乳糜漏

1. 原因

乳糜漏是颈部淋巴结清扫术后的常见并发症之一,主要原因是损伤淋巴管,或者淋巴管结扎不够牢固。

2. 临床表现

术后引流管内引流液的量持续较多,每天可达 500~1 000ml,甚至更多,为乳白色不透明液体。

3. 处置

(1)一旦发生,值班护士应立即报告医师,保持引流管的引流通畅,记录 24 小时引流量。

(2)发生乳糜漏后应指导患者以清淡的低脂饮食为主,当引流量>300ml/d 时,应予以禁食和肠外营养支持,以减少乳糜液生成,也有利于漏口愈合。

(3)伤口予以适当加压包扎,并与持续负压吸引引流相结合。

(4)如果非手术治疗 1~2 周后无明显改善或每天乳糜液>500ml,可以考虑手术探查。

二、胆囊结石

腹腔镜胆囊切除术(laparoscopic cholecystectomy,LC)是胆囊结石、胆囊息肉等疾病的主要治疗方法,并已成为经典的日间手术。LC 术后的并发症主要包括气腹相关的并发症、腹腔出血、胆漏、腹腔感染及黄疸等。

(一)气腹相关的并发症

1. 原因

CO_2 气腹使腹腔的压力增高,导致膈肌抬高、肺顺应性降低、肺泡通气量减少、心排血量减少、心率减慢、下肢静脉淤血、内脏血流减少,从而对心肺功能产生影响。人体对 CO_2 的吸收与术中气腹的压力成正相关,当腹腔内 CO_2 气压较高时,CO_2 逸入组织间隙并加速经腹膜大量吸收入血。CO_2 在血浆中有较高的弥散性和溶解度,引起高碳酸血症及酸中毒,多为可逆性。

2. 临床表现

常见皮下气肿、腰背肩颈酸胀、高碳酸血症等表现。LC 术后患者诉右侧肩颈的酸胀不适在临床中较多发生,在术后第 1~3 天均可出现。

3. 处置

(1)患者麻醉清醒后,若生命体征平稳即可采取半坐卧位,嘱患者深呼吸,保持呼吸道通畅,予以低流量给氧,以提高氧分压,促进体内 CO_2 排出。

(2)向患者及其近亲属解释酸胀疼痛感的原因,消除患者的紧张情绪。

(3)践行 ERAS 策略,鼓励患者早期下床活动,促进 CO_2 尽快排出。

(4)密切监测患者的呼吸状态和血氧饱和度,必要时行血气分析,纠正酸中毒。

(二)腹腔出血

1. 原因

常见于术中胆囊床的剥离创面止血不彻底,被电凝或夹闭的胆囊动脉或其分支或者超声刀闭合的血管残端在术后重新开放。慢性胆囊结石、胆囊炎患者接受择期手术时,手术视野清晰,术后出血的风险相对较低。急性结石性胆囊炎患者的手术中,由于胆囊壁炎性水肿增厚,局部组织脆弱,钝性剥离后的胆囊床甚至肝脏的创面渗血多,或者胆囊动脉及其分支显露不清和术中未被明确夹闭,术后出血的风险增高。

2. 临床表现

早期可出现脉搏增快,继而出现血压进行性的降低,伴有面色苍白、四肢湿冷、脉搏细弱、烦躁不安等休克表现,体格检查能发现腹肌紧张、压痛与反跳痛等腹膜刺激征。有腹腔引流管时,引流液的颜色较鲜艳或为浓稠血性液体,连续 3 小时引流量 ≥ 100ml/h,或者 ≥ 500ml/d,提示有活动性腹腔出血的可能。

3. 应急处置

(1)术后严密观察患者的生命体征,可进行心电监护。

（2）保持引流管的通畅,观察并记录引流液的颜色、量及性质的变化。

（3）注意观察患者伤口敷料有无渗血现象,体格检查有无腹膜刺激征,发现异常时应及时报告手术医师。

（4）出现休克症状时,应保持静脉通路通畅,做好急诊手术及抢救准备。

（三）胆漏

胆漏是 LC 术后常见且最严重的并发症之一,多发生于术后 24 小时。

1. 原因

LC 术后出现胆漏的常见原因包括胆囊床的毛细胆管或细小迷走胆管的损伤未被及时发现,胆囊管结扎不完全或结扎束脱落,胆总管或肝内胆管电灼伤等。

2. 临床表现

术后出现发热、腹痛、腹肌紧张等腹膜刺激征表现,或腹腔引流液呈黄绿色胆汁样。

3. 应急处置

（1）观察患者的腹部体征及引流液情况,一旦发现异常,及时联系手术医师并积极进行处理。

（2）取半坐卧位,保持腹腔引流管引流通畅,密切观察引流液的颜色、量及性状。

（3）维持水、电解质平衡。

（4）防止胆汁刺激和损伤皮肤,及时更换引流管周围被胆汁浸湿的敷料,予护肤粉或皮肤保护膜保护局部皮肤。

（5）做好转专科病房继续治疗的准备。

（四）腹腔感染

1. 原因

LC 术后发生腹腔感染有早期和迟发两种。术后 24 小时内出现腹腔感染,常同时伴有出血、胆漏、腹腔内脏器损伤等。日间手术患者出院后发生腹腔感染,常见于迟发性胆漏、出血、空腔脏器由电凝导致的迟发性穿孔,以及腹水引流不畅导致的继发感染。

2. 临床表现

寒战、高热,伴有腹部的剧烈疼痛、压痛、反跳痛等腹膜刺激征。实验室检查显示白细胞增多和中性粒细胞比例增高、C 反应蛋白等炎症因子的测量值升高。

3. 处置

（1）术后监测患者的生命体征和腹部体征,如出现持续高热时,应高度警惕。

（2）发现腹腔引流液异常,应协助患者取半卧位,保持引流通畅,促进引流,防止胆汁引流不畅导致术后腹腔感染。并应及时报告手术医师。

（3）出院后随访应询问患者腹部疼痛的情况。如果患者诉有腹痛,且疼痛评分大于 3 分时,应指导患者近亲属观察患者的腹部体征,评估有无腹膜刺激征。

（4）患者出院后或出院后随访发现腹腔感染的可能,应指导患者及时去居所附近的医院就诊或返院就诊。

（五）黄疸

1. 原因

日间 LC 术后的患者出现黄疸常发生在患者出院后,常见于以下原因。

（1）胆囊结石在术中因挤压进入胆总管,术后出现胆总管梗阻,继发黄疸。

（2）术前胆总管内存在结石,但术前检查未发现,术后因炎症或结石位置的改变发生梗阻。

（3）术中钛夹或结扎夹误夹胆总管,造成胆总管完全或部分梗阻。

（4）术后出现肝功能不全。

2. 临床表现

皮肤巩膜黄染,尿色明显加深,呈酱油样。

3. 处置

出院时应指导患者及其近亲属在出院后观察巩膜和皮肤有无黄染、尿液有无颜色变化,出院后随访应将询问患者皮肤巩膜有无黄染的情况作为必须回访和确认的项目,发现异常情况应指导患者回院复诊,并告知手术医师。

三、腹股沟疝

腹股沟疝修补术,从传统疝修补术到无张力修补术,再到疝腹腔镜修补术,手术创伤越来越小,手术修补的效果越来越好。但由于某些主、客观因素的存在,手术并发症难以完全避免。远期并发症不是影响腹股沟疝日间手术的主要因素,而早期并发症会对患者的及时离院与手术安全产生影响,需要日间手术中心密切关注。早期并发症主要包括术后血肿和血清肿、阴囊血肿、阴囊积液、尿潴留、切口感染等。

（一）血肿和血清肿

1. 原因

（1）血肿是腹股沟疝腹腔镜修补术最常见的并发症,发生率约为5%。主要是在术中剥离疝囊时损伤的精索血管分支退缩到腹股沟管内没有被及时发现,或者是在钉合补片时损伤闭孔血管的分支,导致术后局部大血肿。老年患者的血管脆性较高,创面渗血也是血肿形成的一个主要原因。

（2）血清肿多在术后1周内出现,主要是横断疝囊后远端旷置的疝囊分泌液体导致;腹膜关闭不全,腹腔内液体渗入腹膜前间隙时,也可能引起血清肿。

2. 临床表现

（1）血肿多在术后24小时内出现,局部隆起,疼痛明显。情况严重时可能出现脉搏增快,继而出现血压进行性下降,伴有面色苍白、四肢湿冷、脉搏细弱、烦躁不安等休克表现。

（2）血清肿可在术后1周内出现,症状轻微,表现为腹股沟区或阴囊内的淤血肿块,内含浆液性澄清液体。

3. 处置

（1）需要观察腹股沟疝修补术后局部疼痛、肿胀的情况。

（2）术后早期血肿可给予芒硝外敷等治疗,2~3周后血肿会逐渐消退。血肿大多稠厚不易穿刺,除特殊情况外不要强行引流,以免引起感染。

（3）较小的血清肿热敷后可自行消退,无须处理;较大的血清肿可行穿刺引流,1~2次后愈合。穿刺应严格掌握无菌原则,以免引起感染。

（4）出院后随访应将询问患者局部肿胀、疼痛、皮肤颜色的情况作为必须回访和确认的项目,发现异常情况时应指导患者回院复诊,并告知手术医师。

（二）阴囊水肿

1. 原因

阴囊比较松弛、位置较低，渗血渗液常积聚于此。

2. 临床表现

腹股沟及阴囊肿胀，较严重时引发蜂窝织炎，表现为红、肿、热、痛。

3. 应急处置

（1）密切观察患者腹股沟及阴囊肿胀的情况，是否出现红、肿、热、痛的现象，并对患者进行动态的疼痛评估。

（2）为避免阴囊内积血和促进淋巴回流，术后可指导患者使用丁字托带将阴囊托起，或用毛巾垫高阴囊。

（三）尿潴留

1. 原因

尿潴留是腹股沟疝修补术患者延期出院的主要原因。发生在老年男性患者时，可能与存在前列腺增生有关；麻醉对患者排尿反射的抑制，耻骨膀胱间隙的分离和补片覆盖可能刺激并引发膀胱和尿道括约肌痉挛，都可能诱发术后尿潴留。

2. 临床表现

术后膀胱充盈，下腹胀痛，不能自行排尿。

3. 处置

（1）腹股沟疝腹腔镜修补术前一般不需要留置导尿管，术后应观察患者的排尿情况和膀胱充盈的程度，术后无法自主排尿时可按一般的尿潴留处理。

（2）术后控制输液的量及速度，注意液体滴速不要过快，避免加重尿潴留。

（3）给予诱导排尿，调整患者的姿势和体位，病情许可时应协助患者以习惯姿势进行排尿，必要时协助下床如厕，还可予以听流水声、用温水冲洗会阴部、针刺穴位等方法。

（4）必要时予以导尿，应注意会阴清洁，防止尿路感染。

（四）手术部位感染

1. 原因

腹股沟区的感染大多与血清肿的继发感染有关，血清肿切忌盲目反复穿刺，以减少外源性感染机会。

2. 临床表现

腹股沟疝修补术后的手术部位感染常发生在患者出院后，局部出现红、肿、热、痛等表现，以及体温升高等全身感染症状。

3. 处置

（1）日间腹股沟疝修补术后在住院期间发生腹腔感染时，应及时报告手术医师。术中肠管损伤没有被及时发现是引起术后早期腹腔感染的主要原因。一旦确诊，必须及时手术，进行腹腔清洗和引流，并取出补片。

（2）出院时应指导患者及其近亲属注意观察伤口敷料的渗血渗液及局部有无红、肿、热、痛、异味等情况。

（3）出院后随访应将询问患者局部肿胀、疼痛、皮肤颜色的情况作为必须回访和确认的项目，发现异常情况时应指导患者回院复诊，并告知手术医师。

（4）一旦确认手术部位感染，应协助患者前往专科及时就诊。

（五）预防术后复发的健康教育

（1）术前健康教育时应指导患者术后如何避免增加腹压的行为，注意保暖，避免呼吸道感染，戒烟，指导患者咳嗽时用手按压伤口。

（2）注意合理清淡饮食，多饮水、多吃新鲜蔬菜水果等粗纤维食物，保持排便通畅，避免用力排便。

（3）术后恢复重体力劳动的时间不宜过早。

四、痔

痔是临床上最常见的肛肠疾病之一，手术治疗是其有效的治疗手段。常见的日间手术方式有痔外剥内扎术、套扎术、吻合器痔上黏膜环切术、选择性痔上黏膜吻合术（tissue-selecting therapy stapler，TST）等。痔手术后的早期常见并发症有肛门疼痛、尿潴留、便血等。

（一）肛门疼痛

1. 原因

（1）齿状线下方的皮肤由肛管神经支配，感觉神经末梢非常丰富，对疼痛的感觉非常敏锐，术后可以产生剧烈的肛门疼痛。

（2）痔手术有时会引起肛门括约肌淤血、水肿，导致肛门括约肌痉挛性疼痛。

（3）由于手术创面和伤口刺激，肛管常处于收缩状态，手术创面暴露，术后排便时，粪便可以刺激创面，从而引起肛门疼痛。

（4）术后2~3天限制饮食，或者患者恐惧排便，导致的延迟排便可能会发生便秘。发生便秘时，干燥的粪便易刺激肛门伤口引起疼痛。

（5）术后换药时，触碰伤口会引起剧烈疼痛；创面组织水肿、感染等可以加重肛门疼痛。

2. 临床表现

痔手术后早期常表现为肛门剧烈疼痛，让患者恐惧，继而合并排便障碍、尿潴留，影响食欲、睡眠和心情，导致创面愈合缓慢。

3. 处置

（1）确切镇痛，予以预防性和多模式镇痛。可采取注射给药，口服给药，膏、栓、散的局部外用等方式，指导患者在换药或排便前提前给予镇痛药物等措施。

（2）运用数字疼痛分级法对患者进行疼痛评估，中重度疼痛患者，可在术后6小时遵医嘱予以双氯芬酸钠栓剂塞肛以缓解疼痛，或酌情放松肛门部敷料的压迫。

（3）可采取中药熏洗坐浴法，通过温热效应刺激加速药物的吸收，直达患处，发挥药物的治疗作用，改善创面的局部血液循环，松弛紧张的肛门括约肌，抑制局部炎症、促进水肿吸收，从而减轻患者术后疼痛，缓解患者的紧张情绪，提高患者舒适度。

（4）应用中药膏、栓、散等可在创面形成保护膜，起隔离外界污染、保护创面肉芽的作用，还能使中药成分持续渗透，达到促进创面组织修复愈合的目的。

（5）利用中医理论，通过耳部穴位压豆来缓解疼痛。

4. 预防痔术后肛门疼痛和便秘健康教育

（1）术后调理饮食，预防便秘。多喝水，多吃新鲜蔬菜和水果，如芹菜、菠菜、韭菜等蔬菜,以及苹果、香蕉、火龙果等水果。

(2)养成每天排便的习惯,不要延迟排便。术前便秘患者,可以口服通便药物。如果粪便非常干燥,可以用开塞露或甘油灌肠剂灌肠,软化粪便后再排便。

(3)每次排便前可予以肛门温水坐浴,以缓解肛门括约肌痉挛;术后初次排便时,可以提前给予膏、栓、散局部外用,减轻排便时的疼痛感。

(二)尿潴留

1. 原因

疼痛引起肛门括约肌痉挛,由此反射性引起受同源神经支配的尿道括约肌痉挛产生导致尿潴留。同时,尿潴留的发生与麻醉方式、良性前列腺增生、无张力性膀胱和惧怕心理等多因素有关。

2. 临床表现

下腹部胀痛,术后 8 小时仍不能自行排尿。体格检查可见下腹部膨隆,扪及囊样包块,叩诊呈实音,有压痛。B 超检查能发现膀胱充盈。

3. 处置

(1)痔手术后应注意观察患者的排尿情况和膀胱充盈的程度。

(2)初步判断存在尿潴留时,给予诱导排尿的帮助,调整患者的姿势和体位,病情许可时应协助患者以习惯姿势进行排尿,必要时协助下床如厕,还可予以听流水声、用温水冲洗会阴部、针刺穴位等方法。

(3)术后控制输液的量及速度,注意液体滴速不要过快,避免引起或加重尿潴留。

(4)中重度疼痛患者,给予有效的镇痛处理。

(5)必要时予以导尿,应注意会阴清洁,防止尿路感染。

(三)便血

1. 原因

便血是痔手术后的常见并发症,因手术方式的不同,可有不同程度的直肠黏膜出血。吻合器痔上黏膜环切术术后因吻合钉脱落或闭合不全,可导致直肠黏膜血管的大量活动性出血,甚至休克。另外,由于肛管直肠的静脉丛丰富,术后容易因止血不彻底、用力排便和粪便干结等原因导致创面出血。

2. 临床表现

创面少量便血,表现为术后粪便的表面有少量血。直肠黏膜血管活动性出血量大时,可以出现肛门渗血、坠胀和急迫的排便感,或出现大量鲜红色的血便,伴心悸、冷汗、面色苍白,严重者可发生休克。痔手术后由于肛门括约肌痉挛和收缩,即使直肠黏膜血管的活动性出血量大,也可能出现肛门无渗血,血液储积在直肠,甚至乙状结肠的情况,在患者出现休克症状时才被发现。这类患者在发生休克前会出现肛门坠胀和下腹部的胀痛。

3. 处置

(1)常规观察患者肛门填塞敷料和首次排便情况,判断有无活动性出血。

(2)需要监测吻合器痔上黏膜环切术术后患者生命体征的变化。

(3)出现鲜血便时,观察术后出血的时间及出血量。出血量<50ml 为少量出血;50~500ml 为中量出血;>500ml 为大量出血,严重者可伴有休克表现。仅有少量的暗红色血便时,可先观察,嘱患者卧床、禁食,予以补液、扩充血容量,局部创面采取压迫止血的措施。

有中量或大量血便时,如果判断为活动性出血,需及时手术来止血。

(4)术后首次排便时粪便经过新鲜创面,易诱发创面的出血和感染。应指导患者的术后饮食,术后 6 小时可进无渣流食,多饮水,禁食辛辣刺激及可能导致腹泻的食物,保持成形软便。

(5)指导患者养成正确的排便方式,每天有排便感时应立即排便,排便时注意力集中,尽可能在 5 分钟内结束排便,避免用力排便。

(6)出院后随访时应将询问患者排便和便血的情况作为必须回访和确认的项目,发现异常情况时应指导患者回院复诊,并告知手术医师。

五、输尿管结石

输尿管镜取石术是采用输尿管镜由尿道经膀胱进入输尿管内,利用套石网篮或取石钳把结石取出,或在输尿管镜下用气压弹道碎石机、激光碎石机、超声弹道等碎石设备,在输尿管镜引导下精确碎石,将结石击碎后再取出。输尿管镜分硬性输尿管镜和软性输尿管镜,软性输尿管镜可以到达输尿管上段,甚至肾盏内。

日间输尿管镜取石术已成为输尿管结石的主要治疗手段,管理模式较成熟,其常见的早期并发症包括血尿,尿路感染,输尿管损伤(穿孔,甚至断裂、撕脱),以及输尿管狭窄和闭锁等。

(一) 血尿

1. 原因

术后血尿的直接原因包括术中尿道和输尿管的损伤。复杂型结石、结石直径过大,合并糖尿病、肾功能异常等,是引起术后血尿的主要原因。

2. 临床表现

术后尿液颜色加深呈深红色,或尿液中出现血凝块。

3. 处置

(1)术后应鼓励患者多饮水或适当增加输液量,以稀释尿液。可进行膀胱冲洗,防止血块堵塞尿路或导尿管。

(2)注意观察患者的生命体征,嘱患者勿剧烈活动。动态观察尿量、尿液颜色及血尿与活动的关系:如发现尿液颜色较红且量较多时,嘱患者卧床休息,适当给予止血药治疗;如尿液持续呈鲜红色并伴有面色苍白、血压降低、心率增快等表现时,提示有大出血,立即报告手术医师并及时处理。

(3)与患者及其近亲属加强沟通及心理疏导,缓解其焦躁情绪。

(二) 尿路感染

1. 原因

输尿管镜取石术后出现尿路感染的常见原因包括以下几方面。

(1)术前存在尿路感染。

(2)术前存在不同程度的尿路梗阻,常伴有感染。

(3)术中损伤输尿管,导致尿外渗,破坏了生理屏障容易导致感染。

(4)术中输尿管镜的灌注液体对尿路的压力过高时,导致逆行感染。

(5)术后引流不畅,存在尿路梗阻。

2. 临床表现

与常规尿路感染的症状相似,即下尿路感染时出现尿频、尿急、尿痛等泌尿系统感染症状;上尿路感染时可有寒战、发热、肾区疼痛等表现,中段尿可见大量白细胞与细菌。

3. 处置

(1)注意观察患者的体温变化,有无膀胱刺激征或肾盂肾炎的症状,尿道口有无脓性分泌物。如果体温>39℃,白细胞增多,肾区疼痛,除按高热常规处置外,主要采取加强会阴部护理、鼓励患者多饮水、每天保持尿量>2 500ml等措施。

(2)保障导尿管通畅,膀胱冲洗时严格执行无菌操作。

(3)观察患者的术后尿量,出现尿潴留时应及时处理。

(4)指导患者下床活动时引流袋的位置应低于耻骨联合,以防逆行感染。

(三)膀胱痉挛

1. 原因

多由碎石过程中持续的灌注、肾盂内压增高及输尿管扩张引起平滑肌痉挛导致。

2. 临床表现

多表现为阵发性下腹部的胀痛不适,有明显的膀胱憋胀感、急迫的尿意及便意感,可见尿液不自主地从尿道口溢出。

3. 处置

(1)轻度的膀胱痉挛,通过体位的自行调整、膀胱区的热敷,症状可减轻或消失。症状明显者给予解痉治疗。

(2)突发而严重的膀胱痉挛应及时报告手术医师,行泌尿系统 X 线检查双 J 管的位置。双 J 管若完全滑脱于膀胱内,应通过膀胱镜取出或重新置入输尿管中。

六、前列腺增生

经尿道前列腺电切术(transurethral resection of prostate,TURP)是前列腺增生治疗的经典手术方案,应用膀胱镜经过尿道对增生的前列腺组织进行切除。术后患者的尿道梗阻解除,可以恢复正常的排尿功能。其术后早期并发症主要包括经尿道电切综合征、血尿、尿失禁及膀胱痉挛等。

(一)经尿道电切综合征

1. 原因

因术中大量的冲洗液被吸收到血液循环,造成血容量急剧增加,出现稀释性低钠血症导致的一系列全身症状:患者可在几小时内出现烦躁、恶心、呕吐、抽搐、昏迷,严重者出现肺水肿、脑水肿、心力衰竭等。

2. 临床表现

TURP 综合征通常发生在术中或术后几小时内,其表现如下。

(1)初期表现为血压高(收缩压、舒张压均升高)、中心静脉压升高及心动过缓,后期表现为血压降低。

(2)清醒患者出现烦躁不安、意识障碍、恶心、呕吐、头痛、视物模糊、呼吸急促等脑水肿症状。

(3)肺水肿时出现呼吸困难、呼吸急促和发绀缺氧等表现。

(4)肾病性水肿时可引起少尿或无尿。

（5）血钠降低，当血钠下降至 120mmol/L 时，表现为烦躁和意识恍惚；低于 110mmol/L 时可发生抽搐和知觉丧失、休克，甚至心搏骤停而死亡。

3. 应急处置

经尿道电切综合征的预防，关键在于减少冲洗液的过度吸收。术中宜采用低压灌注，将冲洗液的压力控制 <40cmH₂O，经常排空膀胱，防止膀胱过度充盈，以及避免前列腺被膜穿孔和切破静脉窦，一旦发生应及早结束手术。术后应密切观察患者的病情变化，一旦怀疑发生经尿道电切综合征，除及时测定电解质，了解患者的血钠水平外，应立即采取下列治疗措施。

（1）静脉注射利尿剂，如呋塞米 40mg，几小时后可重复，以促使大量水分排泄，以恢复正常的血容量。

（2）使用高渗氯化钠溶液，静脉注射 3%~5% 氯化钠溶液 250~500ml，缓慢输入，同时应密切监测肺水肿和血清钠浓度。

（3）吸氧，纠正缺氧状态。

（4）酌情使用洋地黄类药物，增加心肌收缩力。

（5）发生脑水肿时，应进行脱水治疗并静脉滴注地塞米松，有助于降低颅内压以减轻脑水肿。

（6）可使用对肾功能无明显损害的抗生素预防感染。

（7）保持导尿管通畅。

（8）记录出入水量。

（二）出血

术中、术后当日和数日后的继发性出血是 TURP 最常见和最主要的并发症，文献报道 TURP 发生出血且需要输血的概率为 2%~6.5%。

1. 原因

TURP 当日出血通常发生在患者被送回病房不久或数小时之内，主要原因是术中止血不彻底或患者在搬运过程中牵拉固定的气囊导尿管，使导尿管发生了松动、移位。继发性出血可发生在 TURP 术后 1~4 周，术后 2 周内较多见。主要原因是便秘，活动量太大，或前列腺窝内感染，造成手术创面痂脱落引起前列腺窝的静脉或动脉出血。

2. 临床表现

表现为导尿管内流出鲜红色血性液体或血凝块，出血量大时，患者会出现心率加快、冷汗、面色苍白、血压降低等失血性休克症状。如导尿管被血块堵塞，患者感觉下腹部胀痛，可扪及膨隆的膀胱。

3. 处置

（1）保持导尿管的通畅，密切观察引流液的颜色、量及性状，如有异常及时报告手术医师。

（2）术后膀胱冲洗流出的液体呈清亮或稍淡红色，一般冲洗 1~2 天即可停止冲洗。发生前列腺窝的静脉出血时，冲洗液常是持续性的暗红色；如果颜色比较淡，可以调整冲洗速度，注意观察，避免血块形成，或彻底冲洗血凝块，重新固定牵引三腔导尿管；如果冲洗液颜色比较深，在采用上述措施的同时，对三腔气囊导尿管稍加牵引即可。

当发生前列腺窝的动脉出血时，则流出来的冲洗液是鲜红色，且可见间歇性的颜色加深，此时除了加速冲洗之外，还要张力牵引三腔气囊导尿管（也可尝试向水囊内注射生理盐水来增加导尿管水囊的容量），以压迫膀胱颈和前列腺窝。无论静脉出血还是动脉出血，在采用上述措施的同时都要保持冲洗通畅，如血块形成，又无法吸出，可尝试更换导尿管。

（3）引流液的颜色由浅变深或由暗红色转为鲜红色,应加快静脉输液及膀胱冲洗的速度,可使用止血药,如果非手术治疗无效者,需积极做好急诊手术准备。

（4）加强患者的心理护理,缓解其紧张恐惧的情绪,以免加重出血。

（5）前列腺窝的创面往往需 1 个月时间才能完全被黏膜覆盖,如便秘或用力过猛、活动过多时有再出血的可能。需指导患者预防便秘,避免增加腹压。患者出院时应告知注意休息、多饮水、多食含纤维素的食物,必要时给予直肠润滑剂,帮助排便。

（三）尿失禁

1. 原因

由于尿道长期被腺体堵塞,腺体切除后易出现一过性的尿失禁。

2. 临床表现

尿道口有尿液不自主流出。

3. 处置

（1）进行肛提肌训练,通过远端尿道括约肌的不断收缩来增加尿道关闭的功能,使尿道保持高于膀胱内压的阻力,从而达到控制排尿的目的。

（2）保持尿道外口及周围皮肤的清洁干燥,减少尿失禁对周围皮肤和尿路的刺激。

（四）膀胱痉挛

1. 原因

（1）术中发生膀胱及膀胱颈的损伤,或止血不彻底、导尿管被血块堵塞时,都易诱发膀胱痉挛。

（2）术后导尿管的水囊长时间压迫膀胱颈及牵引力太大,过度刺激膀胱三角区。

（3）冲洗液温度过低也是膀胱痉挛的诱发因素。

2. 临床表现

主要表现为下腹部膀胱区痉挛性疼痛,阵发性加重,有明显的膀胱憋胀感、急迫尿意及便意感。可见膀胱冲洗液滴速的减慢或冲洗液不自主地从尿道口溢出。

3. 处置

（1）发生膀胱痉挛时,注意准确评估疼痛的性质、持续时间、间隔时间。轻度膀胱痉挛,通过体位自行调整、膀胱区热敷,症状可减轻或消失。症状明显者遵医嘱给予解痉治疗。

（2）选择粗细适宜的导尿管,保持导尿管的引流通畅。准确记录尿量,及时调整导尿管位置。

（3）保持冲洗和引流通畅,注意观察引流液的颜色、量及性状。一般术后当日冲洗速度为 80~100 滴 /min。引流液的颜色深时要加快冲洗速度,引流液的颜色转清时可适当减慢冲洗速度。当引流不畅,有血凝块堵塞时,可用 20ml 注射器反复加压抽吸血凝块,直至引流通畅。冲洗液的温度宜保持在 38~40℃,水温过高时可加重出血,水温过低时可刺激诱发膀胱痉挛,导致继发性出血。

（4）避免引流管过度牵拉压迫膀胱颈,必要时可采取对引流管水囊间断放水的方式减轻引流管水囊对膀胱颈和膀胱三角区的压迫。

（5）向患者及其近亲属解释充分饮水的重要性,每天饮水量维持在 2 000ml 左右,以产生足够的尿液冲洗尿路,达到预防感染发生的目的。

（6）术后 3 天内以休息为主,避免剧烈活动,以减少出血风险。多进食蔬菜、水果,保持排便通畅,避免用力排便,以减少前列腺窝的出血。

(7)加强患者的心理护理,缓解紧张情绪,嘱患者深呼吸、听音乐或与近亲属交谈,以分散注意力而减轻疼痛。

七、膝关节半月板损伤

半月板损伤是膝关节最常见的一种运动损伤。其主要症状是疼痛、无力,有些半月板损伤后发生关节不稳定时会引起弹响(膝关节屈伸时有"嘭嘭嘭"的响声),交锁(膝关节突然卡住,动弹不得),同时伴有疼痛。这些症状会让患者无法恢复运动,影响生活质量。

关节镜手术具有切口小、对膝关节的损伤小、并发症少、关节功能恢复快等优点,手术效果明显优于开放手术,充分体现了关节镜微创外科的优势。膝关节镜手术的早期并发症有疼痛、关节积液、止血带综合征、下肢深静脉血栓形成等。

(一)疼痛

1. 原因

疼痛常出现在比较复杂的关节镜手术如半月板修补、滑膜切除或关节内韧带重建术等。

2. 临床表现

术后膝关节发生肿胀,疼痛程度可以达到中重度疼痛,甚至影响下床活动。

3. 处置

(1)实施 ERAS 策略,予以预防性和多模式镇痛,可采取注射给药、口服给药、局部外用敷贴等方式,并动态评估患者的疼痛。

(2)术后膝关节两侧应用冰袋间断冷敷,促进血管收缩,减轻水肿和疼痛。

(3)术后指导患者做股四头肌的等长舒缩及踝泵运动,以促进血液循环和关节液分泌,促进积液和积血的吸收,减轻患肢的肿胀及疼痛感。

(4)加强患者的心理护理,缓解紧张情绪,嘱患者深呼吸、听音乐或与近亲属交谈,以分散注意力而减轻疼痛。

(二)关节积液、积血

1. 原因

术后滑膜炎,尤其骨性关节炎,是造成关节肿胀、疼痛、症状难以缓解且临床治疗较为棘手的常见原因之一。关节内积血的发生率比较低,约为 1%。由于外侧支持韧带的松解易损伤膝外上动脉,最常发生关节内积血,占整体发生率的 5%~42%。

2. 临床表现

术后患侧肢体肿胀、疼痛。

3. 处置

(1)术后宜用弹力绷带加压包扎,减少创面进一步渗血渗液,缓解关节内压力过大导致的疼痛。包扎期间随时检查弹力绷带的松紧度,密切观察患肢的皮温、皮色是否正常,足背动脉的搏动是否明显。如绷带过于松弛或过紧影响血运时,应立即通知手术医师重新加压包扎。

(2)术后抬高患肢,用软枕抬高患肢 20~30cm,以促进血液回流,减轻腿部充血。

(3)术后膝关节两侧用冰袋冷敷,可促进血管收缩,防止膝关节肿胀,减轻疼痛。

(4)指导患者进行患肢主动功能训练,以促进血液循环和关节液分泌,促进积液和积血吸收,减轻患肢肿胀。

(5)当肿胀难以缓解且关节积液过多时,可在无菌操作下行关节穿刺抽出液体,再用弹力绷带加压包扎。

(三) 止血带综合征

1. 原因

止血带使用时间过长或使用不当时,可引起腓总神经麻痹及止血带压迫处损伤。

2. 临床表现

表现为腓总神经麻痹的症状。较轻者可仅出现小腿前外侧及足背区的感觉障碍,少数患者可出现屈伸膝关节时小腿短暂性的疼痛或触痛,而无足趾背伸无力等运动功能的缺失。严重者可出现完全麻痹症状,如足不能背屈、趾不能伸、足内翻且下垂,同时伴有小腿前外侧及足背区的感觉障碍。止血带压迫的局部表现为肿胀、发红,甚至皮肤组织坏死,尤以止血带压迫处明显。

3. 处置

(1) 术中绑扎止血带时,要保持充气袖带的平整,并对皮肤进行保护,在合适的压力和时间范围内使用止血带。

(2) 术后注意观察患肢的血供,观察皮温、皮色及皮肤的完整性。

(3) 若术后形成较大的张力水疱,可考虑行无菌穿刺抽液,加强局部的换药护理。

(四) 下肢深静脉血栓形成

1. 原因

膝关节损伤及患者合并的其他相关疾病,常会增加下肢深静脉血栓形成的风险;术中止血带的应用及患者术后不按要求进行股四头肌的锻炼等康复运动,不尽早下床活动,均是下肢深静脉血栓形成的高危因素。

2. 临床表现

主要表现为患侧肢体突然肿胀,需与健侧下肢对照。小腿发生深静脉血栓的患者常可表现为患侧小腿及踝部出现轻度水肿。

体格检查有以下几个特征:①患肢肿胀;②压痛;③小腿深静脉血栓时,将患足向背侧急剧弯曲时,可引起小腿肌肉深部疼痛,即 Homans 征常为阳性;④浅静脉曲张。

有创伤性下肢深静脉血栓形成的患者,其 D- 二聚体结果明显高于正常人群。彩色多普勒超声显像对下肢深静脉血栓形成有较高的诊断价值,能确定栓塞的部位、类型,能测定栓塞的程度及侧支循环的情况,并能评价治疗效果。

3. 处置

(1) 使用 Caprini 血栓风险评估量表进行静脉血栓栓塞风险评估,识别下肢深静脉血栓形成的高风险患者。

(2) 术后抬高患肢,并观察患侧肢体的情况,有无肿胀及皮温、皮色的变化。

(3) 术后采取基础预防和机械性预防相结合的方式预防血栓,鼓励患者早期下床活动,指导患者进行主动或被动的康复训练,可采用足底加压泵或间歇性充气压力泵等预防措施。

(4) 一旦明确诊断下肢深静脉血栓形成的诊断明确,患者需要卧床休息和抬高患肢。必要时应用抗凝血与溶栓治疗,或者进行静脉探查取栓、血栓切除手术等。

八、肺结节

中国国家癌症中心数据显示,肺癌是我国发病率、死亡率排名第一的恶性肿瘤。随着微创技术的蓬勃发展和麻醉技术的不断进步,日间手术模式下完成的胸腔镜或机器人辅助肺段切除术成为胸外科微创手术的新突破。胸腔镜肺结节和早期肺癌日间手术可以减少患者的术前等待时间,提高胸外科微创手术的可及性。但肺结节的微创手术存在胸腔内出血、皮下气肿、气胸、肺炎和肺不张、乳糜胸等早期并发症。

(一) 胸腔内出血

1. 原因

多与术中操作有关。胸腔内出血常见于肋间血管,多由术中止血不彻底,或电凝结痂脱落、钛夹脱落导致。肺内血肿多见于肺组织楔形切除时缝合不严,钉合不紧,或吻合钉之间的间隙过大,引起肺内渗血而形成血肿。

2. 临床表现

当胸腔引流液量多(>100ml/h)、呈鲜红色、有血凝块,同时患者出现烦躁不安、血压降低、脉搏增快、尿少等血容量不足的表现时,应考虑有活动性出血的发生。

3. 应急处置

(1)密切观察患者的生命体征,检查伤口敷料及引流管周围的渗血情况,注意胸腔引流液的颜色、性状和量。

(2)如判断有活动性出血,应立即通知手术医师,并加快补液速度,注意保温,保持胸腔引流管通畅,确保胸腔内积血及时排出。必要时做好手术止血的准备。

(二) 皮下气肿

1. 原因

皮下气肿主要是由于胸腔镜术后胸腔引流不充分,肺组织漏气,导致气体沿皮下组织间隙蔓延,从而发生皮下气肿。

2. 临床表现

手按压患者胸壁、头面部、颈部皮肤时,出现捻发感或握雪感。

3. 处置

术后少量的皮下气肿一般不需要处理,会逐步吸收。出现广泛性皮下气肿后,首先让患者采取半卧位,必要时可行皮下穿刺排气。

(三) 气胸

1. 原因

术后正常肺组织切口处的支气管残端,在修复过程中闭合不彻底,气体从支气管残端扩散到胸腔里,导致胸腔积气。好发于合并慢性阻塞性肺气肿、肺大疱、严重胸腔粘连的患者,以及胸腔引流管发生堵塞或引流管脱落时未被及时发现处理、引流管拔除过早等的患者。

2. 临床表现

常表现为胸闷、刺激性咳嗽、痰中带血或咯血、呼吸困难。支气管胸膜瘘可起张力性气胸、皮下气肿、脓胸等,如从瘘口吸入大量胸腔积液会引发窒息。

术后可从胸腔引流管持续引出大量气体。通过观察患者在深呼吸、咳嗽时,水封瓶内水柱的波动、气泡溢出的多少,可判断某时间点是否存在气胸及其严重程度:①无气泡提示胸膜腔内不存在空气或积气较少;②有气泡提示胸膜腔内存在空气;③反复咳嗽时有相同强度的气泡,提示存在肺漏气。

3. 应急处置

（1）密切观察患者呼吸的情况，有无憋气症状，胸廓起伏是否正常，以及血氧饱和度的变化。

（2）继续行胸腔闭式引流，观察水封瓶内水柱的波动，保持胸腔引流管引流通畅。

（3）指导患者加强呼吸功能锻炼，来促进肺复张：取平卧位，抬高头部30°~45°，将双臂交叉叠放于脐部，通过鼻腔缓慢吸气，腹部隆起，放于腹部的手随腹部隆起而抬高，再缓慢用鼻腔呼气，放于腹部的手加压促使气体全部排出，呼气、吸气耗时比为1:2，每天练习2~4次，每次20~40分钟，促进肺复张。

（4）抗感染治疗。

（5）及时向患者解释气胸发生的原因以及恢复期的注意事项，制定个性化的康复计划，促进其肺康复，减轻焦虑。

（6）出院后随访时必须询问患者的呼吸情况。

（四）肺炎和肺不张

1. 原因

（1）胸腔手术后的肺炎和肺不张常发生于有长期吸烟史的患者，伴急、慢性呼吸道感染的患者，或全身状况较差属于肺炎易感的患者。

（2）麻醉可能导致支气管分泌物增加、纤毛运动减弱、膈肌运动受限，术后气道分泌物排除不畅又不能及时咳出时，易导致肺炎发生。

（3）手术创伤后胸廓运动的减弱，术后恐惧、悲观和焦虑的情绪等可能降低患者的抵抗力和免疫力，增加感染风险。

2. 临床表现

患者出现心动过速、体温升高、哮鸣、发绀、呼吸困难等症状，血常规、血气分析、胸部影像学检查等可协助诊断。

3. 处置

（1）肺炎及肺不张重在预防，术前戒烟，有效控制肺部感染，指导患者术前、术后进行呼吸功能锻炼。

（2）咳嗽训练和叩背排痰。术后有效的咳嗽可促进肺康复，是预防术后肺不张、肺炎等并发症的有效措施之一。为患者叩背和鼓励咳嗽是有效的排痰训练，医护人员为患者叩背，也可指导患者近亲属执行，先由下向上，由外向内，使肺叶、肺段处的分泌物发生松动并移至支气管，再让患者用力咳嗽。而后嘱患者做3~5次深呼吸，深吸气后屏气3~5秒，再用力咳嗽将痰咳出。患者咳嗽时，可固定胸部伤口，以减轻震动引起的疼痛。

（3）痰液黏稠者可予以氧气雾化或超声雾化，必要时行鼻导管吸痰或协助医师行支气管纤维镜下吸痰，病情严重时可行气管切开，确保呼吸道通畅。

（五）乳糜胸

1. 原因

手术损伤胸导管。

2. 临床表现

术后胸腔引流管的引流液逐渐增多，未正常进食时乳糜液常混在引流液中不易被发现，引流液初起为透明淡黄色，进食后转为乳白色牛奶状。

3. 处置

(1)保持胸腔引流管的引流通畅,记录 24 小时胸腔引流液的量。

(2)密切观察病情变化,观察患者有无胸闷、气促、呼吸困难等表现。

(3)取半坐卧位,鼓励患者早期下床活动,促进肺复张。

(4)指导进高热量、高蛋白、低钠、低脂肪的饮食。

(莫　洋　黄晓萱)

附录二　代表性日间手术病种的临床路径

一、慢性胆囊炎、胆囊结石临床路径

(一)慢性胆囊炎、胆囊结石临床路径标准住院流程

1. 适用对象

第一诊断为慢性胆囊炎(ICD-10 :K81.100)或胆囊结石伴慢性胆囊炎(ICD-10 : K80.101),无其他严重基础疾病。行腹腔镜胆囊切除术(ICD-9-CM-3 :51.23)或腹腔镜下胆囊取石术(ICD-9-CM-3 : 51.04005)。

2. 诊断依据

(1)症状:右上腹持续性隐痛或胀痛,可放射到右肩胛区,高脂餐后加剧;反复发作的胃灼热、嗳气、反酸、腹胀、恶心等消化不良症状。

(2)体征:部分患者有胆囊点的压痛或叩击痛。

(3)实验室检查:白细胞计数不增多或无明显增多,少数患者转氨酶升高。

(4)影像学检查:B 超检查可明确诊断,合并胆囊结石且发生过黄疸、胰腺炎的患者应行磁共振胰胆管成像(magnetic resonance cholangiopancreatography,MRCP)或 CT 等检查了解胆总管情况。

3. 治疗方案选择依据

拟行腹腔镜下胆囊切除术或腹腔镜下胆囊取石术。

4. 标准住院日为 1 天(24 小时)

5. 进入路径标准

(1)第一诊断必须符合慢性胆囊炎或合并胆囊结石(ICD-10 :K80.1/K81.1)。

(2)当患者合并其他疾病,但住院期间不需要特殊处理也不影响第一诊断的临床路径流程实施时,可以进入路径。

(3)患者住院前在门诊已完善必需的检查项目(详见术前准备),普通外科的手术医师查看患者及检查的结果,门诊麻醉科医师完成术前麻醉评估,确定患者适合入日间手术中心病房手术、无明显手术禁忌证及麻醉禁忌证,由普通外科的手术医师完成术前谈话,患者及其近亲属了解手术风险,同意日间手术并签署日间手术同意书。

6. 术前准备(包括入院前准备)

(1)必需的检查项目

1）血常规。

2）肝功能、肾功能、电解质、凝血功能、血型。

3）腹部超声。

4）心电图、胸部 X 线。

（2）根据患者病情选择的检查项目：尿常规，粪便常规＋隐血试验，感染性疾病筛查，消化肿瘤标志物（癌胚抗原、 CA19-9），MRCP 或上腹部 CT，血气分析，肺功能，超声心动图。

（3）普通外科的手术医师确定患者住院手术时间（女性患者避开月经期），根据基础疾病情况指导患者既往疾病的基础用药及其他相关治疗，交代患者入院前饮食，术前禁食 4~6 小时，禁饮 2~4 小时，向患者及近亲属交代围手术期注意事项（注意保暖、避免感冒，吸烟患者术前戒烟）。

（4）日间手术中心病房管理岗医师在术前一个工作日向日间手术室提交手术申请，拟下一个工作日在全身麻醉下行腹腔镜下胆囊切除术或腹腔镜下胆囊取石术。手术室进行术前手术物品准备。

（5）日间手术中心病房预约岗护士进行卫生知识及手术知识健康教育，交代术前沐浴、更衣，取下假牙、饰物，告知患者及近亲属手术日当日住院流程、术前流程及注意事项，第一台及第二台手术患者手术日当天 7 :30 办理入院手续。

7. 抗菌药物的选择与使用时机

（1）原则上腹腔镜胆囊切除术腹壁伤口为清洁伤口，在没有胆囊局部较重炎症（脓肿）或术中污染的情况下不使用抗菌药物。

（2）患者有胆囊局部较重炎症（脓肿）或术中污染的情况下，按照《抗菌药物临床应用指导原则》（卫医发〔2004〕285 号）执行。可首先考虑使用喹诺酮类（如左氧氟沙星），有反复感染史者可选头孢菌素类（如拉氧头孢、头孢曲松、头孢哌酮／舒巴坦）；明确感染患者，可根据药敏试验结果调整抗菌药物。

8. 手术日为住院第 1 天

（1）麻醉方式：气管插管全身麻醉。

（2）手术方式：腹腔镜下胆囊切除术或腹腔镜下胆囊取石术。

（3）术中用药：麻醉常规用药。

（4）输血：根据术前血红蛋白状况及术中出血情况而定。

（5）病理学检查：采取腹腔镜胆囊切除术时，切除标本解剖后做病理学检查，怀疑恶性肿瘤可能时行术中快速冷冻切片病理学检查。采取腹腔镜胆囊取石术时，无病理学检查。

9. 术后住院治疗到出院

（1）术后用药：一般不使用抗菌药物，若需使用按照《抗菌药物临床应用指导原则》（卫医发〔2004〕285 号）执行。如有继发感染征象，尽早开始抗菌药物的经验治疗。经验治疗需选用能覆盖肠道革兰氏阴性杆菌、肠球菌属等需氧菌，以及脆弱拟杆菌等厌氧菌的药物。

（2）严密观察有无胆漏、出血等并发症，并做相应处理。

（3）术后饮食指导。

10. 出院标准

（1）一般状况好，生命体征正常，无明显腹痛。

（2）恢复肛门排气或排便，可进半流食，可以自由活动，无明显腹部体征。

（3）特殊情况下复查的实验室检查基本正常。

（4）切口愈合良好。无引流管或引流管已拔除，伤口无感染，无皮下积液（或门诊可处理的少量积液），可门诊换药，无须拆线或可门诊拆线。

11. 变异及原因分析

（1）术中发现恶性肿瘤，如胆囊癌、胆管癌、肝癌等，则转专科治疗。

（2）术后出现并发症（胆漏、出血等）的患者，转专科治疗。

（3）术后患者有发热、轻度腹痛，普通外科的手术医师认为需要留院观察。

12. 术后随访

（1）出院后第1、3、10天，电话随访患者一般情况，有无发热、寒战、腹痛、黄疸等情况，饮食、大小便情况；伤口愈合情况，有无红肿、硬结、渗出、化脓、裂开等现象。

（2）腹腔镜胆囊切除术患者的病理结果发布后，及时电话通知患者或其近亲属，若有特殊情况嘱其尽快专科复诊。

（二）慢性胆囊炎、胆囊结石临床路径表单

患者姓名：_____　性别：_____　年龄：_____　门诊号：_____　住院号：_____

住院日期：___年___月___日　出院日期：___年___月___日　标准住院日：1天（24小时）

阶段	术前、术中	术后	出院或延迟出院或转专科		
主要诊疗工作	□ 询问病史与体格检查 □ 核查术前检查是否完备 □ 核查手术同意书（含标本处置）是否完备 □ 完成日间手术入院记录 □ 开具入院医嘱、术前医嘱及手术医嘱 □ 签署授权委托书及各类知情同意书 □ 麻醉医师签署麻醉同意书 □ 麻醉准备，监测生命体征 □ 手术医师实施手术 □ 手术医师予以留置腹腔引流管，并保持通畅（必要时） □ 采取胆囊切除术时解剖标本，交患者近亲属过目，并送病理检查 □ 怀疑恶性肿瘤可能时，送术中快速冷冻切片病理学检查，若证实为恶性后与近亲属谈话，并签字决定下一步手术或治疗方案	□ 麻醉医师完成麻醉记录 □ 手术医师完成手术记录及术后首次病程记录 □ 手术医师向患者及近亲属说明手术情况及术后注意事项 □ 若术中怀疑恶性肿瘤可能并经术中快速冷冻切片病理学检查证实时，尽快安排转专科治疗，完善转专科手续（会诊申请、转出记录），专科医师完成后续治疗及病程记录至出院。 □ 抗菌药物（必要时） □ 止血、镇痛或解痉药物（必要时） □ 雾化药物 □ 出院带药（利胆药物等） □ 给予相应对症处理	□ 入院后24小时内观察患者生命体征、局部症状和体征，注意有无肛门排气排便、腹痛、黄疸，伤口有无出血、血肿、感染，腹腔引流管有无胆漏、活动性出血，可否下床活动等，明确是否符合出院标准		
			□ 是	□ 否，但仅需要继续留院观察 □ 给予相应对症处理直到患者达到出院标准 □ 完成相应术后病程记录	□ 否，需要转专科治疗 □ 完善转专科手续（会诊申请、转出记录），专科医师完成后续治疗及病程记录至出院
			□ 完成日间手术出院患者通用评估表 □ 完成日间手术出院记录 □ 完成出院诊断书 □ 向患者告知出院后注意事项，如康复计划、返院复诊、后续治疗及相关并发症的处理等，以及会电话通知病理检查结果，并让患者或近亲属签字 □ 将日间手术出院记录及出院诊断书交予患者或近亲属 □ 填写病案首页（除病理检查结果外）并整理病历交付病案科 □ 待接收到病理检查报告后完成病案首页 □ 将病理结果电话通知患者或其近亲属，给予后续治疗建议		

阶段	术前、术中	术后	出院或延迟出院或转专科	
重点医嘱	**长期医嘱：** ☐ 入院长期医嘱 ☐ 饮食：普食或糖尿病饮食 **临时医嘱：** ☐ 拟今日全身麻醉下行腹腔镜下胆囊切除术或腹腔镜下胆囊取石术 ☐ 术前禁食、禁饮 ☐ 抗菌药物皮试(必要时) ☐ 术前预防或治疗使用抗菌药物(必要时) ☐ 术前补液(必要时)	**长期医嘱：** ☐ 术后护理常规 ☐ 一级护理 ☐ 6小时后恢复术前饮食 ☐ 6小时后恢复基础用药 **临时医嘱：** ☐ 转科(发现恶性肿瘤时) ☐ 术后抗菌药物(必要时) ☐ 止血、镇痛、解痉(必要时) ☐ 雾化 ☐ 腹腔引流管接引流袋于床旁(视情况) ☐ 出院带药(利胆药物等)	**长期医嘱：** ☐ 出院医嘱 **临时医嘱：**	**临时医嘱：** ☐ 转科
主要护理工作	☐ 入院护理评估 ☐ 指导患者术前更衣等 ☐ 健康教育 ☐ 饮食指导：禁食、禁饮 ☐ 心理支持 ☐ 执行术前医嘱 ☐ 术前常规准备及注意事项	☐ 疼痛评估及护理 ☐ 观察有无肛门排气排便，腹痛，黄疸，伤口有无出血、血肿、感染，腹腔引流管有无胆漏、活动性出血等 ☐ 术后饮食生活健康教育 ☐ 术后监护及并发症观察 ☐ 基本生活和心理护理	☐ 指导患者或其近亲属办理出院手续 ☐ 健康教育出院注意事项 ☐ 告知患者或其近亲属术后随访时间 ☐ 出院后第1、3、10天给予电话回访，追踪患者康复情况，并给予相关知识指导	
病情变异记录	☐ 无 ☐ 有，原因： 1. 2.			
护士签名			医师签名	

二、甲状腺良性肿瘤临床路径

(一)甲状腺良性肿瘤临床路径标准住院流程

1. 适用对象

第一诊断为甲状腺结节(ICD-10：E04.101)，考虑性质为甲状腺良性肿瘤(ICD-10：E04.902)。行开放性甲状腺腺叶切除术(ICD-9-CM-3：06.2)或甲状腺次全切除术(ICD-9-

CM-3：06.3）。

2. 诊断依据

（1）病史：发现颈前区肿物或在行体检 B 超时发现甲状腺结节，无或伴有甲状腺功能亢进临床表现。

（2）体格检查：触诊发现颈前区肿物随吞咽而上下移动，或触诊无特殊发现。

（3）实验室检查：甲状腺功能正常或有甲状腺功能亢进表现。

（4）辅助检查：颈部 B 超提示甲状腺良性肿瘤。

（5）鉴别诊断：必要时行放射性核素甲状腺显像、发射型计算机体层扫描、CT（排除胸骨后甲状腺肿及甲状腺癌的证据）检查。

3. 治疗方案选择依据

手术方式选择应保障甲状腺肿物连同周边少量正常组织一并切除（视术中情况选择甲状腺腺叶切除术或甲状腺次全切除术），术中应行标本快速冷冻切片病理学检查以除外恶变。

4. 标准住院日为 1 天（24 小时）

5. 进入路径标准

（1）第一诊断符合甲状腺结节（ICD-10：E04.101），并考虑性质为甲状腺良性肿瘤（ICD-10：E04.902）。

（2）需要进行手术治疗。

（3）当患者合并其他疾病，但住院期间不需要特殊处理也不影响第一诊断的临床路径流程实施时，可以进入路径。

（4）具有甲状腺功能亢进、甲状腺炎、疑似甲状腺癌等病情复杂的病例，不进入路径。

（5）患者住院前门诊已完善必需的检查项目（详见术前准备），甲状腺专科手术医师查看患者及其检查结果，麻醉门诊的麻醉医师完成术前麻醉评估，确定患者适合日间手术、无明显手术禁忌证及麻醉禁忌证，由甲状腺专科手术医师完成术前谈话，患者及其近亲属了解手术风险，同意日间手术并签署日间手术同意书。

6. 术前准备（包括入院前准备）

（1）必需的检查项目

1）血常规、尿常规。

2）甲状腺功能和甲状旁腺功能。

3）肝功能、肾功能、电解质、血糖、凝血功能、感染性疾病筛查（乙肝、丙肝、艾滋病、梅毒等）。

4）胸部 X 线与颈部 X 线。

5）心电图。

6）甲状腺及颈部淋巴结超声。

7）耳鼻咽喉头颈外科门诊喉镜了解声带情况。

（2）根据患者病情可选择的检查项目

1）气管正侧位 X 线。

2）肺功能、超声心动图和血气分析等。

3）甲状腺 CT。

4）甲状腺 B 超引导下穿刺活检。

（3）甲状腺专科手术医师确定患者住院手术时间（女性患者避开月经期，抗血小板药物停用 15 天或以上），并指导患者既往疾病的基础用药及其他相关治疗，交代患者入院前饮食，术前禁食 4~6 小时，禁饮 2~4 小时，向患者及其近亲属交代围手术期注意事项（注意保暖、避免感冒，吸烟患者术前戒烟，颈部后仰训练）。

（4）日间手术中心病房管理岗医师在术前一个工作日向日间手术室提交手术申请，拟下一个工作日在气管内插管全身麻醉下行开放性甲状腺腺叶切除术或甲状腺次全切除术。手术室进行术前手术物品准备。

（5）日间手术中心病房预约岗护士进行卫生知识及手术知识健康教育，交代术前沐浴、更衣，取下假牙、饰物，告知患者及其近亲属手术日当日住院流程、术前流程及注意事项。

7. 预防性抗菌药物的选择与使用时机

（1）按照《抗菌药物临床应用指导原则》（卫医发〔2004〕285 号）执行。原则上不使用抗菌药物。根据患者的病情决定抗菌药物的选择与使用时间，可考虑使用第一代头孢菌素。推荐使用头孢唑林钠肌内注射或静脉注射。

1）成人：0.5~1g/ 次，2~3 次 /d。

2）头孢唑林钠或其他头孢菌素类过敏者、青霉素类有过敏性休克史者禁用；肝肾功能不全者、有胃肠道疾病史者慎用。

3）使用头孢唑林钠前应进行皮试。

（2）预防性使用抗菌药物，时间为术前半个小时，手术超过 3 小时加用 1 次抗菌药物。

8. 手术日为入院第 1 天

（1）麻醉方式：气管内插管全身麻醉。

（2）手术方式：开放性甲状腺腺叶切除术或甲状腺次全切除术。

（3）手术内置物：根据术中情况决定是否切口引流。

（4）病理：术中快速冷冻切片病理学检查 + 术后石蜡切片病理学检查。

9. 术后住院治疗到出院

（1）生命体征监测，切口冷敷，严密观察有无出血、声音异常、饮水呛咳等情况发生。

（2）术后用药：抗菌药物按照《抗菌药物临床应用指导原则》（卫医发〔2004〕285 号）执行。总预防性用药时间一般不超过 24 小时，个别情况可延长至 48 小时。根据情况，术后采取雾化、消肿、止血、补液等对症治疗。

10. 出院标准

（1）一般情况良好，生命体征正常。

（2）无引流管或引流管观察无特殊情况，可出院后按计划拔除。

（3）可门诊拆线，切口愈合良好。

11. 变异及原因分析

（1）患者术中快速病理学检查报告证实甲状腺结节性质与术前预计不同，需改行其他术式。

（2）因患者术后出现严重并发症而延期出院或转入专科治疗。

（3）术后患者有发热、或术后恢复欠佳，甲状腺专科手术医师认为需要留院观察。

12. 术后随访

(1) 出院后第 1、3、10 天，电话随访患者一般情况，有无发热、寒战、声音嘶哑、抽搐、饮水呛咳等情况，饮食、大小便情况，伤口愈合情况，有无红肿、硬结、渗出、化脓、裂开等现象。

(2) 术后石蜡切片病理学检查结果得出后，电话通知患者或近亲属病理结果，若有特殊情况嘱其复印病理学检查结果并专科复诊。

(二) 甲状腺良性肿瘤临床路径表单

患者姓名：_____　性别：_____　年龄：_____　门诊号：_____　住院号：_____

住院日期：___年___月___日　出院日期：___年___月___日　标准住院日：1 天 (24 小时)

阶段	术前、术中	术后	出院或延迟出院或转专科		
主要诊疗工作	□ 询问病史与体格检查 □ 核查术前检查是否完备 □ 核查手术同意书(含标本处置)是否完备 □ 完成日间手术入院记录 □ 开具入院医嘱、术前医嘱及手术医嘱 □ 签署授权委托书及各类知情同意书 □ 麻醉医师签署麻醉同意书 □ 麻醉准备,监测生命体征 □ 手术医师实施手术 □ 标本交患者或其近亲属过目,并送病理检查	□ 麻醉医师完成麻醉记录 □ 手术医师完成手术记录及术后首次病程记录 □ 手术医师向患者及其近亲属说明手术情况及术后注意事项 □ 抗菌药物(必要时) □ 雾化药物 □ 消肿药物 □ 止血药物 □ 镇痛药物 □ 静脉补钙(必要时) □ 出院带药(左甲状腺素片、钙片、消肿药物等) □ 给予相应对症处理	□ 入院后 24 小时内观察患者生命体征、局部症状和体征,注意有无声音嘶哑、抽搐、饮水呛咳、颈部伤口出血、血肿、感染,呼吸有无困难等,引流管情况,明确是否符合出院标准		
			□ 是	□ 否,但仅需要继续留院观察 □ 给予相应对症处理直到患者达到出院标准 □ 完成相应术后病程记录	□ 否,需要转专科治疗 □ 完善转专科手续(会诊申请、转出记录),专科医师完成后续治疗及病程记录至出院
			□ 完成日间手术出院患者通用评估表 □ 完成日间手术出院记录 □ 完成出院诊断书 □ 向患者告知出院后注意事项,如康复计划、返院复诊、后续治疗及相关并发症的处理等,以及会电话通知病理检查结果,并让患者或其近亲属签字 □ 将日间手术出院记录及出院诊断书交予患者或其近亲属 □ 填写病案首页(除病理检查结果外)并整理病历交付病案科 □ 待接收到病理检查报告后完成病案首页,并整理病历交付病案科 □ 将病理结果电话通知患者或其近亲属,给予后续治疗建议		

阶段	术前、术中	术后	出院或延迟出院或转专科	
重点医嘱	**长期医嘱：** ☐ 入院长期医嘱 ☐ 饮食:普食或糖尿病饮食 **临时医嘱：** ☐ 拟今日全身麻醉下行开放性甲状腺腺叶切除术或甲状腺次全切除术 ☐ 术前禁食、禁饮 ☐ 抗菌药物皮试(必要时) ☐ 术前预防或治疗使用抗菌药物(必要时) ☐ 术前补液(必要时)	**长期医嘱：** ☐ 术后护理常规 ☐ 一级护理 ☐ 6小时后恢复术前饮食 ☐ 6小时后恢复基础用药 **临时医嘱：** ☐ 术后抗菌药物(必要时) ☐ 雾化、止血、镇痛、消肿等对症支持治疗 ☐ 静脉补钙(必要时) ☐ 出院带药(左甲状腺素、钙片、消肿药物等)	**长期医嘱：** ☐ 出院医嘱 **临时医嘱：**	**临时医嘱：** ☐ 转科
主要护理工作	☐ 入院护理评估 ☐ 指导患者术前更衣等 ☐ 健康教育 ☐ 饮食指导:禁食、禁饮 ☐ 心理支持 ☐ 执行术前医嘱 ☐ 术前常规准备及注意事项	☐ 疼痛评估及护理 ☐ 观察有无声音嘶哑、抽搐、饮水呛咳,颈部伤口有无出血、血肿、感染,呼吸有无困难 ☐ 术后饮食生活健康教育 ☐ 术后监护及并发症观察 ☐ 基本生活和心理护理	☐ 指导患者或其近亲属办理出院手续 ☐ 健康教育出院注意事项 ☐ 告知患者或其近亲属术后随访时间 ☐ 出院后第1、3、10天给予电话回访,追踪患者康复情况,并给予相关知识指导	
病情变异记录	☐ 无　☐ 有,原因: 1. 2.			
护士签名			医师签名	

三、甲状腺癌临床路径

(一)甲状腺癌临床路径标准住院流程

1. 适用对象

第一诊断为甲状腺结节(ICD-10:E04.101),考虑性质为甲状腺癌(ICD-10:C73)。行开放性甲状腺腺叶切除术(ICD-9-CM-3:06.2)及中央区淋巴结清扫术(ICD-9-CM-3:40.3)。

2. **诊断依据**

(1)症状及体征：发现颈部肿物或在行体检 B 超时发现甲状腺结节,可伴有声音嘶哑或呼吸、吞咽困难,体格检查可触及甲状腺结节或触诊无明显甲状腺结节,有或无颈部肿大淋巴结。

(2)影像学检查：主要依靠彩超、放射性核素甲状腺显像,CT、MRI 及单光子发射计算机体层成像等可提供参考。

(3)血清降钙素测定对早期诊断甲状腺髓样癌有十分重要的价值。

(4)病理：针吸细胞学诊断或术中快速冷冻切片病理学检查支持诊断。

3. **治疗方案选择依据**

(1)以手术治疗为主,辅助应用甲状腺激素、放射治疗。

(2)不同病理类型的甲状腺癌应采取不同的手术方式。

1)乳头状癌、滤泡状癌：甲状腺次全切除(即病灶侧甲状腺叶全切除,对侧甲状腺叶次全切除,峡部全切除)或患侧叶甲状腺全切除 + 峡部切除;确定双侧腺体内都有甲状腺癌结节时,应行甲状腺全切除术及中央组淋巴结切除术。颈淋巴结肿大并证实为甲状腺癌转移的患者,应行包括颈部淋巴结清扫术在内的甲状腺癌联合根治手术。病灶相当广泛累及双侧腺体并转移至双侧颈部淋巴结,原发病灶与转移灶相互融合粘连应行甲状腺全切除术 + 双侧颈淋巴结清扫术。

2)髓样癌：如术中快速冷冻切片病理学检查确诊为髓样癌,则应行甲状腺全切除术。

4. **标准住院日为 1 天(24 小时)**

5. **进入路径标准**

(1)第一诊断符合甲状腺结节(ICD-10 : E04.101),并考虑性质为甲状腺癌(ICD-10 : C73)。

(2)当患者合并其他疾病,但住院期间不需要特殊处理也不影响第一诊断的临床路径流程实施时,可以进入路径。

(3)患者住院前门诊已完善必需的检查项目(详见术前准备),甲状腺专科手术医师查看患者及其检查结果,门诊麻醉科医师完成术前麻醉评估,确定患者适合日间手术、无明显手术禁忌证及麻醉禁忌证,由甲状腺专科手术医师完成术前谈话,患者及其近亲属了解手术风险,同意日间手术并签署日间手术同意书。

6. **术前准备(包括入院前准备)**

(1)必需的检查项目

1)血常规、尿常规、粪便常规 + 隐血试验。

2)甲状腺功能和甲状旁腺功能。

3)肝功能、肾功能、电解质、血糖、凝血功能。

4)胸部 X 线与颈部 X 线。

5)心电图。

6)甲状腺超声。

7)耳鼻咽喉头颈外科门诊喉镜了解声带情况。

(2)根据患者病情可选择的检查项目

1)气管正侧位 X 线。

2)肺功能、超声心动图和血气分析等。

3）甲状腺 CT。

4）甲状腺 B 超引导下穿刺活检。

（3）甲状腺专科手术医师确定患者住院手术时间（女性患者避开月经期，抗血小板药物停用 15 天或以上），并指导患者既往疾病的基础用药及其他相关治疗，交代患者入院前饮食，术前禁食 4~6 小时，禁饮 2~4 小时，向患者及其近亲属交代围手术期注意事项（注意保暖、避免感冒，吸烟患者术前戒烟，颈部后仰训练）。

（4）日间手术中心病房管理岗医师在术前一个工作日向日间手术室提交手术申请，拟下一个工作日气管内插管全身麻醉下行开放性甲状腺腺叶切除术及中央区淋巴结清扫术。手术室进行术前手术物品准备。

（5）日间手术中心病房预约岗护士进行卫生知识及手术知识健康教育，交代术前沐浴、更衣，取下假牙、饰物，告知患者及其近亲属手术日当日住院流程、术前流程及注意事项。

7. 预防性抗菌药物的选择与使用时机

（1）按照《抗菌药物临床应用指导原则》（卫医发〔2004〕285 号）执行。通常不需要预防性使用抗菌药物。如果手术范围大、时间长、污染机会增加，可考虑使用第一代头孢菌素。推荐使用头孢唑林钠肌内注射或静脉注射。

1）成人：0.5~1g/ 次，2~3 次 /d。

2）头孢唑林钠或其他头孢菌素类过敏者、青霉素类有过敏性休克史者禁用；肝肾功能不全者、有胃肠道疾病史者慎用。

3）使用头孢唑林钠前应进行皮试。

（2）预防性使用抗菌药物，时间为术前半个小时，手术超过 3 小时加用 1 次抗菌药物。

8. 手术日为入院第 1 天

（1）麻醉方式：气管内插管全身麻醉。

（2）手术方式：根据甲状腺癌的组织学类型选择手术范围。

（3）术中用药：麻醉常规用药和补充血容量药物（晶体、胶体）。

（4）输血：根据术前血红蛋白状况及术中出血情况而定。

（5）手术内置物：根据术中情况决定是否切口引流。

（6）病理：术中快速冷冻切片病理学检查 + 术后石蜡切片病理学检查。

9. 术后住院治疗到出院

（1）生命体征监测，切口冷敷，严密观察有无出血、声音异常、饮水呛咳等情况发生。

（2）术后用药：抗菌药物按照《抗菌药物临床应用指导原则》（卫医发〔2004〕285 号）执行。总预防性用药时间一般不超过 24 小时，个别情况可延长至 48 小时。根据情况，术后采取雾化、消肿、止血、补液等对症治疗。

10. 出院标准

（1）一般情况良好，生命体征正常。

（2）无引流管或引流管观察无特殊情况，可出院后按计划拔除。

（3）可门诊拆线，切口愈合良好。

11. 变异及原因分析

（1）患者术中快速病理学检查报告证实甲状腺结节性质与术前预计不同，或淋巴结转移超出中央区淋巴结范围,需改行其他术式。

（2）因患者术后出现严重并发症而延期出院或转入专科治疗。

（3）术后患者有发热或术后恢复欠佳,甲状腺专科手术医师认为需要留院观察。

12. 术后随访

（1）出院后第 1、3、10 天,电话随访患者一般情况,有无发热、寒战、声音嘶哑、抽搐、饮水呛咳等情况,饮食、大小便情况,伤口愈合情况,有无红肿、硬结、渗出、化脓、裂开等现象。

（2）术后石蜡切片病理学检查结果得出后,电话通知患者或其近亲属病理结果,若有特殊情况嘱其复印病理学检查结果并专科复诊(如考虑行术后 I^{131} 放射治疗)。

（二）甲状腺癌临床路径表单

患者姓名:_____　性别:_____　年龄:_____　门诊号:_____　住院号:_____

住院日期:____年____月____日　出院日期:____年____月____日　标准住院日:1 天(24 小时)

阶段	术前、术中	术后	出院或延迟出院或转专科		
主要诊疗工作	□ 询问病史与体格检查 □ 核查术前检查是否完备 □ 核查手术同意书(含标本处置)是否完备 □ 完成日间手术入院记录 □ 开具入院医嘱、术前医嘱及手术医嘱 □ 签署授权委托书及各类知情同意书 □ 麻醉医师签署麻醉同意书 □ 麻醉准备,监测生命体征 □ 手术医师实施手术 □ 标本交患者或其近亲属过目,并送病理检查	□ 麻醉医师完成麻醉记录 □ 手术医师完成手术记录及术后首次病程记录 □ 手术医师向患者及其近亲属说明手术情况及术后注意事项 □ 抗菌药物(必要时) □ 雾化药物 □ 消肿药物 □ 止血药物 □ 镇痛药物 □ 静脉补钙(必要时) □ 出院带药(左甲状腺素、钙片、消肿药物等) □ 给予相应对症处理	□ 入院后 24 小时内观察患者生命体征、局部症状和体征,注意有无声音嘶哑、抽搐、饮水呛咳、颈部伤口出血、血肿、感染,呼吸有无困难等,引流管情况,明确是否符合出院标准		
			□ 是	□ 否,但仅需要继续留院观察 □ 给予相应对症处理直到患者达到出院标准 □ 完成相应术后病程记录	□ 否,需要转专科治疗 □ 完善转专科手续(会诊申请、转出记录),专科医师完成后续治疗及病程记录至出院
			□ 完成日间手术出院患者通用评估表 □ 完成日间手术出院记录 □ 完成出院诊断书 □ 向患者告知出院后注意事项,如康复计划、返院复诊、后续治疗及相关并发症的处理等,以及会电话通知病理检查结果,并让患者或其近亲属签字 □ 将日间手术出院记录及出院诊断书交予患者或其近亲属 □ 填写病案首页(除病理检查结果外)并整理病历交付病案科 □ 待接收到病理检查报告后完成病案首页 □ 将病理结果电话通知患者或其近亲属,根据结果决定后续治疗(如是否行 I^{131} 放射治疗)		

阶段	术前、术中	术后	出院或延迟出院或转专科	
重点医嘱	**长期医嘱：** ☐ 入院长期医嘱 ☐ 饮食：普食 / 糖尿病饮食 **临时医嘱：** ☐ 拟今日全身麻醉下行甲状腺腺叶切除术及中央区淋巴结清扫术 ☐ 术前禁食、禁饮 ☐ 抗菌药物皮试(必要时) ☐ 术前预防或治疗使用抗菌药物(必要时) ☐ 术前补液(必要时)	**长期医嘱：** ☐ 术后护理常规 ☐ 一级护理 ☐ 6 小时后恢复术前饮食 ☐ 6 小时后恢复基础用药 **临时医嘱：** ☐ 术后抗菌药物(必要时) ☐ 雾化、止血、镇痛、消肿等对症支持治疗 ☐ 静脉补钙(必要时) ☐ 出院带药(左甲状腺素片、钙片、消肿药物等)	**长期医嘱：** ☐ 出院医嘱 **临时医嘱：**	**临时医嘱：** ☐ 转科
主要护理工作	☐ 入院护理评估 ☐ 指导患者术前更衣等 ☐ 健康教育 ☐ 饮食指导：禁食、禁饮 ☐ 心理支持 ☐ 执行术前医嘱 ☐ 术前常规准备及注意事项	☐ 疼痛评估及护理 ☐ 观察有无声音嘶哑、抽搐、饮水呛咳、颈部伤口有无出血、血肿、感染，呼吸有无困难 ☐ 术后饮食生活健康教育 ☐ 术后监护及并发症观察 ☐ 基本生活和心理护理	☐ 指导患者或其近亲属办理出院手续 ☐ 健康教育出院注意事项 ☐ 告知患者或其近亲属术后随访时间 ☐ 出院后第 1、3、10 天给予电话回访，追踪患者康复情况，并给予相关知识指导	
病情变异记录	☐ 无　☐ 有，原因： 1. 2.			
护士签名		医师签名		

四、腹股沟疝临床路径

(一)腹股沟疝临床路径标准住院流程

1. 适用对象

第一诊断为腹股沟疝(ICD-10 : K40)。行疝囊高位结扎术(ICD-9-CM-3 : 53.02,53.12)。

2. 诊断依据

(1)症状：腹股沟区可复性肿块，可伴有局部坠胀感、消化不良和便秘症状。

(2)体征：患者站立时，可见腹股沟区肿块，可回纳或部分不能回纳。

(3)鉴别诊断：阴囊鞘膜积液、交通性鞘膜积液、精索鞘膜积液、睾丸下降不全等。

3. 治疗方案选择依据

(1)非手术治疗:1 周岁以内的婴儿可暂不手术,可用棉织束带捆绑法堵压腹股沟管内环;年老体弱或其他原因而禁忌手术者,可使用医用疝带。

(2)手术治疗

1)疝囊高位结扎术。

2)腹腔镜下腹股沟疝无张力修补术。

3)复发性疝,特别是腹股沟后壁缺损较大或十分软弱者采取腹股沟疝成形术。

4. 标准住院日为 1 天(24 小时)

5. 进入路径标准

(1)第一诊断必须符合腹股沟疝(ICD-10:K40)。选择疝囊高位结扎术的患者。

(2)当患者合并其他疾病,但住院期间不需要特殊处理也不影响第一诊断的临床路径流程实施时,可以进入路径。

(3)患者住院前门诊已完善必需的检查项目,手术医师查看患者及其检查结果,选择全身麻醉时还需麻醉门诊的麻醉医师完成术前麻醉评估,确定患者适合日间手术、无明显手术禁忌证及麻醉禁忌证,由手术医师完成术前谈话,患者及其近亲属了解手术风险,同意日间手术并签署日间手术同意书。

6. 术前准备(包括入院前准备)

(1)必需的检查项目

1)血常规、尿常规、粪便常规。

2)凝血功能。

3)感染性疾病筛查(乙肝、丙肝、艾滋病、梅毒等)。

4)采取全身麻醉者需完善胸部 X 线、心电图、肝肾功能、电解质、空腹血糖。

5)腹股沟 B 超。

(2)根据患者病情可选择的检查项目:肺功能、超声心动图、立位阴囊 B 超及 CT 检查、前列腺彩超等。

(3)手术医师确定患者住院手术时间(女性患者避开月经期,抗血小板药物停用 15 天或以上),并指导患者既往疾病的基础用药及其他相关治疗,交代患者入院前饮食(选择全身麻醉患者术前禁食 4~6 小时,禁饮 2~4 小时),术前 1 天晚上备皮,向患者及其近亲属交代围手术期注意事项(注意保暖、避免感冒,吸烟患者术前戒烟)。

(4)日间手术中心病房管理岗医师在术前一个工作日向日间手术室提交手术申请,拟下一个工作日局部麻醉+监护麻醉或全身麻醉下行疝囊高位结扎术。手术室进行术前手术物品准备。

(5)日间手术中心病房预约岗护士进行卫生知识及手术知识健康教育,交代术前沐浴、更衣,取下假牙、饰物,告知患者及其近亲属手术日当日住院流程、术前流程及注意事项。

7. 预防性抗菌药物的选择与使用时机

按照《抗菌药物临床应用指导原则》(卫医发〔2004〕285 号)执行,并结合患者的病情决定抗菌药物的选择,预防性用药时间为术前半个小时。

8. 手术日为入院第 1 天

(1)麻醉方式:局部浸润麻醉或联合监护麻醉、全身麻醉。

(2)手术方式:疝囊高位结扎术。

(3)手术内固定物:人工合成疝修补网片。

(4)术中用药:麻醉用药,必要时用抗菌药物。

(5)输血:视术中情况而定,通常无须输血。

9. 术后住院治疗到出院

(1)必须复查的检查项目:根据患者症状体征而定。

(2)术后用药:按照《抗菌药物临床应用指导原则》(卫医发〔2004〕285号)执行。酌情使用消肿、镇痛药物。

10. 出院标准

(1)一般状况好,生命体征正常,切口对合好,无红肿、渗液、裂开及大面积皮下淤血情况。

(2)恢复肛门排气排便,可进半流食,可以自由活动,无明显腹部体征。

(3)没有需要住院处理的手术并发症。

11. 变异及原因分析

(1)腹股沟嵌顿疝和绞窄疝因病情严重且变化快,可能有疝内容物坏死,需急诊手术治疗,进入其他相应路径。

(2)合并有影响腹股沟疝手术治疗实施的疾病,或发生其他严重疾病,退出本路径。

(3)出现手术并发症,需要进行相关的诊断和治疗,可导致住院时间延长和费用增加。

12. 术后随访

出院后第1、3天,电话随访患者一般情况,有无发热、寒战、腹痛、腹胀等情况,饮食、大小便情况,伤口愈合情况,有无红肿、硬结、渗出、化脓、裂开等现象。

(二)腹股沟疝临床路径表单

患者姓名:_____　性别:_____　年龄:_____　门诊号:_____　住院号:_____

住院日期:___年___月___日　出院日期:___年___月___日　标准住院日:1天(24小时)

阶段	术前、术中	术后	出院或延迟出院或转专科		
主要诊疗工作	□ 询问病史与体格检查 □ 核查术前检查是否完备 □ 核查手术同意书是否完备 □ 完成日间手术入院记录 □ 开具入院医嘱、术前医嘱及手术医嘱 □ 签署授权委托书及各类知情同意书 □ 麻醉医师签署麻醉同意书(选择全身麻醉时) □ 麻醉准备,监测生命体征 □ 手术医师实施手术	□ 麻醉医师完成麻醉记录(选择全身麻醉时) □ 手术医师完成手术记录及术后首次病程记录 □ 手术医师向患者及其近亲属说明手术情况及术后注意事项 □ 抗菌药物(必要时) □ 静脉补液 □ 消肿药物 □ 镇痛药物(必要时) □ 雾化药物(必要时) □ 给予相应对症处理 □ 伤口换药(必要时)	□ 入院后24小时内观察患者生命体征、局部症状和体征,注意有无发热、寒战、腹痛、腹胀、伤口疼痛、伤口渗血渗液、伤口青紫、红肿、裂开、感染等情况,明确是否符合出院标准		
			□ 是	□ 否,但仅需要继续留院观察 □ 给予相应对症处理直到患者达到出院标准 □ 完成相应术后病程记录	□ 否,需要转专科治疗 □ 完善转专科手续(会诊申请、转出记录),专科医师完成后续治疗及病程记录至出院

续表

阶段	术前、术中	术后	出院或延迟出院或转专科	
主要诊疗工作			□ 完成日间手术出院患者通用评估表 □ 完成日间手术出院记录 □ 完成出院诊断书 □ 向患者告知出院后注意事项,如康复计划、返院复诊、后续治疗及相关并发症的处理等,并让患者或其近亲属签字 □ 将日间手术出院记录及出院诊断书交予患者或其近亲属 □ 填写病案首页 □ 完成病案首页,并整理病历交付病案科	
重点医嘱	**长期医嘱:** □ 入院长期医嘱 □ 饮食:普食/糖尿病饮食/其他(局部麻醉) **临时医嘱:** □ 拟今日局部麻醉或全身麻醉下行疝囊高位结扎术 □ 术前禁食、禁饮 □ 抗菌药物皮试(必要时) □ 术前预防或治疗使用抗菌药物(必要时) □ 术前补液(必要时)	**长期医嘱:** □ 术后护理常规 □ 一级护理 □ 6 小时后恢复术前饮食(全身麻醉时) □ 6 小时后恢复基础用药(全身麻醉时) **临时医嘱:** □ 术后抗菌药物(必要时) □ 静脉补液(必要时) □ 消肿、镇痛、雾化等对症支持治疗 □ 伤口换药(必要时)	**长期医嘱:** □ 出院医嘱 **临时医嘱:** □ 伤口换药(必要时)	**临时医嘱:** □ 转科
主要护理工作	□ 入院护理评估 □ 指导患者术前更衣等 □ 健康教育 □ 饮食指导:禁饮禁食或普食 □ 心理支持 □ 执行术前医嘱 □ 术前常规准备及注意事项	□ 疼痛评估及护理 □ 观察有无发热、寒战、腹痛、腹胀、伤口疼痛、伤口渗血渗液、伤口青紫、红肿、裂开、感染等情况 □ 术后饮食生活健康教育 □ 术后监护及并发症观察 □ 基本生活和心理护理	□ 指导患者或其近亲属办理出院手续 □ 健康教育出院注意事项 □ 告知患者或其近亲属术后随访时间 □ 出院后第 1、3 天给予电话回访,追踪患者康复情况,并给予相关知识指导	
病情变异记录	□ 无　□ 有,原因: 1. 2.			
护士签名		医师签名		

五、胆道术后残余结石临床路径

(一) 胆道术后残余结石临床路径标准住院流程

1. 适用对象

第一诊断为胆道术后残余结石(ICD-10 :K80.501),已行开腹或腹腔镜下胆总管切开取石、T 管引流术。行经皮胆道镜下碎石取石术(ICD-9-CM-3 :51.98)。

2. 诊断依据

(1)开腹或腹腔镜下胆总管切开取石术中已发现但未能取出的结石,如复杂的肝内胆管结石,因结石位于Ⅱ级肝管以上,手术器械难以取尽,又没有肝叶切除的指征。

(2)开腹或腹腔镜下胆总管切开取石、T 管引流术后 1 月复查胆道 B 超、CT 或行 T 管胆道造影发现肝内外胆管残余结石。

(3)上次经皮胆道镜下碎石取石术中已发现但未能取出的结石。

3. 治疗方案选择依据

(1)基本治疗(包括低胆固醇饮食、利胆治疗等)。

(2)经皮胆道镜下碎石取石术。

4. 标准住院日为 1 天(24 小时)

5. 进入临床路径标准

(1)第一诊断必须符合胆道术后残余结石(ICD-10 :K80.501)。

(2)符合经皮胆道镜下碎石取石术适应证。患者 T 管或胆道引流管固定稳妥,未有脱出;或近期脱出,但经试插管及扩管成功。

(3)当患者同时具有其他疾病诊断时,但住院期间不需要特殊处理,也不影响第一诊断的临床路径流程实施时,可以进入路径。

(4)手术医师查看患者及其检查结果,患者要求选择全身麻醉时还需麻醉门诊的麻醉医师完成术前麻醉评估,确定患者适合日间手术、无明显手术禁忌证或麻醉禁忌证,由手术医师完成术前谈话,患者及其近亲属了解手术风险,同意日间手术并签署日间手术同意书。

6. 术前准备(包括入院前准备)

(1)必需的检查项目:肝脏胆道 B 超、CT 或行 T 管胆道造影。

(2)根据患者病情选择的检查项目

1)凝血功能。

2)血常规。

3)采取全身麻醉者需完善胸部 X 线、心电图、肝肾功能、电解质、空腹血糖。

(3)手术医师确定患者住院手术时间(女性患者避开月经期,抗血小板药物停用 15 天或以上),并指导患者既往疾病的基础用药及其他相关治疗,交代患者入院前饮食(选择全身麻醉患者术前禁食 4~6 小时,禁饮 2~4 小时),术前晚备皮,向患者及其近亲属交代围手术期注意事项(注意保暖、避免感冒,吸烟患者术前戒烟)。

(4)日间手术中心病房管理岗医师在术前一个工作日向日间手术室提交手术申请,拟下一个工作日在局部麻醉或全身麻醉下行经皮胆道镜下碎石取石术。手术室进行术前手术物品准备。

（5）日间手术中心病房预约岗护士进行卫生知识及手术知识健康教育,交代术前沐浴、更衣,取下假牙、饰物,告知患者及其近亲属手术日当日住院流程、术前流程及注意事项。

7. 选择用药

（1）酌情使用抑酸药。

（2）用镇吐药。

（3）预防胆源性胰腺炎药物。

（4）术后用药:一般不使用抗菌药物,若需使用按照《抗菌药物临床应用指导原则》(卫医发〔2004〕285号)执行。如有继发感染征象,尽早开始抗菌药物的经验治疗。经验治疗需选用能覆盖肠道革兰氏阴性杆菌、肠球菌属等需氧菌,以及脆弱拟杆菌等厌氧菌的药物。

8. 内镜下治疗为入院后第1天

（1）麻醉方式:一般不需要麻醉。

（2）手术方式:经皮胆道镜下碎石取石术。

（3）术中用药:胆道持续滴注生理盐水(500ml中含庆大霉素8万单位)。

9. 术后住院治疗到出院

（1）术后用药:一般不使用抗菌药物,若需使用按照《抗菌药物临床应用指导原则》(卫医发〔2004〕285号)执行。如有继发感染征象,尽早开始抗菌药物的经验治疗。经验治疗需选用能覆盖肠道革兰氏阴性杆菌、肠球菌属等需氧菌和脆弱拟杆菌等厌氧菌的药物。

（2）严密观察有无胆道出血、感染、胆漏、腹膜炎、胆源性胰腺炎等并发症,并行相应处理。

（3）术后饮食指导。

10. 出院标准

（1）无胆道出血、感染、胆漏、腹膜炎、胆源性胰腺炎等并发症。

（2）患者一般情况允许。

11. 变异及原因分析

（1）患者术后出现胆道出血,需要相应对症处理或转普通外科治疗。

（2）患者术后出现合并感染,需要继续抗感染治疗。

（3）患者术后出现胆漏、腹膜炎、胆源性胰腺炎,需要相应对症处理或转普通外科治疗。

12. 术后随访

（1）出院后第1天,电话随访患者一般情况,有无发热、寒战、腹部疼痛等情况,饮食、大小便情况,胆道瘘口、胆道引流管是否引流通畅、引流胆汁颜色、是否脱出、是否已夹闭等情况。

（2）如患者胆道引流管脱出嘱其尽快专科就诊重新插入引流管,避免瘘口闭合。

（二）胆道术后残余结石临床路径表单

患者姓名：_____　性别：_____　年龄：_____　门诊号：_____　住院号：_____

住院日期：___年___月___日　出院日期：___年___月___日　标准住院日：1 天（24 小时）

阶段	术前、术中	术后	出院或延迟出院或转专科		
主要诊疗工作	□ 询问病史与体格检查 □ 核查术前检查是否完备 □ 核查手术同意书（含标本处置）是否完备 □ 完成日间手术入院记录 □ 开具入院医嘱、术前医嘱及手术医嘱 □ 签署授权委托书及各类知情同意书 □ 麻醉医师签署麻醉同意书（选择全身麻醉时） □ 麻醉准备，监测生命体征（选择全身麻醉时） □ 手术医师实施手术 □ 手术医师予以重新留置胆道引流管或引流膜，并保持通畅 □ 取出结石交患者或其近亲属过目	□ 麻醉医师完成麻醉记录（选择全身麻醉时） □ 手术医师完成手术记录及术后首次病程记录 □ 手术医师向患者及其近亲属说明手术情况及术后注意事项 □ 镇吐药物 □ 预防胆源性胰腺炎药物 □ 抗菌药物（必要时） □ 抑酸药物（必要时） □ 止血药物（必要时） □ 镇痛药物（必要时） □ 给予相应对症处理	□ 入院后 24 小时内观察患者生命体征、局部症状和体征，注意有无有胆道出血、感染、胆漏、腹膜炎、胆源性胰腺炎等，明确是否符合出院标准		
			□ 是	□ 否，但仅需要继续留院观察 □ 给予相应对症处理直到患者达到出院标准 □ 完成相应术后病程记录	□ 否，需要转专科治疗 □ 完善转专科手续（会诊申请、转出记录），专科医师完成后续治疗及病程记录至出院
			□ 完成日间手术出院患者通用评估表 □ 完成日间手术出院记录 □ 完成出院诊断书 □ 向患者告知出院后注意事项，如康复计划、返院复诊、后续治疗及相关并发症的处理等，以及会电话通知病理检查结果，并让患者或其近亲属签字 □ 将日间手术出院记录及出院诊断书交予患者或其近亲属 □ 填写病案首页 □ 填写病案首页并整理病历交付病案科		
重点医嘱	**长期医嘱：** □ 入院长期医嘱 □ 饮食：普食 / 糖尿病饮食 / 其他（局部麻醉） **临时医嘱：** □ 拟今日局部麻醉或全身麻醉下行经皮胆道镜下碎石取石术 □ 术前禁食、禁饮（全身麻醉时） □ 抗菌药物皮试（必要时） □ 术前预防或者治疗使用抗菌药物（必要时） □ 术前补液（必要时）	**长期医嘱：** □ 术后护理常规 □ 一级护理 □ 6 小时后恢复术前饮食（全身麻醉时） □ 6 小时后恢复基础用药（全身麻醉时） **临时医嘱：** □ 镇吐药物 □ 预防胆源性胰腺炎药物 □ 术后抗菌药物（必要时） □ 抑酸、止血、镇痛、雾化等对症支持治疗（必要时） □ 术后补液（必要时） □ 伤口换药（必要时）	**长期医嘱：** □ 出院医嘱 **临时医嘱：** □ 伤口换药（必要时）		**临时医嘱：** □ 转科

阶段	术前、术中	术后	出院或延迟出院或转专科
主要护理工作	☐ 入院护理评估 ☐ 指导患者术前更衣等 ☐ 健康教育 ☐ 饮食指导：禁食、禁饮 ☐ 心理支持 ☐ 执行术前医嘱 ☐ 术前常规准备及注意事项	☐ 疼痛评估及护理 ☐ 观察伤口、引流情况 ☐ 术后饮食生活健康教育 ☐ 术后监护及并发症观察 ☐ 基本生活和心理护理	☐ 指导患者或其近亲属办理出院手续 ☐ 健康教育出院注意事项 ☐ 告知患者或其近亲属术后随访时间 ☐ 出院后第 1 天给予电话回访，追踪患者康复情况，并给予相关知识指导
病情变异记录	☐ 无　☐ 有，原因： 1. 2.		
护士签名		医师签名	

六、痔临床路径

(一) 痔临床路径标准住院流程

1. 适用对象

第一诊断为痔(ICD-10：I84.901)。行吻合器痔上黏膜环切术或内痔套扎术或选择性痔上黏膜切除术(ICD-9-CM-3：49.49)。

2. 诊断依据

(1)临床表现：Ⅱ期(度)以上内痔有肛门出血和肿物脱出，可并发血栓、嵌顿、绞窄及排便困难，外痔表现为肛门部软组织团块，有肛门不适。潮湿瘙痒或异物感，如发生血栓及炎症可有疼痛。

(2)体格检查：直肠指检时可在齿状线附近触到痔团或痔核。

(3)辅助检查

1)肛门直肠镜：可明确内痔的部位、大小、数目和内痔表面黏膜有无出血、水肿、糜烂等。

2)结肠镜检查：便血就诊者、有消化道肿瘤家族史或本人有息肉病史者、年龄超过 50 岁者、粪便隐血试验阳性以及缺铁性贫血的患者，建议行结肠镜检查，以排除合并肠道肿瘤。

3. 治疗方案选择依据

(1)痔诊断明确，内痔Ⅱ期以上且能够耐受手术者，行吻合器痔上黏膜环切术或内痔套扎术或选择性痔上黏膜切除术。

(2)痔伴有化脓性感染、痢疾或严重腹泻、严重心肺疾病、严重肝肾疾病或血液病，腹腔肿瘤或门静脉高压引起的痔以及患有不能配合手术的精神疾病为禁忌证，采用非手术治疗减轻痔症状。

(3)手术风险较大者(高龄、合并较严重内科疾病等)，需向患者或其近亲属详细交代病情；如不同意手术，应充分告知风险，予加强非手术治疗。

4. 标准住院日为 1 天(24 小时)

5. 进入路径标准

(1)第一诊断为痔(ICD-10：I84.901)。

(2)有手术适应证，无手术禁忌证。

（3）当患者合并其他疾病，但住院期间不需要特殊处理也不影响第一诊断的临床路径流程实施时，可以进入路径。

（4）患者住院前门诊已完善必需的检查项目（详见术前准备），手术医师查看患者及其检查结果，麻醉门诊的麻醉医师完成术前麻醉评估，确定患者适合日间手术、无明显手术禁忌证及麻醉禁忌证，由手术医师完成术前谈话，患者及其近亲属了解手术风险，同意日间手术并签署日间手术同意书。

6. 术前准备（包括入院前准备）

（1）必需的检查项目

1）直肠指检。

2）血常规、尿常规、粪便常规。

3）肝肾功能、电解质、血糖、凝血功能。

4）感染性疾病筛查（乙肝、丙肝、艾滋病、梅毒等）。

5）胸部 X 线、心电图。

（2）根据患者病情可选择的检查项目

1）肛门镜。

2）肠镜。

3）腹部彩超。

4）盆腔 CT、MRI 等。

（3）手术医师确定患者住院手术时间（女性患者避开月经期，抗血小板药物停用 15 天或以上），并指导患者既往疾病的基础用药及其他相关治疗，交代患者入院前饮食、术前晚予以口服泻药进行肠道准备，术前禁食 4~6 小时、禁饮 2~4 小时，向患者及其近亲属交代围手术期注意事项（注意保暖、避免感冒，吸烟患者术前戒烟）。

（4）日间手术中心病房管理岗医师在术前一个工作日向日间手术室提交手术申请，拟下一个工作日在全身麻醉下行吻合器痔上黏膜环切术或内痔套扎术或选择性痔上黏膜切除术。手术室进行术前手术物品准备。

（5）日间手术中心病房预约岗护士进行卫生知识及手术知识健康教育，交代术前沐浴、更衣，取下假牙、饰物，告知患者及其近亲属手术日当日住院流程、术前流程及注意事项。

7. 预防性抗菌药物的选择与使用时机

按照《抗菌药物临床应用指导原则》（国卫办医发〔2015〕43 号）执行。术前 2 小时内一次性使用。

8. 手术日为入院第 1 天

（1）麻醉方式：全身麻醉。

（2）手术方式：吻合器痔上黏膜环切术或内痔套扎术或选择性痔上黏膜切除术。

（3）病理：术后标本送病理检查。

（4）术中用药：麻醉用药，必要时用抗菌药物。

（5）视情况术中留置肛管及留置尿管。

9. 术后住院治疗到出院

（1）术后 6 小时后可进无渣流质饮食。

（2）术后用药：按照《抗菌药物临床应用指导原则》（国卫办医发〔2015〕43 号）执行。根据患者具体情况决定是否使用抗菌药物及频次和使用时间。酌情使用止血药物、镇痛药物、消肿药物等。

(3)术后观察及异常情况处理。

(4)出院后伤口换药,清洗创面,促进创面愈合。

10. 出院标准

(1)患者一般情况良好,正常流质或半流质无渣饮食,无明显不适主诉,体温正常。

(2)创面无活动性出血及异常分泌物。

11. 变异及原因分析

(1)术后继发切口感染或持续性大出血等严重并发症,需要继续治疗或再次手术。

(2)术后原伴随疾病控制不佳,需请相关科室会诊,进一步诊治。

(3)住院后出现其他内、外科疾病需进一步明确诊断,可进入其他路径。

12. 术后随访

(1)出院后第 1、3、10 天,电话随访患者一般情况,有无发热、寒战、肛门疼痛等情况,饮食、大小便情况,有无创面活动性出血等现象。

(2)注意提醒定期复查,或需扩肛避免肛门狭窄。

(二)痔临床路径表单

患者姓名:＿＿＿＿＿＿　性别:＿＿＿＿　年龄:＿＿＿＿＿＿　门诊号:＿＿＿＿＿　住院号:＿＿＿＿＿＿＿

住院日期:＿＿＿年＿＿＿月＿＿＿日　出院日期:＿＿＿年＿＿＿月＿＿＿日　标准住院日:1 天(24 小时)

阶段	术前、术中	术后	出院或延迟出院或转专科	
主要诊疗工作	□ 询问病史与体格检查 □ 核查术前检查是否完备 □ 核查手术同意书(含标本处置)是否完备 □ 完成日间手术入院记录 □ 开具入院医嘱、术前医嘱及手术医嘱 □ 签署授权委托书及各类知情同意书 □ 若患者肠道准备不充分,予以灌肠 □ 麻醉医师签署麻醉同意书 □ 麻醉准备,监测生命体征 □ 手术医师实施手术 □ 标本交患者或其近亲属过目,送病理检查	□ 麻醉医师完成麻醉记录 □ 手术医师完成手术记录及术后首次病程记录 □ 手术医师向患者及其近亲属说明手术情况及术后注意事项 □ 抗菌药物 □ 静脉补液 □ 消肿药物(必要时) □ 止血药物(必要时) □ 镇痛药物(必要时) □ 雾化药物(必要时) □ 给予相应对症处理 □ 出院带药(口服抗菌药物等) □ 伤口换药	□ 入院后 24 小时内观察患者生命体征、局部症状和体征,注意有无发热、寒战、肛门疼痛、肛门是否有活动性出血、感染等情况,明确是否符合出院标准 □ 是　□ 否,但仅需要继续留院观察 　　　□ 给予相应对症处理直到患者达到出院标准 　　　□ 完成相应术后病程记录 □ 完成日间手术出院患者通用评估表 □ 完成日间手术出院记录 □ 完成出院诊断书 □ 向患者告知出院后注意事项,如康复计划、返院复诊、后续治疗及相关并发症的处理等,以及会电话通知病理检查结果,并让患者或其近亲属签字 □ 将出院记录及出院诊断书交予患者或其近亲属 □ 填写病案首页(除病理检查结果外)并整理病历交付病案科 □ 待接收到病理检查报告后完成病案首页 □ 将病理结果电话通知患者或其近亲属,给予后续治疗建议	□ 否,需要转专科治疗 □ 完善转专科手续(会诊申请、转出记录),专科医师完成后续治疗及病程记录至出院

续表

阶段	术前、术中	术后	出院或延迟出院或转专科	
重点医嘱	**长期医嘱:** □ 入院长期医嘱 □ 饮食:普食/糖尿病饮食 **临时医嘱:** □ 拟今日全身麻醉下行吻合器痔上黏膜环切术或内痔套扎术或选择性痔上黏膜切除术 □ 术前禁食、禁饮 □ 灌肠(必要时) □ 抗菌药物皮试(必要时) □ 术前预防或者治疗使用抗菌药物(必要时) □ 术前补液(必要时)	**长期医嘱:** □ 术后护理常规 □ 一级护理 □ 6小时后无渣流质饮食 □ 6小时后恢复基础用药 **临时医嘱:** □ 术后抗菌药物 □ 静脉补液 □ 消肿、止血、镇痛、雾化等对症支持治疗 □ 出院带药(口服抗菌药物、消肿药物等) □ 伤口换药	**长期医嘱:** □ 出院医嘱 **临时医嘱:** □ 伤口换药	**临时医嘱:** □ 转科
主要护理工作	□ 入院护理评估 □ 指导患者术前更衣等 □ 健康教育 □ 饮食指导:禁食、禁饮 □ 心理支持 □ 执行术前医嘱 □ 术前常规准备及注意事项	□ 疼痛评估及护理 □ 观察发热、寒战、肛门疼痛、肛门是否有活动性出血、感染等 □ 术后饮食生活健康教育 □ 术后监护及并发症观察 □ 基本生活和心理护理	□ 指导患者或其近亲属办理出院手续 □ 健康教育出院注意事项 □ 告知患者或其近亲属术后随访时间 □ 出院后第1、3、10天给予电话回访,追踪患者康复情况,并给予相关知识指导	
病情变异记录	□ 无　□ 有,原因: 1. 2.			
护士签名		医师签名		

七、肛瘘临床路径

(一)肛瘘临床路径标准住院流程

1. 适用对象

第一诊断为肛瘘(ICD-10 :K60.301)。行肛瘘挂线疗法(ICD-9-CM-3 :49.73)。

2. 诊断依据

(1)病史:瘘外口流出少量脓性、血性、黏液性分泌物为主要症状。当外口愈合,瘘管中有脓肿形成时,可感到疼痛,同时伴有发热、寒战、乏力等全身感染症状,脓肿穿破或引流后,症状缓解。上述症状反复发作是瘘管的临床特点。

（2）体格检查：检查时在肛周皮肤上可见到单个或多个外口，呈红色乳头状隆起，积压时有脓液或脓血性分泌物排出。

（3）实验室检查：血常规、分泌物培养。

（4）辅助检查：肛周彩超、直肠腔内彩超，必要时瘘管造影，盆腔 CT、盆腔 MRI。

（5）鉴别诊断：肛周皮脂腺囊肿感染、肛周毛囊腺感染、汗腺炎等。

3. 选择治疗方案的依据

（1）诊断明确且能够耐受手术者，建议行肛瘘挂线疗法。

（2）对于手术风险较大者（高龄、合并较严重内科疾病等），需向患者或其近亲属详细交代病情；如不同意手术，应充分告知风险，予加强抗感染治疗。

4. 标准住院日为 1 天（24 小时）

5. 进入路径标准

（1）第一诊断为肛瘘（ICD-10：K60.301）。

（2）有手术适应证，无手术禁忌证。

（3）当患者合并其他疾病，但住院期间不需要特殊处理也不影响第一诊断的临床路径流程实施时，可以进入路径。

（4）患者住院前在门诊已完善必需的检查项目（详见术前准备），手术医师查看患者及其检查结果，麻醉门诊的麻醉医师完成术前麻醉评估，确定患者适合日间手术、无明显手术禁忌证及麻醉禁忌证，由手术医师完成术前谈话，患者及其近亲属了解手术风险，同意日间手术并签署日间手术同意书。

6. 术前准备（包括入院前准备）

（1）必需的检查项目

1）直肠指检。

2）血常规、尿常规、粪便常规。

3）肝肾功能、电解质、血糖、凝血功能。

4）感染性疾病筛查（乙肝、丙肝、艾滋病、梅毒等）。

5）胸部 X 线、心电图。

6）肛周彩超。

（2）根据患者病情可选择的检查项目

1）肛门镜。

2）肠镜。

3）盆腔 CT、MRI 等。

（3）手术医师确定患者住院手术时间（女性患者避开月经期，抗血小板药物停用 15 天或以上），并指导患者既往疾病的基础用药及其他相关治疗，交代患者入院前饮食、术前晚予以口服泻药进行肠道准备，术前禁食 4~6 小时，禁饮 2~4 小时，向患者及其近亲属交代围手术期注意事项（注意保暖、避免感冒，吸烟患者术前戒烟）。

（4）日间手术中心病房管理岗医师在术前一个工作日向日间手术室提交手术申请，拟下一个工作日在全身麻醉下行肛瘘挂线疗法。手术室进行术前手术物品准备。

（5）日间手术中心病房预约岗护士进行卫生知识及手术知识健康教育，交代术前沐浴、更衣,取下假牙、饰物,告知患者及其近亲属手术日当日住院流程、术前流程及注意事项。

7. 预防性抗菌药物的选择与使用时机

按照《抗菌药物临床应用指导原则》(国卫办医发〔2015〕43号)执行。建议使用第二代头孢菌素,可加用甲硝唑;明确感染患者,可根据药敏试验结果调整抗菌药物。术前半小时使用。

8. 手术日为入院第1天

(1)麻醉方式:全身麻醉。

(2)手术方式:肛瘘挂线疗法(ICD-9-CM-3：49.73)。

(3)病理:术后标本送病理检查。

(4)术中用药:麻醉用药,必要时用抗菌药物。

9. 术后住院治疗到出院

(1)术后6小时后可进无渣流质饮食。

(2)术后用药:按照《抗菌药物临床应用指导原则》(卫医发〔2004〕285号)执行。根据患者具体情况决定是否使用抗菌药物及频次和使用时间。酌情使用止血药物、镇痛药物、消肿药物等。

(3)术后观察及异常情况处理。

(4)出院后伤口换药,清洗创面,促进创面愈合。

(5)1周后若挂线未掉落,需复诊紧线。

10. 出院标准

(1)患者一般情况良好,正常流质或半流质无渣饮食,排便通畅,无明显不适主诉,体温正常。

(2)创面无活动性出血及异常分泌物。

11. 变异及原因分析

(1)术后继发切口感染或持续性大出血等严重并发症,需要继续治疗或再次手术。

(2)术后原伴随疾病控制不佳,需请相关科室会诊,进一步诊治。

(3)住院后出现其他内、外科疾病需进一步明确诊断,可进入其他路径。

12. 术后随访

(1)出院后第1、3、10天,电话随访患者一般情况,有无发热、寒战、肛门疼痛等情况,饮食、大小便情况,有无创面活动性出血和感染、挂线是否脱落等。

(2)注意提醒1周后若挂线未掉落,需复诊紧线。

（二）肛瘘临床路径表单

患者姓名：_____　性别：_____　年龄：_____　门诊号：_____　住院号：_____

住院日期：___年___月___日　出院日期：___年___月___日　标准住院日：1 天（24 小时）

阶段	术前、术中	术后	出院或延迟出院或转专科	
主要诊疗工作	□ 询问病史与体格检查 □ 核查术前检查是否完备 □ 核查手术同意书（含标本处置）是否完备 □ 完成日间手术入院记录 □ 开具入院医嘱、术前医嘱及手术医嘱 □ 签署授权委托书及各类知情同意书 □ 若患者肠道准备不充分，予以灌肠 □ 麻醉医师签署麻醉同意书 □ 麻醉准备，监测生命体征 □ 手术医师实施手术 □ 标本交患者或其近亲属过目，送病理检查	□ 麻醉医师完成麻醉记录 □ 手术医师完成手术记录及术后首次病程记录 □ 手术医师向患者及其近亲属说明手术情况及术后注意事项 □ 抗菌药物 □ 静脉补液（必要时） □ 消肿药物（必要时） □ 镇痛药物（必要时） □ 给予相应对症处理 □ 出院带药（口服抗菌药物等） □ 伤口换药	□ 入院后 24 小时内观察患者生命体征、局部症状和体征，注意有无发热、寒战、肛门疼痛、肛门是否有活动性出血、感染等情况，明确是否符合出院标准	
			□ 是　□ 否，但仅需要继续留院观察 □ 给予相应对症处理直到患者达到出院标准 □ 完成相应术后病程记录 □ 完成日间手术出院患者通用评估表 □ 完成日间手术出院记录 □ 完成出院诊断书 □ 向患者告知出院后注意事项，如康复计划、返院复诊、后续治疗及相关并发症的处理等，以及会电话通知病理检查结果，并让患者或其近亲属签字 □ 填写病案首页（除病理检查结果外）并整理病历交付病案科 □ 待接收到病理检查报告后完成病案首页 □ 将病理结果电话通知患者或其近亲属，给予后续治疗建议	□ 否，需要转专科治疗 □ 完善转专科手续（会诊申请，转出记录），专科医师完成后续治疗及病程记录至出院
重点医嘱	**长期医嘱：** □ 入院长期医嘱 □ 饮食：普食 / 糖尿病饮食 **临时医嘱：** □ 拟今日全身麻醉下行肛瘘挂线治疗 □ 术前禁食、禁饮 □ 灌肠（必要时） □ 抗菌药物皮试（必要时） □ 术前预防或治疗使用抗菌药物（必要时） □ 术前补液（必要时）	**长期医嘱：** □ 术后护理常规 □ 一级护理 □ 6 小时后无渣流质饮食 □ 6 小时后恢复基础用药 **临时医嘱：** □ 术后抗菌药物 □ 静脉补液 □ 消肿、止血、镇痛、雾化等对症支持治疗 □ 出院带药（口服抗菌药物等） □ 伤口换药	**长期医嘱：** □ 出院医嘱 **临时医嘱：** □ 伤口换药	**临时医嘱：** □ 转科

续表

阶段	术前、术中	术后	出院或延迟出院或转专科	
主要护理工作	□ 入院护理评估 □ 指导患者术前更衣等 □ 健康教育 □ 饮食指导：禁食、禁饮 □ 心理支持 □ 执行术前医嘱 □ 术前常规准备及注意事项	□ 疼痛评估及护理 □ 观察发热、寒战、肛门疼痛、肛门是否有活动性出血、感染等 □ 术后饮食生活健康教育 □ 术后监护及并发症观察 □ 基本生活和心理护理	□ 指导患者或其近亲属办理出院手续 □ 健康教育出院注意事项 □ 告知患者或其近亲属术后随访时间 □ 出院后第1、3、10天给予电话回访，追踪患者康复情况，并给予相关知识指导	
病情变异记录	□ 无　□ 有，原因： 1. 2.			
护士签名		医师签名		

八、静脉曲张临床路径

(一) 静脉曲张临床路径标准住院流程

1. 适用对象

第一诊断为静脉曲张（ICD-10：I83.903）。行大隐静脉高位结扎术（ICD-9-CM-3：38.59）。

2. 诊断依据

(1) 明显的临床症状：肢体沉重感、乏力、胀痛、瘙痒等。

(2) 典型体征：静脉迂曲扩张、色素沉着、血栓性浅静脉炎、皮肤硬化、溃疡等。

(3) 排除下肢深静脉功能不全及下肢深静脉血栓病史。

(4) 血管彩色多普勒超声检查或下肢静脉造影检查明确。

3. 治疗方案选择依据

(1) 手术：大隐静脉高位结扎术。

(2) 能够耐受手术。

4. 标准住院日为1天(24小时)

5. 进入路径标准

(1) 第一诊断符合静脉曲张（ICD-10：I83.903）。

(2) 当患者合并其他疾病，但住院期间不需要特殊处理也不影响第一诊断的临床路径流程实施时，可以进入路径。

(3) 患者住院前门诊已完善必需的检查项目(详见术前准备)，手术医师查看患者及其检查结果，麻醉门诊的麻醉医师完成术前麻醉评估，确定患者适合日间手术、无明显手术禁忌证及麻醉禁忌证，由手术医师完成术前谈话，患者及其近亲属了解手术风险，同意日间手术并签署日间手术同意书。

6. 术前准备(包括入院前准备)

(1) 必需的检查项目

1）血常规、尿常规、粪便常规。

2）电解质、肝肾功能、血型、血糖、凝血功能。

3）感染性疾病筛查（乙肝、丙肝、艾滋病、梅毒等）。

4）胸部 X 线、心电图。

5）下肢静脉彩超。

（2）根据患者病情可选择的检查项目：下肢静脉造影、超声心动图和肺功能。

（3）手术医师确定患者住院手术时间（女性患者避开月经期，抗血小板药物停用 15 天或以上），并指导患者既往疾病的基础用药及其他相关治疗，交代患者入院前饮食，术前禁食 4~6 小时，禁饮 2~4 小时，向患者及其近亲属交代围手术期注意事项（注意保暖、避免感冒，吸烟患者术前戒烟）。

（4）日间手术中心病房管理岗医师在术前一个工作日向日间手术室提交手术申请，拟下一个工作日在全身麻醉下行大隐静脉高位结扎术。手术室进行术前手术物品准备。

（5）日间手术中心病房预约岗护士进行卫生知识及手术知识健康教育，交代术前沐浴、更衣，取下假牙、饰物，告知患者及其近亲属手术日当日住院流程、术前流程及注意事项。

7. 预防性抗菌药物的选择与使用时机

按照《抗菌药物临床应用指导原则》（卫医发〔2004〕285 号）执行，一般不使用。结合患者的病情决定抗菌药物的选择，可选用革兰氏阳性菌敏感的抗菌药物。预防性用药时间为 1 天。

8. 手术日为入院第 1 天

（1）麻醉方式：全身麻醉。

（2）手术方式：大隐静脉高位结扎术。

（3）术中用药：麻醉用药，必要时用抗菌药物。

（4）输血：视术中情况而定。

9. 术后住院治疗到出院

（1）术后用药：抗菌药物按照《抗菌药物临床应用指导原则》（卫医发〔2004〕285 号）执行，可选用革兰氏阳性菌敏感的抗菌药物，用药时间 1 天。酌情使用消肿、镇痛药物、预防血栓药物。

（2）伤口绷带加压包扎。

10. 出院标准

（1）患者体温正常，伤口无感染迹象，能正常下床活动。

（2）没有需要住院处理的并发症。

11. 变异及原因分析

（1）术后出现伤口感染、下肢深静脉血栓形成等并发症，需要进一步诊治。

（2）术后原伴随疾病控制不佳，需请相关科室会诊，进一步诊治。

（3）住院后出现其他内、外科疾病需进一步明确诊断，可进入其他路径。

12. 术后随访

出院后第 1 天，电话随访患者一般情况，有无发热、寒战、伤口疼痛、伤口渗血渗液、伤口青紫等情况，饮食、大小便情况，有无下肢肿胀情况。

（二）静脉曲张临床路径表单

患者姓名：_____ 性别：_____ 年龄：_____ 门诊号：_____ 住院号：_____

住院日期：____年____月____日 出院日期：____年____月____日 标准住院日：1 天（24 小时）

阶段	术前、术中	术后	出院或延迟出院或转专科	
主要诊疗工作	□ 询问病史与体格检查 □ 核查术前检查是否完备 □ 核查手术同意书是否完备 □ 完成日间手术入院记录 □ 开具入院医嘱、术前医嘱及手术医嘱 □ 签署授权委托书及各类知情同意书 □ 麻醉医师签署麻醉同意书 □ 麻醉准备，监测生命体征 □ 手术医师实施手术	□ 麻醉医师完成麻醉记录 □ 手术医师完成手术记录及术后首次病程记录 □ 手术医师向患者及其近亲属说明手术情况及术后注意事项 □ 抗菌药物（必要时） □ 静脉补液 □ 消肿药物 □ 给予相应对症处理 □ 出院带药（口服抗菌药物、镇痛药物、消肿药物、预防血栓药物） □ 伤口换药	□ 入院后 24 小时内观察患者生命体征、局部症状和体征，注意有无发热、寒战、伤口疼痛、伤口渗血渗液、伤口青紫、下肢肿胀等情况，明确是否符合出院标准 □ 是　　□ 否，但仅需要继续留院观察　□ 给予相应对症处理直到患者达到出院标准　□ 完成相应术后病程记录 □ 完成日间手术出院患者通用评估表 □ 完成日间手术出院记录 □ 完成出院诊断书 □ 向患者告知出院后注意事项，如康复计划、返院复诊、后续治疗及相关并发症的处理等，并让患者或其近亲属签字 □ 将日间手术出院记录及出院诊断书交予患者或其近亲属 □ 填写病案首页并整理病历交付病案科	□ 否，需要转专科治疗 □ 完善转专科手续（会诊申请、转出记录），专科医师完成后续治疗及病程记录至出院
重点医嘱	**长期医嘱：** □ 入院长期医嘱 □ 饮食：普食 / 糖尿病饮食 **临时医嘱：** □ 拟今日全身麻醉下行大隐静脉高位结扎术 □ 术前禁食、禁饮 □ 抗菌药物皮试（必要时） □ 术前预防或者治疗使用抗菌药物（必要时） □ 术前补液（必要时）	**长期医嘱：** □ 术后护理常规 □ 一级护理 □ 6 小时后恢复术前饮食 □ 6 小时后恢复基础用药 **临时医嘱：** □ 术后抗菌药物（必要时） □ 静脉补液 □ 消肿、镇痛、雾化等对症支持治疗 □ 出院带药（口服抗菌药物、镇痛药物、消肿药物、预防血栓药物） □ 伤口换药（必要时）	**长期医嘱：** □ 出院医嘱 **临时医嘱：** □ 伤口换药（必要时）	**临时医嘱：** □ 转科

续表

阶段	术前、术中	术后	出院或延迟出院或转专科
主要护理工作	□ 入院护理评估 □ 指导患者术前更衣等 □ 健康教育 □ 饮食指导：禁食、禁饮 □ 心理支持 □ 执行术前医嘱 □ 术前常规准备及注意事项	□ 疼痛评估及护理 □ 观察有无发热、寒战、伤口疼痛、伤口渗血渗液、伤口青紫、下肢肿胀等 □ 术后饮食生活健康教育 □ 术后监护及并发症观察 □ 基本生活和心理护理	□ 指导患者或其近亲属办理出院手续 □ 健康教育出院注意事项 □ 告知患者或其近亲属术后随访时间 □ 出院后第 1 天给予电话回访，追踪患者康复情况，并给予相关知识指导
病情变异记录	□ 无　□ 有，原因： 1. 2.		
护士签名		医师签名	

九、结肠息肉、结肠良性肿瘤、直肠息肉临床路径

（一）结肠息肉、结肠良性肿瘤、直肠息肉临床路径标准住院流程

1. 适用对象

第一诊断为结肠息肉（ICD-10：K63.5）、结肠良性肿瘤（ICD-10：D12.0-12.6）或直肠息肉（ICD-10：K62.101）。行结直肠息肉内镜下切除术（ICD-9-CM-3：45.43，48.36）或经内镜直肠良性肿物切除术（48.35）。

2. 诊断依据

（1）钡剂灌肠造影存在充盈缺损，提示结肠和/或直肠息肉。

（2）结肠镜检查发现结肠和/或直肠息肉。

3. 治疗方案选择依据

（1）基本治疗：包括生活方式、饮食等。

（2）内镜下治疗：包括内镜下氩离子凝固、电切、圈套、黏膜切除、黏膜下剥离等。

4. 标准住院日为 1 天（24 小时）

5. 进入路径标准

（1）第一诊断为结肠息肉（ICD-10：K63.5）、结肠良性肿瘤（ICD-10：D12.0-12.6）或直肠息肉（ICD-10：K62.101）。

（2）有手术适应证，无手术禁忌证。

（3）当患者合并其他疾病，但住院期间不需要特殊处理也不影响第一诊断的临床路径流程实施时，可以进入路径。

（4）患者住院前门诊已完善必需的检查项目（详见术前准备），手术医师查看患者及其检查结果，麻醉门诊的麻醉医师完成术前麻醉评估，确定患者适合日间手术、无明显手术禁忌证及麻醉禁忌证，由手术医师完成术前谈话，患者及其近亲属了解手术风险，同意日间手术并签署日间手术同意书。

6. 术前准备（包括入院前准备）

（1）必需的检查项目

1）直肠指检。

2）血常规、尿常规、粪便常规＋隐血试验。

3）凝血功能。

4）感染性疾病筛查（乙肝、丙肝、艾滋病、梅毒等）和血型。

5）采取静脉麻醉者需完善胸部 X 线片、心电图、肝肾功能、电解质、空腹血糖。

6）结肠镜检查和／或息肉活检病理学检查。

（2）根据患者病情可选择的检查项目

1）肛门镜。

2）腹部 B 超。

3）腹部 CT、MRI 等。

（3）手术医师确定患者住院手术时间（女性患者避开月经期,抗血小板药物停用 15 天或以上),并指导患者既往疾病的基础用药及其他相关治疗,交代患者入院前饮食,术前晚予以口服泻药进行肠道准备,术前禁食 4~6 小时,选择静脉麻醉时禁饮 2~4 小时,否则无须禁饮。向患者及其近亲属交代围手术期注意事项（注意保暖、避免感冒,吸烟患者术前戒烟）。

（4）日间手术中心病房管理岗医师在术前一个工作日向日间手术室提交手术申请,拟下一个工作日在无麻醉或静脉麻醉下行结直肠息肉内镜下切除术或经内镜直肠良性肿物切除术。手术室进行术前手术物品准备。

（5）日间手术中心病房预约岗护士进行卫生知识及手术知识健康教育,交代术前沐浴、更衣,取下假牙、饰物,告知患者及其近亲属手术日当日住院流程、术前流程及注意事项。

7. 预防性抗菌药物的选择与使用时机

按照《抗菌药物临床应用指导原则》（国卫办医发〔2015〕43 号）执行。

8. 手术日为入院第 1 天

（1）麻醉方式：无麻醉或全身麻醉。

（2）手术方式：结直肠息肉内镜下切除术或经内镜直肠良性肿物切除术。按顺序进行常规结肠镜检查,检查时应用润滑剂。根据术中所见息肉形态、大小、数目等决定内镜下治疗方案,并按肠息肉内镜治疗规范实施治疗。

（3）病理：术后标本送病理检查。

（4）术中用药：麻醉用药,必要时用抗菌药物。

（5）行无痛内镜时,术中需监测生命体征,术后要在内镜室观察至清醒,并经麻醉医师同意后返回病房。

9. 术后住院治疗到出院

（1）术后根据情况可进无渣流质饮食。

（2）术后用药：按照《抗菌药物临床应用指导原则》（卫医发〔2004〕285 号）执行。酌情静脉补液、使用止血药物、镇痛药物等。

（3）术后密切观察病情,及时发现并发症,对症处理。

（4）出院后生活方式调节及饮食调节。

10. 出院标准

(1)患者一般情况良好,正常流质或半流质无渣饮食,无明显不适主诉,体温正常。

(2)无出血、穿孔、感染等并发症。

11. 变异及原因分析

(1)患者年龄小于18岁,或大于65岁者,可疑存在肠道特殊疾病患者,进入相应临床路径。

(2)合并严重心、肺、肝、肾等其他脏器基础疾病及凝血功能障碍者,退出本路径。

(3)息肉不符合内镜治疗指征,或患者存在内镜治疗禁忌证,出院或转外科,进入结肠肿瘤外科治疗住院流程。

(4)患者住院期间出现合并症,如急性消化道大出血、肠道穿孔或活检病理提示为恶性肿瘤等,必要时转外科手术,转入相应临床路径。

(5)合并感染,需要继续抗感染治疗,进入肠道感染住院流程。

(6)多发息肉、大息肉或复杂情况:多发大于5枚以上,或息肉直径≥2cm;或广基息肉;或粗蒂息肉(蒂直径≥1cm);或侧向生长型息肉等。

12. 术后随访

(1)出院后第1天,电话随访患者一般情况,有无发热、寒战、腹痛腹胀等情况,饮食、大小便情况(有无腹泻便秘,有无粪便带血、带黏液)等。

(2)注意提醒追踪病理检查结果,根据结果决定下一步治疗方案。注意定期复查肠镜。

(二)结肠息肉、结肠良性肿瘤、直肠息肉临床路径表单

患者姓名:_____ 性别:_____ 年龄:_____ 门诊号:_____ 住院号:_____

住院日期:___年___月___日 出院日期:___年___月___日 标准住院日:1天(24小时)

阶段	术前、术中	术后	出院或延迟出院或转专科		
主要诊疗工作	□ 询问病史与体格检查 □ 核查术前检查是否完备 □ 核查手术同意书(含标本处置)是否完备 □ 完成日间手术入院记录 □ 开具入院医嘱、术前医嘱及手术医嘱 □ 签署授权委托书及各类知情同意书 □ 若患者肠道准备不充分,予以灌肠 □ 麻醉医师签署麻醉同意书(选择全身麻醉时) □ 麻醉准备,监测生命体征(选择全身麻醉时) □ 手术医师实施手术 □ 标本交患者或其近亲属过目,送病理检查	□ 麻醉医师完成麻醉记录(选择全身麻醉时) □ 手术医师完成手术记录及术后首次病程记录 □ 手术医师向患者及其近亲属说明手术情况及术后注意事项 □ 抗菌药物(必要时) □ 静脉补液 □ 止血药物(必要时) □ 解痉、镇痛药物(必要时) □ 给予相应对症处理	□ 入院后24小时内观察患者生命体征、局部症状和体征,注意有无发热、寒战、腹痛腹胀等情况,有无粪便带血等情况,明确是否符合出院标准		□ 否,需要转专科治疗 □ 完善转专科手续(会诊申请、转出记录),专科医师完成后续治疗及病程记录至出院
			□ 是	□ 否,但仅需要继续留院观察 □ 给予相应对症处理直到患者达到出院标准	
			□ 完成日间手术出院患者通用评估表 □ 完成日间手术出院记录 □ 完成出院诊断书 □ 向患者告知出院后注意事项,如康复计划、返院复诊、后续治疗及相关并发症的处理等,以及会电话通知病理检查结果,并让患者或其近亲属签字 □ 将日间手术出院记录及出院诊断书交予患者或其近亲属 □ 填写病案首页(除病理检查结果外)并整理病历交付病案科 □ 待接收到病理检查报告后完成病案首页 □ 将病理结果电话通知患者或其近亲属,给予后续治疗建议		

续表

阶段	术前、术中	术后	出院或延迟出院或转专科	
重点医嘱	**长期医嘱:** □ 入院长期医嘱 □ 饮食:普食/糖尿病饮食/其他(局部麻醉) **临时医嘱:** □ 拟今日无麻醉或静脉麻醉下行结直肠息肉内镜下切除术或经内镜直肠良性肿物切除术 □ 术前禁食 □ 术前禁饮(全身麻醉时) □ 灌肠(必要时) □ 抗菌药物皮试(必要时) □ 术前预防或治疗使用抗菌药物(必要时) □ 术前补液(必要时)	**长期医嘱:** □ 术后护理常规 □ 一级护理 □ 6小时后无渣流质饮食(全身麻醉时) □ 6小时后恢复基础用药(全身麻醉时) □ **临时医嘱:** □ 术后抗菌药物 □ 静脉补液 □ 止血、解痉、镇痛等对症支持治疗	**长期医嘱:** □ 出院医嘱 **临时医嘱:**	**临时医嘱:** □ 转科
主要护理工作	□ 入院护理评估 □ 指导患者术前更衣等 □ 健康教育 □ 饮食指导:禁食、禁饮 □ 心理支持 □ 执行术前医嘱 □ 术前常规准备及注意事项	□ 疼痛评估及护理 □ 观察发热、寒战、腹痛腹胀等情况,有无粪便带血等 □ 术后饮食生活健康教育 □ 术后监护及并发症观察 □ 基本生活和心理护理	□ 指导患者或其近亲属办理出院手续 □ 健康教育出院注意事项 □ 告知患者或其近亲属术后随访时间 □ 出院后第1天给予电话回访,追踪患者康复情况,并给予相关知识指导	
病情变异记录	□ 无　□ 有,原因: 1. 2.			
护士签名		医师签名		

十、胃息肉临床路径

(一)胃息肉临床路径标准住院流程

1. 适用对象

第一诊断为胃息肉(ICD-10:K31.700)。为明确息肉性质或解除症状行内镜下胃病损切除术(ICD-9-CM-3:43.41)。

2. 诊断依据

(1)胃镜发现胃息肉,病理证实为息肉。

(2)钡剂造影检查发现充盈缺损,提示胃息肉。

3. 治疗方案的选择

(1)内科基本治疗(包括生活方式、饮食等)。

（2）为明确息肉性质、或解除症状行内镜下胃病损切除术。

4. 标准住院日为 1 天（24 小时）

5. 进入临床路径标准

（1）第一诊断必须符合胃息肉（ICD-10：K31.700）。除外诊断或疑似为黏膜下隆起、间质瘤等良恶性肿瘤。

（2）符合胃息肉内镜下切除适应证，无胃镜操作禁忌证。

（3）患者年龄 ≥ 18 岁，且 ≤ 70 岁。

（4）手术医师认为患者息肉大小、形态、数目和位置，适宜行日间手术切除，且患者恢复较快。

（5）当患者同时具有其他疾病诊断时，但住院期间不需要特殊处理，也不影响第一诊断的临床路径流程实施时，可以进入路径。

（6）患者住院前门诊已完善必需的检查项目（详见术前准备），手术医师查看患者及其检查结果，麻醉门诊的麻醉医师完成术前麻醉评估，确定患者适合日间手术、无明显手术禁忌证及麻醉禁忌证，由手术医师完成术前谈话，患者及其近亲属了解手术风险，同意日间手术并签署日间手术同意书。

6. 术前准备（包括入院前准备）

（1）必需的检查项目

1）血常规、尿常规、粪便常规＋隐血试验。

2）凝血功能、血型、肝肾功能、血糖、电解质、感染性疾病筛查（乙肝、丙肝、艾滋病、梅毒等）。

3）消化道肿瘤指标筛查。

4）心电图、腹部超声、胸部 X 线。

5）常规胃镜检查，必要时活检。

（2）可选择的检查项目

1）可根据需要选择心脏、呼吸方面相关检查行术前评估，如常规心脏彩超、肺功能检测。

2）如为巨大息肉或可疑癌变的息肉，必要时可行 CT、超声胃镜相关检查。

3）有出血高危因素的，术前可行备血相关检查（红细胞不规则抗体筛查、梅毒螺旋体抗体测定、人类免疫缺陷病毒抗体测定）。

4）如患者合并下消化道症状，可行肠镜检查。

（3）手术医师确定患者住院手术时间（女性患者避开月经期，抗血小板药物停用 5 天或以上），并指导患者既往疾病的基础用药及其他相关治疗，交代患者入院前饮食（术前 1 天少渣饮食，术前禁食 8 小时，禁饮 8 小时），向患者及其近亲属交代围手术期注意事项（注意保暖、避免感冒，吸烟患者术前戒烟）。

（4）日间手术中心病房管理岗医师在术前一个工作日向日间手术室提交手术申请，拟下一个工作日在局部麻醉或全身麻醉下行内镜下胃病损切除术。手术室进行术前手术物品准备。

（5）日间手术中心病房预约岗护士进行卫生知识及手术知识健康教育，交代术前沐浴、更衣，取下假牙、饰物，告知患者及其近亲属手术日当日住院流程、术前流程及注意事项。

7. 选择用药

（1）使用质子泵抑制药。

（2）用胃黏膜保护药。

（3）静脉营养支持治疗。

（4）酌情使用止血药。

（5）酌情使用镇痛药。

（6）必要时使用抗菌药物,按照《抗菌药物临床应用指导原则》(卫医发〔2004〕285号)执行。

（7）患者合并的其他疾病用药。

8. 手术日为入院后第1天

（1）术前完成内镜下胃病损切除术手术同意书。

（2）可使用镇静或麻醉药:术中需监测生命体征,术后要在手术室观察至清醒后返回病房。

（3）按顺序进行常规胃镜检查。

（4）根据术中所见息肉形态、大小、数目等决定内镜下治疗方案并按胃息肉内镜治疗规范实施治疗,围手术期采用适当措施避免可能的治疗后并发症。

（5）尽可能回收切除标本送病理检查。

（6）术后密切观察病情,及时发现并处理可能的并发症。

9. 术后住院治疗到出院

（1）抑酸、胃黏膜保护、止血、镇痛、静脉营养等对症支持治疗。

（2）必要时使用抗菌药物,按照《抗菌药物临床应用指导原则》(卫医发〔2004〕285号)执行。

（3）严密观察有无胃出血、胃穿孔、感染等并发症,并做相应处理。

（4）术后饮食指导。

10. 出院标准

（1）无上消化道出血、胃穿孔、感染等并发症。

（2）患者一般情况允许。

11. 变异及原因分析

（1）术前或术中因患者情绪紧张或有精神疾患不能配合手术。

（2）术前或术中发现患者有严重咽喉部疾患,内镜不能插入。

（3）术前或术中发现患者有心肺等重要脏器功能障碍及凝血功能障碍。

（4）术前或术中发现患者处于上消化道穿孔的急性期,或腐蚀性食管损伤的急性期等。

（5）术中发现胃息肉形态、大小、数目、位置等与术前预计的不同,术后需要延长观察时间;或息肉不符合内镜治疗指征,或患者存在内镜治疗禁忌证,或发现新病变,手术风险较大,需转专科改行其他手术方式。

（6）术中合并消化道大出血,进行内镜下止血后,必要时转外科手术。

（7）术后合并消化道大出血或术中、术后合并消化道穿孔,转外科手术。

（8）术后合并感染,需要继续抗感染治疗。

（9）发生其他并发症,转专科继续治疗。

12. 术后随访

（1）出院后第1天,电话随访患者一般情况,有无发热、寒战、腹痛腹胀等情况,饮食、大小便情况(注意有无黑便)。

（2）病理结果得出后，电话通知患者或其近亲属病理结果，若有特殊情况嘱其尽快专科复诊。

（二）胃息肉临床路径表单

患者姓名：＿＿＿＿＿　性别：＿＿＿＿＿　年龄：＿＿＿＿＿　门诊号：＿＿＿＿＿　住院号：＿＿＿＿＿

住院日期：＿＿年＿＿月＿＿日　出院日期：＿＿年＿＿月＿＿日　标准住院日：1 天（24 小时）

阶段	术前、术中	术后	出院或延迟出院或转专科		
主要诊疗工作	□ 询问病史与体格检查，确认抗血小板药物停用时间 □ 核查术前检查是否完备 □ 核查手术同意书(含标本处置)是否完备 □ 完成日间手术入院记录 □ 开具入院医嘱、术前医嘱及手术医嘱 □ 签署授权委托书及各类知情同意书 □ 麻醉医师签署麻醉同意书(选择全身麻醉时) □ 麻醉准备，监测生命体征(选择全身麻醉时) □ 手术医师行胃镜检查治疗，酌情行超声内镜检查，根据检查所见采用相应内镜下治疗措施切除息肉 □ 尽可能回收切除标本，交患者或其近亲属过目，并送病理检查	□ 麻醉医师完成麻醉记录(选择全身麻醉时) □ 手术医师完成手术记录及术后首次病程记录 □ 手术医师向患者及其近亲属说明手术情况及术后注意事项 □ 质子泵抑制剂 □ 胃黏膜保护剂 □ 静脉营养支持治疗 □ 给予相应对症处理 □ 观察患者生命体征、腹部症状和体征，注意有无内镜治疗后并发症(如上消化道出血、胃穿孔、感染等)	□ 入院后 24 小时内观察患者生命体征、腹部症状和体征，注意有无内镜治疗后并发症(如上消化道出血、胃穿孔、感染等)，明确是否符合出院标准 □ 是 □ 完成日间手术出院患者通用评估表 □ 完成日间手术出院记录 □ 完成出院诊断书 □ 向患者告知出院后注意事项，如康复计划、返院复诊、后续治疗及相关并发症的处理等，以及会电话通知病理检查结果，并让患者或其近亲属签字 □ 填写病案首页(除病理检查结果外)并整理病历交付病案科 □ 待接收到病理检查报告后完成病案首页 □ 将病理结果电话通知患者或其近亲属，给予后续治疗建议	□ 否，但仅需要继续留院观察 □ 给予相应对症处理直到患者达到出院标准 □ 完成相应术后病程记录	□ 否，需要转专科治疗 □ 完善转专科手续(会诊申请、转出记录)，专科医师完成后续治疗及病程记录至出院
重点医嘱	**长期医嘱：** □ 入院长期医嘱 □ 少渣流质饮食 **临时医嘱：** □ 拟今日局部麻醉或全身麻醉下行内镜下胃病损切除术 □ 术前 8 小时禁食、禁饮 □ 利多卡因胶浆 □ 抗菌药物皮试(必要时) □ 术前预防或治疗使用抗菌药物(必要时) □ 术前补液(必要时)	**长期医嘱：** □ 术后护理常规 □ 一级护理 □ 禁食到次日晨改低脂流质或半流质饮食，术后 2 小时如无恶心呕吐少量饮水(全身麻醉时术后 6 小时饮水) **临时医嘱：** □ 术后抗菌药物(必要时) □ 质子泵抑制剂 □ 胃黏膜保护剂 □ 静脉营养支持治疗 □ 止血、镇痛、消肿、雾化等对症支持治疗(必要时)	**长期医嘱：** □ 出院医嘱 **临时医嘱：** □ 复查血常规、粪便常规(必要时) □ 出院带药：口服质子泵抑制剂		**临时医嘱：** □ 转科

311

续表

阶段	术前、术中	术后	出院或延迟出院或转专科	
主要护理工作	□ 入院护理评估 □ 指导患者术前更衣等 □ 健康教育 □ 饮食指导：禁食、禁饮 □ 心理支持 □ 执行术前医嘱 □ 术前常规准备及注意事项	□ 疼痛评估及护理 □ 观察有无胃出血、胃穿孔、感染等情况 □ 术后饮食生活健康教育 □ 术后监护及并发症观察 □ 基本生活和心理护理	□ 指导患者或其近亲属办理出院手续 □ 健康教育出院注意事项 □ 告知患者或其近亲属术后随访时间 □ 出院后第1天给予电话回访，追踪患者康复情况，并给予相关知识指导	
病情变异记录	□ 无　□ 有，原因： 1. 2.			
护士签名			医师签名	

十一、膝关节骨关节炎临床路径

(一)膝关节骨关节炎临床路径标准住院流程

1. 适用对象

第一诊断为膝关节骨关节炎(ICD-10：M17)。行膝关节镜下游离体取出术(ICD-9-CM-3：80.16)。

2. 诊断依据

(1)症状：反复膝关节疼痛，可伴有关节肿胀、僵硬、无力及活动障碍等。

(2)体格检查：患膝可出现畸形、肿胀、周围压痛、活动受限等。

(3)辅助检查：X线检查(站立或负重位)膝关节间隙改变。MRI检查发现膝关节游离体。

3. 选择治疗方案的依据

(1)轻至中度的骨关节炎患者，伴有游离体。

(2)严格非手术治疗效果不佳。

(3)全身状况能够耐受手术。

4. 标准住院日为1天(24小时)

5. 进入路径标准

(1)第一诊断符合膝关节骨关节炎(ICD-10：M17)。

(2)轻至中度的骨关节炎患者，伴有游离体，严格非手术治疗效果不佳。

(3)当患者合并其他疾病，但住院期间不需要特殊处理也不影响第一诊断的临床路径流程实施时，可以进入路径。

(4)患者住院前门诊已完善必需的检查项目(详见术前准备)，手术医师查看患者及其检查结果，麻醉门诊的麻醉医师完成术前麻醉评估，确定患者适合日间手术、无明显手术禁忌证及麻醉禁忌证，由手术医师完成术前谈话，患者及其近亲属了解手术风险，同意日间手术并签署日间手术同意书。

6. 术前准备（包括入院前准备）

(1) 必需的检查项目

1) 血常规、尿常规。

2) 电解质、肝肾功能、血型、凝血功能。

3) 感染性疾病筛查（乙肝、丙肝、艾滋病、梅毒等）。

4) 胸部 X 线、心电图。

5) 膝关节 X 线。

(2) 根据患者病情可选择的检查项目：膝关节 MRI、血气分析、肺功能、超声心动图等。

(3) 手术医师确定患者住院手术时间（女性患者避开月经期，抗血小板药物停用 15 天或以上），并指导患者既往疾病的基础用药及其他相关治疗，交代患者入院前饮食，术前禁食 4~6 小时，禁饮 2~4 小时，向患者及其近亲属交代围手术期注意事项（注意保暖、避免感冒，吸烟患者术前戒烟）。

(4) 日间手术中心病房管理岗医师在术前一个工作日向日间手术室提交手术申请：拟下一个工作日全身麻醉下行膝关节镜下游离体取出术。手术室进行术前手术物品准备。

(5) 日间手术中心病房预约岗护士进行卫生知识及手术知识健康教育，交代术前沐浴、更衣，取下假牙、饰物，告知患者及其近亲属手术日当日住院流程、术前流程及注意事项。

7. 预防性抗菌药物的选择与使用时机

(1) 按照《抗菌药物临床应用指导原则》（卫医发〔2004〕285 号）执行，并结合患者的病情决定抗菌药物的选择与使用时间。建议使用第一、二代头孢菌素。

(2) 术前 30 分钟预防性用抗菌药物；手术超过 3 小时加用 1 次抗菌药物。

8. 手术日为入院第 1 天

(1) 麻醉方式：全身麻醉。

(2) 手术方式：膝关节镜下游离体取出术。此外，根据术中所见手术方式还可能包括关节灌洗、滑膜切除、关节软骨损伤的处理、骨赘切除、半月板手术、髁间窝与前交叉韧带撞击征的治疗。

(3) 术中用药：麻醉用药，必要时用抗菌药物。

9. 术后住院治疗到出院

(1) 可复查的检查项目：血常规、膝关节 X 线检查；根据患者病情变化可选择相应的检查项目。

(2) 术后抗菌药物应用：按照《抗菌药物临床应用指导原则》（卫医发〔2004〕285 号）执行，并结合患者的病情决定抗菌药物的选择与使用时间。建议使用第一、二代头孢菌素。

(3) 术后镇痛。

(4) 骨关节炎治疗：参照《骨关节炎诊治指南》。

(5) 其他对症治疗：消肿、镇吐等。

(6) 功能锻炼。

10. 出院标准

(1) 一般情况良好，体温正常。

(2) 伤口无感染征象（或可在门诊处理的伤口情况）。

（3）没有需要住院处理的并发症和／或合并症。

11. 变异及原因分析

（1）术中、术后出现并发症,如静脉血栓形成、关节腔积血、伤口或关节内感染等,需要进一步诊治。

（2）患者原有合并症（如骨质疏松、糖尿病、心脑血管疾病等）在麻醉和手术应激后,可能加重而控制不佳,需请相关科室会诊,进一步诊治。

（3）住院后出现其他内、外科疾病需进一步明确诊断,可进入其他路径。

12. 术后随访

（1）出院后第 1、3、10 天,电话随访患者一般情况,有无发热、寒战、伤口疼痛等情况,饮食、大小便情况,有无伤口感染、出血、血肿、功能障碍等现象。

（2）注意功能锻炼情况,有无下肢深静脉血栓形成情况。

（二）膝关节骨关节炎临床路径表单

患者姓名：_____　性别：_____　年龄：_____　门诊号：_____　住院号：_____
住院日期：____年____月____日　出院日期：____年____月____日　标准住院日：1 天（24 小时）

阶段	术前、术中	术后	出院或延迟出院或转专科		
主要诊疗工作	□ 询问病史与体格检查 □ 核查术前检查是否完备 □ 核查手术同意书（含标本处置）是否完备 □ 完成日间手术入院记录 □ 开具入院医嘱、术前医嘱及手术医嘱 □ 签署授权委托书及各类知情同意书 □ 麻醉医师签署麻醉同意书 □ 麻醉准备,监测生命体征 □ 手术医师实施手术 □ 标本交患者或其近亲属过目	□ 麻醉医师完成麻醉记录 □ 手术医师完成手术记录及术后首次病程记录 □ 手术医师向患者及其近亲属说明手术情况及术后注意事项 □ 抗菌药物（必要时） □ 镇痛药物（必要时） □ 消肿药物（必要时） □ 止血药物（必要时） □ 给予相应对症处理（如冷敷） □ 出院带药（口服镇痛药物或消肿药物） □ 伤口换药	□ 入院后 24 小时内观察患者生命体征、局部症状和体征,注意有发热、寒战、膝关节肿痛,伤口出血、血肿、感染等情况,明确是否符合出院标准		
			□ 是	□ 否,但仅需要继续留院观察 □ 给予相应对症处理直到患者达到出院标准 □ 完成相应术后病程记录	□ 否,需要转专科治疗 □ 完善转专科手续（会诊申请、转出记录）,专科医师完成后续治疗及病程记录至出院
			□ 完成日间手术出院患者通用评估表 □ 完成日间手术出院记录 □ 完成出院诊断书 □ 向患者告知出院后注意事项,如康复计划、返院复诊、后续治疗及相关并发症的处理等,并让患者或其近亲属签字 □ 将日间手术出院记录及出院诊断书交予患者或其近亲属 □ 填写病案首页并整理病历交付病案科		

阶段	术前、术中	术后	出院或延迟出院或转专科	
重点医嘱	**长期医嘱:** □ 入院长期医嘱 □ 饮食:普食/糖尿病饮食 **临时医嘱:** □ 拟今日全身麻醉下行膝关节镜下游离体取出术 □ 术前禁食、禁饮 □ 抗菌药物皮试(必要时) □ 术前预防或治疗使用抗菌药物(必要时) □ 术前补液(必要时)	**长期医嘱:** □ 术后护理常规 □ 一级护理 □ 6小时后恢复术前饮食 □ 6小时后恢复基础用药 **临时医嘱:** □ 抗菌药物(必要时) □ 镇痛药物(必要时) □ 消肿药物(必要时) □ 止血药物(必要时) □ 雾化药物(必要时) □ 给予相应对症处理(如冷敷) □ 出院带药(口服镇痛药物或消肿药物) □ 伤口换药	**长期医嘱:** □ 出院医嘱 **临时医嘱:** □ 伤口换药	**临时医嘱:** □ 转科
主要护理工作	□ 入院护理评估 □ 指导患者术前更衣等 □ 健康教育 □ 饮食指导:禁食、禁饮 □ 心理支持 □ 执行术前医嘱 □ 术前常规准备及注意事项	□ 疼痛评估及护理 □ 观察有无发热、寒战、膝关节肿痛,伤口出血、血肿、感染等情况 □ 术后饮食生活健康教育 □ 术后监护及并发症观察 □ 基本生活和心理护理	□ 指导患者或其近亲属办理出院手续 □ 健康教育出院注意事项 □ 告知患者或其近亲属术后随访时间 □ 出院后第1、3、10天给予电话回访,追踪患者康复情况,并给予相关知识指导	
病情变异记录	□ 无　□ 有,原因: 1. 2.			
护士签名			医师签名	

十二、输尿管结石临床路径

(一) 输尿管结石临床路径标准住院流程

1. 适用对象

第一诊断为输尿管结石(ICD-10:N20.101)。行经尿道输尿管镜激光碎石取石术(ICD-9-CM-3:56.0)。

2. 诊断依据

(1)病史。

(2)体格检查。

(3)实验室检查、影像学检查。

3. 治疗方案选择依据

(1)适合行经尿道输尿管镜激光碎石取石术。

(2)能够耐受手术。

4. 标准住院日为1天(24小时)

5. 进入路径标准

(1)第一诊断符合输尿管结石(ICD-10：N20.101)。

(2)需要进行手术治疗。

(3)当患者合并其他疾病,但住院期间不需要特殊处理也不影响第一诊断的临床路径流程实施时,可以进入路径。

(4)患者住院前在门诊已完善必需的检查项目(详见术前准备),手术医师查看患者及其检查结果,麻醉门诊的麻醉医师完成术前麻醉评估,确定患者适合日间手术、无明显手术禁忌证及麻醉禁忌证,由手术医师完成术前谈话,患者及其近亲属了解手术风险,同意日间手术并签署日间手术同意书。

6. 术前准备(包括入院前准备)

(1)必需的检查项目

1)血常规、尿常规。

2)电解质、肝肾功能、血型、凝血功能。

3)感染性疾病筛查(乙肝、丙肝、艾滋病、梅毒等)。

4)胸部X线、心电图。

5)泌尿系统B超。

(2)根据患者病情可选择的检查项目:腹部X线或CT。

(3)泌尿外科的手术医师确定患者住院手术时间(女性患者避开月经期,抗血小板药物停用15天或以上),并指导患者既往疾病的基础用药及其他相关治疗,交代患者入院前饮食,术前禁食4~6小时,禁饮2~4小时,向患者及其近亲属交代围手术期注意事项(注意保暖、避免感冒,吸烟患者术前戒烟)。

(4)日间手术中心病房管理岗医师在术前1个工作日向日间手术室提交手术申请,拟下一个工作日在全身麻醉下行经尿道输尿管镜激光碎石取石术。手术室进行术前手术物品准备。

(5)日间手术中心病房预约岗护士进行卫生知识及手术知识健康教育,交代术前沐浴、更衣,取下假牙、饰物,告知患者及其近亲属手术日当日住院流程、术前流程及注意事项。

7. 预防性抗菌药物的选择与使用时机

按照《抗菌药物临床应用指导原则》(卫医发〔2004〕285号)执行,并结合患者的病情决定抗菌药物的选择与使用时间。

8. 手术日为入院第1天

(1)麻醉方式:全身麻醉。

(2)手术方式:经尿道输尿管镜激光碎石取石术(ICD-9-CM-3：56.0)。

(3)手术内置物:根据术中情况决定是否放置输尿管支架(DJ管)。

(4)术中用药:麻醉用药,必要时用抗菌药物。

(5)输血:必要时。

9. 术后住院治疗到出院

(1)可复查的检查项目:血常规、尿常规、腹部 X 线;根据患者病情变化可选择相应的检查项目。

(2)术后抗菌药物应用:按照《抗菌药物临床应用指导原则》(卫医发〔2004〕285 号)执行。

10. 出院标准

(1)一般情况良好。

(2)DJ 管位置正常。

(3)尿管通畅、尿液清亮,尿管可拔除。

11. 变异及原因分析

(1)术中、术后出现并发症,需要进一步诊治,导致住院时间延长、费用增加。

(2)术后出现结石残留,需要进一步诊治,导致住院时间延长、费用增加。

(3)术后原伴随疾病控制不佳,需请相关科室会诊,进一步诊治。

(4)住院后出现其他内、外科疾病需进一步明确诊断,可进入其他路径。

12. 术后随访

(1)出院后第 1、3、10 天,电话随访患者一般情况,有无发热、寒战、腰痛等情况,饮食、排便情况,尿液颜色、尿量,有无尿痛、尿频等现象。

(2)注意提醒按计划泌尿外科复查,视情况拔除 DJ 管。

(二) 输尿管结石临床路径表单

患者姓名:_____　性别:_____　年龄:_____　门诊号:_____　住院号:_____

住院日期:____年____月____日　出院日期:____年____月____日　标准住院日:1 天(24 小时)

阶段	术前、术中	术后	出院或延迟出院或转专科		
主要诊疗工作	□ 询问病史与体格检查 □ 核查术前检查是否完备 □ 核查手术同意书是否完备 □ 完成日间手术入院记录 □ 开具入院医嘱、术前医嘱及手术医嘱 □ 签署授权委托书及各类知情同意书 □ 麻醉医师签署麻醉同意书 □ 麻醉准备,监测生命体征 □ 手术医师实施手术 □ 视情况放置输尿管支架(DJ 管) □ 标本交患者或其近亲属过目,或送结石成分分析	□ 麻醉医师完成麻醉记录 □ 手术医师完成手术记录及术后首次病程记录 □ 手术医师向患者及其近亲属说明手术情况及术后注意事项 □ 抗菌药物 □ 静脉补液 □ 雾化药物(必要时) □ 止血药物(必要时) □ 解痉、镇痛药物(必要时) □ 给予相应对症处理 □ 出院带药(口服抗菌药物或促排石药物)	□ 入院后 24 小时内观察患者生命体征、局部症状和体征,注意有无发热、寒战、腰痛、导尿管尿液颜色是否清亮等情况,明确是否符合出院标准		
			□ 是	□ 否,但仅需要继续留院观察 □ 给予相应对症处理直到患者达到出院标准 □ 完成相应术后病程记录	□ 否,需要转专科治疗 □ 完善转专科手续(会诊申请、转出记录),专科医师完成后续治疗及病程记录至出院
			□ 完成日间手术出院患者通用评估表 □ 完成日间手术出院记录 □ 完成出院诊断书 □ 向患者告知出院后注意事项,如康复计划、返院复诊、后续治疗及相关并发症的处理等,并让患者或其近亲属签字 □ 将日间手术出院记录及出院诊断书交予患者或其近亲属 □ 填写病案首页并整理病历交付病案科		

阶段	术前、术中	术后	出院或延迟出院或转专科	
重点医嘱	**长期医嘱:** □ 入院长期医嘱 □ 饮食:普食/糖尿病饮食 **临时医嘱:** □ 拟今日全身麻醉下行经尿道输尿管镜激光碎石取石术 □ 术前禁食、禁饮 □ 抗菌药物皮试(必要时) □ 术前预防或治疗使用抗菌药物(必要时) □ 术前补液(必要时)	**长期医嘱:** □ 术后护理常规 □ 一级护理 □ 6小时后恢复术前饮食 □ 6小时后恢复基础用药 **临时医嘱:** □ 术后抗菌药物 □ 静脉补液 □ 雾化、止血、镇痛等对症支持治疗 □ 出院带药(口服抗菌药物或促排石药物)	**长期医嘱:** □ 出院医嘱 **临时医嘱:** □ 拔导尿管	**临时医嘱:** □ 转科
主要护理工作	□ 入院护理评估 □ 指导患者术前更衣等 □ 健康教育 □ 饮食指导:禁食、禁饮 □ 心理支持 □ 执行术前医嘱 □ 术前常规准备及注意事项	□ 疼痛评估及护理 □ 观察发热、寒战、腰痛、导尿管尿液颜色是否清亮 □ 术后饮食生活健康教育 □ 术后监护及并发症观察 □ 基本生活和心理护理	□ 指导患者或其近亲属办理出院手续 □ 健康教育出院注意事项 □ 告知患者或其近亲属术后随访时间 □ 出院后第1、3、10天给予电话回访,追踪患者康复情况,并给予相关知识指导	
病情变异记录	□ 无 □ 有,原因: 1. 2.			
护士签名		医师签名		

十三、膀胱肿瘤临床路径

(一) 膀胱肿瘤临床路径标准住院流程

1. 适用对象

第一诊断为膀胱肿瘤(ICD-10:C67,D09.0,D30.3,D41.4)。行经尿道膀胱肿瘤电切术(ICD-9-CM-3:57.49)。

2. 诊断依据

(1)病史。

(2)体格检查。

(3)实验室检查、影像学检查和/或内镜检查。

3. 治疗方案选择依据

(1)适合经尿道膀胱肿瘤电切术:既是非肌层浸润性膀胱癌的重要诊断方法,又是主要的治疗手段。术中应将肿瘤完全切除直至露出正常的膀胱壁肌层。肿瘤切除后,建议进行基底部组织活检,便于病理分期和下一步治疗方案的确定。符合下列情况者建议行二次电切术。

1)首次电切术不充分。

2)首次电切术标本中没有肌层组织,TaG_1(低级别)肿瘤和单纯原位癌除外。

3)T_1期肿瘤。

4)G_3(高级别)肿瘤,单纯原位癌除外。

(2)能够耐受手术。

4. 标准住院日为 1 天(24 小时)

5. 进入路径标准

(1)第一诊断符合膀胱肿瘤(ICD-10 :C67,D09.0,D30.3,D41.4)。门诊完成膀胱镜检、CT 泌尿系统平扫(或 CT 尿路成像),证实膀胱占位性病变。

(2)当患者合并其他疾病,但住院期间不需要特殊处理也不影响第一诊断的临床路径流程实施时,可以进入路径。

(3)患者住院前在门诊已完善必需的检查项目(详见术前准备),手术医师查看患者及其检查结果,麻醉门诊的麻醉医师完成术前麻醉评估,确定患者适合日间手术、无明显手术禁忌证及麻醉禁忌证,由手术医师完成术前谈话,患者及其近亲属了解手术风险,同意日间手术并签署日间手术同意书。

6. 术前准备(包括入院前准备)

(1)必需的检查项目

1)血常规、尿常规。

2)电解质、肝肾功能、血型、凝血功能。

3)感染性疾病筛查(乙肝、丙肝、艾滋病、梅毒等)。

4)胸部 X 线、心电图。

5)膀胱镜检和 / 或病变组织活检。

(2)根据患者病情可选择的检查项目:CT 泌尿系平扫(或 CT 尿路成像)。

(3)泌尿外科的手术医师确定患者住院手术时间(女性患者避开月经期,抗血小板药物停用 15 天或以上),并指导患者既往疾病的基础用药及其他相关治疗,交代患者入院前饮食,术前禁食 4~6 小时,禁饮 2~4 小时,向患者及其近亲属交代围手术期注意事项(注意保暖、避免感冒,吸烟患者术前戒烟)。

(4)日间手术中心病房管理岗医师在术前一个工作日向日间手术室提交手术申请,拟下一个工作日在全身麻醉下行经尿道膀胱肿瘤电切术。手术室进行术前手术物品准备。

(5)日间手术中心病房预约岗护士进行卫生知识及手术知识健康教育,交代术前沐浴、更衣,取下假牙、饰物,告知患者及其近亲属手术日当日住院流程、术前流程及注意事项。

7. 预防性抗菌药物的选择与使用时机

按照《抗菌药物临床应用指导原则》(国卫办医发〔2015〕43 号)执行,并结合患者的病情决定抗菌药物的选择与使用时间。

8. 手术日为入院第 1 天

(1)麻醉方式:全身麻醉。

(2)手术方式:经尿道膀胱肿瘤电切术(ICD-9-CM-3 :57.49)。

(3)术中用药:麻醉用药,必要时用抗菌药物。已证实膀胱恶性肿瘤的可予以即时化疗药物膀胱灌注。

(4) 输血：必要时。

(5) 放置三腔导尿管，进行膀胱冲洗。

9. 术后住院治疗到出院

(1) 可复查的检查项目：血常规、尿常规；根据患者病情变化可选择相应的检查项目。

(2) 术后抗菌药物应用：按照《抗菌药物临床应用指导原则》(卫医发〔2004〕285 号)执行。

(3) 持续膀胱冲洗至尿液清亮。

10. 出院标准

(1) 一般情况良好。

(2) 尿管通畅、尿液清亮，尿管可拔除或继续留置数天。

11. 变异及原因分析

(1) 电切手术效果不满意，需进一步转专科继续治疗(如膀胱全切、动脉化疗等)。

(2) 术中、术后出现并发症，需要进一步诊治。

(3) 术后原伴随疾病控制不佳，需请相关科室会诊，进一步诊治。

(4) 住院后出现其他内、外科疾病需进一步明确诊断，可进入其他路径。

12. 术后随访

(1) 出院后第 1、3、10 天，电话随访患者一般情况，有无发热、寒战、下腹痛等情况，饮食、排便情况，尿液颜色、尿量，有无尿痛、尿频等现象。

(2) 注意提醒追踪病检结果及泌尿外科复查，决定下一步治疗方案。

(二) 膀胱肿瘤临床路径表单

患者姓名：_____ 性别：_____ 年龄：_____ 门诊号：_____ 住院号：_____

住院日期：____年____月____日 出院日期：____年____月____日 标准住院日：1 天(24 小时)

阶段	术前、术中	术后	出院或延迟出院或转专科		
主要诊疗工作	□ 询问病史与体格检查 □ 核查术前检查是否完备 □ 核查手术同意书是否完备 □ 完成日间手术入院记录 □ 开具入院医嘱、术前医嘱及手术医嘱 □ 签署授权委托书及各类知情同意书 □ 麻醉医师签署麻醉同意书 □ 麻醉准备，监测生命体征，手术医师实施手术 □ 视情况予以即时化疗药物膀胱灌注 □ 标本交患者或其近亲属过目，并送病理检查 □ 放置三腔导尿管，进行膀胱冲洗	□ 麻醉医师完成麻醉记录 □ 手术医师完成手术记录及术后首次病程记录 □ 手术医师向患者及其近亲属说明手术情况及术后注意事项 □ 抗菌药物 □ 静脉补液 □ 持续膀胱冲洗 □ 止血药物(必要时) □ 镇痛药物(必要时) □ 雾化药物(必要时) □ 给予相应对症处理 □ 出院带药(口服抗菌药物)	□ 入院后 24 小时内观察患者生命体征、局部症状和体征，注意有无发热、寒战、下腹痛、导尿管是否通畅、尿液颜色是否清亮等情况，明确是否符合出院标准		
			□ 是	□ 否，但仅需要继续留院观察 □ 给予相应对症处理直到患者达到出院标准 □ 完成相应术后病程记录	□ 否，需要转专科治疗 □ 完善转专科手续(会诊申请、转出记录)，专科医师完成后续治疗及病程记录至出院
			□ 完成日间手术出院患者通用评估表 □ 完成日间手术出院记录和出院诊断书 □ 向患者告知出院后注意事项，如康复计划、返院复诊、后续治疗及相关并发症的处理等，以及会电话通知病理检查结果，并让患者或其近亲属签字 □ 将日间手术出院记录及出院诊断书交予患者或其近亲属 □ 填写病案首页(除病理检查结果外)并整理病历交付病案科 □ 待接收到病理检查报告后完成病案首页 □ 将病理结果电话通知患者或其近亲属，给予后续治疗建议		

阶段	术前、术中	术后	出院或延迟出院或转专科	
重点医嘱	**长期医嘱：** □ 入院长期医嘱 □ 饮食：普食 / 糖尿病饮食 **临时医嘱：** □ 拟今日全身麻醉下行经尿道膀胱肿瘤电切术 □ 术前禁食、禁饮 □ 抗菌药物皮试（必要时） □ 术前预防或治疗使用抗菌药物（必要时） □ 术前补液（必要时）	**长期医嘱：** □ 术后护理常规 □ 一级护理 □ 6 小时后恢复术前饮食 □ 6 小时后恢复基础用药 **临时医嘱：** □ 术后抗菌药物 □ 静脉补液 □ 持续膀胱冲洗 □ 止血、镇痛、雾化等对症支持治疗 □ 出院带药（口服抗菌药物）	**长期医嘱：** □ 出院医嘱 **临时医嘱：** □ 拔导尿管（必要时）	**临时医嘱：** □ 转科
主要护理工作	□ 入院护理评估 □ 指导患者术前更衣等 □ 健康教育 □ 饮食指导：禁食、禁饮 □ 心理支持 □ 执行术前医嘱 □ 术前常规准备及注意事项	□ 疼痛评估及护理 □ 观察发热、寒战、下腹痛、导尿管是否通畅、尿液颜色是否清亮 □ 术后饮食生活健康教育 □ 术后监护及并发症观察 □ 基本生活和心理护理	□ 指导患者或其近亲属办理出院手续 □ 健康教育出院注意事项 □ 告知患者或其近亲属术后随访时间 □ 出院后第 1、3、10 天给予电话回访，追踪患者康复情况，并给予相关知识指导	
病情变异记录	□ 无　□ 有，原因： 1. 2.			
护士签名		医师签名		

十四、隐睾临床路径

（一）隐睾临床路径标准住院流程

1. 适用对象

第一诊断为隐睾或睾丸下降不全（不包括腹内睾丸下降不全）（ICD-10：Q53.1~Q53.9）。行睾丸下降固定术（ICD-9-CM-3：62.5）。

2. 诊断依据

（1）临床表现：患侧阴囊空虚、扁平、发育差、不对称、未扪及睾丸。

（2）体格检查：患侧阴囊空虚，但可在阴囊顶部或腹股沟部扪及睾丸；或睾丸可推入阴囊内但放手即回缩，睾丸较正常小，可伴同侧鞘突未闭。

附　录

(3) 影像学检查：超声可显示睾丸位置与大小。

3. 治疗方案选择依据

行睾丸下降固定术（ICD-9-CM-3：62.5），且患者能够耐受手术。

4. 标准住院日为 1 天（24 小时）

5. 进入路径标准

(1) 第一诊断符合隐睾或睾丸下降不全（不包括腹内睾丸下降不全）（ICD-10：Q53.1~Q53.9）。

(2) 当患者合并其他疾病，但住院期间不需要特殊处理也不影响第一诊断的临床路径流程实施时，可以进入路径。

(3) 患者住院前在门诊已完善必需的检查项目（详见术前准备），手术医师查看患者及其检查结果，麻醉门诊的麻醉医师完成术前麻醉评估，确定患者适合日间手术、无明显手术禁忌证及麻醉禁忌证，由手术医师完成术前谈话，患者及其近亲属了解手术风险，同意日间手术并签署日间手术同意书。

6. 术前准备（包括入院前准备）

(1) 必需的检查项目

1）血常规、尿常规。

2）电解质、肝肾功能、血型、凝血功能。

3）感染性疾病筛查（乙肝、丙肝、艾滋病、梅毒等）。

4）胸部 X 线、心电图。

5）泌尿系统 B 超。

(2) 根据患者病情可选择的检查项目

1）双侧隐睾患儿行染色体 +SRY 基因检测。

2）超声心动图（心电图异常者）。

(3) 泌尿外科的手术医师确定患者住院手术时间（抗血小板药物停用 15 天或以上），并指导患者既往疾病的基础用药及其他相关治疗，交代患者入院前饮食，术前禁食 4~6 小时，禁饮 2~4 小时，向患者及其近亲属交代围手术期注意事项（注意保暖、避免感冒，吸烟患者术前戒烟）。

(4) 日间手术中心病房管理岗医师术前一个工作日向日间手术室提交手术申请，拟下一个工作日在全身麻醉下行睾丸下降固定术。手术室进行术前手术物品准备。

(5) 日间手术中心病房预约岗护士进行卫生知识及手术知识健康教育，交代术前沐浴、更衣，取下假牙、饰物，告知患者及其近亲属手术日当日住院流程、术前流程及注意事项。

7. 预防性抗菌药物的选择与使用时机

(1) 按照《抗菌药物临床应用指导原则》（卫医发〔2015〕43 号）选择用药（推荐用药及剂量），一般不使用。

(2) 推荐药物治疗方案（使用《国家基本药物》的药物）。

8. 手术日为入院第 1 天

(1) 麻醉方式：全身麻醉。

(2) 手术方式：睾丸下降固定术（ICD-9-CM-3：62.5）。

(3) 术中用药：麻醉用药，必要时用抗菌药物。

322

(4)必要时留置导尿。

9. 术后住院治疗到出院

(1)术后抗菌药物应用:按照《抗菌药物临床应用指导原则》(卫医发〔2015〕43 号)选择用药(推荐用药及剂量),一般不使用。

(2)酌情使用消肿、镇痛、止血、镇吐药物。

(3)必要时导尿。

10. 出院标准

(1)患儿体温、饮食、排便正常。

(2)患儿体格检查睾丸位于阴囊内,阴囊无明显肿胀,伤口无渗血等。

11. 变异及原因分析

(1)术中、术后出现阴囊血肿、伤口感染等并发症,需要进一步诊治。

(2)精索紧,经充分游离,睾丸仍然无法下降至阴囊底部,可将睾丸先固定于可以到达的最低位,6~12 个月后行二期手术。

(3)术后原伴随疾病控制不佳,需请相关科室会诊,进一步诊治。

(4)住院后出现其他内、外科疾病需进一步明确诊断,可进入其他路径。

12. 术后随访

(1)出院后第 1、3 天,电话随访患者一般情况,有无发热、寒战、伤口疼痛、伤口渗液渗血、局部肿胀等情况,饮食、排便情况,尿液颜色等。

(2)如患者需要行二期手术,注意提醒泌尿外科复查,视情况择期手术。

(二) 隐睾临床路径表单

患者姓名:_____　性别:_____　年龄:_____　门诊号:_____　住院号:_____

住院日期:____年____月____日　出院日期:____年____月____日　标准住院日:1 天(24 小时)

阶段	术前、术中	术后	出院或延迟出院或转专科		
主要诊疗工作	□ 询问病史与体格检查 □ 核查术前检查是否完备 □ 核查手术同意书是否完备 □ 完成日间手术入院记录 □ 开具入院医嘱、术前医嘱及手术医嘱 □ 签署授权委托书及各类知情同意书 □ 麻醉医师签署麻醉同意书 □ 麻醉准备,监测生命体征手术医师实施手术 □ 视情况放置伤口引流	□ 麻醉医师完成麻醉记录 □ 手术医师完成手术记录及术后首次病程记录 □ 手术医师向患者及其近亲属说明手术情况及术后注意事项 □ 抗菌药物(必要时) □ 静脉补液 □ 消肿药物(必要时) □ 止血药物(必要时) □ 镇痛药物(必要时) □ 雾化药物(必要时) □ 给予相应对症处理 □ 出院带药(口服抗菌药物) □ 伤口换药(必要时) □ 导尿(必要时)	□ 入院后 24 小时内观察患者生命体征、局部症状和体征,注意有无发热、寒战、伤口疼痛、伤口渗液渗血、局部肿胀等情况,明确是否符合出院标准		□ 否,需要转专科治疗 □ 完善转专科手续(会诊申请,转出记录),专科医师完成后续治疗及病程记录至出院
			□ 是	□ 否,但仅需要继续留院观察 □ 给予相应对症处理直到患者达到出院标准 □ 完成相应术后病程记录	
			□ 完成日间手术出院患者通用评估表 □ 完成日间手术出院记录 □ 完成出院诊断书 □ 向患者告知出院后注意事项,如康复计划、返院复诊、后续治疗及相关并发症的处理等,并让患者或其近亲属签字 □ 将日间手术出院记录及出院诊断书交予患者或其近亲属 □ 填写病案首页 □ 完成病案首页,并整理病历交付病案科		

续表

阶段	术前、术中	术后	出院或延迟出院或转专科	
重点医嘱	**长期医嘱:** ☐ 入院长期医嘱 ☐ 饮食:普食/糖尿病饮食 **临时医嘱:** ☐ 拟今日全身麻醉下行睾丸下降固定术 ☐ 术前禁食、禁饮 ☐ 抗菌药物皮试(必要时) ☐ 术前预防或治疗使用抗菌药物(必要时) ☐ 术前补液(必要时)	**长期医嘱:** ☐ 术后护理常规 ☐ 一级护理 ☐ 6小时后恢复术前饮食 ☐ 6小时后恢复基础用药 **临时医嘱:** ☐ 术后抗菌药物(必要时) ☐ 静脉补液 ☐ 消肿、止血、镇痛、雾化等对症支持治疗 ☐ 出院带药(口服抗菌药物或消肿药物) ☐ 伤口换药(必要时) ☐ 导尿(必要时)	**长期医嘱:** ☐ 出院医嘱 **临时医嘱:** ☐ 拔导尿管	**临时医嘱:** ☐ 转科
主要护理工作	☐ 入院护理评估 ☐ 指导患者术前更衣等 ☐ 健康教育 ☐ 饮食指导:禁食、禁饮 ☐ 心理支持 ☐ 执行术前医嘱 ☐ 术前常规准备及注意事项	☐ 疼痛评估及护理 ☐ 观察发热、寒战、伤口疼痛、伤口渗液渗血、局部肿胀等 ☐ 术后饮食生活健康教育 ☐ 术后监护及并发症观察 ☐ 基本生活和心理护理	☐ 指导患者或其近亲属办理出院手续 ☐ 健康教育出院注意事项 ☐ 告知患者或其近亲属术后随访时间 ☐ 出院后第1、3天给予电话回访,追踪患者康复情况,并给予相关知识指导	
病情变异记录	☐ 无　☐ 有,原因: 1. 2.			
护士签名		医师签名		

十五、声带息肉日间手术临床路径

（一）声带息肉临床路径标准住院流程

1. 适用对象

第一诊断为声带息肉（ICD-10：J38.102）。行声带息肉切除术（ICD-9-CM-3：30.09）。

2. 诊断依据

（1）病史:声音嘶哑。

（2）体征:单侧或双侧声带带蒂或广基的息肉样增生物。

3. 治疗方案选择

行声带息肉切除手术。

4. **标准住院日为 1 天(24 小时)**

5. **进入路径标准**

(1)第一诊断必须符合声带息肉(ICD-10 :J38.102)。

(2)当患者同时具有其他疾病诊断,但在住院期间不需要特殊处理也不影响第一诊断的临床路径流程实施时,可以进入路径。

(3)患者住院前门诊已完善必需的检查项目(详见术前准备),手术医师查看患者及其检查结果,麻醉门诊的麻醉医师完成术前麻醉评估,确定患者适合日间手术、无明显手术禁忌证及麻醉禁忌证,由手术医师完成术前谈话,患者及其近亲属了解手术风险,同意日间手术并签署日间手术同意书。

6. **术前准备(包括入院前准备)**

(1)必需的检查项目

1)血常规。

2)肝肾功能、血糖、凝血功能(或凝血酶原时间 + 活化部分凝血活酶时间)。

3)胸部 X 线、心电图。

4)喉镜。

5)日间手术麻醉前评估。

(2)可选择的检查项目:发音功能检测。

(3)手术医师确定患者住院手术时间(女性患者避开月经期,抗血小板药物停用 15 天或以上),并指导患者既往疾病的基础用药及其他相关治疗,交代患者入院前饮食,术前禁食 4~6 小时、禁饮 2~4 小时,向患者及其近亲属交代围手术期注意事项(注意保暖、避免感冒,吸烟患者术前戒烟)。

(4)日间手术中心病房管理岗医师在术前一个工作日向日间手术室提交手术申请:拟下一个工作日全身麻醉下声带病变切除手术。手术室进行术前手术物品准备。

(5)日间手术中心病房预约岗护士进行卫生知识及手术知识健康教育,交代术前沐浴、更衣,取下假牙、饰物,告知患者及其近亲属手术日当日住院流程、术前流程及注意事项。

7. **预防性抗菌药物的选择与使用时机**

按照《抗菌药物临床应用指导原则》(卫医发〔2004〕285 号)合理选用抗菌药物。

8. **手术日为入院后第 1 天**

(1)麻醉方式:气管插管全身麻醉。

(2)手术方式:声带病变切除手术。

(3)术中用药:麻醉常规用药。

(4)标本送病理检查。

9. **术后住院治疗到出院**

(1)根据患者情况确定复查的检查项目。

(2)术后用药:按照《抗菌药物临床应用指导原则》(卫医发〔2004〕285 号)合理选用抗菌药物;可行雾化吸入;酌情给予糖皮质激素。

(3)适当声带休息。

10. **出院标准**

(1)一般情况良好。

（2）咽喉部无明显出血、血肿、感染等征象。无呼吸困难表现。

11. 变异及原因分析

（1）术中发现患者咽喉部较狭小，声门暴露差，手术风险较大，需转专科于大手术室手术。

（2）患者情绪紧张，或合并其他疾病（如高血压）控制不佳，不能耐受全身麻醉手术。

（3）术中发现声带息肉有不符合单纯切除治疗指征，需改行其他手术方式；或患者存在手术禁忌证，出院或转专科治疗。

（4）合并局部出血或血肿形成，需再次手术止血，必要时转专科手术。

（5）合并感染，需要继续抗感染治疗。

（6）发生其他并发症，转专科继续治疗。

12. 术后随访

（1）出院后第 1、3 天，电话随访患者一般情况，有无发热、寒战、咽喉部疼痛等情况，咽喉部有无出血、血肿、感染等征象，有无呼吸困难。

（2）病理结果得出后，电话通知患者或其近亲属病理结果，若有特殊情况嘱其尽快专科复诊。

（二）声带息肉临床路径表单

患者姓名：_____　性别：_____　年龄：_____　门诊号：_____　住院号：_____

住院日期：____年____月____日　出院日期：____年____月____日　标准住院日：1 天（24 小时）

阶段	术前、术中	术后	出院或延迟出院或转专科		
主要诊疗工作	□ 询问病史与体格检查 □ 核查术前检查是否完备 □ 核查手术同意书（含标本处置）是否完备 □ 完成日间手术入院记录 □ 开具入院医嘱、术前医嘱及手术医嘱 □ 签署授权委托书及各类知情同意书 □ 麻醉医师签署麻醉同意书（选择全身麻醉时） □ 麻醉准备，监测生命体征（选择全身麻醉时） □ 手术医师实施手术 □ 标本交患者或其近亲属过目，并送病理检查	□ 麻醉医师完成麻醉记录 □ 手术医师完成手术记录及术后首次病程记录 □ 手术医师向患者及其近亲属说明手术情况及术后注意事项 □ 抗菌药物 □ 雾化药物 □ 消肿药物（必要时） □ 止血药物（必要时） □ 镇静药物（必要时） □ 给予相应对症处理	□ 入院后 24 小时内观察患者生命体征、局部症状和体征，注意有无咽喉部出血、血肿、感染，呼吸有无困难等，明确是否符合出院标准		
			□ 是	□ 否，但仅需要继续留院观察 □ 给予相应对症处理直到患者达到出院标准 □ 完成相应术后病程记录	□ 否，需要转专科治疗 □ 完善转专科手续（会诊申请、转出记录），专科医师完成后续治疗及病程记录至出院
			□ 完成日间手术出院患者通用评估表 □ 完成日间手术出院记录 □ 完成出院诊断书 □ 向患者告知出院后注意事项，如康复计划、返院复诊、后续治疗及相关并发症的处理等，以及会电话通知病理检查结果，并让患者或其近亲属签字 □ 将日间手术出院记录及出院诊断书交予患者或其近亲属 □ 填写病案首页（除病理检查结果外），并整理病历交付病案科 □ 待接收到病理检查报告后完成病案首页 □ 将病理结果电话通知患者或其近亲属，给予后续治疗建议		

阶段	术前、术中	术后	出院或延迟出院或转专科	
重点医嘱	**长期医嘱:** □ 入院长期医嘱 □ 饮食:普食/糖尿病饮食 **临时医嘱:** □ 拟今日全身麻醉下行声带息肉切除术 □ 术前禁食、禁饮 □ 抗菌药物皮试(必要时) □ 术前预防或治疗使用抗菌药物 □ 术前补液(必要时)	**长期医嘱:** □ 术后护理常规 □ 一级护理 □ 6小时后恢复术前饮食 □ 6小时后恢复基础用药 **临时医嘱:** □ 术后抗菌药物 □ 雾化、止血、镇痛、消肿等对症支持治疗(必要时) □ 术后补液(必要时)	**长期医嘱:** □ 出院医嘱 **临时医嘱:**	**临时医嘱:** □ 转科
主要护理工作	□ 入院护理评估 □ 指导患者术前更衣等 □ 健康教育 □ 饮食指导:禁食、禁饮 □ 心理支持 □ 执行术前医嘱 □ 术前常规准备及注意事项	□ 疼痛评估及护理 □ 观察咽喉部有无出血、血肿、感染、呼吸有无困难 □ 术后饮食生活健康教育 □ 术后监护及并发症观察 □ 基本生活和心理护理	□ 指导患者或其近亲属办理出院手续 □ 健康教育出院注意事项 □ 告知患者或其近亲属术后随访时间 □ 出院后第1、3天给予电话回访,追踪患者康复情况,并给予相关知识指导	
病情变异记录	□ 无　□ 有,原因: 1. 2.			
护士签名		医师签名		

十六、咽部良性肿物临床路径

(一) 咽部良性肿物临床路径标准住院流程

1. 适用对象

第一诊断为咽部肿物(ICD-10:J39.219),考虑为咽部良性肿物。包括先天性囊肿、潴留囊肿、表皮样囊肿、乳头状瘤、血管瘤、纤维瘤、软骨瘤、黏液瘤或神经纤维瘤等。

为明确肿物性质、或解除症状、或改善功能行咽部肿物切除术(ICD-9-CM-3:29.39)。

2. 诊断依据

可伴有或不伴有咽部不适,由间接喉镜或直接喉镜发现。

3. 治疗方案选择

(1)临床继续密切观察。

(2)避开炎症期,如合并感染则先行抗感染治疗,必要时切开引流。

(3)局部麻醉或全身麻醉下行咽部肿物切除术(ICD-9-CM-3:29.39)。

4. 标准住院日为 1 天(24 小时)

5. 进入临床路径标准

(1)第一诊断必须符合咽部肿物(ICD-10:J39.219),考虑为咽部良性肿物。

(2)手术医师认为肿物位置较表浅,或与重要神经血管脏器关系并不密切,适宜行日间手术切除,且患者恢复较快。

(3)当患者同时具有其他疾病诊断时,但住院期间不需要特殊处理,也不影响第一诊断的临床路径流程实施时,可以进入路径。

(4)患者住院前门诊已完善必需的检查项目(详见术前准备),手术医师查看患者及其检查结果,麻醉门诊的麻醉医师完成术前麻醉评估,确定患者适合日间手术、无明显手术禁忌证及麻醉禁忌证,由手术医师完成术前谈话,患者及其近亲属了解手术风险,同意日间手术并签署日间手术同意书。

6. 术前准备(包括入院前准备)

(1)必需的检查项目

1)凝血功能。

2)血常规。

3)血型或感染性疾病筛查(乙肝、丙肝、艾滋病、梅毒等)。

4)采取全身麻醉者需完善胸部 X 线、心电图、肝肾功能、电解质、空腹血糖。

5)间接喉镜或直接喉镜。

(2)可选择的检查项目

1)肿瘤指标筛查。

2)颈部 B 超或 CT 或 MRI。

3)喉镜下活检病理检查。

4)需排除结核者,行结核菌素试验。

(3)手术医师确定患者住院手术时间(女性患者避开月经期,抗血小板药物停用 15 天或以上),并指导患者既往疾病的基础用药及其他相关治疗,交代患者入院前饮食(选择全身麻醉患者术前禁食 4~6 小时,禁饮 2~4 小时),向患者及其近亲属交代围手术期注意事项(注意保暖、避免感冒,吸烟患者术前戒烟)。

(4)日间手术中心病房管理岗医师在术前一个工作日向日间手术室提交手术申请:拟下一个工作日局部麻醉或全身麻醉下行咽部肿物切除术。手术室进行术前手术物品准备。

(5)日间手术中心病房预约岗护士进行卫生知识及手术知识健康教育,交代术前沐浴、清洁口腔、更衣,取下假牙、饰物,告知患者及其近亲属手术日当日住院流程、术前流程及注意事项。

7. 选择用药

(1)酌情使用止血药。

(2)酌情使用镇痛药。

(3)预防性使用抗菌药物,按照《抗菌药物临床应用指导原则》(卫医发〔2004〕285 号)

执行。如有继发感染征象,尽早开始抗菌药物的经验治疗。经验治疗需选用广谱抗菌药物。

(4)酌情消肿治疗:糖皮质激素等。

(5)雾化吸入治疗。

(6)患者合并的其他疾病用药。

8. 手术日为入院后第 1 天

(1)术前完成咽部肿物切除术手术同意书。

(2)可使用镇静或麻醉药:术中需监测生命体征,术后要在手术室观察至清醒后返回病房。

(3)根据术中所见咽部肿物形态、大小、与周围组织关系等决定切除方案(完全切除或部分切除或活检),围手术期采用适当措施避免可能的治疗并发症。

(4)切除标本送病理检查。

(5)术后密切观察病情,及时发现并处理可能的并发症。

9. 术后住院治疗到出院

(1)术后用药:详见选择用药。

(2)严密观察有无出血、血肿、感染、呼吸困难、神经功能障碍等并发症,并行相应处理。

(3)术后饮食指导。

10. 出院标准

(1)无出血、血肿、感染、呼吸困难、神经功能障碍等并发症。

(2)患者一般情况允许。

11. 变异及原因分析

(1)术中发现肿物位置较深或与重要神经血管等组织关系密切,手术风险较大,需转专科于大手术室手术。

(2)患者情绪紧张,或不能耐受局部麻醉或全身麻醉手术。

(3)肿物不符合单纯切除治疗指征,或患者存在手术禁忌证,出院或转专科治疗。

(4)合并局部出血,血肿形成,需再次手术止血,必要时转专科手术。

(5)合并感染,需要继续抗感染治疗。

(6)发生其他并发症,转专科继续治疗。

12. 术后随访

(1)出院后第 1、3 天,电话随访患者一般情况,有无发热、寒战、咽部疼痛、术前症状缓解等情况,饮食、大小便情况。

(2)病理结果得出后,电话通知患者或其近亲属病理结果,若有特殊情况嘱其尽快专科复诊。

（二）咽部肿物临床路径表单

患者姓名：_____　性别：_____　年龄：_____　门诊号：_____　住院号：_____

住院日期：___年___月___日　出院日期：___年___月___日　标准住院日：1 天（24 小时）

阶段	术前、术中	术后	出院或延迟出院或转专科	
主要诊疗工作	□ 询问病史与体格检查 □ 核查术前检查是否完备 □ 核查手术同意书（含标本处置）是否完备 □ 完成日间手术入院记录 □ 开具入院医嘱、术前医嘱及手术医嘱 □ 签署授权委托书及各类知情同意书 □ 麻醉医师签署麻醉同意书（选择全身麻醉时） □ 麻醉准备，监测生命体征（选择全身麻醉时） □ 手术医师实施手术 □ 解剖标本，交患者或其近亲属过目，并送病理检查	□ 麻醉医师完成麻醉记录（选择全身麻醉时） □ 手术医师完成手术记录及术后首次病程记录 □ 手术医师向患者及其近亲属说明手术情况及术后注意事项 □ 注意观察患者呼吸情况 □ 注意观察患者咽部出血情况（如痰中带血），注意有无血肿 □ 给予相应对症处理	□ 入院后 24 小时内观察患者生命体征、局部症状和体征，注意有无出血、血肿、感染、呼吸困难、神经功能障碍等，明确是否符合出院标准 □ 是　□ 否，但仅需要继续留院观察 　　　□ 给予相应对症处理直到患者达到出院标准 　　　□ 完成相应术后病程记录 □ 完成日间手术出院患者通用评估表 □ 完成日间手术出院记录 □ 完成出院诊断书 □ 向患者告知出院后注意事项，如康复计划、返院复诊、后续治疗及相关并发症的处理等，以及会电话通知病理检查结果，并让患者或其近亲属签字 □ 将日间手术出院记录及出院诊断书交予患者或其近亲属 □ 填写病案首页（除病理检查结果外），并整理病历交付病案科 □ 待接收到病理检查报告后完成病案首页 □ 将病理结果电话通知患者或其近亲属，给予后续治疗建议	□ 否，需要转专科治疗 □ 完善转专科手续（会诊申请、转出记录），专科医师完成后续治疗及病程记录至出院
重点医嘱	**长期医嘱：** □ 入院长期医嘱 □ 饮食：普食 / 糖尿病饮食 / 其他（局部麻醉） **临时医嘱：** □ 拟今日局部麻醉或全身麻醉下行咽部肿物切除术 □ 术前禁食、禁饮（全身麻醉时） □ 抗菌药物皮试（必要时） □ 术前预防或治疗使用抗菌药物（必要时） □ 术前补液（必要时）	**长期医嘱：** □ 术后护理常规 □ 一级护理 □ 6 小时后恢复流质饮食（全身麻醉时） □ 6 小时后恢复基础用药（全身麻醉时） **临时医嘱：** □ 术后抗菌药物（必要时） □ 消肿、雾化、止血、镇痛、镇吐等对症支持治疗（必要时） □ 术后补液（必要时）	**长期医嘱：** □ 出院医嘱 **临时医嘱：** □ 出院带药：漱口液及口服抗菌药物	**临时医嘱：** □ 转科

续表

阶段	术前、术中	术后	出院或延迟出院或转专科	
主要护理工作	☐ 入院护理评估 ☐ 指导患者术前更衣，口腔清洁等 ☐ 健康教育 ☐ 饮食指导：禁食、禁饮（选择全身麻醉时） ☐ 心理支持 ☐ 执行术前医嘱 ☐ 术前常规准备及注意事项	☐ 疼痛评估及护理 ☐ 术后饮食生活健康教育 ☐ 术后监护及并发症观察 ☐ 基本生活和心理护理	☐ 指导患者或其近亲属办理出院手续 ☐ 健康教育出院注意事项 ☐ 指导术后患者嗓音保健 ☐ 告知患者或其近亲属术后随访时间 ☐ 出院后第 1、3 天给予电话回访，追踪患者康复情况，并给予相关知识指导	
病情变异记录	☐ 无　☐ 有，原因： 1. 2.			
护士签名		医师签名		

十七、会厌良性肿瘤日间手术临床路径

（一）会厌良性肿瘤临床路径标准住院流程

1. 适用对象

第一诊断为会厌良性肿瘤（ICD-10 : D14.1）。行支撑喉镜下会厌良性肿瘤切除术（ICD-9-CM-3 : 30.09）。

2. 诊断依据

（1）病史：咽部异物感，或吞咽不适等。

（2）喉镜检查：发现会厌部肿物，考虑良性。

3. 治疗方案选择

行支撑喉镜下会厌良性肿瘤切除手术。

4. 标准住院日为 1 天（24 小时）。

5. 进入路径标准

（1）第一诊断必须符合会厌良性肿瘤（ICD-10 : D14.1）。

（2）当患者同时具有其他疾病诊断，但在住院期间不需要特殊处理也不影响第一诊断的临床路径流程实施时，可以进入路径。

（3）患者住院前门诊已完善必需的检查项目（详见术前准备），手术医师查看患者及其检查结果，麻醉门诊的麻醉医师完成术前麻醉评估，确定患者适合日间手术、无明显手术禁忌证及麻醉禁忌证，由手术医师完成术前谈话，患者及其近亲属了解手术风险，同意日间手术并签署日间手术同意书。

6. 术前准备（包括入院前准备）

（1）必需的检查项目

1）血常规。

2）肝肾功能、血糖、凝血功能（或凝血酶原时间＋活化部分凝血活酶时间）。

3）胸部 X 线、心电图。

4）喉镜。

5）日间手术麻醉前评估。

（2）可选择的检查项目：发音功能检测。

（3）手术医师确定患者住院手术时间（女性患者避开月经期，抗血小板药物停用 15 天或以上），并指导患者既往疾病的基础用药及其他相关治疗，交代患者入院前饮食，术前禁食 4~6 小时，禁饮 2~4 小时，向患者及其近亲属交代围手术期注意事项（注意保暖、避免感冒，吸烟患者术前戒烟）。

（4）日间手术中心病房管理岗医师在术前一个工作日向日间手术室提交手术申请，拟下一个工作日全身麻醉下支撑喉镜下会厌良性肿瘤切除手术，手术室进行术前手术物品准备。

（5）日间手术中心病房预约岗护士进行卫生知识及手术知识健康教育，交代术前沐浴、更衣，取下假牙、饰物，告知患者及其近亲属手术日当日住院流程、术前流程及注意事项。第一台及第二台手术患者手术日当天 7 :30 办理入院手续。

7. 预防性抗菌药物的选择与使用时机

按照《抗菌药物临床应用指导原则》（卫医发〔2004〕285 号）合理选用抗菌药物。

8. 手术日为入院后第 1 天

（1）麻醉方式：气管插管全身麻醉。

（2）手术方式：支撑喉镜下会厌良性肿瘤切除手术。

（3）术中用药：麻醉常规用药。

（4）标本送病理检查。

9. 术后住院治疗到出院

（1）根据患者情况确定复查的检查项目。

（2）术后用药：按照《抗菌药物临床应用指导原则》（卫医发〔2004〕285 号）合理选用抗菌药物；可行雾化吸入；酌情给予糖皮质激素。

10. 出院标准

（1）一般情况良好。

（2）咽喉部无明显出血、血肿、感染等征象。无呼吸困难表现。

11. 变异及原因分析

（1）术中发现患者咽喉部较狭小，手术部位暴露差，手术风险较大，需转专科于大手术室手术。

（2）患者情绪紧张，或合并其他疾病（如高血压）控制不佳，不能耐受全身麻醉手术。

（3）术中发现会厌肿瘤有不符合单纯切除治疗指征，需改行其他手术方式；或患者存在手术禁忌证，出院或转专科治疗。

（4）合并局部出血或血肿形成，需再次手术止血，必要时转专科手术。

（5）合并感染，需要继续抗感染治疗。

（6）发生其他并发症，转专科继续治疗。

12. 术后随访

（1）出院后第 1 天，电话随访患者一般情况，有无发热、寒战、咽喉部疼痛等情况，咽喉部有无出血、血肿、感染等征象,有无呼吸困难。

(2)病理结果得出后,电话通知患者或其近亲属病理结果,若有特殊情况嘱其尽快专科复诊。

(二) 会厌良性肿瘤临床路径表单

患者姓名:_____　性别:_____　年龄:_____　门诊号:_____　住院号:_____

住院日期:____年____月____日　出院日期:____年____月____日　标准住院日:1 天(24 小时)

阶段	术前、术中	术后	出院或延迟出院或转专科	
主要诊疗工作	□ 询问病史与体格检查 □ 核查术前检查是否完备 □ 核查手术同意书(含标本处置)是否完备 □ 完成日间手术入院记录 □ 开具入院医嘱、术前医嘱及手术医嘱 □ 签署授权委托书及各类知情同意书 □ 麻醉医师签署麻醉同意书 □ 麻醉准备,监测生命体征手术医师实施手术 □ 标本交患者或其近亲属过目,并送病理检查	□ 麻醉医师完成麻醉记录 □ 手术医师完成手术记录及术后首次病程记录 □ 手术医师向患者及其近亲属说明手术情况及术后注意事项 □ 抗菌药物 □ 雾化药物 □ 消肿药物(必要时) □ 止血药物(必要时) □ 镇痛药物(必要时) □ 给予相应对症处理	□ 入院后 24 小时内观察患者生命体征、局部症状和体征,注意有无咽喉部出血、血肿、感染,呼吸有无困难等,明确是否符合出院标准	
			□ 是 　□ 否,但仅需要继续留院观察 □ 给予相应对症处理直到患者达到出院标准 □ 完成相应术后病程记录	□ 否,需要转专科治疗 □ 完善转专科手续(会诊申请、转出记录),专科医师完成后续治疗及病程记录至出院
			□ 完成日间手术出院患者通用评估表 □ 完成日间手术出院记录 □ 完成出院诊断书 □ 向患者告知出院后注意事项,如康复计划、返院复诊、后续治疗及相关并发症的处理等,以及会电话通知病理检查结果,并让患者或其近亲属签字 □ 将日间手术出院记录及出院诊断书交予患者或其近亲属 □ 填写病案首页(除病理检查结果外)并整理病历交付病案科 □ 待接收到病理检查报告后完成病案首页 □ 将病理结果电话通知患者或其近亲属,给予后续治疗建议	
重点医嘱	长期医嘱: □ 入院长期医嘱 □ 饮食:普食 / 糖尿病饮食 临时医嘱: □ 拟今日全身麻醉下行声带息肉切除术 □ 术前禁食、禁饮 □ 抗菌药物皮试(必要时) □ 术前预防或治疗使用抗菌药物 □ 术前补液(必要时)	长期医嘱: □ 术后护理常规 □ 一级护理 □ 6 小时后恢复术前饮食 □ 6 小时后恢复基础用药 临时医嘱: □ 术后抗菌药物 □ 雾化、止血、镇痛、消肿等对症支持治疗(必要时) □ 术后补液(必要时)	长期医嘱: □ 出院医嘱 临时医嘱:	临时医嘱: □ 转科

续表

阶段	术前、术中	术后	出院或延迟出院或转专科	
主要护理工作	□ 入院护理评估 □ 指导患者术前更衣等 □ 健康教育 □ 饮食指导:禁食、禁饮 □ 心理支持 □ 执行术前医嘱 □ 术前常规准备及注意事项	□ 疼痛评估及护理 □ 观察咽喉部有无出血、血肿、感染,呼吸有无困难 □ 术后饮食生活健康教育 □ 术后监护及并发症观察 □ 基本生活和心理护理	□ 指导患者或其近亲属办理出院手续 □ 健康教育出院注意事项 □ 告知患者或其近亲属术后随访时间 □ 出院后第 1 天给予电话回访,追踪患者康复情况,并给予相关知识指导	
病情变异记录	□ 无　□ 有,原因: 1. 2.			
护士签名		医师签名		

十八、先天性耳前瘘管临床路径

(一)先天性耳前瘘管临床路径标准住院流程

1. 适用对象

第一诊断为先天性耳前瘘管(ICD-10 :Q18.102)。行耳前瘘管切除术(ICD-9-CM-3 :18.21)。

2. 诊断依据

(1)病史和症状:既往有耳前瘘管感染史。

(2)体征:耳轮脚前可见瘘管、瘘口,其周围皮肤见脓瘘或瘢痕。

3. 治疗方案选择

(1)避开炎症期,如合并感染则先行抗感染治疗,必要时切开引流。

(2)局部麻醉或全身麻醉下行耳前瘘管切除术(ICD-9-CM-3 :18.21)。

4. 标准住院日为 1 天(24 小时)

5. 进入临床路径标准

(1)第一诊断必须符合先天性耳前瘘管(ICD-10 :Q18.102),且感染已控制。

(2)当患者同时具有其他疾病诊断时,但住院期间不需要特殊处理,也不影响第一诊断的临床路径流程实施时,可以进入路径。

(3)患者住院前门诊已完善必需的检查项目(详见术前准备),手术医师查看患者及其检查结果,麻醉门诊的麻醉医师完成术前麻醉评估,确定患者适合日间手术、无明显手术禁忌证及麻醉禁忌证,由手术医师完成术前谈话,患者及其近亲属了解手术风险,同意日间手术并签署日间手术同意书。

6. 术前准备(包括入院前准备)

(1)必需的检查项目

1)凝血功能。

2)血常规。

3)采取全身麻醉者需完善胸部 X 线、心电图、肝肾功能、电解质、空腹血糖。

(2)可选择的检查项目

1)肿瘤指标筛查。

2)体表 B 超,头部 X 线片、CT 或 MRI。

3)穿刺活检病理检查。

4)血型或感染性疾病筛查(乙肝、丙肝、艾滋病、梅毒等)。

(3)手术区域备皮。

(4)手术医师确定患者住院手术时间(女性患者避开月经期,抗血小板药物停用 15 天或以上),并指导患者既往疾病的基础用药及其他相关治疗,交代患者入院前饮食(选择全身麻醉患者术前禁食 4~6 小时,禁饮 2~4 小时),术前晚备皮,向患者及其近亲属交代围手术期注意事项(注意保暖、避免感冒,吸烟患者术前戒烟)。

(5)日间手术中心病房管理岗医师在术前一个工作日向日间手术室提交手术申请:拟下一个工作日局部麻醉或全身麻醉下行耳前瘘管切除术。手术室进行术前手术物品准备。

(6)日间手术中心病房预约岗护士进行卫生知识及手术知识健康教育,交代术前沐浴、更衣,取下假牙、饰物,告知患者及其近亲属手术日当日住院流程、术前流程及注意事项。

7. 选择用药

(1)酌情使用止血药。

(2)酌情使用镇痛药。

(3)抗菌药物按照《抗菌药物临床应用指导原则》(卫医发〔2004〕285 号)执行。

(4)患者合并的其他疾病用药。

8. 手术日为入院后第 1 天

(1)术前完成手术同意书。

(2)可使用镇静或麻醉药:术中需监测生命体征,术后要在手术室观察至清醒后返回病房。

(3)术前做好手术部位识别标示。

(4)根据术中所见瘘管形态、大小、与周围组织关系等决定切除方案(完全切除或部分切除或活检),并视情况留置伤口引流管或引流膜,围手术期采用适当措施避免可能的治疗后并发症。

(5)切除标本送病理检查。

(6)术后密切观察病情,及时发现并处理可能的并发症。

9. 术后住院治疗到出院

(1)术后用药:按照《抗菌药物临床应用指导原则》(卫医发〔2004〕285 号)合理选用抗菌药物。如有继发感染征象,尽早开始抗菌药物的经验治疗。经验治疗需选用广谱抗菌药物。

(2)严密观察有无出血、感染并发症,并行相应处理。

(3)术后饮食指导。

10. 出院标准

(1)无出血、血肿、感染、局部缺血、神经功能障碍等并发症。

(2)患者一般情况允许。

11. 变异及原因分析

(1)术中发现瘘管位置较深或与重要神经血管等组织关系密切,手术风险较大,需转专科于大手术室手术。

(2)患者情绪紧张,或不能耐受局部麻醉或全身麻醉手术。

(3)术中发现瘘管不符合单纯切除治疗指征,改行耳前瘘管切开引流术;或患者存在手术禁忌证,出院或转专科治疗。

(4)合并局部出血或血肿形成,需再次手术止血,必要时转专科手术。

(5)合并感染,需要继续抗感染治疗。

(6)发生其他并发症,转专科继续治疗。

12. 术后随访

(1)出院后第 1 天,电话随访患者一般情况,有无发热、寒战、伤口疼痛等情况,饮食、大小便情况,伤口愈合情况,有无红肿、硬结、渗出、化脓、裂开等现象。

(2)病理结果得出后,电话通知患者或其近亲属病理结果,若有特殊情况嘱其尽快专科复诊。

(二)先天性耳前瘘管临床路径表单

患者姓名:_____　性别:_____　年龄:_____　门诊号:_____　住院号:_____
住院日期:____年____月____日　出院日期:____年____月____日　标准住院日:1 天(24 小时)

阶段	术前、术中	术后	出院或延迟出院或转专科		
主要诊疗工作	☐ 询问病史与体格检查 ☐ 核查术前检查是否完备 ☐ 核查手术同意书(含标本处置)是否完备 ☐ 完成日间手术入院记录 ☐ 开具入院医嘱、术前医嘱及手术医嘱 ☐ 签署授权委托书及各类知情同意书 ☐ 麻醉医师签署麻醉同意书(选择全身麻醉时) ☐ 麻醉准备,监测生命体征(选择全身麻醉时) ☐ 手术医师实施手术 ☐ 手术医师予以留置伤口引流管或引流膜,并保持通畅(必要时) ☐ 解剖标本,交患者或其近亲属过目,并送病理检查	☐ 麻醉医师完成麻醉记录(选择全身麻醉时) ☐ 手术医师完成手术记录及术后首次病程记录 ☐ 手术医师向患者及其近亲属说明手术情况及术后注意事项 ☐ 抗菌药物 ☐ 止血药物(必要时) ☐ 镇痛药物(必要时) ☐ 给予相应对症处理	☐ 入院后 24 小时内观察患者生命体征、局部症状和体征,注意有无出血、血肿、感染、局部缺血、神经功能障碍等,明确是否符合出院标准		
			☐ 是	☐ 否,但仅需要继续留院观察 ☐ 给予相应对症处理直到患者达到出院标准 ☐ 完成相应术后病程记录	☐ 否,需要转专科治疗 ☐ 完善转专科手续(会诊申请、转出记录),专科医师完成后续治疗及病程记录至出院
			☐ 完成日间手术出院患者通用评估表 ☐ 完成日间手术出院记录 ☐ 完成出院诊断书 ☐ 向患者告知出院后注意事项,如康复计划、返院复诊、后续治疗及相关并发症的处理等,以及会电话通知病理检查结果,并让患者或其近亲属签字 ☐ 将日间手术出院记录及出院诊断书交予患者或其近亲属 ☐ 填写病案首页(除病理检查结果外)并整理病历交付病案科 ☐ 待接收到病理检查报告后完成病案首页 ☐ 将病理结果电话通知患者或其近亲属,给予后续治疗建议		

阶段	术前、术中	术后	出院或延迟出院或转专科	
重点医嘱	**长期医嘱：** □ 入院长期医嘱 □ 饮食：普食 / 糖尿病饮食 / 其他（局部麻醉） **临时医嘱：** □ 拟今日局部麻醉或全身麻醉下行耳前瘘管切除术 □ 术前禁食、禁饮（全身麻醉时） □ 抗菌药物皮试（必要时） □ 术前预防或治疗使用抗菌药物 □ 术前补液（必要时）	**长期医嘱：** □ 术后护理常规 □ 一级护理 □ 6小时后恢复术前饮食（全身麻醉时） □ 6小时后恢复基础用药（全身麻醉时） **临时医嘱：** □ 术后抗菌药物 □ 止血、镇痛、消肿、雾化等对症支持治疗（必要时） □ 术后补液（必要时） □ 伤口换药（必要时）	**长期医嘱：** □ 出院医嘱 **临时医嘱：** □ 伤口换药（必要时）	**临时医嘱：** □ 转科
主要护理工作	□ 入院护理评估 □ 指导患者术前更衣等 □ 健康教育 □ 饮食指导：禁饮禁食或普食 □ 心理支持 □ 执行术前医嘱 □ 术前常规准备及注意事项	□ 疼痛评估及护理 □ 观察伤口、引流情况 □ 术后饮食生活健康教育 □ 术后监护及并发症观察 □ 基本生活和心理护理	□ 指导患者或其近亲属办理出院手续 □ 健康教育出院注意事项 □ 告知患者或其近亲属术后随访时间 □ 出院后第1天给予电话回访，追踪患者康复情况，并给予相关知识指导	
病情变异记录	□ 无　□ 有，原因： 1. 2.			
护士签名			医师签名	

十九、鼻骨骨折日间手术临床路径

（一）鼻骨骨折临床路径标准住院流程

1. 适用对象

第一诊断为鼻骨骨折（ICD-10：S02.201）。行鼻骨骨折闭合式复位术（ICD-9-CM-3：21.71）。

2. 诊断依据

（1）临床表现：①鼻部外伤史。②症状：鼻部肿痛，可伴鼻腔出血及鼻塞。③体格检查：鼻部青紫肿胀，鼻梁下陷或歪斜，开放性外伤可见伤口，前鼻镜检查见鼻腔黏膜水肿，鼻腔见凝血块,鼻中隔骨折时见鼻中隔偏曲,有时可见鼻中隔血肿。

(2)相关检查:鼻骨 CT 检查示鼻骨骨折、变形,有时见鼻中隔骨折。

3. 治疗方案选择

(1)鼻部消肿后(一般伤后 4 天)在局部麻醉或全身麻醉下行鼻骨骨折闭合式复位术(ICD-9-CM-3:21.71)。

(2)术前健康教育:嘱患者避免按压鼻梁,忌用力擤鼻,避免受凉感冒。

(3)术前术后对症处理:止血、消肿、镇痛等治疗。

(4)严重的鼻骨粉碎性骨折,鼻外形及鼻腔通气等功能影响严重,估计闭合性复位难以达到要求者,考虑行切开直视下复位。

4. 标准住院日为 1 天(24 小时)

5. 进入临床路径标准

(1)第一诊断必须符合鼻骨骨折(ICD-10:S02.201),且手术时鼻部肿胀已消退。除外严重鼻骨粉碎性骨折,需行鼻骨骨折切开复位者;鼻腔内有严重感染者;合并严重脑脊液鼻漏者。

(2)当患者同时具有其他疾病诊断时,但住院期间不需要特殊处理,也不影响第一诊断的临床路径流程实施时,可以进入路径。

(3)患者住院前门诊已完善必需的检查项目(详见术前准备),手术医师查看患者及其检查结果,麻醉门诊的麻醉医师完成术前麻醉评估,确定患者适合日间手术、无明显手术禁忌证及麻醉禁忌证,由手术医师完成术前谈话,患者及其近亲属了解手术风险,同意日间手术并签署日间手术同意书。

6. 术前准备(包括入院前准备)

(1)必需的检查项目

1)凝血功能。

2)血常规。

3)采取全身麻醉者需完善胸部 X 线、心电图、肝肾功能、电解质、空腹血糖。

(2)可选择的检查项目

1)前鼻镜。

2)鼻部 CT。

3)血型或感染性疾病筛查(乙肝、丙肝、艾滋病、梅毒等)。

(3)手术医师确定患者住院手术时间(女性患者避开月经期,抗血小板药物停用 15 天或以上),并指导患者既往疾病的基础用药及其他相关治疗,交代患者入院前饮食(选择全身麻醉患者术前禁食 4~6 小时,禁饮 2~4 小时),术前晚备皮,向患者及其近亲属交代围手术期注意事项(注意保暖、避免感冒,吸烟患者术前戒烟)。

(4)日间手术中心病房管理岗医师在术前一个工作日向日间手术室提交手术申请,拟下一个工作日局部麻醉或全身麻醉下行鼻骨骨折闭合式复位术。手术室进行术前手术物品准备。

(5)日间手术中心病房预约岗护士进行卫生知识及手术知识健康教育,交代术前沐浴、更衣,取下假牙、饰物,告知患者及其近亲属手术日当日住院流程、术前流程及注意事项。

7. 选择用药

(1)酌情使用止血药。

(2)酌情使用镇痛药。

(3)酌情使用消肿药物。

(4)抗菌药物按照《抗菌药物临床应用指导原则》(卫医发〔2004〕285号)执行。

(5)患者合并的其他疾病用药。

8. 手术日为入院后第1天

(1)术前完成手术同意书。

(2)可使用镇静或麻醉药:术中需监测生命体征,术后要在手术室观察至清醒后返回病房。

(3)术前做好手术部位识别标示。

(4)根据术中情况决定手术方案(鼻骨骨折闭合式复位术),围手术期采用适当措施避免可能的治疗并发症。

(5)术后密切观察病情,及时发现并处理可能的并发症。

9. 术后住院治疗到出院

(1)术后用药:按照《抗菌药物临床应用指导原则》(卫医发〔2004〕285号)合理选用抗菌药物。如有继发感染征象,尽早开始抗菌药物的经验治疗。经验治疗需选用广谱抗菌药物;酌情使用止血药物、镇痛药物、消肿药物。

(2)严密观察有无出血、感染等并发症,并作相应处理。

(3)术后饮食指导。

10. 出院标准

(1)鼻部轻度疼痛,口服镇痛药可缓解,外鼻无明显肿胀畸形,鼻骨复位可,无明显出血、血肿、感染、局部缺血、神经功能障碍等并发症。

(2)患者一般情况允许。

11. 变异及原因分析

(1)术中发现患者为严重鼻骨粉碎性骨折需行鼻骨骨折切开复位者;鼻腔内有严重感染者;合并严重脑脊液鼻漏者,手术风险较大,需转专科于大手术室手术。

(2)患者情绪紧张,或不能耐受局部麻醉或全身麻醉手术。

(3)术中发现患者存在手术禁忌证,出院或转专科治疗。

(4)合并局部出血或血肿形成,需再次手术止血,必要时转专科手术。

(5)合并感染,需要继续抗感染治疗。

(6)发生其他并发症,转专科继续治疗。

12. 术后随访

出院后第1天,电话随访患者一般情况,有无发热、寒战、伤口疼痛等情况,饮食、大小便情况,伤口愈合情况,有无鼻部局部红肿、鼻塞、鼻腔流液、流脓等现象。

（二）鼻骨骨折临床路径表单

患者姓名：_____　性别：_____　年龄：_____　门诊号：_____　住院号：_____

住院日期：____年____月____日　出院日期：____年____月____日　标准住院日：1 天（24 小时）

阶段	术前、术中	术后	出院或延迟出院或转专科	
主要诊疗工作	□ 询问病史与体格检查 □ 核查术前检查是否完备 □ 核查手术同意书(含标本处置)是否完备 □ 完成日间手术入院记录 □ 开具入院医嘱、术前医嘱及手术医嘱 □ 签署授权委托书及各类知情同意书 □ 麻醉医师签署麻醉同意书(选择全身麻醉时) □ 麻醉准备,监测生命体征(选择全身麻醉时) □ 手术医师实施手术 □ 手术医师予以留置鼻腔内明胶海绵(必要时)	□ 麻醉医师完成麻醉记录(选择全身麻醉时) □ 手术医师完成手术记录及术后首次病程记录 □ 手术医师向患者及其近亲属说明手术情况及术后注意事项 □ 抗菌药物 □ 止血药物(必要时) □ 消肿药物(必要时) □ 镇痛药物(必要时) □ 给予相应对症处理	□ 入院后 24 小时内观察患者生命体征、局部症状和体征,注意有无疼痛、外鼻肿胀畸形、出血、血肿、感染、局部缺血、神经功能障碍等,明确是否符合出院标准 □ 是　　□ 否,但仅需要继续留院观察 　　　　□ 给予相应对症处理直到患者达到出院标准 　　　　□ 完成相应术后病程记录 □ 完成日间手术出院患者通用评估表 □ 完成日间手术出院记录 □ 完成出院诊断书 □ 向患者告知出院后注意事项,如康复计划、返院复诊、后续治疗及相关并发症的处理等,以及会电话通知病理检查结果,并让患者或其近亲属签字 □ 将日间手术出院记录及出院诊断书交予患者或其近亲属 □ 填写病案首页 □ 整理病历交付病案科	□ 否,需要转专科治疗 □ 完善转专科手续(会诊申请、转出记录),专科医师完成后续治疗及病程记录至出院
重点医嘱	**长期医嘱:** □ 入院长期医嘱 □ 饮食:普食/糖尿病饮食/其他(局部麻醉) **临时医嘱:** □ 拟今日局部麻醉或全身麻醉下行鼻骨骨折闭合复位术 □ 术前禁食、禁饮(全身麻醉时) □ 抗菌药物皮试(必要时) □ 术前预防或治疗使用抗菌药物 □ 术前补液(必要时)	**长期医嘱:** □ 术后护理常规 □ 一级护理 □ 6 小时后恢复术前饮食(全身麻醉时) □ 6 小时后恢复基础用药(全身麻醉时) **临时医嘱:** □ 术后抗菌药物 □ 止血、镇痛、消肿、雾化等对症支持治疗(必要时) □ 术后补液(必要时)	**长期医嘱:** □ 出院医嘱 **临时医嘱:**	**临时医嘱:** □ 转科

续表

阶段	术前、术中	术后	出院或延迟出院或转专科
主要护理工作	☐ 入院护理评估 ☐ 指导患者术前更衣等 ☐ 健康教育 ☐ 饮食指导：禁食、禁饮 ☐ 心理支持 ☐ 执行术前医嘱 ☐ 术前常规准备及注意事项	☐ 疼痛评估及护理 ☐ 观察外鼻肿胀、形态以及鼻腔流液情况 ☐ 术后饮食生活健康教育 ☐ 术后监护及并发症观察 ☐ 基本生活和心理护理	☐ 指导患者或其近亲属办理出院手续 ☐ 健康教育出院注意事项 ☐ 告知患者或其近亲属术后随访时间 ☐ 出院后第 1 天给予电话回访，追踪患者康复情况，并给予相关知识指导
病情变异记录	☐ 无　☐ 有，原因： 1. 2.		
护士签名		医师签名	

二十、体表肿物临床路径

（一）体表肿物临床路径标准住院流程

1. 适用对象

第一诊断为皮肤肿物（ICD-10：R22.903）、皮下肿物（ICD-10：R22.902）或局部肿物如面部肿物（ICD-10：R22.005）、颈部肿物（ICD-10：R22.101）、上肢肿物（ICD-10：R22.301）、下肢肿物（ICD-10：R22.401）、胸壁肿物（ICD-10：R22.202）、背部肿物（ICD-10：R22.205）、臀部肿物（ICD-10：R22.207）、腹壁肿物（ICD-10：R22.203），考虑为皮肤及浅表软组织良性肿瘤或非真性肿瘤的肿瘤样肿块（如皮肤乳头状瘤、脂肪瘤、纤维瘤、神经纤维瘤、血管瘤、淋巴管瘤、皮脂腺囊肿、表皮样囊肿、皮样囊肿等），限体表肿物大于 5cm 或需要邻近皮瓣修复者。

为明确肿物性质或解除症状或改善功能行体表肿物切除术（ICD-9-CM-3：86.3.072）或皮肤病损切除术（ICD-9-CM-3：86.3）或肌肉病损切除术（ICD-9-CM-3：86.32），必要时加行邻近皮瓣修复术。

2. 诊断依据

（1）症状：患者可扪及体表肿物，可伴或不伴肿物局部红肿热痛，邻近关节部位可影响关节活动功能。

（2）体征：体表可扪及体表肿物，质韧或质软，局部伴或不伴皮肤溃烂、流脓、红肿、皮温升高，伴或不伴压痛，活动度可或较差，边界较清或不清。

（3）影像学：B 超或 CT 或 MRI 提示体表肿物较表浅，位于皮肤或皮下或浅肌层。

3. 治疗方案的选择

（1）临床继续密切观察。

（2）避开炎症期，如合并感染则先行抗感染治疗，必要时切开引流。

（3）局部麻醉、神经阻滞麻醉或全身麻醉下行体表肿物切除术（ICD-9-CM-3：86.3.072）或皮肤病损切除术（ICD-9-CM-3：86.3）或肌肉病损切除术（ICD-9-CM-3：86.32），必要时加行邻近皮瓣修复术。

4. 标准住院日为 1 天(24 小时)

5. 进入临床路径标准

(1)第一诊断必须符合皮肤肿物(ICD-10 :L98.901)、皮下肿物(ICD-10 :R22.902)或局部肿物如面部肿物(ICD-10 :R22.005)、颈部肿物(ICD-10 :R22.101)、上肢肿物(ICD-10 :R22.301)、下肢肿物(ICD-10 :R22.401)、胸壁肿物(ICD-10 :R22.202)、背部肿物(ICD-10 :R22.205)、臀部肿物(ICD-10 :R22.207)、腹壁肿物(ICD-10 :R22.203),考虑为皮肤及浅表软组织良性肿瘤或非真性肿瘤的肿瘤样肿块(如皮肤乳头状瘤、脂肪瘤、纤维瘤、神经纤维瘤、血管瘤、淋巴管瘤、皮脂腺囊肿、表皮样囊肿、皮样囊肿等),限体表肿物大于 5cm 或者需要邻近皮瓣修复者。

(2)手术医师认为肿物位置较表浅,或与重要神经血管脏器关系并不密切,适宜行日间手术切除,且患者恢复较快。

(3)当患者同时具有其他疾病诊断时,但住院期间不需要特殊处理,也不影响第一诊断的临床路径流程实施时,可以进入路径。

(4)患者住院前门诊已完善必需的检查项目(详见术前准备),手术医师查看患者及其检查结果,麻醉门诊的麻醉医师完成术前麻醉评估,确定患者适合日间手术、无明显手术禁忌证及麻醉禁忌证,由手术医师完成术前谈话,患者及其近亲属了解手术风险,同意日间手术并签署日间手术同意书。

6. 术前准备(包括入院前准备)

(1)必需的检查项目

1)凝血功能。

2)血常规。

3)采取全身麻醉者需完善胸部 X 线、心电图、肝肾功能、电解质、空腹血糖。

(2)可选择的检查项目

1)肿瘤指标筛查(CA19-9、CA24-2、癌胚抗原等)。

2)体表肿物 B 超或 CT 或 MRI。

3)穿刺活检病理检查。

4)血型或感染性疾病筛查(乙肝、丙肝、艾滋病、梅毒等)。

(3)手术区域备皮。

(4)手术医师确定患者住院手术时间(女性患者避开月经期,抗血小板药物停用 15 天或以上),并指导患者既往疾病的基础用药及其他相关治疗,交代患者入院前饮食(选择全身麻醉患者术前禁食 4~6 小时,禁饮 2~4 小时),术前晚备皮,向患者及其近亲属交代围手术期注意事项(注意保暖、避免感冒,吸烟患者术前戒烟)。

(5)日间手术中心病房管理岗医师在术前一个工作日向日间手术室提交手术申请:拟下一个工作日局部麻醉、神经阻滞麻醉或全身麻醉下行体表肿物切除术。手术室进行术前手术物品准备。

(6)日间手术中心病房预约岗护士进行卫生知识及手术知识健康教育,交代术前沐浴、更衣,取下假牙、饰物,告知患者及其近亲属手术日当日住院流程、术前流程及注意事项。

7. 选择用药

(1)酌情使用止血药。

(2)酌情使用镇痛药。

(3)术后用药：一般不使用抗菌药物,若术中发现有脓肿形成或术野被污染可能,需使用按照《抗菌药物临床应用指导原则》(卫医发〔2004〕285号)执行。如有继发感染征象,尽早开始抗菌药物的经验治疗。经验治疗需选用广谱抗菌药物。

(4)患者合并的其他疾病用药。

8. 手术日为入院后第1天

(1)术前完成体表肿物切除术手术同意书。

(2)可使用镇静或麻醉药：术中需监测生命体征,术后要在手术室观察至清醒后返回病房。

(3)术前做好手术部位识别标示。

(4)根据术中所见肿物形态、大小、与周围组织关系等决定切除方案(完全切除或部分切除或活检),并视情况留置伤口引流管或引流膜,围手术期采用适当措施避免可能的治疗并发症。

(5)切除标本送病理检查。

(6)术后密切观察病情,及时发现并处理可能的并发症。

9. 术后住院治疗到出院

(1)术后用药：一般不使用抗菌药物,若需使用按照《抗菌药物临床应用指导原则》(卫医发〔2004〕285号)执行。如有继发感染征象,尽早开始抗菌药物的经验治疗。经验治疗需选用广谱抗菌药物。

(2)严密观察有无出血、血肿、感染并发症,并行相应处理。

(3)术后饮食指导。

10. 出院标准

(1)无出血、血肿、感染、血气胸、局部缺血、神经功能障碍等并发症。

(2)患者一般情况允许。

11. 变异及原因分析

(1)术中发现肿物位置较深或与重要神经血管等组织关系密切,手术风险较大,需转专科于大手术室手术。

(2)患者情绪紧张,或不能耐受局部麻醉手术。

(3)肿物不符合单纯切除治疗指征,或患者存在手术禁忌证,出院或转专科治疗。

(4)合并局部出血、血肿形成,需再次手术止血,必要时转专科手术。

(5)合并感染,需要继续抗感染治疗。

(6)发生其他并发症,转专科继续治疗。

12. 术后随访

(1)出院后第1天,电话随访患者一般情况,有无发热、寒战、伤口疼痛等情况,饮食、大小便情况,伤口愈合情况,有无红肿、硬结、渗出、化脓、裂开等现象。

(2)病理结果得出后,电话通知患者或其近亲属病理结果,若有特殊情况嘱其尽快专科复诊。

（二）体表肿物临床路径表单

患者姓名：_____　性别：_____　年龄：_____　门诊号：_____　住院号：_____

住院日期：____年____月____日　出院日期：____年____月____日　标准住院日：1 天（24 小时）

阶段	术前、术中	术后	出院或延迟出院或转专科		
主要诊疗工作	□ 询问病史与体格检查 □ 核查术前检查是否完备 □ 核查手术同意书（含标本处置）是否完备 □ 完成日间手术入院记录 □ 开具入院医嘱、术前医嘱及手术医嘱 □ 签署授权委托书及各类知情同意书 □ 麻醉医师签署麻醉同意书（选择全身麻醉时） □ 麻醉准备，监测生命体征（选择全身麻醉时） □ 手术医师实施手术 □ 手术医师予以留置伤口引流管或引流膜，并保持通畅（必要时） □ 解剖标本，交患者或其近亲属过目，并送病理检查	□ 麻醉医师完成麻醉记录（选择全身麻醉时） □ 手术医师完成手术记录及术后首次病程记录 □ 手术医师向患者及其近亲属说明手术情况及术后注意事项 □ 给予相应对症处理	□ 入院后 24 小时内观察患者生命体征、局部症状和体征，注意有无出血、血肿、感染、血气胸、局部缺血、神经功能障碍等，明确是否符合出院标准		
			□ 是	□ 否，但仅需要继续留院观察 □ 给予相应对症处理直到患者达到出院标准 □ 完成相应术后病程记录	□ 否，需要转专科治疗 □ 完善转专科手续（会诊申请、转出记录），专科医师完成后续治疗及病程记录至出院
			□ 完成日间手术出院患者通用评估表 □ 完成日间手术出院记录和出院诊断书 □ 向患者告知出院后注意事项，如康复计划、返院复诊、后续治疗及相关并发症的处理等，以及后会电话通知病理检查结果，并让患者或其近亲属签字 □ 将日间手术出院记录及出院诊断书交予患者或其近亲属 □ 填写病案首页（除病理检查结果外）并整理病历交付病案科 □ 待接收到病理检查报告后完成病案首页 □ 将病理结果电话通知患者或其近亲属，给予后续治疗建议		
重点医嘱	**长期医嘱：** □ 入院长期医嘱 □ 饮食：普食／糖尿病饮食／其他（局部麻醉） **临时医嘱：** □ 拟今日局部麻醉或神经阻滞麻醉或全身麻醉下行体表肿物切除术或皮肤病损切除术或肌肉病损切除术（+邻近皮瓣修复术） □ 术前禁食、禁饮（全身麻醉时） □ 抗菌药物皮试（必要时） □ 术前预防或治疗使用抗菌药物（必要时） □ 术前补液（必要时）	**长期医嘱：** □ 术后护理常规 □ 一级护理 □ 6 小时后恢复术前饮食（全身麻醉时） □ 6 小时后恢复基础用药（全身麻醉时） **临时医嘱：** □ 术后抗菌药物（必要时） □ 止血、镇痛、消肿、雾化等对症支持治疗（必要时） □ 术后补液（必要时） □ 伤口换药（必要时）	**长期医嘱：** □ 出院医嘱 **临时医嘱：** □ 伤口换药（必要时）		**临时医嘱：** □ 转科

续表

阶段	术前、术中	术后	出院或延迟出院或转专科	
主要护理工作	□ 入院护理评估 □ 指导患者术前更衣、备皮等 □ 健康教育 □ 饮食指导：禁食、禁饮（选择全身麻醉时） □ 心理支持 □ 执行术前医嘱 □ 术前常规准备及注意事项	□ 疼痛评估及护理 □ 观察伤口、皮瓣、引流情况 □ 术后饮食生活健康教育 □ 术后监护及并发症观察 □ 基本生活和心理护理	□ 指导患者或其近亲属办理出院手续 □ 健康教育出院注意事项 □ 告知患者或其近亲属术后随访时间 □ 出院后第 1 天给予电话回访，追踪患者康复情况，并给予相关知识指导	
病情变异记录	□ 无　□ 有，原因： 1. 2.			
护士签名		医师签名		

（谭　亮）